新世纪全国高等中医药院校创新教材

中医临床概论

（供非中医临床专业用）

主　编　金国梁

副主编　马瑞玶　李越兰

洪　寅　温成平　孙海波

主　审　范永升

中国中医药出版社

·北　京·

图书在版编目（CIP）数据

中医临床概论/金国梁主编．—北京：中国中医药出版社，2006．1

新世纪全国高等中医药院校创新教材

ISBN 7－80156－908－3

Ⅰ．中…　Ⅱ．金…　Ⅲ．中医学临床－中医学院－教材　Ⅳ．R24

中国版本图书馆 CIP 数据核字（2005）第 110199 号

中国中医药出版社出版

北京市朝阳区北三环东路 28 号易亨大厦 16 层

邮政编码：100013

传真：64405750

河北省欣航测绘院印刷厂印刷

各地新华书店经销

*

开本　850×1168　1/16　印张 24.625　字数 577 千字

2006 年 1 月第 1 版　2006 年 2 月第 2 次印刷

书　号　ISBN 7－80156－908－3/R·908　册数　4001－9000

*

定价：30.00 元

网址　WWW.CPTCM.COM

社长热线　010 64405720

购书热线：010 64065415　010 84042153

《中医临床概论》编委会

主　　编　金国梁

主　　审　范永升

副 主 编　马瑞玶　李越兰　洪　寅　温成平　孙海波

编　　委　(按姓氏笔画为序)

马瑞玶　边林莉　史振刚　成信法　田红梅
孙传新　刘建和　阮继源　李越兰　苏云放
张　勤　张　艳　余　涛　宋捷民　苑　维
林　坚　金国梁　周月华　洪　寅　倪世美
姜志坑　谈　勇　曾庆华　温成平　管家齐

编写说明

《中医临床概论》是根据中药学专业、中医护理学专业等非医类专业本、专科生教学需要而编写的。

本书主要介绍中医临床各科常见病的证候特征、病因病机、证治规律及代表方药等。全书分中医内科疾病、中医外科疾病、中医妇科疾病、中医儿科疾病、中医五官科疾病五个部分，分别概要介绍各科疾病的范围、发病学要点、症状学要点、治疗原则及各科常见病的证候特征、病因病机、诊断要点、辨证施治原则、代表方药（包括常用中成药）、自我调理等。本书体现了理论与临床相互印证，并与执业中药师、中医执业医师考试所要求掌握和了解的知识相结合，使学生通过学习，对中医临床各科的常见病的辨证分型、治法、常用方药有一个总体的认识和掌握，为今后的应用打下基础。

本书由国家级名老中医、浙江中医学院副院长范永升教授主审，在编写过程中得到浙江中医学院副院长连建伟教授、基础医学系主任郑小伟教授、教务处处长来平凡教授的支持与指导。谨在此表示感谢！

由于我们的水平有限，时间较紧，书中缺点和错误在所难免，诚请兄弟院校的同道和学生们在使用过程中提出宝贵意见，以便进一步修正提高，在此致谢！

《中医临床概论》编委会

2005 年 8 月

目　录

第一章　中医内科疾病

绪　　论

一、中医内科疾病的范围

内科疾病病种多、范围广，但主要包括外感病和内伤病两大类。一般来说，外感病主要是指《伤寒论》及《温病学》所说的伤寒、风温、暑湿等热性病，是由于感受六淫外邪和疫疠之气所致。它们主要是按六经、卫气营血和三焦的病理变化进行证候归类；内伤病主要是指包括《金匮要略》与历代内科专著所说的脏腑经络病和气血津液诸病，是由于禀赋不足、七情失调、饮食劳倦、气血津液输布失常及病理代谢产物所致。它们主要根据脏腑经络、气血津液的病理变化与病因、症状而归类。外感病与内伤病既有区别又有联系，又可相互转化，外感病失治、误治，可影响脏腑功能和耗伤正气，演变为内伤病。

本章所要讨论的内容以内伤病为主，涉及少数外感病，并主要介绍内科病中的临床常见病、多发病。如感冒、咳嗽、哮证、喘证、心悸、胸痹心痛、胃脘痛、泄泻、痢疾、便秘、黄疸、水肿、淋证、消渴、汗证、头痛、失眠、眩晕、中风、痫证、癫病、狂证等20余种内科常见病。

二、中医内科疾病的发病学要点

内科疾病的发生除禀赋不足、劳倦内伤外，多由于六淫之邪、时行疠气、情志失调、饮食不节等致病因素作用于人体，致使机体脏腑、经络、阴阳、气血、津液的功能失调而患病。也就是说，内科疾病的发生必须具备两个条件，即外因和内因。中医学将一切对人体有损害作用的外部致病因素概称为“邪气”，而把人体内部的抗病机能包括对病邪的抵御、对损害的修复、对气血阴阳的调节等，概称为“正气”。并认为人体疾病发生与否，取决于正气与邪气的盛衰及邪正相互作用的结果，如《内经》所说：“正气内存，邪不可干”、“邪之所凑，其气必虚。”即机体正气旺盛，正能胜邪，病邪难以侵入，机体的阴阳平衡得以保持，则不会发病，如果患病，一般也较轻浅，易于康复。反之，正不胜邪，则病邪乘虚而入，机体的阴阳平衡遭到破坏，疾病由此而生。这是中医学对于人体疾病发生学之基本理论。此外，内科疾病发病也常可受到下列因素的影响。

（一）体质因素

体质的强弱主要决定于先天禀赋，但与后天的营养、锻炼等也有关系。体质的强弱在很大程度上决定正气的强弱，体质强健则正气旺盛，病邪不易侵入；体质虚弱则正气亦相对虚弱，容易遭受病邪的侵入。因此，疾病的发生与体质因素密切相关，而且体质的特异性还决定发病的差异性。

1. 不同的体质有不同的发病趋向性

由于个体体质的不同，脏腑组织坚脆刚柔和气血津液盛衰盈缺不同，往往导致某些体质的人易患某些病证，或对某种致病因素和疾病有易感性。如《灵枢·五变》说："肉不坚，腠理疏，则善病风……五脏皆柔弱者，善病消瘅。"《医理辑要》谓："易风为病者，表气素虚；易寒为病者，阳气素虚；易热为病者，阴气素衰；易伤食者，脾胃必亏"。所以在临床上常可见到肥人多痰湿，易患胸痹、中风；瘦人多虚火，易患痨嗽、消渴；年迈肾衰之人易患耳鸣、腰痛等等。

2. 体质决定发病的差异性

由于个体体质的差异性，同一致病因素作用于不同体质的人，其发病表现也有所不同。清代名医章虚谷曰："六气之邪，有阴阳不同，其伤人也，又随人身之阴阳强弱变化而为病"。《医宗金鉴》则进一步指出："人感邪气虽一，因其形脏不同，或从寒化，或从热化，或从虚化，或从实化，故多端不齐也。"均揭示了疾病发展变化的差异与个体体质的不同有密切关系，即体质决定发病的差异性。临床常可见同一种致病因素作用于不同体质的人，其发病症状就有所不同。如正气较强之人感受风寒之邪，可出现发热、头痛、恶寒等御邪于肌表的表证；而阳气素虚之人感受风寒之邪，则出现但寒不发热、四肢逆冷、下利清谷之邪陷三阴证。

（二）病邪因素

1. 感受邪气是内科疾病发病的重要条件

内科疾病除少数是由于先天因素和因虚致病外，感受外邪则是绝大多数患者发病的重要条件，在某些情况下，邪气还是发病的决定因素，且病证的属性与所感受邪气的性质密切相关。如感受风寒之邪所患的风寒感冒，感受暑邪所致的中暑，感受时行疫气的流行性感冒和某些烈性传染病等。

2. 邪气影响病证的属性

病证的属性多与机体所感受的邪气的性质密切相关。一般来说，阳邪为犯易致实热证，阴邪易致虚寒证，暑热、湿热之邪致病以阳热证为多，寒证较少；寒邪致病以寒证居多，至于寒郁化热，则大多需要经历一定的过程和条件。

3. 病邪影响发病的形式

感受何种病邪对某些疾病的发病形式影响较大，或决定着其发病形式。一般来说，感受风、燥、暑、热，尤其是疫疠之邪，或食物中毒，或强烈的精神情志刺激，往往可使阴阳骤失平衡，气血顿生逆乱，发病较急；而劳倦过度、饮食失调、情志抑郁等大多是逐渐引起脏腑气血失和，所以发病一般较为缓慢。

4. 病邪影响发病的部位

由于病邪入侵途径和侵扰部位不同，对疾病发病的部位影响很大，也决定着发病的部位。一般来说，六淫之邪致病多从皮毛而入，其病大多在卫表；情志失调及饮食内伤发病多从气血和脏腑开始；劳倦及房事过度则伤肾，病位在肾。正如《灵枢·百病始生》云：“清湿袭虚，则病起于下；风雨袭虚，则病在于上”，“忧思伤心，重寒伤肺，忿怒伤肝”。说明病邪对于发病的部位有重要影响，即不同病邪致病，其发病的病位各不相同。

（三）情志因素

情志失调是内科疾病的重要致病因素。中医学认为，人的七情是机体对外界刺激的客观反应，与脏腑、气血功能密切相关。在正常情况下并不致病，但异常的情志变化可使机体气血逆乱和脏腑功能失常而致病。暴发性的情志变化如暴怒、暴喜、突受惊恐等，常可引发胸痹、眩晕、中风、癫狂、痫证等疾病。若长期的精神抑郁或忧思恼怒等，常可引起胃脘痛、郁证、胁痛等。

（四）行为因素

中医学一贯强调人们在日常生活中应做到起居有常，饮食有节，动静相宜，即要有良好的生活习惯，这对维持健康、防止疾病的发生有很大的作用。反之，则容易引发多种疾病。近几年来，随着冠心病、中风等心脑血管疾病和肿瘤、消渴、性病等疾病的增加，人们越来越清楚地认识到不良的生活方式与这些疾病发病之间的密切关系。如过食甘肥辛辣之品，加之少动贪逸者，容易患胸痹、消渴；长期过量吸烟与肺癌发病有关；暴饮暴食或经常不吃早餐者容易患胃病；常食霉变或腌制食品的人易患肝癌、胃癌；性生活不洁者易感梅毒性病；房事不节者常可导致阳痿、早泄等等。

（五）时间因素

中医学认为，内科疾病的发病及其演变与一年四季的阴阳盛衰消长变化和五行生克规律有一定的内在联系。如春季气候转暖多风，故多发风病、热病；夏季炎热多雨，病多患湿热、中暑、泻痢；秋季气候转凉而干燥，多发燥病、咳喘；冬季气候寒冷而多患寒证、痹证等。近年来，随着中医时间医学研究深入开展，发现许多内科病的发病、转归、病死的时间分布有着明显的规律性。如肺病的发病或病情变化的高峰时间在冬季一月份，此时可能是肺脏正虚邪盛的主要时间。就一天而言，大多内科疾病一般有旦慧、昼安、夕加、夜甚的变化规律。

（六）地域因素

内科疾病的发病除与上述因素有关外，还与地域因素有较大的关系。我国地域广阔，不同地域的自然环境和气候条件可使某些疾病的发病率不同。如我国北方高寒地区气候干燥寒冷，病多咳喘、痹痛等；南方江河地区气候炎热多雨，多患湿病，如湿热、泻痢、风湿、湿疹等。

三、中医内科疾病的症状学要点

内科疾病常见症状很多，归纳起来主要有以下几方面：

（一）发热

发热是内科疾病中常见的症状之一，它是机体对病邪的一种全身性反应，是正气与病邪相争、阴阳失调的所产生的现象。发热又能消气耗血而损害机体。发热可分为急性发热和长期发热。急性发热多为感受外邪或时行疠气所致，长期发热则常由内伤而阴阳失调、气血亏虚、脏腑功能失常而致。就发热程度而言，有微热、低热、壮热、灼热等。发热的类型主要有以下几种：

1. 发热恶寒 发热与恶寒同时存在，为外感表证的症状。

2. 寒热往来 恶寒与发热交替出现，为邪在少阳、枢机不利的证候。

3. 但热不寒 只发热无恶寒，为外感实证和邪热内盛的证候。

4. 长期低热 发热在 2 周以上，体温一般在 37.2℃ ~38℃之间。多为气血阴津亏虚、脏腑功能失调所致的内伤发热，病情较缓，病程较长。

（二）咳嗽

咳嗽是一个常见的临床症状，它既是一种保护性的生理反射，因受到刺激而诱发，又是多种肺系疾病的病理表现，甚至是主要的临床表现，是由于感受外邪或肺脏疾病导致肺气不清，失于宣肃所致。此外，其他脏腑功能失调伤及肺气，导致肺气上逆，也可出现咳嗽。

咳嗽主要分外感和内伤咳嗽。外感咳嗽多为感受风寒、风热或风燥之邪引起。如咳嗽声重，痰白清稀，伴鼻塞流清涕、喷嚏等，多为风寒袭肺咳嗽；咳嗽频作，痰黄稠，伴鼻流黄涕，口干咽痛，身热恶风等，多为风热犯肺咳嗽。外感咳嗽多起病较急，而内伤咳嗽多起病较缓，咳嗽时间较长或反复发作。如咳嗽多痰，反复发作，咳声重浊，痰多色白而黏稠，伴胸闷脘痞等，此为痰湿蕴肺咳嗽；又如干咳少痰，或痰中带血丝，伴潮热、盗汗、口干等，为肺阴亏虚咳嗽。

凡咳嗽者，主要了解其起病的急慢、久短及痰的有无和痰色痰质。起病急者多为外邪侵袭所致；起病缓、病程长者多为内伤咳嗽；痰多者多为痰湿、虚寒；干咳少痰或痰中带血丝而黏者多为阴虚，或属燥；痰色白、质清稀者多属风寒；痰黄而稠者多属热；而咯吐脓血腥臭痰者则为热壅血瘀之肺痈。

（三）气喘

气喘又称喘促，为多种急、慢性内科疾病过程中出现的一个症状，主要与肺气上逆、肾气失纳有关。其病变涉及肺、肾和心、肝等脏腑，辨证有寒、热、虚、实之不同。

在病程方面，初发和急性者多为实证，反复发作和日久者多属虚证。从年龄方面，青壮年气喘大多为实证，中老年气喘多为虚证，而重病大病之后突然出现气喘者，多属虚证，甚至是危重之候。结合体征而言，气喘而恶寒无汗、痰多色白稀薄者多属寒；气喘声粗、面赤身热、痰黄稠者多为热证、实证；若喘促甚剧，张口抬肩，鼻翼扇动，面青唇紫，汗出如珠，脉浮大无根者，则是元气欲脱之危候。

（四）口渴

口渴是热性病和消渴的主要表现，是内科疾病的常见症状之一。口渴为津伤阴亏之象，津伤越甚则口渴越重，同时也有湿浊内阻、气不化津之口渴。口渴的程度有口干、微渴、烦渴、大渴引饮和数饮而不解渴、渴而不欲饮。

口干或微渴为津伤不甚；烦渴者多为虚火内扰之候；口渴多饮为津伤较甚；大渴引饮者多为阴明热盛伤津；口渴而不欲饮、苔白或腻者多为湿阻，气不化津；口苦而渴者多为胆火内炽。

（五）胸闷胸痛

胸闷胸痛是内科心、肺病变的常见症状。一般而言，胸闷属气滞，胸痛为胸阳不振、气滞血瘀所致。若胸闷以右侧为主，伴有气急、咳嗽者多为肺气不清，失于宣肃；胸部疼痛伴有咳嗽、痰黄或咳吐腥臭痰，身热口渴，咳则胸痛更甚，为风热壅肺，热伤肺络，肺气不利之证。

胸闷憋气，当胸（膻中区）而痛或心前区疼痛，甚则胸痛彻背、气短喘息者，多为心脉痹阻所致胸痹心痛。若心胸卒然绞痛、剧痛，甚则持续不解，伴有汗出、肢冷、面白唇紫、脉细弱或结代者，此为胸痹心痛之危重证候，应及时救治。

（六）腹痛

腹痛为肝、胆、脾、胃、肠等诸脏腑病变的常见症状，多与气机失调、饮食不节、湿阻、积滞、血瘀等因素有关。脘腹疼痛、痞满不舒为胃失和降、气机壅滞之象；脘腹胀痛，连及两胁，伴呃逆、矢气频作者，多为肝气犯胃；右胁下胀滞疼痛，伴口苦恶心者，多为肝胆疏泄失常、气机郁滞所致；若腹痛肠鸣泄泻，粪色黄褐，气味臭秽者，系湿热为犯；若小腹硬满急痛，拒按，扪之有痞块者，多为癥瘕，系瘀血内停之征。

（七）饮食异常

多种内科疾病的病变过程中都可出现饮食异常，尤其在脾胃疾病中更为常见。这主要与脾胃功能的强弱有关。饮食异常主要反映在食欲与食量的变化上，若食欲不振兼见腹胀便溏，体瘦乏力者，多为脾胃气虚，健运乏力；若纳呆脘痞，兼见肢体困重、便溏、苔腻者，多为湿阻中焦、脾运失常所致；若纳少，厌油腻之食，兼见脘腹胀滞或黄疸者，多属肝胆湿热；若多食易饥，形体消瘦，口渴心烦，口臭便秘者，多属胃火炽盛；若食而易饥或饥而不欲食，兼胃中嘈杂、灼热，舌红少苔者，为胃阴不足、虚火内扰；若病重期间见食欲和食量逐渐增加，病情也随之减轻，是胃气渐复、病情好转的佳兆；反之则是胃气虚衰、病情加重的不祥征兆。

（八）汗出异常

汗出异常也是多种内科疾病过程中均可出现的一种症状。汗出异常主要与津液的生成、输布失常和阴阳失调、气血不足有关。了解出汗异常可以鉴别疾病的寒热虚实。辨出汗异常时要着重了解病人有汗无汗和出汗的时间、多少、部位及主要兼症。

在外感病中，有汗、无汗是辨病属风寒、风热的主症之一。若感冒后恶寒发热，头项强痛，无汗，鼻流清涕，脉浮紧者，病属风寒感冒，系风寒之邪束于肌表所致；若感冒后症见发热微恶风寒，鼻塞喷嚏，汗出，口干，脉浮数者，则是风热感冒。

出汗异常常见的有自汗、盗汗、战汗、大汗淋漓、冷汗不已等。

1. 自汗即病人昼日时时汗出，动辄尤甚，常可兼见畏寒、疲倦等，此属气虚，多为肺气不足、腠理不固之证。

2. 盗汗即寐中汗出，醒后自止，常可兼见潮热、口干等症，属阴虚内热之候。

3. 战汗即病人先感恶寒战栗，继而全身汗出。这是疾病过程中（多见于外感热病）正邪相争的表现，是病变的转折点。若正气胜，战汗后热退脉平，是邪去正安、病转痊愈的表现；如汗出后身热不退，症状加重，则是正不胜邪、邪盛正衰、病情恶化之候。

4. 大汗淋漓即全身汗出如雨淋身，蒸蒸发热，兼见面赤、口渴饮冷、脉洪大；或症见汗大出，口大渴，身大热，脉洪大者，属实证，为里热亢盛、蒸津外泄所致。

5. 若病人有冷汗不已，兼见四肢厥冷、面色苍白、脉微欲绝者，多为阳气暴脱、津随阳脱外泄，是亡阳证之危候。

（九）头晕

头晕即病人自感头部晕旋，轻者闭目自止，重者如坐车舟，甚至不能站立。若兼有目眩（眼花或眼前发黑、视物模糊）者称为眩晕，常可伴见恶心、呕吐、耳鸣等症。头晕的病位在脑，但其病机主要涉及肝、肾、脾，多与风、火、痰、瘀、虚有关。临床上根据头晕的不同情况，可以鉴别出不同的病理变化和疾病的不同性质。若头晕而胀痛，兼见耳鸣、面赤、烦躁易怒者，为肝阳上亢所致；头晕如蒙，肢体困重，胸闷呕恶，痰多苔白者，属痰浊中阻；头晕耳鸣，五心烦热，腰膝酸软，遗精健忘者，为肝肾阴虚所致。

（十）呕吐

呕吐是内科疾病中的一个常见症状，其主要是由胃气失于和降上逆而致。凡肝、胆、脾、肾等诸脏腑病变损及胃气者，均可发生呕吐。呕吐也是机体对胃内异物的一种反射性动作，有助于机体排除有害物。但剧烈或经常呕吐必然会损伤脾胃之气，影响运化功能和水谷精微的吸收，导致化生不足，营养不良，气血亏虚，加重病情。

临证时辨别呕吐的病程及呕吐物对诊断与治疗十分重要。一般暴病呕吐多属实证，如暴饮暴食伤胃者，其呕吐较短暂，呕吐物气味酸臭，并有脘胀厌食，嗳腐吞酸；久病呕吐多属正虚，如慢性胃病，脾气虚弱或胃阳亏虚者，其呕吐可常作，呕吐物为清水或未消化的食物，并常感神疲乏力、纳食不振等；若呕吐咖啡样物或鲜血，伴有脘腹痛或柏油样大便者，多为消化道出血。此外，还有脑病引起的呕吐，多呈喷射状；而呕吐频作，伴有高热，颈项强，头痛剧，时有惊搐者，为热毒燔炽、引动肝风之候。

（十一）大便异常

大便异常主要是指大便的次数、性状及颜色异常。它是多种内科疾病的共有症状，主要与小肠的泌别、大肠的传导及胃气的通降功能失常有关。临床上大便异常以大便秘结或大便次数增多为常见。

大便秘结为腑气不通、传导失常的主要表现。若大便秘结不通，伴有腹胀腹痛而拒按、舌红苔黄厚者，为热结腑实之证；若大便干燥难以排出，数日一行，伴五心烦热、口干、舌红少津者，多为阴虚肠燥之证；粪质并不干硬，但难以排出，便后乏力，面白神疲者，此属气虚便秘也。

大便次数增多，一日数次，粪质稀薄或完谷不化，甚如水样，为湿盛脾虚所致。若大便次数增多，粪质清稀，甚如水样，伴腹痛肠鸣，脘闷食少，或兼恶寒发热者，此为寒湿泄泻；若大便次数增多，腹痛肠鸣，泻下粪便臭如败卵，泻后痛减者，为饮食伤胃、食积内滞之泄泻；若大便次数增多，下利赤白黏液，里急后重者，为湿热壅滞所致之痢疾；若每于黎明时分腹痛腹泻，泻后则安，形寒肢冷者，多为肾虚泄泻。

大便颜色异常多与出血及病情的顺逆有关。若大便色黑如柏油样，为远血，多见于胃肠血络损伤的病变；若大便鲜血，则为近血，多见于热灼肠络或瘀血内停之痔疮、肛裂；而大便次数逐渐由多减少至正常，粪质由稀转软，颜色由黑转黄者为顺；反之为逆。

（十二）小便异常

小便异常是指小便次数、量、颜色及小便时的感觉等方面出现的异常变化。它主要与肾、膀胱气化失常和津液代谢失常有关。因此，小便异常变化不仅是肾与膀胱病变的主要症状，也是观察体内津液盈亏及病情顺逆的指征。

一般而言，临床上小便色黄赤短少者主热；小便清长者主寒；尿频、尿急、尿痛者为膀胱湿热之淋证；尿频急痛、尿中夹砂石者为石淋；尿频尿急、小便浑浊如米泔似膏脂者为膏淋；若尿少、甚则点滴不出而少腹充盈胀滞者，为膀胱气化不利，或尿道阻塞、尿液内蓄之象，多属实证；再如夜尿频多，或排尿不畅，余沥不净，腰膝酸软者，多为肾虚气化乏力；若经常尿血，色鲜不痛者，多为肿瘤；尿血涩滞而痛者多为结石、淋证。

（十三）出血

出血为内科急症，凡血液不循常道，上溢于口鼻诸窍之鼻衄、齿衄、咳血、呕血，下出于二阴之尿血、便血，以及渗出于肌肤之间的肌衄（发斑），均属出血范畴。出血的原因甚多，其病机实证者多由火热灼络，迫血妄行；虚证者多由气虚不摄，血溢脉外。辨别出血主要需了解出血的部位、量及颜色。就出血部位而言，衄血包括鼻衄、齿衄、耳衄、目衄等，此为鼻、齿、耳、目等器官病变的出血；咳血、咯血多为肺系病变的出血；呕血多为胃出血，亦有肝病出血；便血乃胃肠道出血；肌衄发斑包括紫癜等为肌肤出血；便血色黑者为远血，如胃出血；便血色鲜者为近血，多系肠或痔疮出血；咳血、呕血色黑者多属陈血有瘀，鲜红者多为新病，属热灼血络所致。

临床上对出血之鉴别，除了解出血部位、量及颜色外，还须辨别各种出血的虚实性质。一般呕血、衄血出血量较多，血色鲜红，兼见面赤口渴者，多为胃火上冲灼络所致；若咳血、咯血、衄血、尿血的出血量不多，但常发难愈，血色鲜红，伴有五心烦热、口干舌红、腰酸耳鸣等，多为阴虚火旺所致；若衄血、呕血、便血等日久不愈，血色暗红或淡红，面色苍白，体倦乏力者，常由气虚后气不摄血所致。

（十四）乏力

乏力又称疲倦无力，是多种内科疾病过程中的一个常见症状。一般认为，乏力主要是气虚、气血不足所致，此外，湿困亦可致困倦乏力。乏力与肝、脾、肾三脏关系密切。

临床上乏力必须与兼症结合进行辨别。如乏力伴气短多汗，动则尤甚，舌淡脉弱者，为气虚；乏力伴头晕耳鸣，腰膝酸软，五心烦热者，为肝肾亏虚；乏力兼见肢体困重，脘腹痞满，食少便溏者，多为脾虚湿困所致。

（十五）水肿

水肿是指出现在头面、四肢、腹部，甚至全身浮肿的病症，是肺、脾、肾三脏主司水液代谢的功能失常，致使体内水湿潴留，泛溢肌肤所致。

临证时对水肿的辨别应了解水肿的程度、病程、部位及全身的兼症。

1. 水肿的程度

水肿轻者，症见面目虚浮，手足发胀 ，但用手按之无凹陷，称潜在性水肿；若仅踝部肿，按之凹陷易复，为Ⅰ度浮肿；浮肿超过膝部，按之凹陷没指，不易随复，为Ⅱ度水肿，属全身浮肿；按之没指，胸满腹胀，卧则喘促，体倦乏力，为Ⅲ度水肿，病属重证。

2. 从病程、部位来辨

若起病急骤，先从面目始，肿势以腰以上较甚，肤色光亮而薄，按之凹陷易于恢复者，为阳水；而起病缓慢，肿从下肢先起，肿势以腰以下为甚，肤色萎黄，按之凹陷不易复者，为阴水，病情属重。

此外，临床上可见水肿多与小便不利同时存在。其发生与心、肺、脾、肾等多个脏腑的病变有关，其病因也是多方面的。病因受外邪而致者，一般面目先肿，继则四肢或全身水肿，多为风水相搏，其病在肺；水肿从下肢开始，腰以下为甚，反复不已，劳累后加重，甚则全身浮肿者，多为脾肾阳虚或心肾气虚、阳虚，水湿内停；若水肿伴有喘促，汗出，胸闷，痰多呈泡沫状，脉虚浮而数者，为水邪凌肺、肾不纳气所致；水肿伴心悸，唇紫，脉细数或结代者，乃水气凌心、瘀血内阻所致。

四、中医内科疾病的治疗学要点

治疗学是运用中医药理论研究疾病的治疗原则、治疗方法和手段的一门实用性学科。治疗原则是在辨证施治精神指导下制定的，对疾病治疗的立法、处方、用药等具有重要的指导意义。治疗方法则从属于治疗原则，包括在治疗原则指导下制定的对某一疾病的治疗大法和某一证型的具体治法。治疗手段则指与治疗有关的给药途径及其治疗器具等。

（一）治疗原则

中医学的治疗原则主要体现在治病求本、治病宜早、扶正祛邪、脏腑补泻、异法方宜等方面。

1. 治病求本

治病求本即治病应寻求其根本原因，并对根本原因进行治疗，这是辨证论治的一个基本原则。

所谓求本，“本”是和“标”相对而言的，本和标是一个相对的概念，有多种含义，可用以说明病变过程中各种矛盾的主次关系。如从邪正双方来说，病因是本，症状是标；从疾病先后来说，旧病是本，新病、继发病是标。临证时通过辨证分析，能够认清疾病的本质，辨出本与标，从而确定相应的治疗方法。运用治病求本这一治疗法则时，必须掌握“正治与反治”、“治标与治本”等内容。

（1）正治与反治

正治与反治这两种方法都是治病求本原则的具体运用。所谓正治，是逆其证候性质而治的一种临床最常用的治疗法则，又称逆治法。如热者寒之，寒者热之，虚者补之，实者泻之等。它适用于病机与症状表现一致，病情比较单纯的情况，如寒病即见寒象，热病即见热象，虚证即见虚象，实证即见实象，所选用药性是逆证性而治。如风寒外束所致的风寒感冒用辛温发表法；风热所致的风热感冒用辛凉解表等。而反治法是顺从疾病假象而治的一种治疗方法，又称从治法。从，是指采用方药的性质与疾病的假象相一致。反治法系在特殊情况下，病情出现寒热虚实的假象时，抓住病机本质而治的一种治法，实质仍是治病求本。常用的有热因热用（热证用热药）、寒因寒用（寒证用寒药）、塞因塞用（塞证用补药）、通因通用（泻证用通药）等。它的特点是所采用方药的药性与疾病症状的表象相一致。如热因热用是以热治热，即用热性的药物治疗具有假热症状的病证，适用于阴寒内盛，格阳于外，反见热象的真寒假热证。

（2）治标与治本

标本是指疾病的主次本末和病情轻重缓急的情况。一般而言，标是疾病表现于临床的现象和所出现的证候，本是疾病发生的机理，即疾病发生的本质，或相对地指先患病的脏腑及其病理表现。在复杂多变的病证中，常有标本主次的不同，因此在治疗上就有先后缓急之区别。临床上根据疾病的病情变化，一般按照“急则治其标，缓则治其本”或“标本兼治”的原则进行治疗。

①急则治其标：即在疾病的发展过程中，如果出现了急重的证候影响到患者的安危时，其治疗必须先解决急重证候，然后再治疗其本的原则。如肺阴亏虚之慢性咳嗽者，当出现咳血、咯血时，应先治血，待血止后再治其咳、养其阴等。

②缓则治其本：是指病情缓解后，变化比较平稳，或疾病发展缓慢而平稳者的治疗原则。

③标本兼治：是指疾病标本俱急的情况下，必须标本同治的原则。如见咳喘，胸满，腰痛膝软，小便不利，全身浮肿等证候，其病本为肾虚水泛，病标为风寒束肺，乃标本俱急之证，故其治必须采用标本兼治。又如表证未解，里证又现，则应表里双解，亦属标本同治。

2. 治病宜早

治病宜早包括两层意思：一是早期治疗，即疾病早期就及时地予以治疗，防止病情的发展。一般情况下疾病的发展总是由轻到重，由比较单纯到错综复杂。而疾病的早期和初起一般病情较轻，机体的正气比较盛，及早地给予治疗容易收到良好的疗效，能尽快地解除患者的疾苦。否则，延误最佳的治疗时间，随着疾病的发展，病情复杂多变，虚实互见，给治疗带来诸多不利，甚至产生严重后果。

二是先证而治，以防传变，即在疾病演变与发展过程中当其他证候尚未出现或微露端倪之时，给予预防性治疗，防止并病或变证的发生。如清代名医王孟英在《温热经纬》中所提出的“先安未受邪之地”，是治病宜早的另一层含义，即“治未病”的精神。因疾病是不断变化的，机体某一部位发生病变，必然会向邻近的部位或有关脏腑发生传变，而这种传变一般是有规律性的，如肝的病变容易犯胃等。故先证而治就是要求医生根据这些规律，了解和把握疾病传变的机制，从全局和动态的观念，采取预防性的治疗措施，阻断和防止病变的转移和扩大，把病变尽可能控制在最小的范围，以利于疾病的最终治愈。如《金匮要略》倡导的“见肝之病，知肝传脾，当先实脾”的治法，即体现了这一治疗思想。

3. 扶正祛邪

“正气存内，邪不可干”，“邪之所凑，其气必虚”，这是中医学对人体疾病发生认识的基本理论。疾病的过程从邪正关系来说是机体正气与病邪相争的过程。邪正斗争的胜负决定着疾病的进退。正胜于邪则病退，邪胜于正则病进。而扶正祛邪就是改变邪正双方力量的对比，使之有利于疾病向痊愈转化。所以扶正祛邪是指导临床治疗的一个重要法则。

所谓扶正，即扶助正气，补益本元，提高机体抗邪能力，是补法，用于虚证；祛邪，使邪去正安，是泻法，用于实证。扶正与祛邪是相辅相成的，扶正使正气加强，有助于机体祛除病邪，而祛邪能够排除病邪，使邪去病安，有助于正气的恢复。临床上用于扶正的补法有益气、养血、滋阴、助阳等，用于祛邪的泻法有发表、攻下、渗湿、利水、消导、化瘀等。因此，具体运用时应根据不同的病邪，不同的虚证，酌情选用。在一般情况下，扶正适用于正虚邪不盛的病证，而祛邪适用于邪实正虚比较明显的病证，扶正祛邪并用则适用于正虚邪实的病证。但临证应用时还需明辨是以正虚为主还是邪实为主。正虚为主者侧重于扶正兼以祛邪，反之以祛邪为主，兼顾扶正。总之，以扶正不留邪、祛邪不伤正为原则。

4. 脏腑补泻

由于人体是一个有机的整体，脏腑之间在生理上相互联系，在病理上又可相互影响，一脏有病往往影响到他脏，而他脏疾病情况的改变也会反过来影响原发病的脏腑。因此，临床上就应用脏腑间的表里生克关系作为补泻治法的原则。较为常用的为虚则补其母，实则泻其子；壮水制阳，益火消阴；泻表安里，开里通表和清里润表。

(1) 虚则补其母，实则泻其子

这是将脏腑间生克关系运用于临床的治疗原则。虚则补其母，就是当某脏虚弱时，除了对该脏进行补益治疗外，同时还可间接地补益它的母脏。实则泻其子，就是某脏之病是由于其子实而引起时，可以通过泻其子实以治母病。所谓“母”和“子”，是根据五行相生的次序而言的。如肾（水）与肝（木）是母子相生关系，即水生木。若肝血亏虚时，就可以在补肝血的同时，通过间接地补益肾精，使精血互生，达到滋补肝血的作用，这就是虚则补其母；同样，如由于肝火偏旺，影响肾的封藏功能而致遗精梦泄，治疗时就可用清泻肝火之法，祛除邪实，平熄肝火，使肾的病证痊愈，这就是“实则泻其子”。

（2）壮水制阳和益火消阴

壮水制阳和益火消阴是针对脏腑病机的一种治本之法。①壮水制阳：壮水，即滋补肾阴；制阳，即抑制虚火浮阳。本法适用于肾阴不足、浮阳上越之证，即以滋补肾阴来消除因肾阴亏虚、不能制阳所引起的阳亢证。②益火消阴：益火，即补益肾阳；消阴，即消除阴凝。本法适用于肾阳亏虚、阴寒内盛之证，即通过补益肾之真阳来消除因肾阳不足、无力温化所引起的一系列阴凝之证。

（3）泻表安里，开里通表和清里润表

这是将脏腑的表里关系运用于临床的治疗方法。本法适用于脏与腑之间表里俱病的情况。如肺与大肠互为表里，当阳明实热之大便燥结而致肺气壅阻时，仅治肺很难奏效，此时可采用凉膈散泻表（大肠）而安里（肺），可获良效。而由于肺阴亏虚致肠道津枯而便干秘结时，在治疗时就可采用二冬汤加减以清里（肺）润表（大肠）。

5. 异法方宜

异法方宜是指治疗疾病不能固守一法一方，而应针对不同的个体、时间、地域等情况采取不同的治疗方法。因疾病的发生、发展与转归受到多方面因素的影响，如时令气候、地理环境等，尤其是患者个体的体质因素对疾病的影响更大。因此，在治疗疾病时，必须将这些方面的因素考虑进去，对具体的情况作具体分析，区别对待，以制定出适宜的治疗方法，才能取得最佳的效果。

（1）因人制宜

即临证时根据病人的性别、年龄、体质等不同的特点，来考虑和制定针对个体的治疗用药原则。如同一种疾病不同的性别，如妇女有月经、妊娠、产后等生理特点，治疗用药必须加以考虑。年龄不同，其生理机能与病变特点亦不同，如幼儿为稚阴稚阳之体，五脏之气成而未全，易虚易实；而老年体迈之人肾气亏，气血衰少，机能减退，患病多虚证，或正虚邪实。此外，人与人之间又有个体素质强弱不一以及偏寒、偏热之不同等等。因此在治疗用药方面应因人而异，有所区别，阳热之体慎用温补，阴寒之体慎用寒凉，实者慎用补法，虚者慎用攻下。

（2）因时制宜

四时气候的变化对人体的生理功能、病理变化均可产生不同程度的影响，这是中医学天人相应观的认识。因此，在临证时应结合不同季节的时令特点来考虑治疗用药的原则，称为“因时制宜”。如春夏季阳气升发，人体腠理疏松发散，此时患病用药应避免开泄太过、耗伤气阴等。

(3) 因地制宜

根据不同地域的地理环境、气候特点来考虑治疗用药的原则，称为因地制宜。如我国西北地区地势偏高，气候寒冷少雨，故其病多燥寒，治疗用药宜辛润；南方江河地区地势低，气候多雨而温热，故患病多湿热，治疗用药宜清化等。

（二）常用治法

中医内科疾病的常用治法有解表法、清热法、攻下法、和解法、温里法、补益法、消导法、理气法、理血法、固涩法、开窍法、镇痉法等。

1. 解表法

解表法是治疗表证之法，即通过发汗开泄腠理、逐邪外出的一种治法，又称汗法。如辛凉解表、辛温解表、益气解表、辛凉透疹、宣肺利水等。适用于解表、透疹、祛湿、消水肿等。临床应用时须注意，发汗应以汗出为度，不宜过度发汗，以防汗出过多而伤阴耗阳；此外，凡吐下、出血、失精、淋证、疮疡者禁用汗法。而表证兼有其他病证则可与其他法配用，以因人、因时、因地制宜为度。

2. 清热法

清热法是治疗热证之法，即通过应用寒凉泄热的药物和措施以消除热证的一种治法，又称清法。适用于清气分热、清营凉血、清热解毒、清脏腑热等。临床应用时须明辨寒热真假，不可滥用。凡阴虚内热、真寒假热者禁用此法。此外，在用本法清热时应注意顾护津液正气。

3. 攻下法

本法是泻有形实邪之法，即通过通便、泻实、下积、逐水以消除燥屎、积滞、实热及水饮等证，故又称下法。主要适用于里实证。因所治证候不同，可分为寒下、温下、润下、逐水等。临床应用时须注意，凡邪在表或半表半里者，不宜用此法。妇女妊娠期、经期以及老年体弱者慎用或忌用此法。

4. 和解法

和解法是和解少阳，协调脏腑功能，达邪外出而病安的一种治法，又称和法。适用于和解少阳、调和肝脾、调理胃肠等。临床应用时须注意，凡病邪在表未入少阳，或邪已入里之证和虚寒证，不宜用此法。

5. 温里法

温里法是散除寒邪和补益阳气的一种治里寒证之法。其主要作用在于温中散寒、回阳救逆，从而达到补益阳气而祛邪治病之目的。本法适用于温中祛寒、温经散寒、回阳救逆等。临床应用时须注意，用此法时必须明辨寒热真假，凡真热假寒、内热出血及素体阴虚者禁用。

6. 补益法

补益法是治疗虚证之法。凡气血阴阳不足、脏腑虚损诸证均可补之，又称补法。适用于补气、补血、补阴、补阳。临床应用时须注意不被“至虚有盛候，大实有羸状”的假象所迷惑，确是虚证宜补之，而实证表现为虚证假象者禁补。用补法应把握气血同源、阴阳互根的关系，注意于阴中求阳、阳中求阴、益气生血等。

7. 消导（消散）法

本法是治疗积聚实邪之法，即通过消导和散结，使机体积聚之实邪消散，故又称消法。适用于消食导滞、消石散结、消瘤散结、利水消肿等。临床应用时须注意此法亦属攻邪之法，应明辨虚实，虚证者慎用，正虚邪实者宜消补兼施。

8. 理气法

理气法是调理气机之法，包括行气、降气。适用于肝气郁结、肺气闭阻、胃失和降等气机失调所致的病证。临床应用时须辨明虚实，实证可用此法，虚证者应与他法配用。此外，理气药物多为香燥苦温之品，运用时需防止过用而伤阴耗津。

9. 理血法

理血法是通过调理血分而治疗瘀血内阻和各种出血的一种治法，包括活血祛瘀法和止血法。活血祛瘀法适用于血行不畅或瘀血内阻之证；止血法适用于各种出血病证，如咳血、衄血、呕血、尿血、便血等。临床应用时应注意气血关系，气滞可致血瘀，气虚也可致血瘀，所谓气行则血行，气滞则血瘀。因此，在用活血祛瘀法时应考虑气血的关系。此外，对妊娠期妇女应禁用活血祛瘀法。

10. 固涩法

本法是治疗滑脱证之法，即通过收敛固涩（摄）以消除滑脱之病证，又称涩法。适用于固表敛汗、涩肠止泻、涩精止遗。固涩法为补益之法，是专为正气内虚而滑泄不禁的病证而设。故凡热证、实证、阴虚火旺之证均不宜用本法。

11. 开窍法

本法是以开闭通窍、苏醒神志为主要作用的一种治法，包括凉开法和温开法。凉开法用于热入心包的热闭诸证，其临床表现除神昏之外，还伴有身热、面赤、烦躁、口干、舌红、脉数等；温开法用于中风阴闭、痰厥、气厥等所致的突然昏仆、牙关紧闭、神昏、苔白、脉紧等。开窍法多用于邪实神昏的闭证，但临证应用时还须根据病机病证而酌情选用清热通便、熄风、豁痰等法。

12. 镇痉法

镇痉法是治疗因各种原因引发的抽搐、惊厥、眩晕、震颤、口眼歪斜等病证的一种治法。适用于清热熄风、镇肝熄风、养血熄风、祛风解痉等。临床应用时需明辨内风、外风之别。外风所致者宜散，以祛风解痉治之；内风所为者宜熄，以清热熄风、镇肝熄风、养血熄风选而用之。此外，祛风药多辛燥，用时谨防伤阴耗津。

上述12种治法是中医内科在治病求本的原则指导下具体应用的常用治法，它既可单独运用，也可根据病情的变化而互相配合使用，以充分体现中医学辨证论治思想的特色。

各　论

第一节　感　冒

凡感受风邪或时行疠气侵袭，致使人体出现以鼻塞、喷嚏、流涕、恶寒或发热、头痛、全身不适、脉浮等为主要症状的外感疾病，称为感冒，俗称“伤风”。

感冒是多发病、常见病，一年四季均可发病，多发生于气候变化、寒温失常之时，尤以冬、春两季为多发，本病一般5～7天可愈。如病情较重，引起广泛流行的称为“时行感冒”。本病与气管炎、哮喘、肾炎、病毒性心肌炎、冠心病的引发与加剧有密切关系。中医药对感冒的防治有良好的效果。

西医学的上呼吸道感染、流行性感冒属于本病之范围，可参考本病辨证施治。

【病因病机】

1. 病因

感冒的病因主要是风邪侵袭所致，且与气候突变、寒温失常、淋雨受冷以及体质的强弱等因素有关。在不同的季节中，风邪往往随着时令之气而侵袭人体，如春季多感受风热，夏季感冒多挟暑湿，秋季多挟燥气，冬季多感受风寒。因此，引起感冒的并不是单纯的风邪，而多兼挟时令之气。

2. 病机

肺合皮毛，开窍于鼻，上系咽喉。风邪或时行疫气（病毒）侵袭人体，病邪从口鼻或从皮毛而入，致使肺卫功能失常而出现一系列肺卫的症状。邪郁肌表则恶寒、发热；肺气不宣则鼻塞、喷嚏、流涕、咳嗽等。此外，若机体禀赋不足，平素体虚，卫阳不固，腠理疏松，则常易感受风邪侵袭而患病。

3. 病位与病性

主要在肺卫，病邪传变由表及里，可涉及内在脏腑。疾病性质一般以实证居多，如体虚感邪则为本虚标实证。

【诊断要点】

1. 起病较急，病程短。

2. 初起多见鼻塞、流涕、喷嚏、恶风，继则发热，咽痒或痛，咳嗽，头痛，肢节酸重，全身不适等。而时行感冒则多呈流行性，多人同时突然发病，迅速蔓延，首发症状常见恶寒，高热，体温在39℃～40℃，浑身酸痛，疲乏无力，2～3日后出现鼻塞、流涕、咳嗽、咽痛等症状。

【治疗原则】

本病主要是感受风邪，邪郁肌表，致使肺卫功能失调而发，病变在肺卫之分，故疏风宣肺解表是感冒的治疗原则。

【辨证论治】

本病确诊后应进一步辨证分型。在辨证分型的基础上方能对证用药。临床上主要分风寒感冒、风热感冒、暑湿感冒、气虚感冒、时行感冒五型进行辨证治疗。

1. 风寒感冒

【症状】鼻塞声重，喷嚏，流清涕，咽痒咳嗽，痰清稀，恶风寒，发热不甚，无汗，肢体酸痛。舌苔薄白，脉浮紧。

【治法】辛温解表，宣肺散寒。

【方药】荆防败毒散。

加减：畏寒较甚者，加紫苏叶、生姜；头痛者，加白芷、藁本；颈背强痛者，加葛根；鼻塞流涕者，加苍耳子、辛夷；四肢酸痛者，加桑枝、桂枝；咳嗽痰白者，加甘菊、杏仁、黄芩；脘腹不舒，纳食不振者，加炒莱菔子、焦六曲。

常用中成药：风寒感冒颗粒（冲剂）、荆防颗粒（冲剂）、感冒清热颗粒（冲剂），伤风感冒颗粒（冲剂）等。

2. 风热感冒

【症状】发热，微恶风寒，身热，无汗或有汗，头胀痛，鼻塞，流黄浊涕，咽喉干痒或红肿疼痛，口渴欲饮，咳嗽痰稠。苔薄黄，脉浮数。

【治法】辛凉解表，宣肺清热。

【方药】银翘散、桑菊饮。

加减：发热甚者，加山栀、柴胡、黄芩、石膏；咽喉肿痛者，加板蓝根、玄参、马勃；咳嗽较重痰黄者，加鱼腥草、瓜蒌皮、浙贝、杏仁；头痛明显者，加蔓荆子、白芷、葛根；舌苔厚，恶心者，加藿香、佩兰；大便秘结者，加生大黄。

常用中成药：风热感冒颗粒、桑菊感冒片（颗粒）、羚翘解毒颗粒（片）、银翘解毒片（颗粒）、双黄连口服液、清热灵颗粒、银柴颗粒、荆防败毒散等。

3. 暑湿感冒

【症状】发热，微恶风寒，汗出热不解，头昏重，肢体酸痛，身体困倦，胸闷欲呕，口渴心烦，尿短赤。舌苔薄黄而腻，脉濡数。

【治法】清暑祛湿解表。

【方药】新加香薷饮。

加减：舌苔腻者，加藿香、佩兰；暑热偏盛者，加焦山栀、黄芩、青蒿、鲜芦根；小便短赤者，加六一散、赤茯苓；头身胀者，加葛根、泽泻。

常用中成药：藿香正气水（软胶囊、颗粒）、六一散、广东凉茶、六合定中丸、十滴水（软胶囊）、祛暑丸等。

4. 气虚感冒

【症状】恶寒发热，发热较轻，但时时感形寒，自汗或无汗，鼻塞，疲劳，肢体倦怠，咳嗽痰白，气短。舌淡胖，苔薄白，脉浮无力。

【治法】益气解表，扶正祛邪。

【方药】参苏饮、玉屏风散。

加减：头痛者，加白芷、川芎；自汗者，加桂枝、白芍；鼻塞者，加苍耳子、辛夷。

常用中成药：参苏丸（片、胶囊、颗粒）、玉屏风颗粒（口服液）、人参败毒散等。

5. 时行感冒

【症状】骤然恶寒，甚则寒战，高热，周身酸痛，头痛如裂，倦怠乏力，面色潮红，目赤，咽红充血，或伴有纳呆，恶心，便秘。苔薄白或薄黄，脉数。

【治法】清热解毒。

【方药】清瘟败毒饮、银翘散。

加减：热毒甚者，加大青叶、板蓝根、蒲公英；头痛身痛甚者，加葛根、白芍、白芷、杭菊；大便干结者，加生大黄。

常用中成药：荆防败毒散、板蓝根颗粒（冲剂）、维C银翘片、感冒退热冲剂、时行清瘟丸、清瘟解毒丸等。

【预防与调护】

室内应保持空气流通，但不能使患者直接吹风。饮食以清淡为宜，发热者应多喝水，多吃新鲜水果及适量维生素C。高热患者热退后2～3天可食荤素半流食，如肉丝、鲜鱼汤等，后渐恢复正常饮食。

表1－1 感冒病机证治简表

辨证分型	主要症状	舌象	脉象	病因病机	治法	代表方药
风寒感冒	鼻塞，流清涕，喷嚏，恶寒，发热不甚，无汗，全身不适	苔薄白	浮紧	风寒侵袭，邪郁肌表犯肺卫，肺卫功能失常	辛温解表，宣肺散寒	荆防败毒散（荆防颗粒、风寒感冒颗粒、感冒清热颗粒）等
风热感冒	发热，微恶风寒，汗出或无汗，头痛，咽痛，鼻塞，流黄涕	苔薄黄	浮数	风热侵袭，邪郁肌表犯肺卫，肺卫功能失常	辛凉解表，宣肺清热	银翘散、桑菊饮（风热感冒颗粒、桑菊感冒片、羚翘解毒片、清热灵颗粒）等
暑湿感冒	发热，微恶风，头昏重，肢体困倦，胸闷，口渴	苔薄黄而腻	濡数	暑湿之邪侵袭肺卫，肺卫功能失常	清暑祛湿解表	新加香薷饮（藿香正气水、六一散、六合定中丸、广东凉茶）等。
气虚感冒	鼻塞，喷嚏，恶寒，微热，气短，乏力，自汗，时易感冒	苔薄白	浮而无力	体虚，正气不足，风邪侵袭，肺卫失调	益气解表，扶正祛邪	参苏饮（玉屏风散）等
时行感冒	恶寒或寒战，高热，周身酸痛，倦怠乏力，面潮红，起病突然，有流行性	苔薄白或薄黄	数	时行疫气（病毒）侵犯肺卫，肺卫功能失常	清热解毒	清瘟败毒饮（板蓝根颗粒、荆防败毒散、维C银翘片）等。

第二节 咳 嗽

凡六淫外邪侵袭肺系，或脏腑功能失调内伤及肺，致使肺气不清，失于宣肃，上逆作声或兼见咳吐痰液者，称为咳嗽。

咳嗽是内科病症中最常见的疾病，四时可患，以春、秋、冬季为多发，尤以老年人、儿童居多。

咳嗽不仅可以是一个独立的证候，又可以是肺系多种疾病的一个症状。本篇所论述的是以咳嗽为主要症状的一类病症，并有外感咳嗽与内伤咳嗽之分。外感咳嗽是由感受六淫外邪所致，内伤咳嗽主要是肺脏疾病或脏腑功能失调伤及肺气所致。

西医学的上呼吸道感染、支气管炎、支气管扩张、肺炎、肺结核、肺癌等以咳嗽为主要症状者，皆可参考本病辨证施治。

【病因病机】

1. 病因

（1）外感咳嗽：主要是六淫外邪侵袭肺系所致，尤以风邪为主，因风邪为六淫之首，其他外邪多随风邪侵袭人体。所以外感咳嗽常以风邪为主，或挟寒、挟热、挟燥，尤其以挟寒者居多。

（2）内伤咳嗽：主要因脏腑功能失常伤及肺气或肺脏自身疾病引起。而脏腑功能失常伤及肺气中，以脾失运化，聚湿生痰犯肺；情志不畅，肝郁化火犯肺；肾虚失于摄纳累及肺气所致者为多见。

2. 病机

（1）外感咳嗽：六淫外邪从口鼻或皮毛而入，侵犯肺系，致使肺气被束，失于宣肃，上逆而咳。

（2）内伤咳嗽：肺脏自身疾病或脏腑功能失调，伤及肺气，致使肺气不清，失于宣肃，上逆而咳。

3. 病位与病性

外感咳嗽病位在肺。疾病性质属邪实，为外邪犯肺，肺气不宣所致。若失治或治之不当，迁延不已，耗伤肺气、肺阴，也可演变为内伤咳嗽；内伤咳嗽病位主要在肺，与脾、肾、肝关系密切，疾病性质多属正虚邪实，虚实互见。

【诊断要点】

1. 咳嗽，或伴咽痒咯痰。

2. 外感咳嗽起病较急，可伴有恶寒交热等表证；内伤咳嗽每因外感反复发作，病程较长。

【治疗原则】

外感咳嗽多因风寒、风热、风燥等外邪犯肺，肺气失于宣肃所致，多属实证，病位在肺卫，治疗原则以疏散外邪、宣肺止咳为主；内伤咳嗽系脏腑功能失调伤及肺气或肺脏自身疾病所致，多属邪实正虚，虚实互见，治疗宜祛邪扶正，标本兼顾，清肺止咳，本虚为主者以补肺、健脾、益肾为主。

【辨证论治】

本病临床上分外感咳嗽与内伤咳嗽进行治疗。外感咳嗽主要分风寒袭肺、风热犯肺、风燥伤肺三型；内伤咳嗽分痰湿蕴肺、痰热郁肺、肝火犯肺、肺阴亏耗四型进行辨证治疗。

1. 外感咳嗽

(1) 风寒袭肺证

【症状】咳嗽声重，痰白清稀，咽痒，伴有鼻塞，流清涕，喷嚏，恶寒发热，无汗，头痛，肢体酸楚等。舌苔薄白，脉浮或浮紧。

【治法】疏风散寒，宣肺止咳。

【方药】三拗汤合止嗽散。

加减：咳嗽较甚，痰多者，加金佛草、半夏；鼻塞声重者，加防风、苍耳子；外寒里热者，加黄芩、鱼腥草、金银花。

常用中成药：半夏止咳糖浆、通宣理肺丸（胶囊、口服液）、桂龙咳喘宁胶囊、甘草合剂等。

(2) 风热犯肺证

【症状】咳嗽频作，痰黄稠或黏稠，咯痰不爽，口干咽痛，伴有身热，汗出恶风，鼻流黄涕，头痛，全身酸痛等。舌苔薄黄，脉浮数或浮滑。

【治法】疏风清热，宣肺止咳。

【方药】桑菊饮。

加减：咳嗽较甚者，加浙贝母、枇杷叶、天南星；肺热较盛者，加金银花、黄芩、鱼腥草、生石膏；咽痛或声嘶者，加牛蒡子、山豆根、射干。

常用中成药：风热咳嗽胶囊、复方枇杷叶膏、止嗽定喘口服液、川贝枇杷颗粒（糖浆、冲剂）等。

(3) 风燥伤肺证

【症状】干咳少痰，或痰如黏丝，不易咳出，或痰中带血丝，咽痒鼻燥，初起可伴有鼻塞，恶寒身热，头痛等。舌红少津，苔薄黄或薄白，脉浮数或细数。

【治法】疏风清肺，润燥止咳。

【方药】桑杏汤。

加减：舌红口干明显者，加麦冬、石斛、生地；发热较重者，加生石膏、黄芩、知母；痰不易咯出者，加瓜蒌皮、地龙；痰中带血丝者，加仙鹤草、白茅根。

常用中成药：川贝清肺糖浆、二母宁嗽丸、定金丸等。

2. 内伤咳嗽

（1）痰湿蕴肺证

【症状】咳嗽多痰，反复发作，尤以晨起咳甚，咳声重浊，痰白黏稠，胸闷脘痞，食少体倦，便溏。苔白腻，脉濡滑。

【治法】健脾燥湿，化痰止咳。

【方药】二陈汤合三子养亲汤。

加减：恶寒、痰如泡沫者，加麻黄、干姜、细辛；脾虚症状明显者，加党参、白术；咳痰不爽者，加瓜蒌皮、地龙。

常用中成药：苏子降气丸、橘红丸、宁嗽丸、清气化痰丸等。

（2）痰热郁肺证

【症状】咳嗽痰多，气粗息促，痰黄稠或黏稠，或有腥味，甚则吐血痰，胸胁胀满，咳时引痛，身热面赤，口干欲饮。舌质红，苔黄腻，脉滑数。

【治法】清热肃肺，化痰止咳。

【方药】清金化痰汤。

加减：痰黄如脓或有腥味者，加鱼腥草、金荞麦根、冬瓜子；身热烦躁者，加生石膏、金银花；便秘者，加生大黄；舌红口干者，加生地黄、北沙参、鲜芦根。

常用中成药：止嗽定喘丸、蛇胆川贝胶囊、涤痰丸、二母宁嗽丸、清火化痰丸等。

（3）肝火犯肺证

【症状】气逆咳嗽，咳则阵作，面红胁痛，痰少质黏，咽干口苦。舌红少津，苔薄黄，脉弦数。

【治法】清肝泻肺，化痰止咳。

【方药】泻白散合黛蛤散。

加减：肝火偏旺者，加山栀、黄芩、丹皮；咯痰不爽者，加贝母、知母、冬瓜子；胸闷气逆者，加葶苈子、瓜蒌皮；胸痛者，加郁金、丝瓜络；口干咽燥者，加北沙参、生地、鲜石斛。

常用中成药：竹沥达痰丸、黛蛤散等。

（4）肺阴亏耗证

【症状】干咳，咳声短促，少痰或痰中带血丝，午后低热，颧红，盗汗，口干，神疲乏力，消瘦。舌红少苔，脉细数。

【治法】滋阴润肺，化痰止咳。

【方药】沙参麦冬汤。

加减：燥热阴虚火旺者，加黄芩、地骨皮、银柴胡；咳嗽较甚者，加川贝母、杏仁、炙百部、炙紫菀；痰中带血者，加黛蛤散、丹皮、仙鹤草、藕节。

常用中成药：养阴清肺膏、百合固金丸、雪梨膏、润肺膏、润肺化痰丸、秋梨润肺膏等。

【预防与调护】

保持室内空气流通，室内禁止吸烟，吸烟者最好戒烟。少食或忌食辛辣、生冷及腌制之品，常吃新鲜蔬菜和水果，如萝卜、梨等。慢性咳嗽者平时应注意保暖，可经常用艾条灸足三里、肺俞穴位。容易感冒者可常服玉屏风散（黄芪、白术、防风以 3∶3∶1 的比例研细末服用），以提高机体抗病能力。久咳少痰者可用川贝与雪梨炖服。

表 1－2　咳嗽病机证治简表

辨证分型	主要症状	舌象	脉象	病因病机	治法	代表方药
风寒袭肺证（外感咳嗽）	咳嗽声重，痰白清稀，兼见风寒表证	舌苔薄白	浮或浮紧	风寒袭肺，阻遏肺气	疏风散寒，宣肺止咳	三拗汤合止嗽散等
风热犯肺证（外感咳嗽）	咳嗽频作，痰黄咽痛，兼见风热表证	舌苔薄黄	浮数或浮滑	风热犯肺，肺失清肃，上逆而咳	疏风清热，宣肺止咳	桑菊饮等
风燥伤肺证（外感咳嗽）	干咳少痰，痰黏难咯，咽痒鼻燥	舌红少津，苔薄黄	浮数或细数	燥邪伤肺，卫表不和，肺气不清	疏风清肺，润燥止咳	桑杏汤等
痰湿蕴肺证（内伤咳嗽）	咳声重浊，痰多色白，脘痞食少	苔白腻	濡滑	脾失健运，痰湿内生，壅遏肺气	健脾燥湿，化痰止咳	二陈汤合三子养亲汤等
痰热郁肺证（内伤咳嗽）	咳嗽气粗，痰黄或有腥味，胸胁胀满，身热面赤	舌红，苔黄腻	滑数	痰热壅肺，清肃失常，脉络受损，气机郁阻	清热肃肺，化痰止咳	清金化痰汤等
肝火犯肺证（内伤咳嗽）	气逆咳嗽，咳则阵作，面红，胁痛，咽干口苦	舌红少津，苔薄黄	弦数	肝郁化火，上炎犯肺，肺失清肃	清肝泻肺，化痰止咳	泻白散合黛蛤散等
肺阴亏虚证（内伤咳嗽）	干咳少痰，咳声短促，或痰中带血，潮热盗汗	舌红少苔	细数	肺阴亏虚，虚热内灼，伤津损络，肺失清润	滋阴润肺，化痰止咳	沙参麦冬汤等

第三节　哮　　病

凡由宿痰伏肺，复遇外感、饮食、情志、劳倦等因素，引动伏痰，致使痰阻气逆，肺失肃降，肺气上逆而出现以呼吸急促困难，喉间哮鸣有声，甚则喘息不能平卧为特征的一种发作性痰鸣气喘疾患，称为哮病。由于哮必兼喘，故本病又名哮喘。

哮病是内科常见病之一，四季均可发病，以深秋、冬、春季为多，人群中以老年者居多。中医药对本病的防治有良好的疗效。根据本病的临床表现及发病特点，西医学的支气管哮喘、喘息性支气管炎等均可参照本病辨证论治。

【病因病机】

1. 病因

本病的病因主要是宿痰内伏，每因外邪侵袭、饮食不节、情志变化、劳倦过度而引发。诚如《症因脉治·哮病》所云："哮病之因，痰饮留伏，结成巢臼，潜伏于内，偶有七情之犯，饮食之伤，或外有时令之风寒，束其肌表，则哮喘之症作矣。"

2. 病机

肺为贮痰之器，脾为生痰之源。痰的产生主要是由于肺不能布散津液，脾不能运化精微，肾不能蒸化水液，以致津液凝聚成痰，伏藏于肺为宿痰。若禀赋不足，肺、脾、肾等脏气虚弱，则宿痰由生；若遇外邪侵袭，风寒或风热等六淫之邪由表入里犯肺，致使肺气失于肃降，触动宿痰，痰随气逆，壅阻气道，则呼吸急促困难，喉间痰鸣，发为哮病；亦可感触吸入花粉、烟尘、异味气体等，影响肺气的宣肃，引动宿痰而发哮病；若饮食不节，或过食甘肥辛辣，或偏食鱼虾海腥膻味等，致使脾失健运，痰浊内生，上干于肺，引动宿痰而发哮病；若忧思恼怒，情志不遂，气机逆乱，肺气不利，亦可触动宿痰引发哮病；若劳倦过度，肾、脾、肺亏虚或病后体虚，均可内生痰浊，引动宿痰而发。

3. 病位与病性

本病的病位发作期主要在肺，且与脾、肾密切相关。本病的病性有寒、热、虚、实之不同，发作期以邪实为主，缓解期以正虚为主。

综上所述，哮病的病因是宿痰内伏，每遇感受外邪，或饮食不当，或情志变化，或劳倦过度等引发。病机为痰伏于肺，遇感引发，痰阻气逆，肺失肃降，气道挛急。病位主要在肺，与脾、肾关系密切。

【诊断要点】

1. 发作期喉中哮鸣有声，呼吸喘促困难，甚则张口抬肩，不能平卧，胸憋闷。
2. 呈反复发作性，常因气候变化、饮食不当、劳累、情志失调等因素诱发。

【治疗原则】

发作期治标，以祛邪豁痰利气为大法，而寒痰当温化，热痰当清化，表邪明显者兼以解表；缓解期以扶正固本（阳气虚者予温补，阴虚者予滋阴）为大法；正虚邪实者标本兼治。

【辨证论治】

本病临床一般按发作期与缓解期进行辨证论治。发作期分寒哮、热哮两型，缓解期分肺虚、脾虚、肾虚三型。

1. 发作期

（1）寒哮

【症状】呼吸急促，喉中哮鸣，胸闷如塞，咳嗽不甚，痰白，面色晦青，口不渴或喜热饮，形寒怕冷，遇寒易发，或伴风寒表证。舌苔白滑，脉浮紧。

【治法】温肺散寒，化痰平哮。

【方药】射干麻黄汤。

加减：可酌加地龙、桔梗。若畏寒流清涕，痰多色白，寒邪较甚者，可用小青龙汤加减；若痰壅喘逆不得平卧者，加苏子、白芥子、莱菔子等。

常用中成药：桂龙咳喘宁胶囊、射干麻黄丸、芸香油滴丸、哮喘丸等。

（2）热哮

【症状】喘促气粗，哮鸣如吼，呛咳阵作，胸满胁胀，咯痰黄稠或白黏，咳吐不利，烦闷不宁，身热面赤，汗出，口渴喜冷饮。舌质红，苔黄腻，脉滑数或弦滑。

【治法】清热宣肺，豁痰定哮。

【方药】定喘汤。

加减：可加地龙、桔梗、瓜蒌皮。若痰涎壅盛者，加白芥子、莱菔子、葶苈子等；舌红少苔，口燥咽干，脉细数，郁热伤阴者，加北沙参、麦冬、五味子、石斛等；大便秘结者，加生大黄。

常用中成药：止咳定喘口服液（片、丸）、平喘片、五海咳喘片等。

2. 缓解期

（1）肺虚证

【症状】气短声低，喉中常有轻微哮鸣音，咳痰清稀，常因气候变化而诱发，面色㿠白，平时畏风怕冷，自汗，疲倦，常易感冒，鼻塞，流清涕。舌淡苔白，脉细弱或虚大。

【治法】益肺固卫。

【方药】玉屏风散。

加减：可酌加党参、地龙等。若畏风怕冷明显者，加桂枝、白芍、生姜等，甚者加附子；若口干舌红，气阴两虚者，加北沙参、石斛、麦冬、五味子等。

常用中成药：玉屏风口服液、参贝北瓜膏等。

（2）脾虚证

【症状】平时痰多气短，食少便溏，体倦乏力，面色萎黄，食油腻易腹泻，每因饮食不当诱发哮喘。舌质淡，苔薄腻或白滑，脉细软。

【治法】健脾化痰。

【方药】六君子汤。

加减：可酌加苍术、地龙、黄芩。若形寒肢冷，大便稀溏者，加附子、干姜等。

常用中成药：壮土固金丸等。

（3）肾虚证

【症状】平时气短息促，动则加剧，吸气不利，头晕耳鸣，腰酸腿软，神疲乏力，每因劳累后引发。肾阳虚者兼见形寒肢冷，面色苍白，便溏，尿清长，舌淡胖嫩，脉沉细；肾阴虚者可见五心烦热，两颧潮红，汗出粘手，口干，舌红少苔，脉细数。

【治法】补肾摄纳。

【方药】金匮肾气丸或七味都气丸。

加减：阳虚明显者，肾气丸加仙灵脾、巴戟肉、补骨脂、鹿角片；阴虚明显者，七味都气丸加杞子、麦冬、石斛等；肾虚不能纳气者，肾气丸加五味子、紫石英、紫河车、胡桃肉等，或用参蛤散。

常用中成药：金匮肾气丸等。

【预防与调护】

患病期间应休息静养，戒劳作，禁房事。平时应保持良好的生活习惯，饮食宜清淡而富有营养，忌生、冷、辣、甘肥、海腥发物等，戒烟酒，避免接触刺激性气体及易导致过敏的花粉、灰尘、食物、药品等。气候变化时一定要注意避风保暖。虚证患者平时可常服紫河车粉，以补肾固本。病后根据个体状况选择太极拳、八段锦、内养功、散步等方法，进行适量的锻炼，以增强体质，预防复发。

表1-3　哮证病机证治简表

辨证分型	主要症状	脉象	舌象	病因病机	治法	代表方药
寒哮（发作期）	呼吸气促，喉中哮鸣，胸闷如塞，面色晦青，形寒肢冷	舌苔白滑	浮紧或弦紧	寒痰伏肺，感邪诱发，痰气相搏，阻滞气道	温肺散寒，化痰平哮	射干麻黄汤、小青龙汤等
热哮（发作期）	喘促气粗，哮鸣如吼，胸满胁胀，身热面赤	舌红，苔黄腻	滑数或弦数	痰热内蕴，外邪引动，痰火相搏，阻滞气道	清热宣肺，豁痰定哮	定喘汤等
肺虚证（缓解期）	气短声低，咳痰清稀，畏风自汗，易患感冒	舌淡，苔白	细弱或虚大	肺卫气虚，卫表不固，痰饮伏肺，气道不利	益肺固卫	玉屏风散等
脾虚证（缓解期）	痰多气短，体倦乏力，食少便溏，面色萎黄	舌淡，苔薄腻	细软	脾气虚弱，中气不足，健运乏力，痰湿内蕴	健脾化痰	六君子汤等
肾虚证（缓解期）	气短息促，动则更甚，头晕耳鸣，腰酸腿软	舌淡而胖嫩或舌红少苔	沉细或细数	肾中阴阳偏虚，摄纳无力，气不归元	补肾摄纳	金匮肾气丸或七味都气丸等

第四节　喘　证

凡因外感，饮食不节，痰浊内蕴，情志失调，禀赋不足或久病劳欲等，致使肺气上逆，宣降失常，或气不归元，肾失摄纳，出现以呼吸困难，甚则张口抬肩，鼻翼扇动，不能平卧等，严重者可致喘脱为特征的一种病症，称为喘证。

喘证是临床的常见病，它可出现在肺系多种急、慢性疾病中，如喘息性支气管炎和急、慢性支气管炎、肺气肿、肺心病、肺结核、矽肺、肺不张、肺肿瘤等，并常可作为这些疾病的一个主要症状，故当这类疾病出现以喘为主症者，均可参照本病辨证论治。

【病因病机】

1. 病因

喘证的主要病因是感受外邪、饮食不节、情志失调、禀赋不足或久病劳倦等。

2. 病机

肺主气而司呼吸，肾为元气之根，主藏精而纳气。人身呼吸之畅通，主要有赖于肺气的宣肃与肾脏主气之摄纳。若感受六淫外邪（尤以风寒和风热为常见），风寒或风热之邪侵袭犯肺，致使肺失宣降，肺气壅塞上逆而喘；若饮食不节，嗜食肥甘辛辣或生冷之品，或饮酒过度，伤及脾胃，致使脾失健运，痰浊内生，上干于肺，宣降失常，壅阻气道，则上逆而喘；若情志失调，忧思恼怒，以致肝郁气滞，气机不利，肺气失宣，则上逆气喘；若禀赋不足，肺肾素虚，或久病以及劳倦过度，致使肺虚肾亏，肺虚宣肃无力，气失所主，则气短而喘；肾亏气不归根，摄纳无权，则出多入少，逆气上奔为喘。

3. 病位及病性

本病的病位主要在肺、肾，并与脾、肝二脏有关，后期可累及心。由于病因不一，故病性有实、虚之不同。实喘在肺，为邪实；虚喘在肺、肾，为本虚，但常可虚实互见。

综上所述，喘证的病因有两类，即外感与内伤。外感者，系感受六淫外邪，尤其是感受风寒和风热之邪侵袭最常见；内伤者为饮食不节、痰湿内蕴、情志失调、禀赋不足或久病劳倦所致。病机为肺气上逆，失于宣降，或肺虚气失所主，肾虚不能纳气。病位在肺、肾，与肝、脾有关，最后可累及心脏。实证在肺，为邪实（外邪、痰浊、肝郁气逆、邪壅肺气）；虚证为肺肾不足，为本虚，但常虚实互见。

【诊断要点】

1. 喘促气短，呼吸困难，甚至张口抬肩，鼻翼扇动，不能平卧，口唇发绀。

2. 多有慢性气管炎、哮喘、肺心病、肺结核等肺系疾病史，每遇外感、情志变化及劳累而诱发。

3. 两肺听诊有干、湿性啰音或哮鸣音。

【治疗原则】

实喘治肺，以祛邪宣肺利气为原则，并根据寒、热、痰病因之不同，分别采用温宣、清肃、化痰等法；虚喘治在肺肾，尤以肾虚为主，以填补摄纳为原则，并针对脏腑病机之不同，分别采用补肺、纳肾、益气、养阴、温阳、固脱等法；虚实夹杂，上实下虚者，当分清缓急主次，权衡标本，适当处理。

【辨证论治】

临床上本病主要分实喘与虚喘进行辨证论治。实喘一般分风寒袭肺、风热犯肺、痰浊阻肺、痰热郁肺、气郁伤肺等五型；虚喘分肺气虚、肾气虚、喘脱等三型。

1. 实喘

（1）风寒袭肺证

【症状】喘息气促，胸闷咳嗽，痰多稀白，伴有恶寒或发热，无汗，头痛，鼻塞，口不渴。舌苔薄白，脉浮紧。

【治法】解表散寒，宣肺平喘。

【方药】麻黄汤。

加减：可酌加地龙、黄芩、桔梗。若喘咳较甚者，加半夏、苏子、浙贝母、白前等；若素有寒饮内伏，复感寒邪而引发，痰清稀多沫者，可用小青龙汤加减。

常用中成药：桂龙咳喘宁胶囊、青果止嗽丸、射干麻黄丸等。

（2）风热犯肺证

【症状】喘促气粗，甚则鼻翼扇动，咳嗽，痰黄稠，身热汗出，胸中烦闷，头痛口渴，溲黄便秘。舌质红，苔薄黄，脉浮数或滑数。

【治法】清热解表，宣肺平喘。

【方药】麻杏石甘汤。

加减：可酌加地龙、黄芩、桔梗。若肺热甚者，加鱼腥草、金银花、金荞麦根、知母等；痰多喘甚者，加葶苈子、苏子、射干等；胸闷痰稠者，加浙贝母、瓜蒌等；大便秘结者，加生大黄。

常用中成药：止嗽定喘口服液（片、丸）、麻杏甘石合剂、百部止咳糖浆等。

（3）痰浊阻肺证

【症状】喘咳痰多，胸闷如窒，咯痰白黏不爽，甚或呕恶，纳呆，口不渴。舌苔白腻，脉滑。

【治法】化痰降气平喘。

【方药】二陈汤合三子养亲汤。

加减：可酌加地龙、黄芩、桔梗、苍术、厚朴等。若喘咳甚者，加麻黄、浙贝母等；若痰浊挟瘀，见喘促气逆、喉中痰鸣，面、唇、舌黯紫者，可用涤痰汤加桃仁、红花、水蛭、瓜蒌皮等。

常用中成药：苏子降气丸、宁嗽丸、鸡鸣丸、定金丸等。

（4）痰热郁肺证

【症状】喘咳气涌，胸中烦热胀痛，痰多而黄稠或夹血丝，身热面赤，汗出，咽干喜冷饮，尿赤便秘。舌质红，苔黄腻，脉滑数。

【治法】清泄肺热，化痰平喘。

【方药】桑白皮汤。

加减：可酌加地龙、黛蛤散、鱼腥草、桔梗、冬瓜子。若身热较明显者，加石膏、知母；口干舌红者，加天花粉、鲜芦根；喘而不能卧者，加葶苈子、射干等；便秘者，加生大黄、芒硝。

常用中成药：清金理嗽丸、竹沥化痰丸、定喘散、礞石滚痰丸等。

（5）气郁伤肺证

【症状】每因情志刺激而诱发，呼吸短促，喘息气粗，憋闷如窒，伴有失眠，心悸胸痛，平时善忧抑郁。苔薄，脉弦。

【治法】开郁降气，宣肺平喘。

【方药】五磨饮子。

加减：可酌加地龙、瓜蒌皮、郁金等。若心烦易怒者，加山栀、柴胡、黄芩、淡豆豉；若心悸失眠者，加百合、合欢皮、枣仁、五味子等；口干舌红者，加生地、北沙参等；大便秘结者加生大黄。

常用中成药：定痛五香散等。

2. 虚喘

（1）肺气虚证

【症状】喘促气短，喉有鼾声，言语无力，咳声低微，咯痰稀薄，自汗畏风，易感冒；或咽喉不利，咳痰不爽，烦热口干，面色潮红。舌质淡红，苔薄白，脉细弱或细数。

【治法】补肺平喘。

【方药】补肺汤。

加减：易感冒者，加紫河车、白术、防风；若肺阴不足，咽喉不利，烦热，口干者，加麦冬、北沙参、黄芩、地龙；痰黏不爽者，加瓜蒌皮、橘络、贝母。

常用中成药：生脉饮、玉屏风散等。

（2）肾气虚证

【症状】喘促日久，呼长吸短，动则更甚，气不得续，小便常因咳甚而失禁，神疲乏力，形寒肢冷，甚则肢体浮肿，小便不利，面青唇紫。舌质淡，苔薄，脉细弱或沉细。

【治法】补肾纳气，宣肺平喘。

【方药】金匮肾气丸合参蛤散。

加减：若肾阳虚，形寒肢冷、便溏者，加仙茅、仙灵脾、干姜；喘逆甚者，加紫石英、沉香等；小便不利者，加车前子；若肾阴虚，口干咽燥，潮热颧红，舌红少苔，脉细数者，用七味都气丸（六味地黄丸加五味子）合生脉散加减；若兼血瘀者，如见面、唇、舌质黯紫等，可酌加桃仁、红花、川芎、地龙等。

常用中成药：金匮肾气丸、参蛤散等。

（3）喘脱证

【症状】喘逆甚剧，张口抬肩，鼻翼扇动，不能平卧，动则喘剧欲绝，神疲乏力，心慌动悸，烦躁不宁，汗出如珠，面青唇紫，四肢逆冷。舌黯，苔薄，脉浮大无根或歇止，或脉象模糊不清。

【治法】扶阳固脱，纳气平喘。

【方药】参附汤合黑锡丹。

加减：临床上用参附汤送服黑锡丹，并可加蛤蚧粉同时送服。若见汗出如洗，烦躁内热，颧红口干，舌红无苔或光绛，脉细数无根等气阴两竭之危证，用生脉散加西洋参、生地、龙骨、牡蛎等。

常用中成药：黑锡丹等。

本型为喘证的危重证，应以中西医结合救治为宜，并应加强护理和观察。

【预防与调护】

本病发作期间必须卧床休息，最好采取半卧位，必要时给予吸氧，并保持室内空气新鲜和适宜的温度、湿度，室内禁止吸烟。平时饮食宜清淡，忌烟酒及辛辣刺激之品。可适当做一些保健运动，如太极拳、保健操、放松功等，以增强体质和抗病能力。虚喘患者每年在秋、冬季可在医生的指导下，适时地服用人参、黄芪之类的补益肺肾的滋补品，以增加机体的免疫功能和抗病能力。

表1-4　　**喘证病机证治简表**

辨证分型	主要症状	舌象	脉象	病因病机	治法	代表方药
风寒袭肺证（实喘）	喘息气促，胸闷咳嗽，痰多稀白，兼风寒表证	舌苔薄白	浮紧	风寒袭肺，邪实气壅，肺气不宣，上逆而喘	解表散寒，宣肺平喘	麻黄汤、小青龙汤等
风热犯肺证（实喘）	喘促气粗，咳嗽痰黄稠，胸中烦闷，兼风热表证	舌红，苔薄黄	浮数或滑数	风热犯肺，热盛气壅，肺失宣肃，上逆而喘	清热解表，宣肺平喘	麻杏石甘汤等
痰浊阻肺证（实喘）	喘咳痰多，胸闷如窒，痰黏色白，恶心纳呆	舌苔白腻	滑	脾失健运，酿湿成痰，痰湿壅肺，宣肃失常，窒满而喘	化痰降气，宣肺平喘	二陈汤合三子养亲汤等
痰热郁肺证（实喘）	喘咳气涌，胸部胀痛，痰多黄稠，身热面赤	舌红，苔黄腻	滑数	邪热内蕴，灼津成痰，壅郁于肺，肺气不宣，气道不利，逆而致喘	清泄肺热，化痰平喘	桑白皮汤等
气郁伤肺证（实喘）	喘促每因情志变化而发，喘促气粗，憋闷如窒	苔薄	脉弦	情志不畅，肝郁气逆而致喘	开郁降气，宣肺平喘	五磨饮子等
肺气虚证（虚喘）	喘促气短，咳声低微，自汗畏风或潮热盗汗	舌淡红	细弱或细数	肺气不足，宣肃乏力，逆而为喘	补肺平喘	补肺汤等
肾虚证（虚喘）	喘促日久，呼长吸短，动则更甚，形寒肢冷或潮热，烦躁，盗汗	舌淡苔薄	细弱或沉细	肾气亏虚，摄纳无权，气不归根，上逆为喘	补肾纳气	金匮肾气丸合参蛤散或七味都气丸等

续表

辨证分型	主要症状	舌象	脉象	病因病机	治法	代表方药
喘脱证（危重证）	喘逆甚剧，张口抬肩，不能平卧，汗出肢冷，或潮热躁扰	舌黯，苔薄	浮大无根或歇止	心肾阳衰，肺气欲竭，元气耗散，或元阴耗竭，孤阳失系，浮越上逆	扶阳固脱，纳气平喘	参附汤合黑锡丹等

第五节 失 眠

凡因脏腑功能失调，导致心神失养或不宁而引起经常不能获得正常睡眠为特征的一种病症，称为失眠，或称不寐。

失眠是临床常见病之一，其主要表现为睡眠时间、深度的不足，以及不能消除疲劳、恢复体力与精力。轻者入睡困难，或寐而不酣，或时寐时醒，或醒后不能再寐，重则彻夜不寐。由于睡眠时间的不足或质量不高，醒后常见神疲乏力、头晕头痛或心悸健忘等。

本病虽不属危重病，但常影响人们的正常生活、工作、学习和健康，并能诱发或加重心悸、眩晕、头痛、中风等病。中医药通过调整人体脏腑气血，对本病常能起到良好效果。

西医学的神经官能症、更年期综合征、精神分裂症早期等疾病以失眠为主要症状时，均可参考本病辨证论治。

【病因病机】

1. 病因

失眠的病因主要是情志所伤、饮食不节或体虚不足。

2. 病机

心者，五脏六腑之大主，精神之所舍，神明之所主。心血充盈，心气安宁，阴阳平衡，则生机勃发，精旺神明则夜寐酣香。若郁怒忧思，情志所伤，或肝郁化火或心火内炽，则邪火扰乱心神而失眠；或思虑太过，心血暗耗，神不守舍而失眠不寐；若饮食不节，或过食辛辣，或嗜食肥甘，或暴饮暴食等，均可损伤脾胃运化功能，致胃气失和，宿食内滞，痰热滋生，上扰心神，神失所舍而不能安卧。若体虚不足，或因病后、产后气血亏损，血不养心；或肾阴亏虚不能上奉于心，心肾不交，水火不济，心阳独亢则神志不宁；或禀赋不足，心虚胆怯，暴受惊恐，均可导致心神失养或不安而失眠。此外，也可因感受六淫外邪侵袭心神而失寐。

3. 病位与病性

失眠的病位在心，由于心神失养或心神不安所致，但与肝（胆）、脾（胃）、肾的功能失常有密切关系。失眠实证多因肝郁化火、心火炽盛、痰热内扰引起心神不宁所致；虚证多由心脾两虚、心虚胆怯、阴虚火旺引起心神失养所致。但久病者亦可虚实兼夹，或为瘀血所致。

【诊断要点】

1. 以入睡困难或寐而易醒、醒后不寐为主要症状，连续3周以上，甚至彻夜难眠。
2. 常伴有头昏头痛，心悸健忘，神疲乏力，心神不宁等。

【治疗原则】

失眠有虚实之分，治疗以补虚泻实、调整阴阳、宁心安神为大法。其中虚证以益气养血、滋补肝肾、补益心脾为主；实证以疏肝解郁、清火涤痰、消导和中为主。

【辨证论治】

本病确诊后应分清虚实，在此基础上进一步辨证分型。实证主要分心火炽盛、肝郁化火、痰热内扰三型；虚证分阴虚火旺（心肾不交）、心脾两虚、心胆气虚三型进行论治。

1. 实证

（1）心火炽盛证

【症状】心烦不寐，躁扰不宁，口干舌燥，小便短赤。舌尖红，苔薄黄，脉数有力。

【治法】清心泻火，宁心安神。

【方药】朱砂安神丸。

加减：可酌情加山栀、黄芩、淡豆豉、竹叶等；大便秘结者加生大黄。

常用中成药：朱砂安神丸、宁神丸、磁朱丸等。

（2）肝郁化火证

【症状】失眠，入睡困难，噩梦纷纭，急躁易怒，伴有头晕头胀，目赤口苦，不思饮食，溲赤便秘。舌红，苔黄，脉弦而数。

【治法】疏肝泻火，宁心安神。

【方药】龙胆泻肝汤。

加减：可酌情加龙骨、牡蛎、白芍、郁金等滋阴潜阳、重镇安神、柔肝疏郁之品。

常用中成药：琥珀多寐丸等。

（3）痰热内扰证

【症状】失眠心烦，胸闷痰多，泛恶嗳气，伴头重目眩，厌食，口苦。舌红，苔黄腻，脉滑数。

【治法】化痰清热，和中安神。

【方药】温胆汤。

加减：痰多者，加陈南星、贝母；胸闷者，加厚朴、瓜蒌皮、白蔻仁；食积内滞，胃脘不舒者，加沉香曲、莱菔子、北秫米、鸡内金；此外，可酌情加龙骨、牡蛎等重镇安神之品。

2. 虚证

（1）阴虚火旺（心肾不交）证

【症状】心烦失眠，入睡困难，乱梦纷纭，心悸不安，头晕耳鸣，健忘遗精，腰酸腿软，五心烦热，口干少津。舌红少苔，脉细数。

【治法】滋阴清火，养心安神。

【方药】黄连阿胶汤合六味地黄丸；或天王补心丹合交泰丸。

加减：用黄连阿胶汤合六味地黄丸者，可酌情加五味子、夜交藤、柏子仁、酸枣仁，而熟地换生地为好；用天王补心丹合交泰丸者应去人参，并可酌情加枸杞子、女贞子、龙骨、牡蛎、珍珠母等。

常用中成药：天王补心液（丸）、养血安神丸（片）、复方枣仁胶囊等。

（2）心脾两虚证

【症状】多梦易醒，醒后难寐或寐而不实，心悸健忘，头晕目眩，神疲纳少，四肢倦怠，面色少华。舌淡，苔薄，脉细弱。

【治法】补益心脾，养心安神。

【方药】归脾汤。

加减：可酌情加熟地黄、枸杞子、五味子、夜交藤、合欢皮等；纳食不展者加神曲、炙鸡内金等。

常用中成药：人参珠珍口服液、养血安神糖浆（丸、片）、归脾丸等。

（3）心胆气虚证

【症状】心烦失眠，多梦易醒，胆怯心悸，遇事善惊，伴有气短，自汗，倦怠乏力，胸胁不适。舌淡，苔薄，脉弦细。

【治法】益气镇惊，安神定志。

【方药】安神定志丸合酸枣仁汤。

加减：气短自汗者，加炙黄芪、枸杞子；心悸、惊惕不安者，加龙骨、牡蛎、珍珠母。此外，可酌情加五味子、夜交藤、百合、合欢皮、淮小麦等。

常用中成药：安神补脑液、安神定志丸、脑乐静、脑心舒口服液等。

【预防与调护】

失眠属于心神病变，故平时应注意自我精神调节，做到心态平衡，喜怒有节，劳逸结合，精神放松，睡前忌饮浓茶、咖啡、避免过度兴奋刺激。临睡前最好用温水（不宜太烫，以皮肤能耐受为度）浸脚10分钟左右，并做自我足底按摩5~10分钟。凡虚证失眠者，可经常用灵芝每天30~50g煎汤代茶饮，有较好作用。

表1-5　失眠病机证治简表

辨证分型	主要症状	舌象	脉象	病因病机	治法	代表方药
心火炽盛证	心烦失眠，躁扰不宁，口干舌燥，小便短赤	舌尖红，苔薄黄	数而有力	五志过极，心火内炽，躁扰神明，心神失宁	清心泻火，宁心安神	朱砂安神丸等
肝郁化火证	失眠多噩梦，急躁易怒，目赤口苦，头晕头胀	舌红，苔黄	弦数	怒郁伤肝，气郁化火，上扰心神	疏肝泻火，宁心安神	龙胆泻肝汤等

续表

辨证分型	主要症状	舌象	脉象	病因病机	治法	代表方药
痰热内扰证	失眠心烦，胸闷痰多，厌食嗳气，头重目眩	舌红，苔黄腻	滑数	饮食不节，宿食停滞，滋生痰湿，痰热上扰心神	化痰清热，和中安神	温胆汤等
阴虚火旺(心肾不交)证	心烦失眠，乱梦纷纭，心悸不安，头晕耳鸣，腰腿酸软	舌红，少苔	细数	肾阴不足，不能上交于心，心火偏旺，扰乱神明	滋阴清火，养心安神	黄连阿胶汤、天王补心丹等
心脾两虚证	多梦易醒，醒后难寐，心悸健忘，面色不华，纳少神疲	舌淡，苔薄	细弱	心脾亏虚，血不养心，神不守舍	补益心脾，养心安神	归脾汤（丸）等
心胆气虚型	虚烦失眠，多梦易醒，胆怯善惊，气短倦乏	舌淡，苔薄白	弦细	心虚胆怯，心神不宁	益气镇惊，安神定志	安神定志丸合酸枣仁汤

第六节　心　悸

凡因气血阴阳亏虚，或痰饮瘀血阻滞，导致心失所养，心脉不畅，引起以心中悸动，惊慌不安，甚则不能自主为主要表现的一种病症，称为心悸。心悸又因症状轻重、时间长短等不同而有惊悸、怔忡之别。心悸因惊恐、劳累而发，时作时止，不发时则如常人，病情较轻者为惊悸；心悸不因惊恐而发，终日悸动，劳累尤甚，病情较重者为怔忡。

心悸是临床常见病症，既可仅发于心的病变，也可以是由其他脏病变影响于心的多种病症的症状之一。根据本病的临床表现，西医学中各种原因引起的心律失常，如心动过速、心动过缓、早搏、心房颤动或扑动、房室传导阻滞、束支传导阻滞、病态窦房结综合征、心肌炎、心包炎、心功能不全及神经官能症等具有本病表现者，均可参照本病辨证论治。中医药对本病的治疗有良好的疗效。

【病因病机】

1. 病因

引起本病的病因主要是气血亏虚、七情所伤、感受外邪、饮食劳倦、药物中毒等。

2. 病机

心主血藏神，统魂魄意志。人身之血赖心气之推动才能运行周身，荣养脏腑和四肢百骸，而心脏亦有赖于血液的濡养。心血充盈，心有所养，则神有所藏，魂魄安宁而无惊悸怔忡之症。若禀赋不足，素体虚弱，或病后失于调养，或劳欲过度，致使气血阴阳亏虚，心脉失于濡养，则发为心悸；若平素心虚胆怯，突受惊恐，心气逆乱，致使心悸神慌不能自主而发心悸；或情志不畅，忧思不解，心气郁结，化火生痰，痰火扰心，心神不宁则发心悸；或思虑过度，劳伤心脾，气阴暗耗，心神失养而心悸；或大怒伤肝，大恐伤肾，怒则气逆，恐则精怯，阴虚于下，火逆于上，扰动心神而发惊悸；若感受六淫外邪，尤其是风寒湿三气夹杂为犯，合而为痹，阻遏胸阳，痹阻心脉，致使心血运行不畅，发为心悸；或感受时行疫毒之邪，由表入里，邪毒内侵于心，则心神失宁，发为心悸；若饮食不节，嗜食肥甘醇酒或辛辣炙煿之品，酿生痰火，上扰心神而致心悸；若因药物过量或毒性较强损及于心，致心神失宁，则发心悸。

3. 病位与病性

本病的病位主要在心，但与脾、肺、肝、肾密切相关。病性为本虚标实，本虚为气血阴阳不足，心失所养；标实为气滞、血瘀、痰浊、水饮扰动心神。

总之，本病的病因主要是气血阴阳亏虚、七情所伤、感受外邪、饮食劳倦、药物中毒等；病机为心神失养或心脉运行不畅；病位在心，但与肺、脾、肝、肾诸脏关系密切；病性以本虚标实为特征。

【诊断要点】

1. 自觉心慌不安，心跳剧烈，不能自主，心搏或过快，或过缓，或过重，或忽跳忽止，呈阵发性或持续不止。

2. 伴有胸闷不适，或气短乏力，头晕等。

3. 脉象可见或数、或迟、或结、或代等变化。

4. 常因情绪激动、劳累、饮食不节等诱发。

5. 作心电图、胸部X线检查有助于诊断。

【治疗原则】

由于本病系本虚标实之证，即气血阴阳不足，心失所养为病之本，气滞、血瘀、痰浊、水饮为病之标。故其治疗以益气养血、滋阴温阳、行气活血、化痰涤饮、养心安神为大法。

【辨证论治】

本病临床上一般分心虚胆怯证、心脾两虚证、阴虚火旺证、心阳不振证、水饮凌心证、心血瘀阻证、痰火扰心证等进行辨证施治。

1. 心虚胆怯证

【症状】心悸，善惊易恐，坐卧不宁，少寐多梦，神疲气短。苔薄白，脉细略数。

【治法】镇惊定志，养心安神。

【方药】安神定志丸。

加减：可酌情加炒枣仁、柏子仁、五味子等。若心悸气短疲乏者，加黄芪、甘草、白术等；若伴见胸阳不振、畏寒便溏者，加附子、桂枝等。

常用中成药：安神定志丸、柏子养心丸等。

2. 心脾两虚证

【症状】心悸气短，少寐多梦，头晕目眩，面色无华，神疲乏力，健忘纳少，腹胀便溏。

舌质淡红，苔薄白，脉细弱。

【治法】补血养心，益气安神。

【方药】归脾汤。

加减：可酌情加枸杞子、五味子等。若气阴两虚者，可用炙甘草汤加减治疗；若腹胀、食欲不振者，加炒枳壳、陈皮、焦六曲、鸡内金；若兼有自汗、盗汗者，加煅龙骨、煅牡蛎、糯稻根等；若失眠多梦者，加夜交藤、五味子、柏子仁、灵芝等；舌红口干者，加麦冬、石斛、北沙参等。

常用中成药：归脾丸（膏、片）、人参归脾丸、黑归脾丸、强力脑清片等。

3. 阴虚火旺证

【症状】心烦失眠，心悸易惊，五心烦热，头晕目眩，腰酸耳鸣，口干。舌红，少苔，脉细数。

【治法】滋阴清火，养心安神。

【方药】黄连阿胶汤或天王补心丹。

加减：可酌情加龙齿、珍珠母、栀子、炒枣仁、淡竹叶等。若肾阴亏虚，虚火妄动，遗精腰酸，舌红、口干者，加黄柏、知母、丹皮、龟板、熟地黄等；若心火偏旺，虚烦不寐，口苦尿赤者，加栀子、淡豆豉等。

常用中成药：天王补心丹（口服液）、知柏地黄丸等。

4. 心阳不振证

【症状】心悸不安，胸闷气短，面色苍白，形寒肢冷。舌质淡，苔白，脉虚弱或沉细。

【治法】温补心阳，安神定悸。

【方药】桂枝甘草龙骨牡蛎汤。

加减：心阳不振伴形寒肢冷者，加附子、干姜、党参；若胸闷气短，痰多水饮内停者，加葶苈子、车前子、白芥子等；夹有瘀血者，加丹参、赤芍、红花等。

5. 水饮凌心证

【症状】心悸，胸脘痞满，渴不欲饮，小便短少，下肢浮肿，恶心吐涎，或伴有形寒肢冷，眩晕。舌淡，苔白滑，脉弦滑或沉细而滑。

【治法】振奋心阳，化气行水。

【方药】苓桂术甘汤。

加减：若恶心、呕吐痰涎者，加半夏、南星、生姜、陈皮；尿少肢肿者，加车前子、泽泻、葶苈子、防已、茯苓皮等；若见咳喘者，加桔梗、前胡、麻黄、瓜蒌皮等；若兼见瘀血者，加益母草、川芎、泽兰等；若肾阳虚衰者，可用真武汤加减。

6. 痰火扰心证

【症状】心悸时发时止，遇惊易作，少寐多梦，胸闷烦躁，口苦咽干，痰多而黏，便秘尿赤。舌红，苔黄腻，脉弦滑。

【治法】清热化痰，宁心安神。

【方药】黄连温胆汤。

加减：可酌情加焦山栀、黄芩、地龙、陈胆星、贝母等。若火郁伤阴而舌红口干者，加北沙参、生地、麦冬等；大便秘结者，加生大黄、瓜蒌仁。

常用中成药：白金丸、珠珀镇神丹等。

7. 心血瘀阻证

【症状】心悸不安，胸闷不适，心痛时作，唇甲青紫。舌质暗或紫暗有瘀斑，脉涩或结代。

【治法】活血化瘀，理气通络。

【方药】桃仁红花煎。

加减：若兼神疲乏力、心悸气短者，加黄芪、党参等；若见血虚者，加熟地、枸杞子、阿胶等；若见阴虚者，加麦冬、沙参、石斛等；若夹有痰浊者，加瓜蒌、薤白、半夏；若胸刺痛者，加三七、乳香、没药等。

常用中成药：丹参滴丸、复方丹参片等、

【预防与调护】

平时应保持心情愉快，乐观开朗，避免情志刺激，做到起居有常，饮食有节，宜食清淡、富有营养、易于消化吸收的食物，如蔬菜、水果、鱼类、豆类、蛋类等。忌过饥、过饱、烟酒、辛辣、浓茶，宜低脂、低盐饮食。平时应劳逸结合，可适当进行一些体力活动，以不感觉劳累为度。若心气虚者，平时可在医生指导下适当地服用人参及人参制品，以补益心气，增强抗病能力，有益健康。

表 1－6 心悸病机证治简表

辨证分型	主要症状	舌象	脉象	病因病机	治法	代表方药
心虚胆怯证	心悸，善惊易恐，坐卧不宁	舌苔薄白	细而略数	心虚胆怯，遇惊气乱，心神不宁	镇惊定志，养心安神	安神定志丸等
心脾两虚证	心悸气短，面色无华，纳少健忘，腹胀便溏	舌质淡红，苔薄白	细弱	心脾两虚，气血不足，心失所养	补血养心，益气安神	归脾汤等
阴虚火旺证	心悸易惊，五心烦热，腰酸耳鸣	舌红，少苔	细数	肾阴亏虚，水不济火，心火内动，扰乱心神	滋阴清火，养心安神	黄连阿胶汤、天王补心丹等
心阳不振证	心悸不安，胸闷气短，形寒肢冷	舌质淡，苔白	虚弱或沉细	素体阳虚或久病体弱，心失温煦，心阳不振	温补心阳，安神定悸	桂枝甘草龙骨牡蛎汤等
水饮凌心证	心悸，胸脘痞满，恶心吐涎，尿少肢肿	舌淡，苔白滑	弦滑或沉细而滑	阳虚不能化水，水饮内停，上凌于心，心神失宁	振奋心阳，化气行水	苓桂术甘汤等

续表

辨证分型	主要症状	舌象	脉象	病因病机	治法	代表方药
痰火扰心证	心悸时发时止，遇惊易作，胸闷烦躁，口苦咽干	舌红，苔黄腻	弦滑	饮食不节，聚湿生痰，痰热化火，痰火上扰，心神不宁	清热化痰，宁心安神	黄连温胆汤等
心血瘀阻证	心悸，胸闷胸痛，唇甲青紫	舌质紫暗或有瘀斑	涩或结代	心脉瘀阻，心神失养	活血化瘀，理气通络	桃仁红花煎等

第七节 胸痹心痛

凡正气亏虚，胸阳不振，阴阳气血失调，导致寒凝、痰浊、气滞、血瘀而引起心脉痹阻细急，出现以左胸部闷痛，甚则胸痛彻背，或呈压榨样绞痛，气短喘息为主要临床表现的病症，称为胸痹心痛，古代又称真心痛。本病轻者仅偶感胸部沉闷或隐痛，重者则见胸痛剧烈，心痛彻背或压榨绞痛，手足青冷等。多由劳累、寒冷、饱餐及情绪波动而诱发。

本病是威胁中老年人生命健康的重要心系疾病之一，尤其是现代随着生活水平的提高和社会生活方式及饮食结构的改变，其发病率有逐渐增加的趋势，因而对于本病的防治越来越引起人们的重视。中医药根据辨证施治的原则从整体调理着手，对本病的防治有良好的疗效。

西医学的冠心病心绞痛、心肌梗死以及病毒性心肌炎、心包炎等疾病具有胸痹表现者，均可参照本病辨证论治。

【病因病机】

1. 病因

引起本病的病因主要是心气不足、寒暑侵袭、情志失调、饮食不节、年迈体虚、劳倦过度。

2. 病机

胸为心肺之所居。心主血脉，人身血液运行有赖于心气的推动；肺主气朝百脉，心肺协调气血才能正常运行。若素体心气不足或心阳不振，复受寒邪侵袭，寒凝胸中，胸阳不振，心脉痹阻细急，则发胸痹；或感受暑邪，炎热耗伤心气心阴，导致血脉运行不畅，痹阻而发胸痹心痛；若饮食不节，恣食甘肥醇酒和炙煿之品，致脾胃受损，运化失常，酿湿成痰，痰阻胸阳，气机不利，心脉痹阻，发为本病；若忧思恼怒，情志不畅，气机郁滞，气血运行不畅则心脉痹阻而发胸痹；若过度劳倦，伤肾耗心，气血亏虚，心脉运行无力而痹阻细急，卒发胸痹。年迈体虚者肾气日衰，如肾阳虚衰则不能温煦和鼓动五脏之阳，引起心气不足或心阳不振，心脉痹阻而成胸痹；若肾阴亏虚则不能滋养五脏之阴而致心阴枯乏，心脉失润，细急而成胸痹。

3. 病位与病性

本病的病位主要在心，但与肺、脾、肝、肾诸脏功能失调有关。病性以本虚标实为多，标实责之于气滞、血瘀、痰浊、寒凝、热壅等；本虚则有心气虚、心血虚、心阳虚和肝肾阴虚、脾肾阳虚、肺气虚等之分。

综上所述，胸痹的主要病因是正气亏虚、寒暑侵袭、情志失调、饮食不节、年迈体虚等。病机主要为心脉痹阻绌急。病位在心，但与肺、脾、肝、肾功能失常有关。病性以本虚标实、虚实夹杂为多，本虚为阴阳气血虚损，标实则责之于气滞、血瘀、痰浊、寒凝等。

【诊断要点】

1. 左侧胸部或膻中处憋闷疼痛（疼痛性质为隐痛、刺痛、胀痛、灼痛、绞痛），疼痛常可牵及肩背、前臂等，甚则胸痛彻背，气短，喘息不得卧，面色苍白，唇青紫。

2. 突然发病，时作时止，持续时间短暂，一般数秒至几十分钟，经休息或服药后可迅速缓解。

3. 常因劳累过度、情绪波动、气候变化、暴饮暴食而诱发，以中老年人居多。

4. 心电图检查有助于诊断。

【治疗原则】

针对本病病机为本虚标实、虚实夹杂，发作期以标实为主，缓解期以本虚为主之特点，其治疗原则是：发作期以治标祛邪为主，兼顾护本。治标祛邪常以活血化瘀、理气宽胸、辛温通阳、泄浊豁痰等法为主；缓解期以扶正固本为主，兼以祛邪。扶正固本常用益气养阴、补益气血、温中助阳、滋补肝肾等法；若胸痹重症者必须采用中西医综合救治措施，方可挽危为安。

【辨证论治】

本病一般分心脉瘀阻证、阴寒凝滞证、痰浊壅塞证、气滞心胸证、心肾阳虚证、气阴两虚证、阳气虚衰（心阳不振）证等进行辨证论治。

1. 心脉瘀阻证

【症状】胸部疼痛如刺似绞，痛有定处，甚则彻背，入夜尤甚，或兼有胸闷、心悸。舌质紫暗或有瘀点，脉沉涩或细涩。

【治法】活血化瘀，通脉止痛。

【方药】血府逐瘀汤。

加减：可酌情加田三七、广木香、降香、郁金、元胡等，以增强理气活血止痛之功效。若胸部憋闷明显者，加青皮、瓜蒌皮等。

常用中成药：麝香救心丸、速效救心丸、丹参滴丸、复方丹参片等。

2. 阴寒凝滞证

【症状】胸痛彻背，感寒痛甚，胸闷，心悸气短，手足不温（多因遇寒而发或加重，发病急骤），甚则心痛彻背，背痛彻心，面色苍白，四肢厥冷。舌苔薄白，脉沉细而紧。

【治法】辛温通阳，散寒开痹。

【方药】当归四逆汤合瓜蒌薤白白酒汤。

加减：可酌情加丹参、檀香、川芎、元胡等。若身寒肢冷，阴寒较盛者，可加附子、干姜等。

常用中成药：苏合香丸、冠心苏合香丸、麝香救心丸等。

3. 痰浊壅塞证

【症状】胸闷如窒而痛，或痛引肩背，形体肥胖，痰多气短，纳呆便溏。舌苔白腻或浊腻，脉滑。

【治法】通阳泄浊，豁痰开结。

【方药】瓜蒌薤白半夏汤。

加减：可酌情加天南星、地龙、桔梗、茯苓、白蔻仁、苏子、丹参等化痰渗湿、理气活血、通阳散结之品，效果更好。若痰浊闭塞心脉，卒然剧痛者，可用苏合香丸。

常用中成药：苏合香丸等。

4. 气滞心胸证

【症状】心胸满闷，隐痛阵作，痛无定处，时欲太息，每因情志波动而诱发或加重。舌质暗，苔薄或薄腻，脉弦细。

【治法】疏理气机，宽胸舒脉。

【方药】柴胡疏肝散。

加减：可酌情加瓜蒌皮、檀香、白蔻仁、广木香、郁金、丹参等。若胸闷心痛明显者，加蒲黄、五灵脂；若舌红、口干者，加生地、麦冬；便秘者，加生大黄。

常用中成药：柴胡疏肝丸、复方丹参片、丹参滴丸等。

5. 心肾阴虚证

【症状】胸中隐隐灼痛或闷痛，时作时止，心悸，盗汗，少寐易烦，头晕耳鸣，腰膝酸软，面色不华。舌红或暗红，苔薄，脉细数。

【治法】滋阴益肾，养心安神。

【方药】左归饮。

加减：可酌情加白芍、川芎、当归、郁金、檀香等。若见心悸、盗汗、心烦不寐等心阴亏虚者，加麦冬、五味子、柏子仁、酸枣仁、灵芝等；胸闷痛明显者，加瓜蒌皮、沉香、降香等。

常用中成药：六味地黄丸等。

6. 气阴两虚证

【症状】胸闷隐痛，时作时止，遇劳则甚，心悸气短，神疲乏力，倦怠懒言，面色少华，头晕目眩，易汗出。舌质淡红，或有齿印，苔薄，脉细弱或结代。

【治法】益气养阴，活血通络。

【方药】生脉散合人参养营汤。

加减：可酌情加枸杞子、丹参、檀香等。若见口干、舌红等阴虚证候明显者，去肉桂、生姜，加北沙参、天冬、石斛等；若胸闷胸痛明显者，加三七、郁金、降香、五灵脂等；大便秘结者，加麻仁、瓜蒌仁、桃仁。

常用中成药：生脉颗粒、人参养荣丸等。

7. 阳气虚衰（心阳不振）证

【症状】胸闷隐痛，甚则胸痛彻背，心悸气短，自汗，动则尤甚，畏寒肢冷，神疲乏力，面色㿠白，腰膝冷痛，唇甲淡白或青紫。舌质淡或紫暗，苔薄白或腻，脉沉细或沉微欲绝。

【治法】益气温阳，活血通脉。

【方药】参附汤合右归饮。

加减：可酌情加川芎、丹参、五味子、广木香等。若阳虚寒凝心脉，畏寒肢冷，心痛较甚者，可加鹿角片、细辛、赤石脂、高良姜等；若肾阳虚衰，水气凌心，症见心悸，喘促，不能平卧，尿少，肢体浮肿者，可用真武汤加防己、车前子、猪苓等。

常用中成药：乌头赤石脂丸、二姜丸、金匮肾气丸等。

【预防与调护】

发作期必须卧床静养，保持心态平衡，心情放松，忌忧思恼怒。居处保持安静通风，室内寒温适宜。平时饮食宜清淡，少食甘肥辛辣之物，忌烟酒，多吃水果及富含纤维食物，保持大便通畅。保持良好的生活习惯，起居有规律，保证充足的睡眠，平时应进行一些力所能及的活动如太极拳、内养功、散步等，以动静结合，促进气血调畅，增强体质，有利于康复和预防复发。

表1-7 胸痹心痛病机证治简表

辨证分型	主要症状	舌象	脉象	病因病机	治法	代表方药
心脉瘀阻证	胸痛如刺似绞，痛有定处，入夜尤甚	舌质紫暗	沉涩	气郁日久，瘀血内停，心脉痹阻	活血化瘀，通脉止痛	血府逐瘀汤等
阴寒凝滞证	胸痛彻背，感寒痛甚，面色苍白，手足不温	舌苔薄白	沉细而紧	寒邪内侵，阳不胜寒，阴寒凝滞，气机痹阻	辛温通阳，散寒开痹	当归四逆汤合瓜蒌薤白白酒汤等
痰浊壅塞证	胸闷如窒，痰多气短，纳呆便溏	苔白腻或浊腻	滑	痰浊内壅，胸阳失展，脉络痹阻	通阳泄浊，豁痰开结	瓜蒌薤白半夏汤等
气滞心胸证	心胸满闷，隐痛阵作，时欲太息	舌质暗，苔薄白或薄腻	弦细	情志不遂，气机郁滞，心脉痹阻	疏理气机，宽胸舒脉	柴胡疏肝散
心肾阴虚证	胸中隐隐灼痛，心悸盗汗，腰酸耳鸣	舌红，苔薄	细数或细涩	病久体亏，心肾阴虚，心脉失养，气血不畅	滋阴益肾，养心安神	左归饮等

续表

辨证分型	主要症状	舌象	脉象	病因病机	治法	代表方药
气阴两虚证	胸闷隐痛，心悸气短，倦怠懒言，遇劳则甚	舌质淡红或有齿印	细弱或结代	胸痹日久，气阴两虚，气虚则无以行血，阴虚则脉络失养而痹阻绌急	益气养阴，活血通络	生脉饮合人参养营汤等
阳气虚衰（心阳不振）证	胸闷隐痛，心悸气短，自汗神疲，畏寒肢冷	舌质淡或紫暗，苔薄白	沉细或沉微欲绝	阳气虚衰，胸阳不振，气机痹阻，血脉瘀滞	益气温阳，活血通脉	参附汤合右归饮等

第八节　头　　痛

凡由于感受外邪或内伤，致使脉络绌急或失于涵养、清窍不利而引起以头部疼痛为主要临床表现的一种病症，称为头痛。

头痛是一种常见病，可发生于多种急、慢性疾病中，有时亦是某些疾病加重的征兆。近年来，本病的发病率呈上升趋势，尤其是偏头痛，一般人群达5%，而不少患者头痛反复发作，年久不愈。根据疼痛之久暂、性质、特点和部位的不同，头痛有外感与内伤两大类。中医药对本病的防治有良好的疗效。

西医学的流行性感冒、高血压病、血管性头痛（偏头痛）、颅内疾病、神经官能症等疾病以头痛为主者，均可参考本病辨证论治。

【病因病机】

1. 病因

外感头痛主要由感受六淫外邪，尤以风邪挟寒、热、湿邪侵袭所致为主。

内伤头痛多与情志失调、饮食不节，或禀赋不足，气血亏虚，肝、脾、肾三脏失养，或外伤跌仆气滞血瘀等因素有关。

2. 病机

头为精明之府，诸阳之会，又为髓海之所在。凡五脏精华之血，六腑清阳之气，皆上注于脑，以滋养脑髓。气血充盈，外不感邪，内无失调，则阴阳升降有序，神机活跃，头爽思慧，维持机体的平衡。若感受外邪侵袭，循经上扰或直犯清窍；若内伤或因情志郁怒，肝郁化火，肝阳上亢，冒犯清窍；或饮食不节，脾失运化，痰湿内生，逆蒙清窍；或肾虚气血不足，脑髓失于滋养；或外伤跌仆等，均可导致头部脉络阻痹绌急或失于滋养，神机受累，清窍不利而头痛。

3. 病位与病性

本病的病位在头（脑），涉及肝、脾、肾等脏器。主要的致病因素为风、火、痰、瘀、虚。外感头痛多属实证，内伤头痛多属本虚标实之证。标实以气滞、血瘀、痰湿、肝阳上亢为多见，本虚以肾虚及气血精津不足为主。

【诊断要点】

1. 以头痛为主症（疼痛发于巅顶、前额、额颞、枕颈部，或一侧、双侧或全头部。疼痛呈跳痛、胀痛、灼痛、急痛、刺痛、昏痛等），痛甚者可伴恶心、呕吐。

2. 外感头痛多急性发作，痛势较剧，且伴外感表证；内伤头痛多起病较缓，反复发作，病史在 1 年以上。

3. 应检查血压、血常规，必要时应作多普勒、CT 或 MRI 检查，排除器质性疾病，明确诊断。

【治疗原则】

本病的发生主要是因脉络痹阻绌急或失于滋养，清窍不利而成，故治疗以利窍调神，缓急止痛为基本原则。临证时，外感头痛宜祛风散邪、利窍止痛为主；内伤头痛根据标本虚实而论，虚者补之，实者泻之，虚实夹杂者扶正祛邪，攻补兼施。

【辨证论治】

临床上外感头痛一般分风寒头痛、风热头痛、风湿头痛等三型；内伤头痛分肝阳头痛、痰浊头痛、肾虚头痛、气血虚头痛、瘀血头痛等五型辨证施治。

1. 外感头痛

（1）风寒头痛

【症状】头痛起病较急，其痛如破，痛连颈背，恶风畏寒，遇冷尤甚。苔薄白，脉紧。

【治法】疏风散寒，利窍止痛。

【方药】川芎茶调散。

加减：巅顶疼痛，加藁本、吴茱萸；痛连项背，肌肉酸痛者，加葛根、桑枝；两侧太阳穴处痛者，加蔓荆子、白僵蚕；风寒夹湿，头痛如裹者，加半夏、苍术、陈皮。

常用中成药：红花油、瑞草油（均为外用药）、九味羌活丸、芎苏香葛散、芎芷藿苏散、头风散等。

（2）风热头痛

【症状】头痛而胀，甚则如裂，发热恶风，面红目赤，口渴欲饮，溲黄或便秘。舌红，苔黄，脉浮数。

【治法】疏风清热，利窍止痛。

【方药】芎芷石膏汤。

加减：发热较甚者，去藁本加黄芩、山栀、连翘；大便秘结者，加生大黄；热盛伤津、舌红少津、口渴者，加石斛、天花粉、知母。

常用中成药：薄荷锭（外用药）、芎菊上清丸（片、颗粒）、清巅丸等。

（3）风湿头痛

【症状】头痛如裹，肢体困重，胸闷纳呆，小便不利。苔白腻，脉濡或滑。

【治法】祛风胜湿，利窍止痛。

【方药】羌活胜湿汤。

加减：头痛如裹明显者，加葛根、泽泻、白僵蚕；胸闷纳呆、呕逆者，加藿香、佩兰、厚朴、莱菔子等。

常用中成药：叶绿油（外用药）等。

2. 内伤头痛

（1）肝阳头痛

【症状】头胀痛眩晕，心烦易怒，少寐多梦，面红目赤，胁痛口苦。舌红，苔薄黄，脉弦有力。

【治法】平肝潜阳，利窍止痛。

【方药】天麻钩藤饮。

加减：肝火较盛者，加龙胆草、丹皮、泽泻；大便秘结者，加大黄、芒硝；舌红少津，肾阴亏者，加生地、旱莲草、女贞子、枸杞子。

常用中成药：黄连上清丸（片）、牛黄上清丸（片、胶囊）等。

（2）痰浊头痛

【症状】头痛昏蒙，胸脘满闷，眩晕恶心，呕吐痰涎。舌胖有齿痕，苔白腻，脉滑。

【治法】健脾化痰，降逆止痛。

【方药】半夏白术天麻汤。

加减：可酌情加葛根、白僵蚕、薏苡仁、白芷、白蔻仁等。

常用中成药：半夏天麻丸等。

（3）瘀血头痛

【症状】头痛日久不愈，其痛如刺，固定不移，或头部有外伤史。舌黯或有瘀斑点，脉弦细或细涩。

【治法】活血化瘀，利窍止痛。

【方药】通窍活血汤。

加减：可酌情加葛根、蜂房、全蝎、生地、蜈蚣等搜风通络、养阴活血药。

常用中成药：天舒胶囊、散利痛等。

（4）肾虚头痛

【症状】头空痛伴眩晕，烦劳则重，眠后则轻，记忆力差，耳鸣寐少，腰腿酸软，神疲乏力，遗精带下。舌红少苔，脉细无力。

【治法】补肾益精，利窍止痛。

【方药】大补元煎。

加减：可酌情加天麻、白芷、葛根。若肾阳不足而畏冷、尿频者，加附子、肉桂、菟丝子等。病情好转后可常服六味地黄丸或杞菊地黄丸巩固疗效。

常用中成药：六味地黄丸等。

（5）气血虚头痛

【症状】头痛隐隐，时伴头晕，遇劳加重，神疲乏力，面色少华，心悸气短，或自汗，畏风。舌淡，苔薄白，脉细弱。

【治法】补气养血，利窍止痛。

【方药】八珍汤。

加减：可酌情加白芷、天麻、葛根、白僵蚕等。

常用中成药：八珍丸（胶囊、颗粒）等。

【预防与调护】

头痛发作期应适当休息，保证有足够的睡眠时间。不宜食辛辣食物、烟酒及生冷之品。放松身心，保持情绪稳定，避风冷及曝晒。平时可适当锻炼身体，如打太极拳等。

表 1-8 头痛病机证治简表

辨证分型	主要症状	舌象	脉象	病因病机	治法	代表方药
风寒头痛（外感头痛）	起病较急，头痛如破，连及项背，恶风寒，遇冷头痛加剧	苔薄白	紧	风寒侵袭，邪郁肌表，循经上犯，清阳被遏	疏风散寒，利窍止痛	川芎茶调散等
风热头痛（外感头痛）	头胀痛，发热恶风，面红目赤，遇热头痛加剧	舌红，苔黄	浮数	风热之邪上扰清窍	疏风清热，利窍止痛	芎芷石膏汤、芎菊上清丸等
风湿头痛（外感头痛）	头痛如裹，肢体困重，胸闷纳呆	苔白腻	濡滑	风湿之邪侵袭，阻遏清阳，上扰清窍	祛风胜湿，利窍止痛	祛风胜湿汤等
肝阳头痛（内伤头痛）	头胀痛，眩晕，心烦易怒，面赤口苦，每因情志波动诱发加重	舌红，苔薄黄	弦	肝阳上亢，扰乱清窍	平肝潜阳，清窍止痛	天麻钩藤饮、牛黄上清丸等
痰浊头痛（内伤头痛）	头痛而重，胸脘满闷，呕吐痰涎	舌胖有齿痕，苔白腻	濡滑	脾失健运，痰浊内生，上蒙清窍	健脾化痰，降逆止痛	半夏白术天麻汤等
瘀血头痛（内伤头痛）	头痛日久不愈，痛如锥刺，固定不移	舌黯或紫	弦细或细涩	瘀血内停，脉络痹阻	活血化瘀，利窍止痛	通窍活血汤等
肾虚头痛（内伤头痛）	头空痛，眩晕耳鸣，腰腿酸软，烦劳加重，神疲乏力	舌红少苔	细	肾虚，精髓不能上奉于脑，脑海空虚，脉络失于滋养	补肾益精	大补元煎、杞菊地黄丸等
气血虚头痛（内伤头痛）	头痛隐隐，心悸气短，面色不华，神疲乏力	舌淡，苔薄白	细弱	气血不足，不能上奉于脑，脉络失于濡养	补气养血	八珍汤等

第九节　眩　　晕

凡由于风、火、痰、虚、瘀等致使头脑清窍失养，引起以头晕、眼花为主症的一类病症，称为眩晕。而眩是指眼花或眼前发黑，视物模糊；晕即头晕。由于二者常同时并见，故统称为"眩晕"。其轻者闭目可止，重者如坐舟车，甚至不能站稳，或伴有恶心、呕吐、汗出等症。严重者可突然昏仆。

眩晕为内科临床常见病症，多见于中老年人，尤其是患有高血压者，亦可发于青少年。本病可反复发作，妨碍正常工作及生活，严重者可发展为中风等而危及生命。中医根据辨证施治的原则，采用内服、外治（针灸）等疗法，对本病的防治有良好的效果。

西医学的美尼尔综合征、脑动脉硬化，以及高血压、低血压、贫血、低血糖、神经官能症等疾病出现以眩晕为主要表现者，均可参照本病进行辨证论治。

【病因病机】

1. 病因

引起眩晕的病因主要是情志失调、饮食不节，以及素体阳亢或阴亏、失血、外伤、劳倦过度等。

2. 病机

头脑为精明之府，清窍之所在，禀五脏精华之血上奉，六腑清阳之气上注，以滋养脑髓，活跃神机清窍，维持机体的平衡。若情志失调，忧郁恼怒，气郁化火，风阳升动，或素体阳盛，心肝火旺，或肾阴亏虚，肝失其养，肝阳上亢，扰乱清窍，发为眩晕；若久病不愈耗伤气血，或失血之后虚而不复，或脾胃虚弱，健运失常，不能化生气血，以致气血亏虚。气虚则清阳不展，血虚则脑失所养，乃发眩晕；若老年肾气衰，或久病伤肾，或房劳过度导致肾精亏耗，不能生髓上奉清窍，髓海空虚而发眩晕；若饮食不节，恣食醇酒甘肥或辛辣厚味，损伤脾胃，运化失常，痰湿内生，痰湿中阻则清阳不升、浊阴不降，发为眩晕；若跌仆坠损，头脑受伤，瘀血内停，脉络痹阻，清窍失养而发为眩晕。此外，亦可感受六淫外邪，循经入里，上扰巅顶清窍而发眩晕。

3. 病位与病性

本病的病位主要在脑海清窍，且与肝、脾、肾三脏有密切关系。病性以本虚标实者居多，本虚以肝肾亏虚、气血不足为主，标实以风、火、痰、瘀为多。

综上所述，本病的病因主要是情志失调、饮食不节、禀赋阳亢或肾阴不足、失血、外伤、劳倦过度等。病机为风、火、痰、虚、瘀致清窍失养，发为眩晕。病位在头脑清窍，与肝、脾、肾三脏功能失调密切相关。病性以本虚标实者居多。

【诊断要点】

1. 头晕目眩，视物旋转，轻者闭目即止或减轻，重者站立不稳，甚则仆倒。

2. 兼见恶心、呕吐、耳鸣、汗出等。

3. 血压、颅多普勒或核磁共振（MRI）等检查有助于诊断。

【治疗原则】

本病主要以本虚标实者居多，故治疗以补虚泻实、调和阴阳为原则。其本虚以肝肾阴虚、气血不足为多。因此，补虚常用滋补肝肾、益气养血之法。标实以痰、火、瘀为常见，痰浊中阻者宜燥湿化痰；肝火偏旺或肝阳上亢者宜清肝泻火、平肝潜阳；瘀血内停者宜活血通络。

【辨证论治】

本病临床上一般分肝阳上亢证、肝火上炎证、痰浊中阻证、气血亏虚证、肝肾阴亏证、瘀血阻窍证等进行辨证施治。

1. 肝阳上亢证

【症状】眩晕耳鸣，头痛且胀，恼怒加剧，面时红赤，失眠多梦，腰膝酸软，或肢麻震颤，口苦，或便秘。舌红，苔黄，脉弦。

【治法】平肝潜阳，滋养肝肾。

【方药】天麻钩藤饮。

加减：可酌情加葛根、白僵蚕、生地、泽泻等。若肝火偏盛，急躁而怒、目赤者，加龙胆草、菊花、丹皮等；大便秘结者，加生大黄、芒硝，或用当归龙荟丸；若眩晕较甚，手足麻木或震颤，筋惕肉瞤，有阳动化风之势者，加羚羊角、龙骨、牡蛎、珍珠母等以镇肝熄风；若舌红少苔等阴虚证候明显者，加麦冬、杞子、玄参、何首乌以滋阴补肾。

常用中成药：全天麻胶囊、脑立清丸等。

2. 肝火上炎证

【症状】眩晕头痛，目赤口苦，胸胁胀痛，烦躁易怒，少寐多梦，溲黄便干。舌红，苔黄腻，脉弦数。

【治法】清肝泻火，清利湿热。

【方药】龙胆泻肝汤。

加减：若失眠烦躁者，加磁石、龙齿、珍珠母；若肢体麻木或震颤者，加葛根、僵蚕、蜈蚣、地龙等；大便秘结者，加生大黄、玄明粉。

常用中成药：黄连上清丸、牛黄上清丸（片）、脉络通等。

3. 痰浊中阻证

【症状】眩晕，头重如蒙，胸脘痞闷，恶心或呕吐痰涎，纳少。苔白腻，脉濡滑。

【治法】燥湿祛痰，健脾和胃。

【方药】半夏白术天麻汤。

加减：可酌情加葛根、僵蚕、泽泻等。若呕吐频作者，加代赭石、竹茹、生姜；痰多者，加南星、贝母等；胸脘痞闷者，加瓜蒌皮、白蔻仁；若肢体困重，苔腻者，加藿香、佩兰、苡仁、石菖蒲等。

常用中成药：半夏天麻丸、黄连磨积丸等。

4. 气血亏虚证

【症状】眩晕，动则加剧，劳累则发，面色㿠白，神疲乏力，心悸少寐。舌淡，苔薄白，脉细弱。

【治法】补气益血，健运脾胃。

【方药】归脾汤。

加减：可酌情加枸杞子、熟地黄、川芎等。若血虚较甚，面色㿠白者，加阿胶、何首乌等；心悸少寐者，加麦冬、五味子、远志等；若畏寒肢冷者，加桂枝、干姜等。

常用中成药：归脾丸、当归补血膏、螺旋藻胶囊、龟鹿宁神丸等。

5. 肝肾阴虚证

【症状】眩晕时作，目涩耳鸣，少寐多梦，五心烦热，神疲健忘，腰膝酸软，遗精或月经失调。舌红，苔薄，脉弦细或细数。

【治法】滋补肝肾，养阴益精。

【方药】左归丸。

加减：眩晕较甚者，加龙骨、牡蛎、珍珠母等；若见五心烦热、舌红口干、溲黄等阴虚内热证候者，加黄柏、知母、焦山栀、炙鳖甲等；若腰膝酸软者，加杜仲、川断；若失眠健忘者，加远志、麦冬、五味子、酸枣仁、阿胶等。

常用中成药：左归丸、杞菊地黄丸、二至丸等。

6. 瘀血阻窍证

【症状】眩晕，头刺痛，心悸健忘，少寐神疲，耳鸣耳聋，面唇紫暗。舌黯有瘀点或瘀斑，脉弦细或细涩。

【治法】活血祛瘀，通窍活络。

【方药】通窍活血汤。

加减：可酌情加葛根、地龙、蜂房、生地黄等。头刺痛者，加全蝎、白芷；心悸失眠、健忘者，加麦冬、枸杞子、熟地黄、五味子、远志、酸枣仁等；神疲乏力者，加黄芪、熟地黄、当归等。

常用中成药：活血化瘀合剂、丹七片等。

【预防与调护】

眩晕发作期间要静卧休息，闭目养神，不做旋转或扭腰等动作。室内空气流通，避免噪音。平时心情要愉快，避免精神不良刺激。饮食宜清淡，多食蔬菜、水果、杂粮，少食辛辣肥甘及过咸的食品，禁烟酒。眩晕严重者或频发者应及时到医院进行检查和治疗。

表 1－9　眩晕病机证治简表

辨证分型	主要症状	舌象	脉象	病因病机	治法	代表方药
肝阳上亢证	眩晕耳鸣，头痛且胀，恼怒加剧	舌红，苔黄	弦	肝阳上亢，扰乱清窍	平肝潜阳，滋养肝肾	天麻钩藤饮等
肝火上炎证	眩晕头痛，目赤口苦，烦躁易怒	舌红，苔黄腻	弦数	肝胆湿热，化火上炎，冒犯清窍	清肝泻火，清利湿热	龙胆泻肝汤等
痰浊中阻证	眩晕，头重如蒙，胸闷呕恶	苔白腻	濡滑	脾失健运，痰浊中阻，逆蒙清窍	燥湿祛痰，健脾和胃	半夏白术天麻汤等
气血亏虚证	眩晕，动则加剧，劳累则发	舌淡，苔薄白	细弱	脾胃化生不足则气血不足，气虚清阳不展，血虚脑失所养	补气益血，健运脾胃	归脾汤等
肝肾阴虚证	眩晕时作，目涩耳鸣，腰膝酸软，五心烦热	舌红，苔薄	弦细或细数	肝肾阴虚，不能上奉于脑，清窍失养	滋补肝肾，养阴益精	左归丸等
瘀血阻窍证	眩晕，头刺痛，心悸健忘，面唇紫暗	舌黯紫，有瘀点	弦涩或细涩	瘀血内停，痹阻脉络，清窍不利	活血祛瘀，通窍利络	通窍活血汤等

第十节　中　　风

凡阴阳失调、气血逆乱而产生风、火、痰、瘀，导致脑脉痹阻或血溢脑脉之外，神机受损而出现突然昏仆，半身不遂，口眼歪斜，言语不利，或未昏仆而仅以半身不遂、口眼歪斜为主要症状的一种病症，称为中风，又名“卒中”。根据脑脉神机受损程度的不同，中风有中经络、中脏腑之分。

本病是严重危害人类健康的疾病之一，发病率高，以中老年人居多。其急性期变化多、病变快，死亡率高。本病四季可发病，但以冬、春两季为多。中医药对本病在预防、治疗和康复方面有良好的疗效与优势。

西医学的脑溢血、脑血栓形成、脑栓塞、蛛网膜下腔出血、脑梗死、一过性脑缺血等出血性和缺血性脑血管疾病，以上述症状为主要表现者，均可参考本病辨证论治。

【病因病机】

1. 病因

本病的病因主要是积损正虚，气血亏耗，加之情志失调、劳倦内伤、饮食不节及外邪侵袭。

2. 病机

脑为精明之府，诸阳之会，神机之所在，禀五脏精华之血，六腑清阳之气，上奉滋养而脑健思敏，神机活跃，阴阳平衡，活力旺盛。若年老体弱，积损正虚，肝肾阴亏，元气日衰，或久病气血亏虚，则脑脉失养，神机受损。气虚则运血乏力，血流不畅，致脑脉瘀滞不通；阴血亏虚则阴不制阳，阳亢风动，挟痰浊瘀血上扰清窍，逆蒙神机而突发中风。气血亏虚，脑脉失于滋养而空虚，易受风邪侵入，循经上犯精明之府，脑脉痹阻而患本病；若情志失调，忧思恼怒，肝郁气滞，血行不畅，瘀结脑脉；或暴怒伤肝，肝阳暴动，或五志过极，心火暴盛，风火相煽，气血上逆，冲冒脑窍，或迫血妄行，溢于脑脉之外，均可发为中风。若饮食不节，嗜酒肥甘，过食辛辣厚味，致使脾胃受损，运化失常，痰浊内生，蕴而化热化火，上扰脑脉，逆蒙清窍，则卒发本病；若劳倦过度，耗损精血，致使阴虚于下，阳亢于上，阳化风动，气血上逆，冒犯清窍神机而发为中风。

3. 病位与病性

本病的病位在脑，但与心、肝、肾、脾诸脏有密切关系。病性多为本虚标实，上盛下虚。本虚为肝肾阴虚，气血不足；标实为风、火、痰、瘀是也。

综上所述，中风的病因主要是积损正虚，气血亏耗，加之情志失调、饮食不节、劳倦内伤等；病机主要为阴阳偏胜，气血逆乱，产生风、火、痰、瘀，导致脑脉痹阻或血溢脑脉之外而发中风。病位在脑，常涉及心、肝、脾、肾。病性以本虚标实、上盛下虚为主。而本虚多为肝肾阴虚、血气不足；标实乃风火相煽，痰浊壅盛，气机逆乱，瘀血痹阻。本病以内因引发者居多，但亦有因外邪侵袭而引发者。

【诊断要点】

1. 突然昏仆，伴有口眼歪斜，半身不遂，语言不利，或仅见口眼歪斜，半身不遂，神志恍惚。

2. 发病多有诱因，病前常有头晕、头痛、肢体麻木、乏力等先兆症状。

3. 年龄多在40岁以上。

4. 颅脑CT、MRI等检查有助于诊断。

此外，本病按脑神机受损的程度与有无神志昏蒙而分为中经络与中脏腑两大类。

①中经络：中经络者又有中经与中络之分。中络者症见偏身或一侧手足肌肤麻木，口眼歪斜，或兼有一侧肢体力弱，此邪浅病轻；中经者症见半身不遂，口舌歪斜，语言謇涩或不语，偏身麻木，无昏仆，较中络者为重。临床上常将中络与中经归属一种，统称中经络。中经络者无神识昏蒙，无昏仆卒倒。

②中脏腑：中脏腑亦有中脏与中腑之分。中腑者症见半身不遂，口舌歪斜，舌强言謇或不语，偏身麻木，神识恍惚或神志不清；中脏者症见突然昏仆，半身不遂，口舌歪斜，舌强言謇或不语，或不省人事等。此证邪中最深，病情笃重。中腑、中脏因二者均有神志障碍，难以截然分开，故合称中脏腑。

根据中脏腑者正邪之盛衰，症状之急重，又有闭证和脱证之辨。闭证者，邪气内闭清窍，症见神昏，牙关紧闭，口噤不开，两拳紧握，肢体强痉，多属实证。根据有无热象，闭证又有阳闭与阴闭之分。阳闭为痰热郁闭清窍神机，症见面赤身热，气粗口臭，躁扰不宁，舌红苔黄腻，脉弦滑而数；阴闭为湿痰内闭清窍神机，症见面白唇暗，静卧不烦，四肢不温，痰涎壅盛，舌苔白腻，脉象沉滑或缓。而脱证是五脏真阳之气衰微欲绝，散脱于外之证，症见昏瞶无知，目合口开，鼻息低微，手足软瘫，肢冷汗多，二便自遗，此中风之危证矣。在疾病的演变过程中，中经络和中脏腑也是可以相互转化的。

【治疗原则】

中风一般按急性期（发病后2周内，中脏腑者急性期最长可至1个月）、恢复期（发病2周以上或1个月至半年以内）、后遗症期（发病半年以上者）进行辨证论治。急性期以标实为主，急则治其标，治疗以祛邪为主，常用平肝熄风、清热化痰、豁痰通腑、活血通络、醒神开窍等法；而闭、脱二证当以祛邪开窍醒神和扶正固脱、救阴固脱为治；恢复期和后遗症期以虚实夹杂、邪实未清而正虚已现为多见，治则以扶正祛邪为主，常用育阴熄风、益气活血通络等法。

【辨证论治】

本病临床上一般按中经络、中脏腑进行辨证施治。其中，中经络分脉络空虚、风邪入中证，肝肾阴虚、风阳上扰证，痰热腑实、风痰上扰证等；中脏腑则分闭证（阳闭、阴闭）、脱证及后遗症等。

（一）中经络

1. 脉络空虚、风邪入中证

【症状】突发口眼歪斜，语言不利，口角流涎；或平时常有头晕，突然偏身麻木，肌肤不仁，甚则半身不遂，舌强言謇，或伴有恶寒发热、颈项强紧、关节酸痛等。苔薄白，脉浮数或浮紧。

【治法】养血和营，祛风通络。

【方药】大秦艽汤。

加减：可酌情加葛根、白僵蚕、地龙。若见风热表证者，去羌活、防风、细辛、当归等辛温之品，加连翘、菊花、桑叶；若无内热者，去石膏、黄芩；若口眼歪斜明显者，加白附子、全蝎；若痰涎壅盛而苔白腻者，去地黄，加半夏、南星。

常用中成药：大活络丹、风痛丸、养血愈风酒等。

2. 肝肾阴虚、风阳上扰证

【症状】平素时有眩晕，头痛耳鸣，少寐多梦，五心烦热，腰膝酸软，口干。突然口眼歪斜，舌强语謇，手足重滞麻木，甚则半身不遂等。舌红，苔黄或黄腻，脉弦细而数或弦滑。

【治法】滋阴潜阳，镇肝熄风。

【方药】镇肝熄风汤。

加减：可酌情加生地、天麻、地龙、葛根、僵蚕等。若痰热较甚者，去龟板，加南星、贝母、竹沥等；头痛明显者，加石决明、全蝎、夏枯草；口干舌红者，加北沙参、枸杞子、石斛；大便秘结者，加生大黄、玄明粉。

常用中成药：再造丸、灵应愈风丹等。

3. 痰热腑实，风痰上扰证

【症状】突然半身不遂，口舌歪斜，言语謇涩，偏身麻木，痰涎壅盛，头晕目眩，腹胀便干，或伴有发热。舌质暗红，苔黄或黄腻，脉弦滑或滑数。

【治法】化痰通腑。

【方药】星蒌承气汤。

加减：可酌情加地龙、葛根、僵蚕、贝母等。若发热者，加山栀、黄芩等；阴虚而舌红口干者，加生地、石斛、麦冬等；痰涎盛者，加竹沥、莱菔子、青礞石。

常用中成药：礞石滚痰丸等。

（二）中脏腑

1. 闭证

（1）阳闭

【症状】突然昏仆，不省人事，牙关紧闭，口噤不开，两手紧握，肢体强痉，二便不通，面赤身热或颜面潮红，呼吸气粗，躁扰不宁，痰涎壅盛。舌红，苔黄腻，脉弦滑而数。

【治法】辛凉开窍，清肝熄风。

【方药】至宝丹或安宫牛黄丸。

加减：先灌服（或用鼻饲法）上药，以辛凉开窍，继之用羚羊角汤加减，以清肝熄风、育阴潜阳。若有抽搐者，加葛根、僵蚕、全蝎、蜈蚣等；痰多者，加竹沥、胆南星、天竺黄等；大便秘结者，加生大黄、芒硝；舌红口干者，加生地、北沙参。

常用中成药：至宝丹、安宫牛黄丸、礞石滚痰丸、时症丸等。

（2）阴闭

【症状】突发昏仆，不省人事，牙关紧闭，口噤不开，两手紧握，肢体强痉，二便不通，静卧不烦，面白唇暗，四肢不温，痰涎壅盛。舌苔白腻，脉沉滑。

【治法】辛温开窍，豁痰熄风。

【方药】苏合香丸合涤痰汤。

先用苏合香丸温开水烊化灌服或鼻饲，以辛温开窍；继用涤痰汤加白芥子、地龙、天麻、钩藤等，以豁痰熄风。

常用中成药：苏合香丸、礞石滚痰丸等。

2. 脱证

【症状】突发昏仆，不省人事，目合口张，鼻鼾息微，手撒肢冷，汗出不止，二便失禁，肢体瘫软。舌痿，脉细弱或脉微欲绝。

【治法】扶正固脱，益气回阳。

【方药】参附汤合生脉饮。

加减：上二方煎汤后，候温灌服或用鼻饲。若出汗不止者，加黄芪、龙骨、牡蛎等，以敛汗固脱。

闭证和脱证均是中风的重症，必须采用中西医综合救治措施，方能挽危为安。

3. 后遗症

中风经过有效的救治后，症状有所缓解，病情可逐渐平稳或渐趋康复。然而多数病人往往有不同程度的后遗症，如半身不遂、言语不利、口眼歪斜等，对此也必须及时地进行积极的治疗。对后遗症的治疗除根据辨证论治的原则随症加减用药外，应同时配合针灸、推拿、按摩等综合疗法，以提高疗效，促进康复。

（1）半身不遂

①气虚血瘀、经脉阻滞证

【症状】半身不遂，肢软无力，面色萎黄，神疲乏力，言语不利，纳少便溏，或见肢体麻木，口舌歪斜。舌质暗红或紫暗有瘀点，苔白或白腻，脉细涩或细弱无力。

【治法】益气活血通络。

【方药】补阳还五汤。

加减：可酌情加党参、水蛭等，以增强益气活血之力。若口眼歪斜者，加葛根、白附子、僵蚕、全蝎；言语不利者，加半夏、菖蒲、远志；肢体瘫软无力者，加补骨脂、牛膝、桑寄生、续断等；肢体麻木者，加伸筋草、木瓜、防己等。

常用中成药：华佗再造丸、舒筋活络丹等。

②阴虚阳亢，脉络瘀阻证

【症状】半身不遂，患侧肢体强痉拘挛，屈伸不利，头晕头痛，耳鸣如蝉，颜面潮红，烦躁不宁，言语不利，大便干。舌红，苔黄或黄腻，脉弦或弦数。

【治法】平肝潜阳，熄风通络。

【方药】镇肝熄风汤或天麻钩藤饮。

加减：可酌情加生地、枸杞子、地龙、白芍、葛根、水蛭等。

常用中成药：再造丸等。

（2）言语不利

①风痰阻络证

【症状】舌强语謇，甚则舌卷难以伸出，言语困难，痰多而稠，咯吐不利，肢体麻木，活动不利，或兼见头晕头痛，肢体颤抖等。舌质暗红，苔白腻或黄腻，脉弦滑。

【治法】祛风化痰，宣窍通络。

【方药】解语丹。

加减：可酌情加僵蚕、地龙、葛根等，以增强祛风化痰、宣窍通络之效。

常用中成药：追风活络丹、活络镇风丸、小活络丹等。

②肾虚精亏证

【症状】中风日久，言语不利，甚则失语，头晕眼花，耳鸣，潮热，心悸气短，腰膝酸软，肢体乏力，活动不利，或兼有二便失禁。舌质暗红瘦小，或舌卷缩，苔薄白，脉沉细。

【治法】滋阴补肾利窍。

【方药】地黄饮子。

加减：可酌情加桔梗、橘络、葛根、地龙等，以利窍开瘖。

常用中成药：二至丸、左归丸等。

（3）口眼歪斜

如仅单纯遗有口眼歪斜者，多由风痰阻络而致。治法以祛风除痰、活血通络为主。方药以牵正散为主加减（常酌情加地龙、葛根、白芷、白芍等）治疗。

常用中成药：牵正散等。

【预防与调护】

要重视先兆症状的自我观察与防范，若见有眩晕、头痛、耳鸣、肢体麻木、颤抖、抽搐等，尤其平时患有高血压者，要引起重视，应及时到医院进行检查治疗，这是预防中风病发生的关键。若患病在急性期，给予精心护理很重要，室内要安静，对其少搬动，及时清除痰涎，保持大小便的通畅，预防褥疮与感染。恢复期及平时饮食宜清淡，忌辛辣肥甘及刺激性食物，禁烟酒，多食蔬菜、水果及鲜鱼类和杂粮。病情稳定趋于康复期时，除必要的中西药及针灸、按摩综合康复治疗外，根据自身的恢复程度，可在医务人员指导下做适当的康复训练。并应调节好情绪，保持心态平稳和乐观，避免刺激，注意休息，有利于早日康复与痊愈。

表1-10　中风病机证治简表

辨证分型		主要症状	舌象	脉象	病因病机	治法	代表方药
中经络	脉络空虚、风邪入中证	突然口眼歪斜，语言不利，口角流涎，偏身麻木，肌肤不仁	苔薄白或薄黄	浮数或浮紧	正气不足，脉络空虚，风邪乘虚入中经络，痹阻气血	养血和营，祛风通络	大秦艽汤等
	肝肾阴虚、风阳上扰证	平素头晕头痛，耳鸣目眩，突发口眼歪斜，舌强语謇	舌红，苔黄或黄腻	弦细而数或弦滑	肝肾阴虚，肝阳偏亢，风阳内动，挟痰上扰脑脉清窍	滋阴潜阳，镇肝熄风	镇肝熄风汤等
	痰热腑实、风痰上扰证	突然口舌歪斜，半身不遂，痰涎壅盛，大便秘结	舌红，苔黄或黄腻	弦滑或滑数	饮食不节，运化失常，痰湿内生，阻滞中焦，风痰上扰，逆蒙脑脉清窍	化痰通腑	星蒌承气汤等
中脏腑	阳闭	突然昏仆，不省人事，牙关紧闭，面赤身热，烦躁不宁，二便闭塞	舌质红，苔黄腻	弦滑而数	肝阳暴张，阳升风动，血随气逆，挟痰挟火，蒙蔽清窍	辛凉开窍，清肝熄火	至宝丹、安宫牛黄丸、羚羊角汤
	阴闭	突然昏仆，不省人事，牙关紧闭，面白唇暗，四肢不温，静卧不烦	舌苔白腻	沉滑而缓	平素阳虚阴盛，痰湿内生，因情志不遂，内风窜扰，挟痰上逆，蒙闭脑脉清窍	辛温开窍，豁痰熄风	苏合香丸合涤痰汤
	脱证	突然昏仆，不省人事，目合口张，呼吸微弱，手撒肢冷，二便失禁	舌痿	细弱或细微欲绝	正气虚衰，阴竭于内，孤阳欲脱	益气回阳，扶正固脱	参附汤合生脉散等

续表

辨证分型		主要症状	舌象	脉象	病因病机	治法	代表方药
后遗症	（半身不遂）气虚血瘀、经脉阻滞证	中风日久，半身不遂，肢软无力，面色萎黄，神疲乏力	舌质暗红或紫暗有瘀点，苔白或白腻	细涩或细而无力	中风日久，正气虚衰，气虚不能运血，血滞而瘀，脉络痹阻	益气活血通络	补阳还五汤等
	（半身不遂）阴虚阳亢、脉络瘀阻证	中风日久，半身不遂，患侧肢身强痉拘挛，颜面潮红，烦躁不宁	舌红，苔黄或黄腻	弦数或弦	肝肾阴亏，阴不敛阳，肝阳上亢，火升风动，逆犯脑脉清窍	平肝潜阳，熄风通络	镇肝熄风汤、天麻钩藤饮等
	（言语不利）风痰阻络证	舌强语謇，甚则舌卷不能伸，痰多而稠，咯吐不利	舌暗红，苔白腻或黄腻	弦滑	风痰内盛，逆蒙心神，阻滞脉络	祛风化痰，宣窍通络	解语丹等
	（言语不利）肾虚精亏证	舌瘖失语，头晕眼花，腰膝酸软，心悸气短	舌质瘦小或舌卷	沉细	中风日久，肾虚精亏，不能上奉	滋阴补肾利窍	地黄饮子等
	口眼歪斜（风痰阻络证）	口眼歪斜或兼口眼瞤动	舌苔薄白或白腻	弦滑或细滑	风痰痹阻脉络，气血运行不畅，经脉失于濡养	祛风除痰，活血通络	牵正散等

第十一节　痫　　证

凡禀赋不足，或脏腑功能失调而致气血逆乱，痰火壅盛，上扰清窍神机，引起以发作性神志昏迷，甚则突然仆倒，昏不识人，口吐涎沫，两目上视，肢体抽搐，或口中如作猪羊叫声，移时苏醒如常人为主要临床表现的一种发作性疾病称为痫证，又称为“癫痫”、“羊痫风”等。

本病是内科临床常见的脑与情志病，多见于青少年。中医药运用辨证施治的原则，从整体调理着手，对本病的防治和控制病情发展有良好的疗效。

西医学的癫痫病与本病基本相同，无论是原发性癫痫还是继发性癫痫，均可参照本病辨证论治。

【病因病机】

1. 病因

引起痫证的病因主要是情志失调、先天禀赋、脑部外伤以及饮食失调等。

2. 病机

脑为清窍元神之府，赖五脏之精气充盈，气血阴阳之平衡，司神机而思敏神慧。若情志失调，或突受惊恐，造成气机逆乱，脏腑功能失常，进而肝肾受损，致阴不敛阳而生热生风，上扰清窍；脾胃受损则健运失常，痰湿内聚，一遇诱因则痰浊逆蒙清窍，元神受累而病发痫证。而痫证始于幼年者多与先天因素有关。妊娠期间若母体突受惊恐，导致气机逆乱，精伤肾亏，遂致胎儿发育异常，出生后易发痫证，所谓“病从胎气得之”是也；若外伤跌仆撞击，或出生时难产，导致颅脑受损，瘀血内滞，络脉不和，元神失养，则可发为痫证；若饮食不节，损伤脾胃，健运失司，痰浊内生，一遇气机逆乱则痰浊随逆而上，蒙蔽元神而发痫证。

3. 病位与病性

本病的病位主要在脑，且与心、肝、脾、肾关系密切。病性以本虚标实居多，标实责之于风、火、痰、瘀；本虚以肝肾阴虚、心血不足为主。

总之，痫证的病因主要是突受惊恐、情志失调、先天禀赋、脑部外伤及饮食不节等；病机是上述因素致使脏腑功能失常，引起气机逆乱，痰火内盛，上扰清窍，神机受累，元神失控而发；病位在脑，与心、肝、脾、肾有密切关系；病性以本虚标实居多。

【诊断要点】

1. 突然昏仆，不省人事，口吐涎沫，两目上视，四肢抽搐，或口中如作猪羊叫声，移时苏醒；或仅见突然木呆，面色苍白，或两目向上凝视，头向前倾，移时即恢复正常。
2. 多有先天因素或家族史。每因惊恐、劳累、情志波动等诱发。
3. 发作前常有眩晕、胸闷、叹息等先兆。
4. 脑电图或 MRI 检查有助于诊断。

【治疗原则】

根据急则治其标、缓则治其本的原则，本病发作时以豁痰熄火、开窍定痫治其标为原则；缓解期以扶正祛邪治其本为主，并常用补益肝肾、养心安神、健脾化痰等法。

【辨证论治】

本病一般分风痰闭阻证、肝火痰热证、瘀血内停证、心血不足证、肝肾阴虚证、脾虚痰盛证等进行辨证论治。

1. 风痰闭阻证

【症状】突然昏仆，不省人事，牙关紧闭，两目上视，四肢抽搐，口吐涎沫，或喉中作如猪羊叫声；也可仅有短暂昏迷或神志失常而无抽搐者。发作前常有眩晕、胸闷、乏力等。舌苔薄白或薄腻，脉弦滑。

【治法】熄风豁痰，开窍定痫。

【方药】定痫丸。

常用中成药：定痫丸、白金丸、磁朱丸等。

2. 肝火痰热证

【症状】平时情绪急躁，心烦失眠，口苦而干，便秘。发作时突然昏仆，牙关紧闭，两目上视，四肢抽搐，口吐涎沫，或作如猪羊叫声，颜面潮红。舌红，苔黄或黄腻，脉弦滑而数。

【治法】清肝泻火，化痰开窍。

【方药】龙胆泻肝汤合涤痰汤。

加减：若火热伤津，舌红少苔、口干者，加生地黄、北沙参、石斛等；便秘者，加生大黄、芒硝。

常用中成药：痫证镇心丸、涤痰丸、竹沥达痰丸等。

3. 瘀血内停证

【症状】平时头晕头痛，痛有定处，伴有单侧肢体或一侧面部抽动，多继发于颅脑外伤、产伤或颅内感染性疾病后遗症等。发作时症状同上。舌暗红或有瘀点、瘀斑，苔薄白，脉弦涩或细涩。

【治法】活血化瘀，通络开窍。

【方药】血府逐瘀汤。

加减：可酌情加葛根、僵蚕、地龙。若痰多者，加胆南星、半夏、全瓜蒌；四肢抽搐者，加蜈蚣、全蝎。

4. 肝肾阴虚证

【症状】痫证频发不已，神识恍惚，面色晦暗或潮红，眩晕目涩，失眠健忘，腰膝酸软，或五心烦热，口干，大便干。舌红，苔薄黄，脉细数。

【治法】滋补肝肾，潜阳安神。

【方药】左归丸。

加减：若失眠健忘者，加酸枣仁、柏子仁、五味子、龙骨、牡蛎等；五心烦热者，加焦山栀、淡豆豉、莲子心等；腰膝酸软者，加杜仲、川断；大便干燥者，加麦冬、玄参、麻仁、瓜蒌仁等。

常用中成药：左归丸等。

5. 心血不足证

【症状】痫证反复发作，失眠多梦，头晕健忘，心悸气短，面色苍白，神疲乏力，突然从工作或睡眠状态中站起来徘徊或出走。舌质淡，苔薄白或薄黄，脉细。

【治法】益气补血，养心安神。

【方药】酸枣仁汤。

加减：可酌情加当归、枸杞子、生地、灵芝、柏子仁、龙骨、牡蛎、五味子等。

常用中成药：枣仁安神颗粒、养血安神丸等。

6. 脾虚痰盛证

【症状】痫发日久不已，神疲乏力，纳食不振，面色不华，身体瘦弱，脘腹痞满，或恶心呕吐，咯吐痰涎，大便溏薄。舌质淡，苔薄白或白腻，脉濡滑。

【治法】健脾和胃，化痰降逆。

【方药】六君子汤。

加减：若痰多者，加胆南星、白芥子；脘腹痞满者，加蔻仁、砂仁、枳实；若纳食不振者，加鸡内金、焦六曲；大便溏者，加山药、苍术等。

常用中成药：香砂六君子丸、和中理脾丸等。

【预防与调护】

控制诱因是防止发作的重要措施。平时应保持心情愉快，饮食宜清淡，多食蔬菜、水果、鲜鱼类，少食辛辣肥甘及生冷之品。做到劳逸结合，生活规律，进行适量的体育锻炼，如太极拳等。不宜从事高空、水上及驾驶员工作。发作期必须进行药物治疗和给予精心护理，防止咬伤唇舌。

表1-11 痫证病机证治简表

辨证分型	主要症状	舌象	脉象	病因病机	治法	代表方药
风痰闭阻证	突然昏仆，抽搐吐涎，作猪羊叫声，或仅有神志失常	舌苔白腻	弦滑	肝风内动，触及积痰，痰随风动，闭阻心神	熄风豁痰，开窍定痫	定痫丸等
肝火痰热证	平时烦躁，口苦便秘，突然昏仆，抽搐吐涎，颜面潮红，叫声如吼	舌红，苔黄或黄腻	弦滑而数	肝火偏旺，煎熬津液，结而为痰，风动痰升，阻塞清窍元神	清肝泻火，化痰开窍	龙胆泻肝汤等
瘀血内停证	平时头痛，痛有定处，突然昏仆，抽搐吐涎，多有脑外伤或产伤史	舌质暗红或有瘀点、瘀斑，苔薄白	弦涩或细涩	颅脑受伤，瘀血内停，痹阻络脉，元神失养	活血化瘀，通络开窍	血府逐瘀汤等
肝肾阴虚证	痫证频发，神识恍惚，眩晕目涩，腰膝酸软	舌红，苔薄黄	细数	肝肾阴虚，肝阳偏亢，上扰元神	滋补肝肾，潜阳安神	左归丸等
心血不足证	痫证反复发作，失眠多梦，心悸气短，面色苍白	舌质淡，苔薄白或薄黄	细弱	痫证日久，耗伤心血，心血不足，清窍失养	益气补血，养心安神	酸枣仁汤等
脾虚痰盛证	痫证日久不愈，神疲乏力，纳食不振，腹胀便溏	舌质淡，苔白或白腻	濡滑	脾虚健运失常，痰湿内生，逆蒙神机	健脾和胃，化痰降逆	六君子汤等

第十二节　癫　　病

凡因情志所伤，或先天禀赋等，致使脏腑功能失调，痰气郁结，蒙蔽心窍，神明失常而引起以精神抑郁，表情淡漠，沉默痴呆，喃喃自语，语无伦次，静而多喜为临床特征的病症，称为癫病。

本病为临床常见的精神病，以青壮年患者居多，而近年来少年发病者有增加趋势。中医药运用辨证施治的原则，从整体调理着手，对本病的防治有较好的疗效。

西医学的精神分裂症抑郁型与抑郁症的症状与本病类似者均可参照本病辨证论治。

【病因病机】

1. 病因

引起本病的病因主要是情志所伤、先天禀赋及饮食不节等。

2. 病机

心者，五脏六腑之大主，精神之所舍也，主神明，统魂魄意志。凡喜、怒、忧、思、悲、恐、惊七情所伤都可扰乱心神而患精神失常。如《证治要诀·癫狂》所说："癫狂由七情所郁，遂生痰涎，迷塞心窍"。若胎儿在母腹期间其母突然受到惊恐，气机逆乱，胎气被扰，致使先天不足，脑神虚损，生后一有所触则气机逆乱，神机错乱而引发本病；若饮食不节，损伤脾胃，运化失常，痰浊内生，一遇气逆则痰浊随气而上，蒙塞心神而发为本病。

3. 病位与病性

本病的病位在神机，但与心、肝、脾、肾诸脏有密切关系。病性属本虚标实，虚实夹杂为本病之特征。本虚主要是心、脾、肾亏虚，标实责之于气滞、痰阻，二者相因为患。

总之，本病的病因主要是情志所伤、先天禀赋及饮食不节；病机是脏腑功能失常，痰气郁结，神机逆乱；病位在神机，但与心、肝、脾、肾密切相关；病性以本虚标实、虚实夹杂为特征。

【诊断要点】

1. 精神抑郁，表情淡漠，静而少动，沉默痴呆，或喃喃自语，语无伦次，多喜。
2. 多有癫病的家族史。
3. 平素性格内向，近期有情志所伤史。
4. 脑电图、脑 CT 等检查有助于诊断。

【治疗原则】

根据本病本虚标实、虚实夹杂之病性特点，其治疗原则是：病起初期以邪实居多，治疗以理气开郁、化痰开窍为大法；中期以虚实夹杂居多，治疗宜扶正祛邪；后期多为正虚，以心脾两虚或气阴两虚为多见，故治疗以扶正为主，常用补益心脾、益气养血等法。

【辨证论治】

本病临床上主要分肝郁气滞证、痰气郁结证、心脾两虚证等进行辨证论治。

1. 肝郁气滞证

【症状】精神抑郁，情绪不稳，沉默不语，善怒易哭，时有太息，胸胁胀闷。舌质淡，苔薄白或薄黄，脉弦。

【治法】疏肝解郁，理气导滞。

【方药】柴胡疏肝散。

加减：可酌情加菖蒲、郁金、远志等。若嗳气频作者，加苏梗、代赭石、半夏等；胸胁胀痛者，加川楝子、绿萼梅等；大便秘结者，加生地、大黄。

常用中成药：惊悸丸、柴胡疏肝丸等。

2. 痰气郁结证

【症状】精神抑郁，表情淡漠，沉默痴呆，语无伦次，或喃喃自语，喜怒无常，秽洁不分，纳食不思。舌淡，苔白腻，脉弦滑。

【治法】理气解郁，化痰醒神。

【方药】顺气导痰汤。

加减：可酌情加菖蒲、郁金、葛根、僵蚕等。若痰涎内盛者可用控涎丹（出自《三因极一病证方论》：甘遂、大戟、白芥子）临卧时用姜汤送服，以驱逐内伏之结痰。

常用中成药：控痫丹、龙虎丸等。

3. 心脾两虚型

【症状】神识恍惚，魂梦颠倒，心悸易惊，善悲欲哭，肢体疲倦，纳食不振。舌淡，苔薄白或薄腻，脉细无力。

【治法】养心健脾，益气宁神。

【方药】养心汤。

加减：可酌情加生地、大枣、淮小麦、郁金、菖蒲等。

常用中成药：归脾丸、柏子养心丸等。

【预防与调护】

本病除药物治疗外，给予精心护理很重要。平时要及时调整好情绪，尽量避免情志刺激，起居要有规律，饮食宜清淡，忌食辛辣肥甘之品。不宜从事驾驶、高空作业及操作机械等危险性大的工作。平时家属对其各种病态的表现要给予理解和关心照顾，有利于保持其平稳的心态而减轻病情，防止复发，促进康复。

表1－12 癫证病机证治简表

辨证分型	主要症状	舌象	脉象	病因病机	治法	代表方药
肝郁气滞证	精神抑郁，情绪不稳，善怒易哭，时时太息	舌淡，苔薄白或薄黄	弦	情志所伤，肝郁气滞，心神惑乱，精神失常	疏肝解郁，行气导滞	柴胡疏肝散等
痰气郁结证	精神抑郁，表情淡漠，神志痴呆，语无伦次	舌淡，苔白腻	弦滑	忧思过度，脾运失常，痰湿内蕴，肝气郁滞，痰气郁结，蒙蔽神明	理气解郁，化痰醒神	顺气导痰汤等
心脾两虚证	神识恍惚，心悸易惊，纳少倦乏	舌淡，苔薄白或薄腻	细而无力	心脾两虚，血少气衰，心神失养，神明迷惑	养心健脾，益气宁神	养心汤等

第十三节 狂 病

凡因七情内伤或禀赋遗传，致使痰火壅盛，逆蒙心窍，神机错乱而引起以精神亢奋，狂躁不安，骂詈毁物，不辨亲疏，动而多怒，甚至持刀杀人为特征的一种精神病症，称为狂病。

本病是内科常见的发作性精神病，以青壮年患病居多。西医学的精神分裂症与狂躁型精神病等与本病基本一致，故可参照本病辨证论治。

【病因病机】

1. 病因

引起本病的病因主要是大怒卒惊、七情内伤和先天遗传以及饮食不节、颅脑外伤。

2. 病机

心为五脏六腑之大主，司神明，主宰精神，统魂魄意志。心气平和则阴阳平衡，精神内守，神明思捷，言行有序。若情志失调，大怒伤肝，引动肝胆之火上逆，冲心犯脑，神明失其主宰，精神失其所舍；或卒遭惊恐，致心气逆乱，精神失舍，神志错乱，可发本病；若胎儿在母腹中受惊至虚，出生后遇惊怒刺激则神机逆乱，精神失常而发病；若饮食不节，嗜食肥甘醇酒或辛辣炙煿之品，损伤脾胃，运化失常，痰湿内生，一遇心火暴涨或肝火上升则痰随火逆，蒙闭心窍，神明错乱，发为本病；若跌仆撞击，头脑外伤，或出生时因难产头颅受损，瘀血内停，心窍神明痹阻而发狂。

3. 病位与病性

本病的病位在神机，但与心、肝（胆）、脾有密切关系。病性多属热证、实证，但反复发作者多为本虚标实之证。实证责之于火、痰、瘀，本虚为心、脾、肾亏虚。

总之，本病的病因主要是暴怒卒惊、七情内伤、禀赋遗传、饮食不节；病机为痰火壅盛，蒙蔽心窍，神机错乱，精神失常；病位在神机，与心、肝（胆）、脾密切相关；病性以热证、实证居多，后期为本虚标实互见。

【诊断要点】

1. 精神错乱，狂乱奔走，哭笑无常，呼号骂詈，喧扰不宁，不辨亲疏，或越垣上屋，登高而歌，弃衣而走，动而多怒，甚则毁物伤人等。

2. 患者多有七情内伤和精神病家族史，或曾有郁证、失眠之疾。

【治疗原则】

本病初期多属热证、实证，治疗以泻火豁痰通腑为主；久病不已者多为本虚标实，阴虚阳亢，治疗以育阴潜阳、标本兼治为原则。

【辨证论治】

本病一般分痰火上扰证、火盛伤阴证、痰结血瘀证、心肾失济证等进行辨证论治。

1. 痰火上扰证

【症状】平素性急易怒，头痛失眠，两目怒视。突然神志错乱，狂躁不宁，呼号詈骂，不辨亲疏，越垣上屋，力气愈人，毁物伤人，面红目赤，不食不寐。舌质红绛，苔黄腻或黄燥而垢，脉弦滑而数。

【治法】清泄肝火，涤痰醒神。

【方药】生铁落饮。

加减：若痰火壅盛，苔黄腻者，可同时服用礞石滚痰丸泻火逐痰，再用安宫牛黄丸清心开窍；若大便秘结，面红目赤，苔黄糙，脉实而大，证属阳明热盛者，可用大承气汤加减而治。

常用中成药：痫证镇心丸、龙虎丸、清开灵注射液、礞石滚痰丸等。

2. 火盛伤阴证

【症状】狂病日久，病势较缓，呈疲惫之象，呼之能自止，多言善惊，时而狂躁，形体消瘦，面红唇燥，小便短赤。舌红少苔，脉细数。

【治法】滋阴降火，安神定志。

【方药】二阴煎。

加减：可酌情加远志、石菖蒲、柏子仁等。

常用中成药：金箔镇心丹等。

3. 痰结血瘀证

【症状】狂病日久不已，面色暗滞，躁扰不宁，恼怒多言，妄思离奇，甚则登高而歌，弃衣奔走，头痛头胀，胸胁满闷刺痛，心悸易烦。舌质紫暗有瘀斑，苔白或薄腻，脉弦细或细涩。

【治法】化痰活血，祛瘀醒神。

【方药】癫狂梦醒汤。

加减：可酌情加葛根、白僵蚕、地龙等，以增强化痰通瘀醒神之力。

4. 心肾失济证

【症状】狂病日久，时作时止，妄言妄为，呼之能自制，焦虑，烦躁易怒，心悸失眠，颜面潮红，口干便艰。舌尖红，少苔或剥苔，脉细数。

【治法】育阴潜阳，交通心肾。

【方药】黄连阿胶汤合安神定志丸。

加减：可酌情加生地黄、琥珀、辰灯心、枣仁、柏子仁等，以增强育阴潜阳、宁心安神之力。

常中成药：安神定志丸等。

【预防与调护】

发病期间必须服药治疗，并给予合理的护理。居室内必须安静，空气流通新鲜，避免强光刺激。因本病是一种以精神和行为紊乱异常为主的病症，精神因素对其影响很大，因此经过治疗病情控制稳定后，应重视对其生活方面的调理，其中调情志、戒郁怒、避刺激、静心守志、保持心态平衡、乐观向上尤为重要。平时饮食宜清淡，以蔬菜、水果、鱼类、蛋类为宜，少食辛辣肥甘及刺激性食物，忌烟、酒。

表 1－13　狂病病机证治简表

辨证分型	主要症状	舌象	脉象	病因病机	治法	代表方药
痰火上扰证	狂躁不宁，呼号骂詈，面红目赤，不食不寐	舌红绛，苔黄腻	弦滑而数	暴怒伤肝，肝火暴涨，扰动痰火，逆蒙神明，神机错乱	清泄肝火，涤痰醒神	生铁落饮等
火盛伤阴证	狂病日久，疲惫，烦躁善惊，形瘦面红	舌红少苔	细数	狂病日久，耗气伤阴，阴虚火旺，扰乱神明	滋阴降火，安神定志	二阴煎等
痰结血瘀证	狂病日久不已，面色暗滞，躁扰不宁，头痛头胀，妄思离奇	舌质紫暗有瘀斑，苔白或薄腻	弦细或细涩	狂病日久，痰结血瘀，痹阻心窍神明	化痰活血，祛瘀醒神	癫狂梦醒汤等
心肾失济证	狂病日久，时作时止，焦虑烦躁，妄言妄为，呼之自制，面红潮热	舌尖红，无苔或剥苔	细数	狂病日久，肾阴亏虚，水不制火，心火亢盛，上扰神明	育阴潜阳，交通心肾	黄连阿胶汤合安神定志丸等

第十四节　胃脘痛

凡感受外邪或饮食情志内伤，脏腑功能失调等，导致气机郁滞、胃失和降而出现以上腹胃脘部疼痛为主症的病症，称为胃脘痛，又称胃痛。

胃脘痛是内科常见病症，西医学的急、慢性胃炎、消化道溃疡、胃痉挛、胃黏膜脱垂症、胃下垂、胃神经官能症及胃癌等疾病，以上腹部疼痛为主要表现者，均可参考本病辨证论治。中医药对本病的治疗有显著的疗效。

【病因病机】

1. 病因

胃脘痛的病因主要是寒邪犯胃、饮食不节、情志不畅、脾胃虚弱等。

2. 病机

胃居中焦，其性喜润恶燥，主受纳腐熟水谷。胃气以和降为顺，以通为用。若外感寒邪或过食寒冷食物，以致寒邪客于胃脘，胃气被遏，失于和降，收引作痛；若忧思恼怒，情志不遂，肝郁气滞，横逆犯胃，则胃失和降而痛；若饮食不节，损伤脾胃，胃气失和，郁滞中焦，不通则痛；若素体不足或劳倦过度，饥饱失常，均可致脾胃虚弱，运化无权，和降乏力，气机阻滞，则发胃痛。

3. 病位与病性

本病的病位主要在胃，但与肝、脾关系密切。病性属本虚标实，寒热错杂、虚实互见为本病之特点。本虚乃脾胃虚弱，标实是寒凝、气郁、食滞、痰瘀等。

【诊断要点】

1. 胃脘部疼痛（隐痛、胀痛、刺痛、灼痛等），伴有脘腹胀满或痞闷，食欲不振，嗳气呃逆，恶心呕吐，吞酸嘈杂。
2. 发病常与情志不遂、饮食不节、受寒、劳累等因素有关。
3. 胃镜及病理组织学检查有助于确诊。

【治疗原则】

胃腑以通为用，其气以和降为顺。胃痛的病机关键是胃气失于和降所致，故本病的治疗以理气和胃、标本兼治为原则。

【辨证论治】

本病在临床主要分寒邪客胃证、饮食伤胃证、肝气犯胃证、肝胃郁热证、瘀血停滞证、胃阴亏虚证、脾胃虚寒证等进行辨证论治。

1. 寒邪客胃证

【症状】胃痛暴作，畏寒喜暖，得热痛减，大便稀溏。苔薄白，脉弦紧。

【治法】温胃止痛，理气散寒。

【方药】良附丸。

加减：可酌情加紫苏、生姜、厚朴、荜澄茄。若兼见脘腹痞闷，不思饮食，嗳气呃逆者，加半夏、枳壳、神曲、鸡内金等。

常用中成药：温胃舒颗粒（胶囊）、丹桂香颗粒等。

2. 饮食伤胃证

【症状】胃脘闷痛，胀满拒按，嗳腐吞酸，或呕吐不消化食物，吐后或便后痛减，不思饮食。苔厚腻，脉滑。

【治法】消食导滞，和胃止痛。

【方药】保和丸。

加减：若脘腹胀闷明显者，加枳壳、佛手、槟榔；大便秘结者，加生大黄、厚朴等。

常用中成药：保和丸、六味安消散（片）、香砂养胃丸（颗粒）等。

3. 肝气犯胃证

【症状】胃脘胀痛，连及两胁，胸闷嗳气，大便不畅，遇烦恼郁怒发作或加重，得嗳气矢气则舒。苔薄白，脉弦。

【治法】疏肝理气，和胃止痛。

【方药】柴胡疏肝散。

加减：胀痛明显者，加川楝子、延胡索、广木香、郁金；嗳气频作者，加半夏、旋覆花、代赭石；大便不畅者，加生大黄；泛酸嘈杂者，加海螵蛸、瓦楞子、川黄连。

常用中成药：气滞胃痛颗粒、胃复宁胶囊、复方元胡止痛片、左金丸（片、胶囊）等。

4. 肝胃郁热证

【症状】胃脘灼痛，痛势急迫，烦躁易怒，泛酸嘈杂，咽干口苦。舌红苔黄，脉弦数。

【治法】疏肝泄热，和胃止痛。

【方药】丹栀逍遥散。

加减：一般去煨姜、薄荷，酌情加黄连、吴茱萸、蒲公英、延胡索；口干明显者，加生地、北沙参；大便秘结者，加大黄。

常用中成药：三九胃泰、胃舒片等。

5. 瘀血停滞证

【症状】胃脘疼痛，如刺似割，痛处不移，拒按，食后加剧，入夜尤甚，痛作持久，或见吐血、便黑。舌质黯紫，脉弦涩。

【治法】活血化瘀，和胃止痛。

【方药】失笑散合丹参饮。

加减：可酌情加香附、白芍药、郁金、木香、延胡索；伴有吐血、黑便者，加仙鹤草、白及、地榆等。

常用中成药：失笑散、消胀止痛丸、沉香四宝丹等。

6. 胃阴亏虚证

【症状】胃脘隐痛或隐隐灼痛，似饥不欲食，口干咽燥，五心烦热，口渴思饮，消瘦乏力，大便干结。舌红少津，脉细数。

【治法】养阴益胃，和中止痛。

【方药】一贯煎合芍药甘草汤。

加减：胃中嘈杂泛酸者，加黄连、吴茱萸、海螵蛸；大便干结者，加麻仁、瓜蒌仁。

常用中成药：养胃冲剂、养胃舒胶囊（颗粒）等。

7. 脾胃虚寒证

【症状】胃脘隐痛，遇冷或饥饿加重，进食得热痛减，喜暖喜按，手足不温，神疲体倦，纳少便溏。舌淡，苔薄白，脉细弱。

【治法】温中健脾，和胃止痛。

【方药】黄芪建中汤。

加减：若泛吐清水者，加半夏、白术、吴茱萸；畏寒胃冷便溏者，加附子、干姜、党参；隐痛明显者，加延胡索、香附；纳少者，加神曲、鸡内金。

常用中成药：丹桂香颗粒、胃复春、仲景胃灵片等。

【预防与调护】

胃病的发生与精神因素和饮食不节有很大的关系。因此，保持心情舒畅对减轻胃病、预防复发很有益处。平时应饮食有规律，不要过饱也不要过饥，尤其应忌腌制、煎炸及生冷食品，宜食松软易消化的食物。

表1-14 胃痛病机证治简表

辨证分型	主要症状	舌象	脉象	病因病机	治法	代表方药
寒邪客胃证	胃痛暴作，畏寒喜暖，遇冷加剧，得热痛减	苔薄白	弦紧	寒邪客胃，胃气被遏，失于和降，不通则痛	温胃散寒，理气止痛	良附丸、温胃舒颗粒等
饮食伤胃证	胃脘闷痛，胀满拒按，嗳腐吞酸	苔厚腻	弦滑	饮食伤胃，食滞气阻，胃失和降，郁而为痛	消食导滞，和胃止痛	保和丸、香砂养胃丸等
肝气犯胃证	胃脘胀痛，痛窜两胁，胸闷嗳气，遇郁怒加剧	苔薄白	弦	情志不畅，肝郁气滞，横逆犯胃	疏肝理气，和胃止痛	柴胡疏肝散等
肝胃郁热证	胃脘灼痛，痛势急迫，烦躁易怒，泛酸嘈杂	舌红，苔黄	弦数	肝气郁结，郁久化热，邪热犯胃	疏肝泄热，和胃止痛	丹栀逍遥散等
瘀血停滞证	胃痛如刺似割，痛有定处，拒按，吐血或便血	舌质黯紫	弦涩或细涩	气滞血瘀，聚结胃腑，不通则痛	活血化瘀，和胃止痛	失笑散合丹参饮
胃阴亏虚证	胃脘隐隐灼痛，口干咽燥，五心烦热	舌红少津	细数	郁热伤津耗阴，阴津不足，胃失滋养，和降失常	养阴益胃，和中止痛	一贯煎合芍药甘草汤等
脾胃虚寒证	胃脘隐痛，遇冷加剧，喜暖喜按，手足不温，神疲乏力	舌淡苔白	细弱	脾胃虚弱，胃阳不足，和降乏力	温中健脾，和胃止痛	黄芪建中汤等

第十五节 泄 泻

凡湿盛内阻，脾胃功能失常，大肠传导失司，致使水谷清浊不分，混杂而下，出现以大便次数增多，粪质稀薄或完谷不化，甚至如水样为特征的一种病症称为泄泻。

泄泻是临床上常见的胃肠道病症，一年四季均可发生，但以夏秋季节为多见。本病与西医学的腹泻含义相同，凡因肠、胃、肝、胆等消化器官发生病变而致的腹泻，如急、慢性肠炎、肠道易激惹综合征、肠结核等引起的腹泻，均可参照本病进行辨证论治。中医药对本病有良好的治疗效果。

【病因病机】

1. 病因

引起泄泻的病因主要是感受外邪、饮食不节、情志所伤、脾胃虚弱、命门火衰等。

2. 病机

泄泻的病变部位在脾、肠，而以脾为主。盖脾主运化，升清降浊，其性喜燥恶湿。若感受外邪侵扰，以寒、热、湿、暑之邪为常见，其中尤以湿邪居多，而湿邪伤脾则运化失常，升降失司，清浊不分，水谷混杂而下；若饮食不节，损伤脾胃，致运化失职，升降失调，清浊不分，混杂而下；若情志失调，肝气不舒，横逆克脾，或忧思伤脾，致脾失运化，升降失职，清浊不分，水谷混杂而下；若脾胃虚弱则运化乏力，既不能受纳腐熟水谷，又不能运化转输精微，清浊不分，混杂而下；若年老体衰，或久病体倦，肾阳亏虚，命门火衰，则脾失温煦，运化失常，水谷不化而成泄泻。

3. 病位与病性

本病的病位主要在脾、肠，但与肝、肾功能失调有密切关系。病性以湿与虚为特性，症状以虚实夹杂多见。而虚有脾虚、肾虚之异。综上所述，泄泻的病机要点是：外因以湿盛致脾伤，运化失常而致泻；内因以脾虚致湿滞，运化失常而成泻。

【诊断要点】

1. 大便次数增多，粪质清稀，甚至如水样，或完谷不化。

2. 常兼有脘腹胀痛或胀满，多由寒热、饮食、情志等因素诱发。此外，急性泄泻可作大便常规、细菌培养检查；慢性泄泻可作肠镜检查，有助于诊断与鉴别诊断。

【治疗原则】

湿邪为泄泻的主要病理因素，脾虚湿盛是发病之关键。故本病的治疗以健脾化湿为大法，而根据各类证型分别佐以清热散寒、消食导滞、疏肝、固涩等法。

【辨证论治】

泄泻按其病情急缓及病程的长短分为暴泻与久泻两类，在此基础上辨清寒热虚实。一般起病急，病程短，腹部胀痛拒按，泻后痛减的多属实证；病程较长，腹泻间歇发作，腹痛不甚，喜按喜热的多属虚证；粪便清稀的多属寒；粪便黄褐而臭，肛门有灼热感多属热。临床上暴泻分寒湿泄泻、湿热泄泻、伤食泄泻等三型；久泻分脾虚泄泻、肾虚泄泻、肝气乘脾泄泻等三型进行辨证施治。

1. 暴泻（急性泄泻）

（1）寒湿泄泻

【症状】泄泻清稀，甚至如水样，腹痛肠鸣，脘闷食少，或兼恶寒发热、鼻塞头痛、肢体酸痛等表证。苔薄白，脉浮。

【治法】散寒解表，芳香化湿。

【方药】藿香正气散。

加减：若表邪偏重者，加荆芥、防风；腹冷痛明显者，加制香附、干姜、乌药；肠鸣者，加砂仁、枳壳。

常用中成药：藿香正气散、六合定中丸等。

(2) 湿热泄泻

【症状】泄泻腹痛，泻下急迫，或泻而不爽，粪色黄褐，气味臭秽，肛门灼热，烦热口渴，小便短赤。舌红，苔黄腻，脉滑数。

【治法】清热利湿止泻。

【方药】葛根黄芩黄连汤。

加减：若腹痛明显者，加广木香、制香附、白芍；若湿偏重者，加薏苡仁、车前子、川厚朴；若身热、头痛者，加金银花、连翘等。

常用中成药：葛根芩连片（胶囊、颗粒）、香连丸（片、胶囊）等。

(3) 伤食泄泻

【症状】腹痛肠鸣，泻下粪便臭如败卵，泻后痛减，脘腹胀满，嗳腐酸臭，不思饮食。苔垢腻，脉滑。

【治法】消食导滞。

【方药】保和丸。

加减：若腹胀满较甚者，加枳壳、广木香、槟榔；腹痛明显者，加制香附、广木香、元胡；不思饮食，纳滞较重者，加大黄、枳实等。

常用中成药：保和丸、保济丸、消补丸等。

2. 久泻（慢性泄泻）

(1) 脾虚泄泻

【症状】时溏时泻，完谷不化，迁延反复，稍食油腻之品则大便次数明显增多，饮食减少，食后脘腹胀闷不舒，体倦乏力，面色萎黄。舌淡，苔白，脉细弱。

【治法】健脾益气。

【方药】参苓白术散。

加减：若脾阳虚、阴寒内盛而畏冷者，加附子、干姜、肉桂；若久泻不愈兼有脱肛者，可用补中益气汤等。

常用中成药：参苓白术丸、补脾益肠丸、人参健脾丸等。

(2) 肾虚泄泻

【症状】黎明时脐腹作痛，肠鸣即泻，泻后则安，形寒肢冷，腰腿酸软。舌淡，苔薄白，脉沉细。

【治法】温肾健脾，固涩止泻。

【方药】四神丸合理中丸。

加减：可酌情加川黄连、广木香等。

常用中成药：固本益肠片等。

(3) 肝气乘脾泄泻

【症状】每因抑郁恼怒或情绪紧张之时发生腹痛泄泻，胸胁胀闷，嗳气食少，肠鸣作痛，矢气频作。舌淡红，苔薄白，脉弦。

【治法】抑肝扶脾。

【方药】痛泻要方。

加减：可酌情加柴胡、枳壳、香附。若神疲倦怠、食少乏力者，加黄芪、党参、炒山药等。

常用中成药：舒肝丸、平肝顺气丸、舒肝解郁丸、和胃平肝丸等。

【预防与调护】

暴泻大便次数较多者应卧床休息；重度泄泻者必须及时输液，以补充体液，防止津液亏损，治愈后还要饮食调养。平时要养成良好的饮食卫生习惯，不食生冷霉变及不洁之品。慢性泄泻者应多食薏苡仁、山药粥等，有益于健脾止泻。

表 1－15　　泄泻病机证治简表

辨证分型	主要症状	舌象	脉象	病因病机	治法	代表方药
寒湿泄泻（暴泻）	泄泻清稀，甚至如水样，腹痛肠鸣	舌淡，苔薄白	浮	寒湿之邪侵袭肠胃，运化失司，传导失常	散寒解表，芳香化湿	藿香正气散等
湿热泄泻（暴泻）	泄泻急迫，粪色黄褐，肛门灼热，气味臭秽	舌红，苔黄腻	滑数	湿热或暑湿之邪蕴积，内迫肠胃，运化失常，传导失司	清热利湿	葛根黄芩黄连汤等
伤食泄泻（暴泻）	泻下粪便臭如败卵，泻后痛减，嗳腐酸臭，不思饮食	舌苔厚腻	滑	饮食不节，宿食不化，阻滞胃肠，气机不利，传导失常	消食导滞	保和丸等
脾虚泄泻（久泻）	时溏时泻，完谷不化，迁延反复，神疲体倦	舌淡，苔薄白	细弱	脾胃亏虚，运化乏力，水谷不化，清浊不分	健脾益气	参苓白术散、补脾益肠丸等
肾虚泄泻（久泻）	黎明时泄泻，腹痛肠鸣，形寒腰酸	舌淡，苔薄白	沉细	肾阳亏虚，脾失温养，运化乏力，升降失常	温肾健脾	四神丸合理中丸等
肝气乘脾泄泻（久泻）	每遇郁怒及情绪紧张则泄泻，胸胁胀满	舌淡红，苔薄白	弦	情志不遂，肝气郁结，横逆犯脾，气机失调，运化失常	抑肝扶脾	痛泻要方等

第十六节　痢　疾

凡因感受时邪疫毒，或内伤饮食而致邪蕴肠腑，传导失司，脉络受损，气血凝滞，腐败化为脓血，引起以腹痛腹泻，里急后重，下痢赤白脓血便为主要临床症状的具有传染性的病症，称为痢疾，古代又称之为“肠澼”、“滞下”等。

本病是常见的肠道传染病之一。四季均可发病，以夏、秋季为多发，无论男女老幼皆可相染患病。中医药对本病的治疗有良好的效果，尤其对慢性痢疾，在辨证的基础上采用中药内服和灌肠疗法，往往能获得显著的效果。

西医学的急、慢性细菌性痢疾、阿米巴痢疾属于本病范畴；此外，溃疡性结肠炎等出现本病的临床症状，也可参考本病辨证施治。

【病因病机】

1. 病因

引起痢疾的主要病因是感受时邪（湿热、寒湿）疫毒之气和饮食不节。

2. 病机

大肠乃传导之腑，其职司接纳小肠下注之消化物，吸收剩余的水分和养料，使之形成粪便，并有秩序地将其传导至肛门排出体外。若感受时邪，主要是湿热或疫毒之邪，侵及于肠腑，使其传导失司，湿蕴热蒸，气血壅滞，进而化腐成脓，则成湿热痢或疫毒痢；若饮食不节，过食肥甘醇酒，酿生湿热，蕴结肠胃，传导失司，气血凝滞，化为脓血而成湿热痢；或恣食生冷之品，损伤脾阳，寒湿内生，蕴滞肠腑，传导失司而发寒湿痢；或饮食不洁之品，疫邪病毒从口而入，侵淫腐败于肠道则传导失司，发为痢疾。

3. 病位与病性

本病的病位在肠腑，且与脾胃密切相关。病性初起以湿热、寒湿、疫毒，尤以湿热实证为多；久病则由实转虚而以虚寒为主。

综上所述，痢疾的病因主要是外感时邪疫毒，内伤饮食不节。病机为湿浊疫毒蕴于肠腑，传导失司，气血壅滞，肠膜血络受损，腐败化为脓血。病位在肠，与脾胃相关。病性初起以湿热邪实之证居多，久病则由实转虚，以虚寒为主。

【诊断要点】

1. 腹痛，下痢赤白脓血便，里急后重。
2. 发病前有不洁饮食史或有与痢疾患者接触史。
3. 实验室粪便检查有助于确诊，慢性患者作肠镜检查有助于鉴别诊断。

【治疗原则】

本病初起多属实证、热证，实则通之，治宜以清热化湿解毒为大法，兼以调气行血；久痢多属虚证寒证，虚则补之、寒则温之，治宜补虚温中；若寒热错杂者宜清温并用；虚实互见者宜通涩兼施。此外，人以胃气为本，治痢应始终顾护胃气。

【辨证论治】

本病一般分湿热痢、疫毒痢、寒湿痢、休息痢、虚寒痢等型进行辨证施治。

1. 湿热痢

【症状】腹部疼痛，下痢赤白脓血便，或黏稠如胨，肛门灼热，里急后重，小便短赤。舌红，苔黄腻，脉滑数。

【治法】清热化湿解毒，调气行血导滞。

【方药】芍药汤。

加减：若身热明显，下痢赤多白少或纯赤痢，口渴引饮者，可加金银花、白头翁、黄柏、秦皮、马齿苋等，或用白头翁汤加减；若湿重于热，下痢白多赤少，舌苔白腻者，去当归，加茯苓、苍术、厚朴、米仁等；若兼有恶寒发热、头痛等表证者，加荆芥、葛根、连翘等；若食滞者，加山楂、神曲、莱菔子、枳实。

常用中成药：葛根芩连片、香连丸、治痢丸等。

2. 疫毒痢

【症状】发病急骤，高热呕吐，烦躁口渴，下痢鲜紫脓血，腹痛剧烈，里急后重，下痢频繁，甚者四肢厥冷，神昏痉厥。舌质红绛，苔黄燥，脉滑数或微细欲绝。

【治法】清热凉血，解毒止痢。

【方药】白头翁汤合芍药汤。

加减：可酌加金银花、丹皮、地锦草、地榆等。若见高热神昏、痉厥等重症险候者，必须采用综合性抢救措施，中西医结合治疗，以挽其危。

常用中成药：红痢丸、千里光片、菩提丸等。

3. 寒湿痢

【症状】痢下赤白黏胨，白多赤少，或纯为白胨便，腹痛拘急，里急后重，头身困重，脘腹胀滞，纳食不振。舌苔白腻，脉濡缓。

【治法】温中燥湿，行气导滞。

【方药】胃苓汤。

加减：可酌加木香、当归、枳实、白芍、山楂，以增强行气导滞、缓急止痛之功效。

常用中成药：健脾粉、白虎丹等。

4. 休息痢

【症状】下痢时发时止，日久难愈，常遇饮食不慎、受冷或劳累而发，平日大便次数不多，夹杂赤白黏胨，或暗红色，发时则痢下脓血，里急后重，腹部疼痛，倦怠怕冷，腹胀纳少。舌淡，苔腻，脉濡或细数。

【治法】温中清肠，行气化滞。

【方药】连理汤。

加减：可酌加木香、槟榔、枳实、山楂、白芍、当归以行气导滞、缓急止痛。若休止时，可用香砂六君子汤合香连丸加减调理。

常用中成药：香连丸、久痢丸、止痢丸等。

5. 虚寒痢

【症状】痢下赤白清稀或为白胨，甚则滑脱不禁，肛门坠胀，腹部隐痛，喜温喜按，纳少，神疲乏力，腰腿酸软，形寒肢冷。舌淡，苔薄白，脉沉细而弱。

【治法】温补脾肾，涩肠固脱。

【方药】附子理中汤或真人养脏汤。

加减：可酌加当归、白芍、木香、川连。若久痢脾虚气陷脱肛者，可用补中益气汤（出自《脾胃论》：人参、黄芪、白术、甘草、当归、陈皮、升麻、柴胡）加减。

常用中成药：乌梅丸、健胃丸、泻痢固肠丸等。

【预防与调护】

患病期间应卧床休息，并预防传染。下痢次数较多者应及时输液。饮食宜清淡，以流汁或半流汁（白米粥）为宜，忌食油腻、生冷、不洁及刺激性食物，牛奶不宜饮服。康复后方可正常饮食。夏秋及流行季节可食生大蒜或醋大蒜预防。

表 1-16　痢疾病机证治简表

辨证分型	主要症状	舌象	脉象	病因病机	治法	代表方药
湿热痢	下痢赤白脓血，腹痛拒按，肛门灼热，小便短赤	舌苔黄腻	滑数	湿热之邪侵壅肠腑，脉络受伤，气血瘀滞，传导失司	清热化湿解毒，调气行血导滞	芍药汤等
疫毒痢	发病急骤，高热呕吐，下痢鲜紫脓血，腹痛剧烈	舌红绛，苔黄燥	滑数或微细欲绝	疫毒之邪侵淫熏灼肠腑，耗伤气血，传导失司	清热凉血，解毒止痢	白头翁汤合芍药汤等
寒湿痢	痢下白多赤少，或纯为白胨，头身困重，脘腹胀滞	舌淡，苔白腻	濡缓	寒湿侵淫肠道，气机阻滞，传导失司	温中燥湿，行气导滞	胃苓汤等
休息痢	下痢时发时止，日久难愈，腹胀纳少，倦怠怕冷	舌淡，苔腻	濡软或细数	下痢日久，正虚邪恋肠道，寒热错杂，传导失常	温中清肠，行气化滞	连理汤等
虚寒痢	痢下赤白清稀或纯白胨，甚则滑脱不禁，形寒肢冷，喜温喜按	舌淡，苔薄白	沉细而弱	脾肾阳虚，寒湿留滞，中气下陷，固摄乏力	温补脾肾，涩肠固脱	附子理中汤或真人养脏汤等

第十七节　便　　秘

凡因肠胃燥热，气机郁滞，气血亏虚或阴寒凝结，导致大肠传导失常，引起大便秘结，排便周期延长；或周期不长，但粪质干结，排出困难；或虽粪质不硬，但便而不畅的一种病症，称为便秘。

便秘是临床上的常见症状，它既可以作为一种独立存在的疾病，也可出现于各种急、慢性病症过程中。本节所论述的是以便秘为主要表现的病症。中医药对预防和治疗便秘有良好的效果。

【病因病机】

1. 病因

本病的主要病因是肠胃燥热、气机郁滞、气血亏虚、阴寒凝滞等。

2. 病机

大肠者传导之官，变化出焉，职司接纳小肠下注的消化物，吸收剩余的水分和养料，使之形成粪便，并传送排出体外。若阳盛之体或嗜食辛辣和醇酒厚味，以致肠胃积热；或热病之后余热留恋，耗伤津液，导致肠胃燥热，传导失司，粪便干结，难以排出；若忧愁思虑，烦恼郁怒，情志不舒，肝郁气滞；或久坐少动，气机不利，均可导致腑气郁滞，通降传导失常，糟粕内停，不能下行而成便秘；若劳倦内伤，或病后、产后，以及老年气血亏虚，气虚则大肠传导乏力，血虚则津少不能滋润大肠，肠道干涩则便干而结；若体虚或年老体衰，真阳亏损，温煦乏力，或恣食生冷及外感寒邪等，致阴寒凝积肠胃，传导失司而成便秘。

3. 病位与病性

便秘的病位主要在大肠，但与肺、胃、肝、肾密切相关。病性初起以实证或虚实兼夹为多，久则以气血亏虚兼燥热为主，亦可夹郁、瘀。

【诊断要点】

1. 大便干结，难以排出；或排便周期延长，次数减少；或排出无力，解而不畅。
2. 常伴有腹胀、腹痛、食欲不振、肛裂、痔疮等。

【治疗原则】

便秘系大肠传导失职，大便排出困难之病症，故治疗以通导大便为大法。但因其有虚实寒热之分，故宜分而治之。实证以驱邪通便为原则，虚证以补虚润导为主。

【辨证论治】

本病临床分虚、实两类进行辨治。其中，实证便秘分肠胃积热、气机郁滞等两型；虚证便秘分气虚、血虚、阴虚、阳虚四型进行辨证施治。

1. 实秘

（1）肠胃积热证

【症状】大便干结，小便短赤，面红身热，心烦不宁，或兼有少腹胀痛，口干口臭。舌红，苔黄或黄糙，脉滑数。

【治法】清热导滞，润肠通便。

【方药】麻子仁丸。

加减：若燥结较甚，大便数日不通者，加玄明粉；若兼肝经郁火，易怒目赤者，加山栀、龙胆草、黄芩或更衣丸；若燥热伤津，舌红口干者，加生地、玄参、麦冬等；肛裂出血者，加槐花、地榆等。

常用中成药：上清丸、黄连上清丸、龙荟丸、麻子仁丸、一清胶囊、三黄片等

（2）气机郁滞证

【症状】大便干结，欲便不得，或便而不爽，胸胁胀闷，甚则腹中胀痛，嗳气频作，肠鸣矢气，食欲不振。舌苔薄腻，脉弦。

【治法】顺气导滞。

【方药】六磨汤。

加减：可酌情加柴胡、厚朴、白芍等。若气郁化火，心烦易怒，目赤者，加栀子、龙胆草、黄芩；若兼血瘀者，加桃仁、当归、红花等。

常用中成药：舒肝调气丸、沉香利气丸等。

2. 虚秘

（1）气虚证

【症状】虽有便意，临厕努挣，挣则汗出气短，排便艰涩不畅，粪质并不干硬，便后乏力，面色㿠白，神疲懒言。舌淡，苔白，脉细弱。

【治法】益气润肠。

【方药】黄芪汤。

加减：可酌情加生地、麦冬。气虚较甚者，加党参、白术、当归等；气虚下陷脱肛者，加升麻、柴胡、当归等。

常用中成药：便秘通、四君子丸、麻仁丸等。

（2）血虚证

【症状】大便秘结，头晕心悸，面色淡白无华，多梦健忘。舌淡，苔白，脉细。

【治法】养血润燥。

【方药】润肠丸。

加减：可酌加枸杞子、何首乌、麦冬等。若血虚内热，烦热口干，舌红者，加黄柏、知母、玄参、石斛等。

常用中成药：麻仁丸、麻仁润肠丸、五仁润肠丸等。

（3）阴虚证

【症状】大便干结，粪如羊屎，头晕耳鸣，心烦少寐，潮热盗汗，口干，尿黄，腰酸腿软，形体消瘦。舌红少苔，脉细数。

【治法】滋阴通便。

【方药】增液汤。

加减：可酌情加玉竹、石斛、北沙参、火麻仁、瓜蒌仁、黄柏、知母。若肾阴不足，腰腿酸软明显者，合六味地黄丸；若热盛伤津，阴亏燥结者，用增液承气汤。

常用中成药：五仁润肠丸、麻仁润肠丸、六味地黄丸、知柏地黄丸等。

（4）阳虚证

【症状】大便艰涩，排出困难，小便清长，或形寒肢冷，喜温喜热，或少腹冷痛，腰膝酸软。舌淡，苔白，脉沉迟无力。

【治法】温阳通便。

【方药】济川煎。

加减：若老人阳虚阴寒较盛者，用半硫丸（出自《太平惠民和剂局方》：半夏、硫黄）加肉苁蓉、当归、胡桃肉等；若肾阳不足者，可用金匮肾气丸。

常用中成药：半硫丸、金匮肾气丸等。

【预防与调护】

便秘与饮食及生活习惯、精神因素等有较大的关系。因此，平时应保持良好的生活习惯，起居有时，饮食有节，心情舒畅，定时排便。饮食宜多食粗粮、新鲜蔬菜、水果，适量饮水。尽量不吃煎炸、辛辣、甘肥之品和醇酒等。平时应适当运动，经常做自我腹部按摩，有益于排便。

表 1－17 便秘病机证治简表

辨证分型	主要症状	舌象	脉象	病因病机	治法	代表方药
肠胃积热证（实秘）	大便干结，面红身热，小便短赤	舌红，苔黄	滑数	肠胃积热，耗伤津液，燥屎内停，腑气不通	清热导滞，润肠通便	麻子仁丸等
气机郁滞证（实秘）	大便干结，欲便不得，胸胁胀闷，嗳气频作	舌苔黄而薄腻	弦	情志不畅，肝郁气滞，腑气不通，传导失常	顺气导滞	六磨汤等
气虚证（虚秘）	虽有便意，临厕努挣，汗出气短，神疲乏力	舌淡，苔薄白	细弱	肺脾气虚，大肠传导乏力	益气润肠	黄芪汤等
血虚证（虚秘）	大便秘结，头晕心悸，面色无华	舌淡，苔白	细	血虚津少，肠道失润，传导无力	养血润燥	润肠丸等
阴虚证（虚秘）	大便干结，状如羊屎，形体消瘦，潮热盗汗	舌红，少苔	细数	阴津亏虚，肠道失于润滑，燥屎结滞	滋阴通便	增液汤等
阳虚证（虚秘）	大便艰涩，小便清长，形寒肢冷	舌淡，苔白	沉迟无力	阳气亏虚，阴寒内生，滞积肠腑，传导失司	温阳通便	济川煎等

第十八节　黄　疸

凡感受湿热或时行疫毒，致使肝胆气机受阻，疏泄失常，胆汁泛溢，出现以目黄、身黄、尿黄为主要表现的病症，称为黄疸，古人亦称黄瘅。

黄疸有阳黄、阴黄、急黄之分。阳黄者黄色鲜明，伴有发热、口渴、苔黄腻等明显的湿热之象；阴黄者黄色晦暗或如烟熏，伴有神疲畏寒、苔白腻等寒湿之象；急黄者黄色如金，伴有高热、烦渴、神昏谵语等湿热疫毒内陷心营之候。

本病与西医学的黄疸含义相同，大体相当于肝细胞性黄疸、阻塞性黄疸、溶血性黄疸。

因此，临床上常见的病毒性肝炎、传染性肝炎、肝硬化、胆囊炎、胆石病、肝胆肿瘤等，若以黄疸为主要症状者，均可参照本病辨证论治。中医药对本病的治疗有良好的疗效。

【病因病机】

1. 病因

黄疸的病因主要是感受时邪疫毒、饮食所伤、脾胃虚弱、虫石积聚等。

2. 病机

肝为刚脏，与胆互为表里，其性喜条达舒畅，主疏泄，助胆汁正常分泌，助脾胃消食运化。胆为奇恒之腑，内藏胆汁，助胃消化。肝胆之气舒展疏泄，共同维持胆汁的有序分泌，帮助脾胃受纳运化。若感受湿热及时邪疫毒侵袭，蕴结中焦，脾胃运化失常，致使湿热交蒸于肝胆，肝失疏泄，胆汁不循常道，泛溢于肌肤，下注膀胱，则身、目、溲俱黄；若饮食不节或饥饱失常或嗜酒过度等损伤脾胃，以致运化失常，湿热内生，熏蒸肝胆，胆汁外溢而发黄疸；若素体脾胃虚弱或病后脾阳受损，运化乏力，湿浊内阻，湿从寒化，寒湿阻滞中焦，胆汁排出受阻，浸淫于肌肤而发黄疸；若虫体、砂石积聚肝胆，则疏泄失常，胆汁外溢肌肤，发为黄疸。

3. 病位与病性

病变部位在肝胆，但与脾胃密切相关。阳黄多属实证，阴黄多属虚证，急黄多属危重之证。

总之，黄疸的发病往往是内外相因为患。病邪主要是湿浊疫毒，基本病机为湿浊阻滞，胆汁不循常道泛溢而发黄，而湿蒸热蕴是发黄的关键。

【诊断要点】

1. 目黄、身黄、尿黄，以目睛发黄为主（阳黄起病急，病程短；阴黄起病缓，病程长；急黄起病急骤，变化迅速）。

2. 有饮食不洁，或接触肝炎患者，或使用化学制品、药物等病史。

3. 实验室检查结果。

【治疗原则】

阳黄以清热利湿为大法，阴黄以健脾利湿为大法，急黄以清热凉血、利湿解毒为原则。因黄疸由湿而得之，故祛湿利小便是治疗黄疸的基本原则。

【辨证论治】

本病主要按阳黄、阴黄、急黄三种证型进行辨证论治。而阳黄又分热重于湿、湿重于热等两型；阴黄分寒湿阻遏、肝脾瘀积、脾虚等三型。

1. 阳黄

（1）热重于湿证

【症状】身目俱黄，鲜明如橘，壮热口渴，或见恶心，呕吐，纳呆，脘腹胀满，小便黄赤，大便秘结。舌红，苔黄腻或黄糙，脉弦数。

【治法】清热利湿，通腑解毒。

【方药】茵陈蒿汤。

加减：可酌情加金钱草、车前子、蒲公英、猪茯苓、滑石。GPT 等偏高者，加垂盆草、败酱草、田基黄等；胁痛者，加柴胡、郁金、川楝子、玄胡索等；脘腹胀满者，加枳壳、厚朴；恶心欲呕者，加藿香、佩兰、竹茹等。

常用中成药：茵陈五疸丸、茵栀黄注射液、茵陈糖浆等。

（2）湿重于热证

【症状】身目发黄但不鲜明，身热不扬，头重身困，胸闷脘痞，呕恶纳减，厌食油腻，口黏不渴，小便不利，大便溏。舌苔厚腻，脉弦滑或濡滑。

【治法】利湿化浊，清热退黄。

【方药】茵陈五苓散或甘露消毒丹。

加减：用茵陈五苓散一般去桂枝，可酌情加藿香、佩兰、金钱草、车前子、黄芩、滑石等。若用甘露消毒丹，则一般去川贝母，酌情加猪苓、茯苓、泽泻、金钱草等。胸脘痞满者，加瓜蒌皮、厚朴、枳壳；纳少恶心者，加炒莱菔子、半夏、鸡内金；GPT 等指标偏高者，加垂盆草、败酱草、田基黄等。

常用中成药：甘露消毒丹、垂盆草糖浆、茵陈五疸丸等。

2. 急黄（疫毒炽盛证）

【症状】起病急骤，黄疸迅速加深，身目深黄如金，高热烦渴，呕吐频作，脘腹胀满，尿少便秘，烦躁不宁，或神昏谵语，或见衄血、便血、皮下瘀斑等，甚则腹水，嗜睡昏迷。舌质红绛，苔黄而燥，脉弦数或洪大。

【治法】清热解毒，凉血开窍。

【方药】犀角散。

加减：可酌情加生地、玄参、赤芍、丹皮、石斛、大青叶、连翘、半枝莲、车前子等。若有神昏谵语者，用安宫牛黄丸。

此型为黄疸的急重症，其治疗应以中西医结合救治为宜。

3. 阴黄

（1）寒湿阻遏证

【症状】身目俱黄，黄色晦暗，或如烟熏，神疲畏寒，纳少痞满，腹胀便溏，口淡不渴。舌淡，苔白腻，脉濡缓或沉迟。

【治法】温中散寒，健脾化湿。

【方药】茵陈术附汤。

加减：可酌情加丹参、郁金、茯苓、泽泻、薏苡仁、厚朴等。神疲乏力者，加炒党参、炒黄芪；腹胀者，加枳壳、八月札；食欲不振者，加鸡内金、焦六曲等；大便溏稀者，加炒苍术、白术、车前子；胁区胀痛者，加丹参、郁金、香附等。

（2）肝脾瘀积证

【症状】身目俱黄，黄色晦黯，皮肤可见赤丝红缕、朱砂掌或腹部青筋暴露，面色晦滞，胁下痞块，胀痛或刺痛，脘腹胀滞不舒，形体渐瘦。舌质黯或紫，脉弦涩或细涩。

【治法】化瘀散结，利湿退黄。

【方药】膈下逐瘀汤。

加减：可酌情加黄芪、枸杞子、茵陈、泽泻、车前子。若有癥结痞块者，加鳖甲煎丸或鳖甲、山甲、地鳖虫等；食欲不振者，加鸡内金、焦六曲；有鼻衄、齿衄者，加仙鹤草、白茅根、炒地榆等；呕血或便血者，加仙鹤草、地榆、白及、花蕊石等；畏寒、四肢不温者，去丹皮、桃仁，加干姜、附子、白术、党参；若阴虚低热者，加生地、麦冬、五味子、北沙参、焦山栀等。

常用中成药：化积丸、鳖甲煎丸、沉香至宝丸、癥瘕丸等。

（3）脾虚证

【症状】身目发黄日久，黄色较淡不鲜明，食欲不振，肢体倦乏，心悸气短，腹胀便溏。舌淡，苔薄白，脉濡细。

【治法】健脾温中，扶正退黄。

【方药】黄芪建中汤。

加减：酌情加茵陈、猪苓、茯苓、泽泻等渗淡利湿之品。若气虚明显者，加党参、白术；便溏者，加淮山药、苍术、白术；食欲不振者，加鸡内金、焦六曲；畏寒、四肢不温者，加熟附子、仙灵脾等；血虚者，加当归、地黄、枸杞子等。

【预防与调护】

在黄疸期间应卧床休息。饮食有节，禁止饮酒和食用辛辣油腻之品，宜食清淡而富有营养又易于消化的食物和新鲜的蔬菜、水果等，以保证营养的供给。黄疸消退康复后建议经常食用薏苡仁粥和枸杞子泡茶饮，有益于健脾益肝。要保持良好的心态，有益于肝气的疏泄与条达，有助于康复痊愈。

表 1-18　黄疸病机证治简表

辨证分型	主要症状	舌象	脉象	病因病机	治法	代表方药
热重于湿证（阳黄）	身目俱黄，鲜明如橘，壮热口渴	舌红，苔黄腻	弦数	湿热蕴蒸，胆汁泛溢	清热利湿，通腑解毒	茵陈蒿汤等
湿重于热证（阳黄）	身目俱黄，但不鲜明，身热不扬，头重身困，厌食油腻	舌苔厚腻	弦滑或濡滑	湿阻热壅，疏泄失常，胆汁外溢	利湿化浊，清热退黄	茵陈五苓散、甘露消毒丹等
疫毒炽盛证（急黄）	起病急骤，身目深黄如金，高热烦渴，呕吐频作，烦躁不安	舌红绛，苔黄褐干燥	弦数或洪大	疫毒侵入，内蕴熏灼，胆汁泛溢	清热解毒，凉血开窍	千金犀角散等
寒湿阻遏证（阴黄）	身目俱黄，黄色晦黯，神疲畏寒，痞满便溏	舌淡，苔白腻	濡缓或沉迟	寒湿阻滞，阳气不宣，和降疏泄失常，胆汁外溢	温中散寒，健脾化湿	茵陈术附汤等

续表

辨证分型	主要症状	舌象	脉象	病因病机	治法	代表方药
肝脾瘀积证（阴黄）	身目俱黄，黄色晦黯，胁下痞块，肤有赤丝红缕	舌质黯或紫	弦涩或细涩	瘀血停积，升降疏泄失常，胆汁不循常道外溢	化瘀散结，利湿退黄	膈下逐瘀汤等
脾虚证（阴黄）	身目发黄日久，黄色淡而不鲜，肢体倦乏，腹胀便溏	舌淡，苔薄白	濡细	脾虚运化乏力，疏泄失常，胆汁外溢	健脾温中，扶正退黄	黄芪建中汤等

第十九节　水　　肿

凡感受外邪，劳倦内伤或饮食不节，使肺、脾、肾气化不利，津液转输失常，导致体内水液潴留，泛溢肌肤，引起以眼睑、头面、四肢，甚至全身浮肿为特征的一类病症，称之为水肿。

水肿有阳水与阴水之分。阳水者起病急骤，水肿从睑面先现，肿势以腰以上明显，肤色光亮而薄，按之凹陷易于恢复；阴水者起病缓慢，从下肢先肿，肿势以腰以下为甚，肤色萎黄或晦黯，按之凹陷恢复较慢。中医药对本病的治疗有良好的疗效。

本篇所述之水肿与西医学的急性肾小球肾炎、肾病综合征、充血性心力衰竭、营养障碍等疾病所出现的水肿相类似，故此类疾病出现水肿者可参考本病辨证论治。

【病因病机】

1. 病因

引起水肿的病因主要分为外感和内伤两类。因于外感者以风寒、湿、热致病为多；因于内伤者以饮食不节、劳倦及体虚致病为主。

2. 病机

水液在体内的正常输布运行有赖于肺气的通调，脾气的转输，肾气的开合，从而使三焦决渎有度，膀胱气化畅行，小便通利。若感受外邪，或风邪犯肺，则肺失宣降，不能通调水道，下输膀胱，以致风水相搏，泛溢肌肤，发为水肿；或湿邪（湿热、湿毒）为犯，浸渍于脾，脾的运化转输失常，水湿内停，泛溢肌肤，则为水肿；若饮食不节，损伤脾胃，则运化失常，水湿停滞，泛溢肌肤；若劳倦伤肾，肾虚则开合乏力，不能化气行水；或素体脾胃虚弱，和降健运失司，水湿内停，泛为水肿。

由上述病机可见，无论外感还是内伤所形成的水肿，其发病均与肺、脾、肾三脏相关，并且是相互联系、互为影响的。正如《景岳全书》所云："凡水肿等证，乃肺、脾、肾相干之病。盖水为至阴，故其本在肾；水化于气，故其标在肺；水惟畏土，故其制在脾。"

3. 病位与病性

本病的病位主要在肺、脾、肾，与心、肝、膀胱亦有密切关系。一般而言，外感风邪水湿引起的水肿为阳水；内伤饮食劳倦引起的水肿为阴水。本病以肺、脾、肾虚为本，风、湿、热、毒、瘀为标。阳水以标实为主，阴水以本虚为主。而病情反复、虚实互见最为常见。

【诊断要点】

1. 睑面及四肢浮肿，或全身水肿。
2. 作尿常规、血常规检查有助于明确诊断。

【治疗原则】

对水肿的治疗历来以发汗、利尿、逐水为三条基本原则。而临床常根据阴阳虚实论治。阳水以祛邪利水为原则，常用发汗、利尿、逐水、解毒诸法；阴水以扶正利水为原则，常用益气健脾、温肾等法。

【辨证论治】

本病临床上以阳水、阴水为纲进行辨证论治。阳水分风水泛滥、湿毒侵淫、水湿浸渍、湿热壅盛等四型；阴水分脾阳虚衰、肾阳虚衰两型。

一、阳水

1. 风水泛滥证

【症状】先眼睑浮肿，然后遍及四肢与全身，来势迅速，小便不利，伴有恶寒发热，肢节酸楚，或咽红肿痛，咳嗽等风寒或风热表证。舌质红，苔薄白或薄黄，脉浮紧或浮数。

【治法】疏风清热，宣肺行水。

【方药】越婢加术汤。

加减：可酌加车前子、浮萍、茯苓皮等。若风寒偏重者，去石膏，加荆芥、防风、苏叶；若风热偏盛者，加连翘、金银花、鲜芦根等；咽红肿痛者，加板蓝根、牛蒡子、桔梗等；咳嗽明显者，加浙贝母、杏仁、前胡等。

2. 湿毒侵淫证

【症状】眼睑浮肿，延及周身，小便不利，身发疮痍，甚则溃烂，或伴有恶风发热。舌质红，苔薄黄，脉滑数。

【治法】宣肺利水，渗湿解毒。

【方药】麻黄连翘赤小豆汤合五味消毒饮。

加减：可酌情加车前子、茯苓等。若湿盛溃烂者，加土茯苓、苦参；舌红、口干者，加鲜芦根、北沙参等。

3. 水湿浸渍证

【症状】全身水肿，按之没指，身体困重，小便短少，胸闷泛恶，食欲减少，大便溏。舌苔白腻，脉濡数或迟缓。

【治法】健脾化湿，通阳利水。

【方药】胃苓汤合五皮饮。

加减：食欲不振者，加炒莱菔子、焦六曲等；咳喘气急者，加麻黄、葶苈子等。

常用中成药：五苓散等。

4. 湿热壅盛证

【症状】周身浮肿，皮肤绷急光亮，烦热口渴，胸脘痞闷，尿赤便艰。舌红，苔黄腻，脉滑数或濡数。

【治法】分利湿热。

【方药】疏凿饮子。

常用中成药：己椒苈黄丸等。

二、阴水

1. 脾阳虚衰证

【症状】身肿，以下肢浮肿为甚，按之凹陷不易恢复，小便短少，脘腹胀滞，食减便溏，神疲肢冷，面色不华。舌质淡，苔白腻，脉濡或沉缓。

【治法】健脾温阳，渗湿利水。

【方药】实脾饮。

加减：气短倦乏者，加黄芪、党参、桂枝等；食欲不振者，加炒莱菔子、焦六曲、鸡内金。

2. 肾阳虚衰证

【症状】全身水肿，腰以下尤甚，按之凹陷不起，心悸气促，神疲腰酸，畏寒肢冷，尿少，面色㿠白或灰滞。舌质淡胖，苔白，脉沉细。

【治法】温肾助阳，化气行水。

【方药】济生肾气丸合真武汤。

加减：腰酸甚者，加杜仲、川断；病程日久或反复发作者，酌情加黄芪、防己、丹参等。

常用中成药：金匮肾气丸等。

【预防与调护】

患病期间充分休息，保证睡眠时间，同时要注意忌盐，要低盐饮食，忌生冷、油腻及酒，宜食富有营养而又易于消化吸收的食物。恢复期可食乌鱼、鲫鱼、赤小豆汤、薏苡仁粥等，有益康复。病愈后可服用六味地黄丸益肾固本。

表 1-19 水肿病机证治简表

辨证分型	主要症状	舌象	脉象	病因病机	治法	方药
风水泛滥证（阳水）	肿从眼睑开始，继则遍及四肢全身，伴有风寒或风热表证	苔薄白或薄黄	浮紧或浮数	风邪袭肺，肺气失宣，水道不通，泛溢肌肤	疏风清热，宣肺行水	越婢加术汤等
湿毒侵淫证（阳水）	眼睑浮肿，延及周身，身发疮痍	舌质红，苔薄黄	滑数	湿毒侵淫，内犯脾肺，肺失通调，脾失运化，湿毒郁滞，水湿泛滥	宣肺利水，渗湿解毒	麻黄连翘赤小豆汤合五味消毒饮等

续表

辨证分型	主要症状	舌象	脉象	病因病机	治法	方药
水湿浸渍证（阳水）	全身水肿，按之没指，身体困重，胸闷泛恶	苔白腻	濡滑或迟缓	水湿内停，脾阳被郁，健运失司，水湿泛滥	健脾化湿，温阳利水	胃苓汤合五皮饮等
湿热壅盛证（阳水）	周身浮肿，绷急光亮，烦热口渴，胸脘痞闷	舌红，苔黄腻	滑数或濡数	湿热内蕴，郁而化热，运化失常，水道不通，泛溢肌肤	分利湿热	疏凿饮子等
脾阳虚衰证（阴水）	身肿以下肢为甚，按之凹陷不易恢复，神疲肢冷，纳减便溏	舌质淡，苔白腻	濡或沉缓	脾阳虚衰，运化乏力，阳不化气，水湿泛溢	健脾温阳，渗湿利水	实脾饮等
肾阳虚衰证（阴水）	全身水肿，腰以下尤甚，按之凹陷不起，形寒腰酸	舌质淡胖，苔白	沉细	肾阳衰微，温化失常，水湿泛滥	温肾助阳，化气行水	济生肾气丸合真武汤等

第二十节　淋　　证

凡湿热蕴结下焦，致使肾与膀胱气化失司，水道不利，引起以尿频尿急，淋沥不尽，尿道涩痛，小腹拘急，痛引腰腹为主要症状的一类病证称为淋证。历代医家根据本病临床证型之不同，又有热淋、石淋、气淋、血淋、膏淋、劳淋等之分。

淋证是内科病中的常见病、多发病，西医学的泌尿系感染、泌尿系结石、泌尿系结核及肿瘤、前列腺炎、乳糜尿等均属于本病范畴，凡临床有淋证表现者，均可参照本病进行辨证论治。

【病因病机】

1. 病因

引起淋证的主要病因是膀胱湿热、情志失调、脾肾亏虚等。

2. 病机

肾主水与二阴的开阖，而膀胱为州都之官，主气化利水湿。肾与膀胱一阴一阳，互为表里，二者协调，共奏司气化、通水道、利水湿之功能。若饮食不节，过食甘肥辛辣或嗜酒太过，酿成湿热，下注膀胱；或下阴不洁，秽浊之邪侵入膀胱，酿成湿热，则水道不利，发为淋证；若情志不畅，恼怒伤肝，肝郁气滞，影响膀胱的气化，气化失司，则少腹作胀，小便艰涩，余沥不净，发为淋证；若脾肾亏虚，或因久淋不愈，湿热耗伤正气，以及年老体弱、劳累过度、房室不节均可导致脾肾亏虚，而脾虚则中气下陷，肾虚则下元不固，因而小便淋沥不已。

3. 病位与病性

淋证的病变部位在膀胱与肾，且与肝、脾有关。病性初起以湿热实证为主，日久则以亏虚、血瘀及虚实互见为主。

总之，淋证的病因以膀胱湿热为主；病机主要是湿热蕴结下焦，肾与膀胱气化不利；病位在膀胱与肾；病性初起为湿热邪实之证，久病则由实转虚，亦可虚实夹杂。

【诊断要点】

1. 尿频尿急，淋沥涩痛，小腹拘急，腰部酸痛为主症。热淋者起病多急，伴发热，小便赤热，尿时灼痛；石淋者尿中夹有砂石或尿时突然中断，尿道窘迫疼痛，或腰腹绞痛难忍；气淋者少腹胀满，小便艰涩疼痛，尿后余沥不尽；血淋者尿血而痛；膏淋者尿浑浊如米泔水或滑腻如膏脂；劳淋者久淋，遇劳发作。

2. 结合有关检查，如尿常规、B 超、膀胱镜等，有助于明确诊断。

【治疗原则】

本病主要是由膀胱湿热、脾肾亏虚所致，故其治疗原则是：实证以清热利湿通淋为主，虚证以健脾益肾、扶正祛邪为大法。

【辨证论治】

本病一般按热淋、石淋、气淋、血淋、膏淋、劳淋等六型进行辨证论治。

1. 热淋

【症状】小便短数，灼热刺痛，尿色黄赤，少腹拘急胀痛，或有寒热，口苦，或大便秘结。舌苔黄腻，脉滑数。

【治法】清热利湿通淋。

【方药】八正散。

加减：可加金钱草。若发热者，加黄芩、金银花；湿热伤阴，舌红口干者，加生地、知母、白茅根等。

常用中成药：八正散、金钱草冲剂、三金片、琥珀分清丸等。

2. 石淋

【症状】小便涩痛，尿中夹有砂石，或排尿时突然中断，尿道窘迫疼痛，少腹拘急，或腰腹绞痛，尿中带血。舌红，苔薄黄，脉弦或弦数。

【治法】清热利湿，通淋排石。

【方药】石韦散。

加减：可酌情加金钱草、海金沙、鸡内金等通淋排石之品。若腰腹绞痛者，加白芍、元胡、甘草；尿中带血者，加小蓟草、鹿衔草、生地等；发热者，加忍冬藤、黄芩、黄柏等；石淋日久兼有气血亏虚者，可合八珍汤加减；若兼阴液亏虚者，可合六味地黄丸加减；若兼肾阳不足者，合金匮肾气丸加减。

常用中成药：排石冲剂、石淋通片、金钱草冲剂等。

3. 气淋

【症状】实证：小便涩滞，淋沥不畅，少腹胀痛或满急。苔薄白，脉沉弦。

虚证：小便不爽，尿有余沥，少腹坠胀，面色㿠白。舌质淡，苔薄白，脉细或细涩。

【治法】实证者利气通淋，虚证者益气通淋。

【方药】实证用沉香散，虚证用补中益气汤。

加减：实证可酌情加车前子、金钱草。若胸闷胁胀者，加青皮、乌药、枳壳；气滞血瘀者，加赤芍、桃仁等；大便秘结者，加大黄。虚证若兼血虚肾亏者，用八珍汤合六味地黄汤加减，以益气养血、脾肾双补。

4. 血淋

【症状】实证：小便频急，热涩刺痛，尿色深红，或挟有血块，小腹胀满疼痛。舌淡红，苔黄，脉滑数。

虚证：尿色淡红，尿涩痛不显著，腰膝酸软，神疲乏力。舌淡红，苔薄，脉细数。

【治法】实证宜清热通淋、凉血止血，虚证宜滋阴清热、补虚止血。

【方药】实证用小蓟饮子，虚证用知柏地黄丸。

加减：实证尿血较甚者，加参三七、琥珀、仙鹤草。虚证可酌情加枸杞子、旱莲草、阿胶、小蓟、白茅根等。

常用中成药：琥珀茯苓丸等。

5. 膏淋

【症状】实证：尿混浊如米泔水，沉淀如絮状，上有浮油如脂，或夹有凝块或混有血液，尿道热涩疼痛。舌红，苔黄腻，脉濡数。

虚证：淋出如脂，病久不已，反复发作，尿道涩痛减轻，形体消瘦，头昏乏力，腰膝酸软。舌淡，苔薄腻，脉细弱。

【治法】实证宜清热利湿、分清泄浊，虚证宜补肾固涩。

【方药】实证用程氏萆薢分清饮，虚证用膏淋汤。

加减：实证尿道热涩疼痛者，加葛根、通草、山栀；小腹胀滞，尿涩不畅者，加乌药、青皮；小便夹血者，加小蓟、白茅根、仙鹤草。虚证可酌情加枸杞子、山萸肉、金樱子等；若兼脾虚中气下陷者，合补中益气汤加减；若肾阴肾阳两虚者，合金匮肾气丸加减。

常用中成药：萆薢分清丸、熟地膏等。

6. 劳淋

【症状】小便淋沥不已，时作时止，遇劳即发，但不甚涩痛，腰膝酸软，神疲乏力。舌质淡，苔薄白，脉虚弱或细数。

【治法】健脾益肾。

【方药】无比山药丸。

加减：若脾虚明显，中气下陷，少腹胀坠，尿点滴而出者，可合补中益气汤加减；若肾阴亏虚明显，五心烦热，面色潮红者，可合知柏地黄丸加减；若肾阳不足，形寒肢冷，便溏者，加附子、肉桂、鹿角胶。

常用中成药：六味地黄丸、左归丸等。

【预防与调护】

患病期间应注意休息，禁房事。饮食宜清淡，多饮水，多吃水果，忌食辛辣、烟酒及肥腻之品。保持心情舒畅，讲究卫生，保持下阴清洁，尤其是妇女妊娠期及产后注意卫生，对防止子淋、产后淋证的发生有重要意义。

表 1－20　淋证病机证治简表

辨证分型	主要症状	舌象	脉象	病因病机	治法	代表方药
热淋	小便短数，灼热刺痛，尿黄赤	苔黄腻	滑数	湿热蕴结下焦，膀胱气化不利	清热利湿通淋	八正散等
石淋	小便涩痛，尿中夹砂石，或排尿突然中断	舌红，苔薄黄	弦或弦数	湿热壅结于下焦，煎熬尿液，结为砂石，阻塞尿路，损伤脉络	清热利湿，通淋排石	石韦散等
气淋	实证：小便涩滞，淋沥不畅，小腹胀痛	苔薄白	沉弦	情志不畅，肝郁气滞，膀胱气化不利	理气通淋	沉香散等
	虚证：小便不爽，尿有余沥，小腹坠胀	舌质红	细弱或细涩	脾虚中气下陷，运化乏力，气化不利	益气通淋	补中益气汤等
血淋	实证：小便热涩刺痛，尿色深红，或夹血块	舌质红，苔黄	滑数	湿热下注膀胱，或移热膀胱，热伤血络	清热通淋，凉血止血	小蓟饮子等
	虚证：尿色淡红，涩痛不显著，腰膝酸软	舌淡红，苔薄	细数	病延日久，肾阴不足，虚火灼络，络伤血溢	滋阴清热，补虚止血	知柏地黄丸等
膏淋	实证：尿如米泔水，沉淀如絮，尿道涩痛	舌红，苔黄腻	濡数	湿热下注，气化不利，脂液下泄	清热利湿，分清泄浊	程氏萆薢分清饮等
	虚证：淋出如脂，病久不已，形体消瘦	舌淡，苔薄腻	细弱	肾虚下元不固，不能摄约脂液	补肾固摄	膏淋汤等
劳淋	淋沥不已，遇劳即发，腰膝酸软	舌质淡，苔薄白	虚弱或细数	劳倦过度，脾肾俱亏，正虚湿邪留恋不去	健脾益肾	无比山药丸等

第二十一节　消　渴

凡禀赋不足，复加情志失调、饮食不节或劳欲过度等，导致肺、胃、肾等脏腑阴虚燥热，水谷津液输布失常，引起以多饮、多食、多尿、消瘦或尿有甜味为特征的病症，称为消渴。

消渴是一种发病率高且严重影响人类健康的疾病，近年来其发病率更有上升的趋势。中医药对本病在改善症状、防治并发症等方面均有较好的疗效。

西医学之糖尿病及其并发症与本病基本一致，故可参照本病辨证论治。

【病因病机】

1. 病因

消渴的病因主要是禀赋不足，复因饮食不节、情志失调、劳欲过度等。

2. 病机

肾为先天之本，藏精生髓而寓元阴元阳，主水与津液，合三焦、膀胱，与肺、脾共同参与体内水液代谢和水谷津液的输布；脾胃为后天之本，主腐熟水谷，司运化，升清别浊，转输津液；肺主气，通调水道，输布津液。故人体的水谷津液的输布有赖于肺、脾、肾功能的健全与相互协调。若禀赋不足，肾阴亏乏，阴虚则燥热内生，燥热偏胜则耗津伤液而发消渴。如《外台秘要》所云："消渴者，原其发动，此则阴虚所致"。若饮食不节，恣食肥甘、醇酒厚味或辛辣香燥之品，损伤脾胃，使脾胃运化功能失常，积热内蕴，化燥伤津，进而消谷耗液，发为消渴；若情志失调，或经常忧思恼怒，情志不舒，或劳心竭虑等，均可导致气机郁结，郁而化火，消灼肺、胃、肾阴津，渐之发为消渴；若房室不节，劳欲过度，肾精日亏，阴虚火旺，上蒸肺胃，消渴生焉。

3. 病位与病性

本病病位主要在肾与肺、胃（脾），且三者互为影响。病性以本虚标实、虚实错杂为特点。而本虚以肺、（脾）胃、肾三脏阴虚，尤以肾虚为主，标实以虚火燥热为常见。

综上所述，消渴的病机主要在于阴津亏虚，燥热偏胜，而以阴虚为本，燥热为标，两者互为因果。

【诊断要点】

1. 口渴多饮，多食易饥，尿频量多，消瘦乏力，或尿有甜味，即"三多一少"。
2. 起病隐袭，进展缓慢。以中老年人居多，或有家族史。
3. 血糖、尿糖等检查有助于确诊。

【治疗原则】

消渴病的基本病机是阴津亏虚，燥热偏胜，故其治疗以清热润燥、养阴生津为大法。而前贤根据上、中、下三消之病变部位的不同而提出"治上消者，宜润其肺，兼清其胃"；"治中消者，宜清其胃，兼滋其肾"；"治下消者，宜滋其肾，兼补其肺"（《医学心悟·三消》）。诚可谓深得治疗消渴病之要旨，并为后世医家袭用。

由于本病病程日久，常易发生血脉瘀滞、阴损及阳的病变，以及易并发疮疡、痈疽、眼疾等，故在临床上还须针对具体病情，适时地随症选用活血化瘀、清热解毒、温补肾阳等法。

【辨证论治】

本病一般按上消、中消、下消三型进行辨证施治。

1. 上消（肺热津伤证）

【症状】烦渴多饮，尿频量多，口干舌燥，形体消瘦。舌红，苔薄黄，脉洪数。

【治法】清热润肺，生津止渴。

【方药】消渴方合石膏知母人参汤。

加减：可酌情加葛根、玄参、麦冬等养阴生津止渴之品。

常用中成药：玉泉丸等。

2. 中消（胃热炽盛证）

【症状】多食易饥，口渴，多尿，形体消瘦，大便干燥。舌质红，苔黄，脉滑有力。

【治法】清胃泻火，养阴增液。

【方药】玉女煎。

加减：可酌情加山栀、黄芩、玄参、玉竹、北沙参等清热养阴之品。若大便秘结者，加生大黄。

常用中成药：玉泉丸、三才丸等。

3. 下消

（1）肾阴亏虚证

【症状】尿频量多，混浊如膏脂，或尿有甜味，口干唇燥，腰腿酸软，五心烦热，神疲乏力。舌红少苔，脉细数。

【治法】滋阴补肾，润燥止渴。

【方药】知柏地黄丸或六味地黄丸。

加减：可酌情加麦冬、鲜石斛、葛根等。若尿量多而混浊者，加桑螵蛸、益智仁、五味子；大便干燥者，加瓜蒌仁、麻仁；神疲乏力者，加黄芪、枸杞子。

常用中成药：知柏地黄丸、六味地黄丸、坎离既济丸等。

（2）阴阳两虚证

【症状】小便频数，混浊如膏，甚则饮一溲一，面色憔悴或黧黑，腰膝酸软，形寒肢冷。舌淡，苔白，脉沉细无力。

【治法】滋阴温阳，益肾固摄。

【方药】金匮肾气丸。

加减：可酌情加枸杞子、覆盆子、桑螵蛸、黄芪等补肾固摄之品。而桂枝一般用肉桂；若手足麻，舌黯或有瘀斑者，加丹参、红花、益母草等；大便溏者，加川黄连、白术。

常用中成药：金匮肾气丸等。

【预防与调护】

消渴病的自我调理十分重要，除必要的药物治疗外，平时应做到饮食有节，即饮食要有规律，控制食量，忌食甘肥油腻之品，主食选适量的米、麦、杂粮，配以新鲜的蔬菜、豆类、鱼、瘦肉、鸡蛋等，定时定量进餐，戒烟酒。做到劳逸结合，进行适当的体育锻炼，保持良好的心情，有益于病情的控制和康复。

表 1-21 消渴病机证治简表

辨证分型	主要症状	舌象	脉象	病因病机	治法	代表方药
肺热津伤证（上消）	烦渴多饮，口干舌燥，尿量多	舌淡红，苔薄黄	洪数	肺热炽盛，耗液伤津，输布失常	清热润肺，生津止渴	消渴方合石膏知母人参汤等
胃热炽盛证（中消）	多食易饥，形体消瘦，大便干燥	舌质红，苔黄	滑而有力	胃火炽盛，消谷耗津	清胃泻火，养阴增液	玉女煎等
肾阴亏虚证（下消）	尿频量多，混浊如脂膏，腰膝酸软，五心烦热	舌红，少苔	细数	肾阴亏耗，虚火内炽，肾失固摄	滋阴补肾，润燥止渴	知柏地黄丸、六味地黄丸等
阴阳两虚证（下消）	小便频数，混浊如膏，形寒肢冷，面色憔悴	舌淡，苔白	沉细	肾阴阳亏虚，下元虚惫，固摄乏力	滋阴温阳，补肾固摄	金匮肾气丸等

第二十二节 汗 证

凡由于阴阳失调，营卫不和，腠理不固，导致汗液外泄失常，出现以昼日或夜间出汗过度或偏多的病症，称为汗证。其中不因外界环境因素的影响白昼时时汗出，动辄益甚者，称为自汗；寐中汗出，醒后自止者，称为盗汗。

自汗、盗汗是内科杂病中较为常见的一个病症，它既可单独作为一个症状出现，也常可伴见于其他疾病的过程中。本节主要阐述以单独症状出现的自汗、盗汗。至于由其他疾患引起的汗证，在治疗原发病的基础上，可参照本节辨证论治。中医药对本病的治疗有良好的疗效。

西医学的甲状腺机能亢进、植物神经功能紊乱、结核病等所致的自汗、盗汗，亦可参考本病辨证论治。有少数人由于个体体质关系，平素易于出汗而不伴其他症状者，则不属于本节讨论范围。

【病因病机】

1. 病因

引起本病的病因主要是肺气不足、营卫不和、阴虚火旺、心血不足和邪热郁蒸等。

2. 病机

正常的出汗是人体的生理现象，如天气炎热、体育运动、劳动奔走、情绪激动、饮食热汤、穿衣过厚等情况下出汗量增多，此属正常现象。而在感受风寒等表邪后，发汗又是驱邪的一种治疗方法。但汗为心之液，由精气化生，是人体津液的一种，并与血液密切相关，所谓血汗同源是也，故不可过泄。

肺主皮毛，司卫气。若肺气不足则卫气失于固护，肌表皮毛疏松，腠理开泄而致出汗过多成自汗；而营卫同源，营行脉中，卫行肌腠，若营卫失和，卫外失司，则汗泄失常而患自汗；若烦劳过度，耗血损精，或热病伤津，阴精亏虚，则虚火内生，迫津劫阴，不能自藏而外泄，可致盗汗；若情志不畅，肝郁化火，肝火偏旺，或嗜食辛辣厚味，酿生湿热，以致肝火或湿热内蕴，邪热郁蒸，迫津液外泄，汗出过多而成汗证。

3. 病位与病性

汗证的主要病位在肺、心、肝、肾等脏腑。病性以气虚阴亏为主，亦有实热证和虚实夹杂者。

总之，自汗、盗汗是由于肺气不足，营卫失和，腠理不固而致汗液外泄失常所致。病位在肺、心、肝、肾诸脏；病性以气虚阴亏居多，而自汗为气虚，盗汗为阴虚。

【诊断要点】

1. 不因外界环境因素影响，头面、颈、胸或四肢、全身出汗过多。昼日出汗过多，动辄更甚为自汗；睡眠中汗出过多，醒后即止为盗汗。

2. 无其他疾病的症状及体征。

3. 由其他急重病引起的战汗（主要出现在急性热病中，表现为突然恶寒战栗，全身出汗，发热口渴等）、脱汗（多在疾病危重时出现，表现为大汗淋漓，汗出如珠，四肢厥冷，脉微欲绝等），不属于本病范围。

【治疗原则】

由于本病主要是气虚阴亏为主，而自汗属气虚，盗汗乃阴亏。故治疗原则为自汗者以益气为主，盗汗者宜养阴为主，佐以清虚火。此外，由邪热郁蒸所致的实证，治当清肝泻火；外邪侵扰、营卫失和所致者当调和营卫等；而虚实夹杂者当虚实兼顾而治。

【辨证论治】

本病临床一般按自汗、盗汗进行辨证论治。其中，自汗又分肺卫不固、营卫不和、邪热郁蒸等三型；盗汗分心血不足、肺肾阴虚（阴虚火旺）等两型。

1. 自汗

（1）肺卫不固证

【症状】汗出恶风，动辄尤甚，体倦乏力，易于感冒，面色不华。苔薄白，脉细弱。

【治法】益气固表。

【方药】玉屏风散。

加减：可酌情加浮小麦、煅龙骨、牡蛎等。若体倦乏力，气虚明显者，加党参等；若舌红、口干兼有阴虚者，加枸杞子、五味子、麦冬。

常用中成药：玉屏风散（颗粒、口服液）、生脉颗粒（党参片）、童康片、参芪膏、胎宝胶囊、黄芪膏等。

（2）营卫不和证

【症状】汗出恶风，周身酸楚，时寒时热，或半身、局部出汗，或伴有风寒表证。苔薄白，脉浮缓。

【治法】调和营卫。

【方药】桂枝汤。

加减：若出汗多者，加龙骨、牡蛎；兼见体倦乏力、少气懒言等气虚证候者，加黄芪、白术。

(3) 邪热郁蒸证

【症状】汗出蒸蒸，汗液易使衣黄染，面赤烘热，烦躁不宁，口苦溲黄。舌红，苔黄或薄腻，脉弦数。

【治法】清肝泻热，化湿和营。

【方药】龙胆泻肝汤。

加减：若汗多伤津，口渴引饮者，加鲜石斛、鲜芦根、北沙参等；大便秘结者，加生大黄、芒硝；湿热内蕴而热势不盛者，可用四妙丸（出自《成方便读》：苍术、黄柏、牛膝、苡仁）加藿香、佩兰、淡竹叶等。

2. 盗汗

(1) 心血不足证

【症状】睡中出汗，醒后即止，心悸气短，少寐多梦，神疲乏力，面色不华。舌质淡，苔薄，脉细。

【治法】补血养心，敛汗。

【方药】归脾汤。

加减：可酌情加五味子、麦冬、煅龙骨、牡蛎。若血虚明显者，加熟地黄、枸杞子等。

常用中成药：归脾丸（膏、片）、胎宝胶囊等。

(2) 肺肾阴虚证

【症状】夜寐盗汗，五心烦热，或颧红潮热，腰膝酸软，形体消瘦，或久咳少痰，口渴引饮；男子遗精，女子月经量少，经期紊乱，梦交。舌红，少苔，脉细数。

【治法】滋阴清火，敛汗。

【方药】当归六黄汤。

加减：可酌情加乌毛豆、煅龙骨、牡蛎、枸杞子、五味子、糯稻根等。若潮热甚者，加柴胡、知母、地骨皮等；烦躁不宁者，加焦山栀、淡豆豉等。

常用中成药：大补阴丸、左归丸、知柏地黄丸、麦味地黄丸等。

【预防与调护】

自汗或盗汗者，汗出时肌表腠理空虚，易于感受外邪，故当避风寒以防感冒。汗出后用干毛巾或热毛巾将汗擦干，切忌用冷、湿毛巾擦，更不能洗冷水澡。平时饮食宜清淡，少吃辛辣厚味。若体虚自汗者，平时可常服玉屏风散（黄芪、白术、防风三味药以 3∶3∶1 的比例共研细末，每日 2 次，每次 6g，儿童减量）以补气固表；阴虚盗汗者可常服六味地黄丸或麦味地黄丸以养阴固本、增强体质，有益于健康。

表 1－22　汗证病机证治简表

辨证分型	主要症状	舌象	脉象	病因病机	治法	代表方药
肺卫不固证（自汗）	汗出恶风，体倦乏力，易患感冒	苔薄白	细弱	体虚，肺卫之气不足，皮毛肌腠不固	益气固表	玉屏风散等
营卫不和证（自汗）	汗出恶风，时寒时热，周身酸楚	苔薄白	浮缓	体弱正虚，阴阳失调，营卫失和，腠理失固	调和营卫	桂枝汤等
邪热郁蒸证（自汗）	汗出蒸蒸，面赤烘热，口苦溲黄	舌红，苔黄或薄腻	弦数	肝火偏亢或湿热内蕴，热蒸津液外泄	清肝泻热，化湿和营	龙胆泻肝汤等
心血不足证（盗汗）	睡中出汗，心悸气短，少寐多梦	舌淡，苔薄	细弱	心血不足，虚火内扰，津液外泄	补血养心	归脾汤等
肺肾阴虚证（盗汗）	寐中汗出，五心烦热，腰膝酸软，形体消瘦	舌红，少苔	细数	肺肾阴亏，虚火内炽，迫津外泄	滋阴降火	当归六黄汤等

第二章　中医外科疾病

绪　论

一、中医外科疾病的范围

中医学历史悠久，医事制度上分科变革较多，外科专著中的治疗范围也不完全相同，因此中医外科的范围也没有十分明确的界定。据周代《周礼·天官》所载，设有食医、疾医、疡医、兽医的制度，其中疡医掌肿疡、溃疡、金疡、折疡。具体包括痈、疽、疖、疮疡诸毒，刀斧剑矢等利器所伤，击仆闪挫、跌打损伤。唐代医事分为五科，《新唐书·百官志》曰："一曰体疗，二曰疮肿，三曰少小，四曰耳目口齿，五曰角法。"外科包括了一切肿毒、脓疡、创伤、骨伤、皮肤病等，将耳、目、口齿、咽喉病另立一科。宋代医事分为大方脉、风科、小方脉、眼科、疮肿兼折疡、产科、口齿兼咽喉科、针灸科、金镞兼书禁共九科。明清时期医事分科更细，《明五官制》分十三科，骨伤、耳鼻咽喉、眼科等疾病均设立专科分治，这一时期外科范围虽以疮疡、皮肤和肛肠疾病为主体，然许多外科专著所论病种远远超过这一范围，如《疡医大全》博采群方，包括了全身各部的痈疽疮疡（包括内痈）、眼、耳、口齿、咽喉、乳房、前阴、肛门、皮肤（风、癣）、小儿、痘疹、跌打、急救、蛇虎外伤、中毒等等。

传统中医外科的范围虽然历代有所变化，但其学科界限的划分是发于人体外部，肉眼可以直接诊察到的，有局部体征可凭的疾病，均属外科范围，如疮疡、乳房疾病、瘿瘤岩和皮肤、泌尿、生殖、外眼、外周血管疾病、外伤以及虫兽咬伤之类。至于内痈如肺痈、肝痈、肠痈等，虽发于体内，但按传统划分亦归于外科。但是由于学术的不断发展，医事分工也愈来愈细，现在临床上跌打损伤、骨折、脱臼等归伤科处理；眼病、耳鼻咽喉、口腔已各有专科。

二、中医外科疾病的特点

外科疾病大多发生在体表，疾病的发生、发展、变化有其自身的特点，归纳起来大致有以下四个方面：

（一）正气邪气并重

一切疾病的发生发展都是由正邪两方面因素决定的。正气是内因，在疾病的发生发展过程中起主导作用。邪气是外因，是疾病发生的条件。外科疾病也遵循"正气存内，邪不可干，邪之所凑，其气必虚"这一基本规律。但外科疾病生于体表者居多，外邪侵袭，皮肤首当其冲。当邪气过分强烈，如外来伤害、疫疠之邪等，即使正气强盛，也难免发病，如破伤风、疫疔、烂疔、疥疮、麻风以及各种物理、化学的伤害。可见外科病的病因特点是正气邪气并重。

（二）局部整体结合

外科疾病虽多数以体表局部病变为主，但人体是一个统一的整体，体表局部病变的发生和发展与整体有着不可分割的联系，外科局部病变多是人体内部气血阴阳失调或脏腑经络病变的反映。如乳癖、乳痨、乳岩虽患于乳房局部，然系脏腑功能失调所致。故汪机说："外科必本于内，知乎内以求乎外。"这一局部联系整体的病理特点，在整个诊疗过程中对于明确诊断、指导治疗、判断预后都有着极其重要的意义。

（三）辨病辨证结合

高秉钧《疡科心得集》说："凡治痈肿，先辨虚实阴阳，……又当辨其是疖、是痈、是疽、是发、是疔。"强调临床诊断外科疾病应当辨证与辨病相结合。外科疾病多有局部症状及体征，而局部病变往往与整体有不可分割的联系。故外科病的辨证不仅要进行局部辨证，还要进行全身辨证。

在重视局部辨证和全身辨证的同时，在外科领域中辨病尤为重要。《外科启玄》《医宗金鉴·外科心法要诀》等书在论述每个疾病后多附有图形。示人应注意识别病种。如阳证疮疡局部红肿热痛，而痈则光软无头，易脓易溃，有头疽则有多个脓头、难脓难溃、溃如蜂窝，应予区别。又如外科急腹症中的肠痈、肠结、肠套叠等均有不同特点，要与内科的菌痢、妇科的痛经及宫外孕等相鉴别。如果诊断不明，仅以腹痛为辨证依据来确定治疗大法必贻误病情，甚至危及生命。因此，只有辨证与辨病结合运用，才能提高外科诊断和治疗水平。

（四）治重内外，不离祛邪

外科疾病以外治为主，外治疗法可以缩短病程，提高疗效，如外敷药物、手术切开等有助于疮疡及早愈合。尤其是外伤缝合、手术切除坏死组织以及外科急腹症的手术治疗，有时往往是抢救生命的唯一措施。另一方面，内治也不可忽视，如疮疡按初起、成脓、溃后三个阶段分别施以消、托、补三大内治法则，可以促使其早期消散、中期成脓、溃后生肌。

综观外科疾病的病理，基本上分为两类：一类是邪气亢盛的实证，一类是邪盛正虚并存的虚实夹杂证。前者以祛邪为先，如痈疽、疔疖等阳证疮疡；后者应扶正，但亦不可忽视祛邪，如流痰、瘰疬、脱疽等阴证疮疡。总之，外科病的治疗应治重内外，尤重祛邪。

三、中医外科疾病的发病学要点

外科疾病虽然多表现在局部体表，但亦"必先受于内，而后发于外"，即与人体阴阳气血、脏腑经络有密切的联系。因此，了解外科疾病发病原因和致病特点，分析其整体的发展变化规律，对正确诊断及防治外科疾病有十分重要的意义。

（一）致病因素

病因是引起疾病内在的和外来的各种因素。中医病因学说的特点是“审证求因”，即根据不同的临床证候推求病因。要掌握好外科病因学说，就必须熟悉各种致病因素的性质、特点以及它们各自引发的外科疾病的特殊表现，临证时根据这些临床表现推求病因，从而准确地辨证论治。

综合外科病因大致有外感六淫、感受疫疠之毒、外来伤害、情志内伤、饮食不节、过劳损伤等，兹分述如下。

1. 外感六淫

自然界中风、寒、暑、湿、燥、火六气的异常变化谓之六淫。六淫都能引发外科疾病，但以火毒为主。

（1）火毒

火热是外科疾病中最主要的致病因素，如《医宗金鉴》云：“痈疽原是火毒生”。火为阳盛所生，火乃热之极，热为火之渐，火热郁久都可化毒，热毒势缓，火毒势急。火热蕴于肌肤，营卫不和，表现为焮红肿胀，灼热疼痛，热毒郁久，腐肉成脓，发为疔、疖、痈、疽等。总之，火为阳邪，其病一般多为阳证，发病迅速，来势急猛，表现为焮红灼热，肿势皮薄光亮，疼痛剧烈，容易化脓腐烂，或有皮下瘀斑，常伴口渴喜饮、小便短赤、大便干结等全身症状。

（2）湿邪

湿为阴邪，其性重浊、黏腻，外侵肌肤易现肿胀光亮、疱疹、糜烂、痒如虫行皮中，病情日久缠绵，如湿疮、脓疱疮等。湿热内犯脏腑，常可致黄疸、肠痈等。

（3）寒邪

寒为阴邪，其性收引凝聚，常可使经络受阻，气血运行障碍，在外疡中虽较少见，但致病笃重。寒犯肌肤表现为暗红肿胀，轻者麻痛，重则出现水疱、腐烂，久不收口，如冻疮。寒凝经脉则痛有定处，皮肤不红不热，甚或冰冷畏寒、肤色苍白、青紫，如脱疽等。

（4）风邪

风为阳邪，其性开泄，易犯人体上部，在外科多与湿、热相兼而发病。风热上受则见头项暄肿，皮色红，发病急，病势快，游走迅速，如抱头火丹、痄腮等。风犯肌肤则见各种斑疹、风团，成块成片，或白或红，此起彼消，或皮肤干燥脱屑、瘙痒，但不滋水，不糜烂，如瘾疹、干癣等。总之，风邪病位在上，在表，其肿暄浮，痛无定处，走注甚速，易向四周扩散，瘙痒剧烈。伴恶风、头痛等症状。

（5）暑邪

暑为盛夏主气，乃火热所化。盛夏酷暑易伤元气，耗津液，暑多挟湿，症见疖肿疼痛，或此起彼伏，或遍体丛生，伴身热汗出，头重胸痞，渴不多饮，如暑疖、暑湿流注等。

(6) 燥邪

燥为秋季主气，初秋多燥热相合，深秋每凉燥袭人。燥易伤津，而津枯液耗则肌肤干燥，瘙痒脱屑，毛发干枯，伴口干唇燥、咽喉不爽、大便秘结、皲裂疼痛等。如白屑风（干性脂溢性皮炎）、皮肤瘙痒症、肛裂等。

2. 感受疫疠之毒

疫疠之毒有强烈的传染性。其毒或自肌肤而入，或从口鼻侵犯。毒气暴烈，致使人体不胜防御，轻则害于肌肤，重则内犯脏腑。疫疠之毒多由天行时气、大风苛毒、疫死畜毒等感染所致。

(1) 天行时气

天行时气是自然气候反常所致的暴戾之气，如久旱久雨，秽浊之气熏蒸，乘人体虚而入，导致流行传染。暴寒外来，疫毒内郁，则发喉痧；燥气盛行，复感疫毒，熏蒸肺胃，则生白喉；温邪上受，头面颈项作肿，如痄腮等，亦可逆传内陷，并见高热不解、神昏不醒。

(2) 大风苛毒

大风苛毒乃环境不洁，恶疠之邪侵袭人体而致病。有的由露卧当风，久居湿地，风湿毒疠之气乘卫外不固，邪从腠理而入，以致营卫不行，积久而发为麻风病。有的由于不洁性交，或由父母患生，胎中染毒，毒气沉伏骨髓之中，积时日久而外攻，发为梅毒。现今艾滋病亦属苛毒所致，一旦感染，大损真元，其毒日深，预后不良。

(3) 疫死畜毒

疫死畜毒是人感染了由染疫疠之毒而死的牛马牲畜、飞禽走兽的毒邪。其毒性暴烈，毒邪鸱张，症状发展急剧，迅速出现高热神昏，如疫疔。这类毒邪或由皮肤感染，由表入里，或因食用中毒，均病情危急，实为恶证。

总之，疫疠之毒都有强烈的传染性，天行时气所致疾病往往集体流行，但经积极治疗预后良好；疫死畜毒所致疾病来势最急，毒邪内陷，七恶丛生，及时治疗，预后尚可；唯大风苛毒其毒深伏，败坏真元，预后不良。对这类疫疠邪毒预防更重于治疗。

3. 外来伤害

跌打损伤、沸水、火焰及强酸、强碱等化学药品均可直接伤害人体而发生外伤病、烧伤病。还有各种毒蛇、疯犬、毒蝎、蜈蚣等虫兽咬伤，可直接引发蛇伤、狂犬病等。此外，有些人因于禀赋不耐，接触某些物质，如羊毛、漆、毛虫、沥青、铬酸、染料及某些药品等，经过一定时间出现多种皮肤损害，轻则出现红斑、丘疹，重则出现水疱、脓疱或溃烂坏死，如漆疮、膏药风（接触性皮炎）。

4. 情志内伤

情志是指人体内在精神活动，包括喜、怒、忧、思、悲、恐、惊，故称七情。一般情况下七情不会致病，只有突然强烈或持续的精神情志刺激，超过了人体生理活动所能调节的范围，使人体气机紊乱，脏腑阴阳气血失调，才会引发外科疾病。七情为病以气郁为主。七情郁结，肝气不舒，脾失健运，痰湿内生；郁气湿痰互结经络，结聚成块，渐增肿胀或痰瘀互结，形成坚核，伴有胸胁满闷，焦躁易怒，月经失调，生气后症状加重，如瘰疬、瘿瘤、乳癖、乳岩等。如气郁化火则致胸胁胀痛，甚则绞痛阵作，口苦咽干，寒战高热等，如胆道感染等。总之，情志内伤所致外科病多发生于乳房、胸胁、颈项两侧等肝胆经循行部位，常伴精神抑郁、性情急躁易怒等。

5. 饮食不节

饮食是人体维持生命的重要来源之一，但是饮食不节、饮食偏嗜、寒温过度、饮食不洁均可导致疾病发生。恣食肥甘滋腻和辛辣刺激之品可使脾胃受损，湿热火毒内生，从而发为痈疽，《内经》所谓“膏梁之变，足生大丁”。湿热火毒下注肛门则成肛周脓肿和痔疮等。如《素问·生气通天论》说：“因而饱食，筋脉横解，肠澼为痔”。或由素体脾胃阳虚，或由暴饮暴食，则食滞肠胃，宿食不化，则发为腹痛、腹胀，恶心呕吐、嗳腐吞酸，如肠痈等。饮食不洁往往发生虫积腹痛，导致蛔厥、肠结。

6. 过劳损伤

劳损包括房室损伤和劳倦所伤两类。房室损伤主要是指早婚、房劳过度与妇女生育过多等因素导致肾精耗伤、肾气亏损，以及小儿先天不足，引起身体衰弱，易致外邪所侵。肾气内损，骨髓空虚，风寒乘虚侵袭，则见关节隐痛、酸痛、屈伸不利、成脓迟缓，如流痰、附骨疽等病。或肾阴不足，虚火内生，灼津为痰，痰火凝结，则为瘰疬等病。或房劳过度、房室不洁，湿热内侵，或肾气渐衰，痰瘀互结而致精浊、精癃等病。

劳倦损伤指劳力、劳神过度。劳则伤气，元气虚弱，卫气不固，或发外疡，或生肿瘤。中气下陷，肛门失摄，或生痔疾，或成脱肛。

以上各种致病因素可以单独致病，也可以几种因素相合致病。此外尚有两个需要注意的问题。一是六淫致病与季节有一定关系：六气分属四季，春天风淫所胜，则易生头面疮疡、痄腮时毒；长夏湿热，骄阳酷烈，易发暑疖、暑湿流注以及其他脓肿；冬令严寒所胜，气滞血凝，易发冻疮。所以审证求因时应该注意时令，考虑气候变化对人体的影响。二是外科发病原因与发病部位有一定的关系：古人谓“头面肿为风”、“脚肿为湿”，确属经验之谈。发于人体上部（头、面、肩、臂）的疮疡，如时毒、发颐、骨槽风等多为风温、风热所致；发于人体中部（胸、腹、腰、背）之外疡，如乳痈、胁疽等，多因气郁、火郁所引起；发于人体下部（臀、腿、胫、足）之外疡，如流火、臁疮等，多由湿热、寒湿所致。又如同一疾病发生于不同部位，其病因也不尽相同。如丹毒发于头面则多挟风邪；发于两胁多兼气郁；发于股胫多兼湿邪。治法亦各异。在临诊时尚应四诊合参，综合局部症状和全身症状进行全面分析，才能准确审清病因，推断病机。

（二）发病机理

外科疾病发病机理研究的目的是通过探讨外科疾病的发生、发展和转变的规律，从而揭示外科疾病的本质，并进一步为临床辨证论治提供依据。兹从疾病发生、疾病发展变化、疾病转归和疾病中的抗邪反应与病理改变等方面分别论述。

1. 疾病发生

中医学认为阴平阳秘是人体正常的生理状态。一旦阴阳失调便会产生临床症状，发生病变。就是说阴阳失调是疾病发生的根本原因。阴阳失调有两方面的原因，一是人的机体本身的功能失调，包括脏腑、气血、经络等的功能失调；二是各种外来的因素对人体的破坏，即邪气的侵袭。阴阳失调的发生就是由于邪正相争、正不胜邪导致的结果。

(1) 正气不足是外科疾病发生的内在根据

外科疾病发生与否与正气的盛衰有密切关系。一般来说，阴平阳秘，脏腑功能正常，气血充盛，卫气卫外功能固密，即使外感六淫、内伤七情也不一定发病，反之则易于发病。此即“正气存内，邪不可干。”正如《外科启玄》所说：“凡疮疡皆由五脏不和，六腑壅滞，则令经脉不通而生焉”。就是说只有在人体正气相对虚弱，卫外不固，抗邪无力的情况下，邪气方能乘虚而入。说明正气不足是外科疾病发生的内在条件。

(2) 邪气侵袭是外科疾病发病的重要条件

强调正气在发病中的主导地位，并不排除邪气对疾病发生的重要作用。邪气是发病的条件，是破坏阴阳平衡、损伤正气的主要原因。它在一定的条件下甚至起着很重要的作用。如邪气异常强烈、凶猛，如毒蛇咬伤、疫疠之毒伤人，即使正气充盛，亦能致病。

当邪气侵袭人体时，正气就起来抗邪。若正气充盛，抗邪有力，则病邪难以入侵，即不发病。若邪气偏胜，正气相对不足，邪胜正负，则使脏腑功能失调，经络滞塞，气血壅结，发生病变。

2. 疾病发展变化

邪正斗争中如果邪胜正负则发病。但由于邪正胜负的关系纷繁复杂，外科病变的部位、性质、轻重亦各不相同，再加上患者的调养、医生的治疗，于是出现了不可胜数的病变种类。从外科来看，主要有内外之别、阴阳之异和初、中、后期三个不同的阶段。

(1) 外痈

外痈的病变过程有3个明显的阶段，即初、中、后三期。外痈的基本病机为：初期是气血壅结，中期是热盛肉腐，后期是生肌长皮。

①气血壅结：由于外邪侵犯或脏腑结热、五志化火等，使人体循环不息的气血功能受到破坏，经络阻塞而形成局部的气血壅结，或结于肌表，或留于筋骨。气血壅结，不通则痛。局部则见肿胀疼痛。若失治误治，气血壅结未得解除，正气尚盛，气以成形，血以华色，则邪气郁久而从热化，局部遂出现焮红、热、痛等症状。此即阳证。如痈、疽、疔、疖等病情发展，皆为这种病理变化的结果。若素体虚弱，正气不足，则邪气不能从热化，或肾虚骼空，阴邪乘袭；或脾胃虚弱，痰湿内生，痰湿与郁结之肝气相搏，留滞筋骨，则局部不红不热，只有隐隐作痛或酸痛。气虚难以发起，故局部微肿而散漫，经年累月，慢慢化热，局部才微红微热，转向化脓阶段。此为阴证。如瘰疬、痰核、流痰等，皆为这种病理变化的结果。

②热盛肉腐：不论是阳证还是阴证的疮疡，在发病初期不得消散者，病程或长或短，病变都要继续发展。局部气血壅滞，不得疏通，愈久则化热愈盛，热盛遂使血肉腐败，酝酿液化而成脓。如《灵枢·痈疽》说：“营卫稽留于经脉之中，则血泣而不行；不行则卫气从之而不通，壅遏而不得行，故热。大热不止，热盛则肉腐，肉腐则为脓”。这便是脓形成的机理，也是局部气血凝滞进一步发展变化的病理过程。脓成熟到一定程度，局部皮肤亦被腐蚀破溃，于是由肿疡变为溃疡。若气虚则无力托毒外出，成脓后也难以破溃排脓。

③生肌长皮：疮疡破溃之后，毒随脓泄，若脏腑正气恢复，气血充盛，则腐肉迅速脱

落，新肉生长，长皮敛口，气血恢复运行而愈。若气不足则腐肉难脱，血不足则难以生肌收口。可见生肌收口与脾胃功能正常、气血充沛有密切关系。

④毒邪走散，内攻脏腑：疔疮、有头疽等因毒邪鸱张，脏腑虚弱，气血不足，不胜防御，遂使毒邪走散，循经络入营血，内攻脏腑。继而扰乱神明，出现神昏谵语等“走黄”或“内陷”的一系列危重证候。这是体表疮疡影响脏腑而致严重病变的病理过程。

总之，从外痈的发病、发展和转变过程来看，可以概括为：外痈的总病机是局部经络阻塞、气血壅结、血肉腐败，以及脏腑功能失调。外痈的特点是以局部病变为主，如果我们能及时消除局部病变或设法阻止它对整体的影响，便能很快治愈。所以古人对疮疡辨证多从局部症状来探求全身的阴阳盛衰是有一定道理的。

（2）内痈

内痈常见有肺痈、肝痈、胃痈、肠痈等。属外科者主要指肠痈（阑尾炎）、胆瘅（胆道感染、胆石病）、肠结（肠梗阻）、胃痈（胃溃疡合并穿孔）等一系列急腹症，主要是六腑的病变。其病机主要有：气机不利或气血郁闭；六腑通降功能降低或丧失；毒入营血，内攻脏腑，扰乱神明，引动内风。

①气机不利：由于饮食失节、劳倦内伤或情志刺激等因素，使六腑气机不畅，气滞血瘀。具体而言，营行脉内，卫行脉外，周流不息。气遇邪而郁，则津液稠黏，为痰为饮，积久渗入脉中则血变污浊。血受邪而滞，则经隧阻隔，或溢出脉外，或结于脉中，则气血正常运行受阻而不通，不通则痛。如肠痈（阑尾炎）早期、胆瘅（急性胆道感染）早期的腹痛，均为这类病机变化。同是上述原因，若作用于素体脾胃虚寒有胃肠溃疡病的患者，则可导致脾胃气血郁闭而引起剧烈绞痛，甚至昏厥。

②六腑通降功能降低或丧失：这是上述病理变化发展的延续。六腑的功能在于饮食的摄入、消化、吸收和排泄。这一过程必须不断运行，不能停滞，故古人科学地概括为“六腑以通为用”。六腑气机不利则必然引起六腑的功能降低，甚则引发六腑梗阻不通。六腑不通则出现剧烈的持续性腹痛，同时伴有严重的全身症状，如发热、呕吐、便秘或黄疸等。如肠结（肠梗阻）、胆瘅（胆石病）、蛔厥（胆道蛔虫症）、严重肠痈和石淋（泌尿道结石）等病均有这类病机变化。

③毒入营血、内攻脏腑：在六腑阻塞不通的情况下，邪郁愈久化火愈炽，正气不胜抵御，或大吐、大汗、大量失血致使阴阳失调，正不胜邪，毒入营血，内攻脏腑，令人神昏魂荡，发生昏厥，不省人事，或伴四肢厥冷。或因火毒炽盛，热极生风，横窜经络则抽搐。如肠痈重症、肠结（肠梗阻）后期、胆道梗阻等均有这类病理变化。如此时得不到恰当治疗，可由厥转脱，甚或亡阴、亡阳，乃至阴阳离绝而死亡。此为多数急腹症得不到恰当治疗的转归之一。

总之，内痈的总病机多由气机不利、气滞血瘀引起六腑通降功能降低或丧失，以致梗阻闭塞，从而邪郁化热，伤阴，动风，最后导致气血逆乱、阴阳离绝。若正气来复，梗阻解除，气血和调则可痊愈。可见内痈（急腹症）的病机特点是六腑不通。所以，如果我们能及时疏通气血，解除六腑梗阻，其他病症则可迎刃而解，即“通则不痛”。

3. 疾病转归

外科疾病的转归与患者素禀的强弱、受邪的轻重、发病的部位、治疗的时机、治疗的适当与否以及患者的调摄均有密切关系。概而言之，转归不外二途：一是人的正气尚盛，早期消除致病因素，使得病邪内消于无形；或毒随脓泄，肿消痛减，生肌长皮，复元而愈，此为善证。一是病深毒盛，正不胜邪，内攻脏腑，导致正气衰败，七恶叠现，甚则阴阳离绝而死亡，此即恶证。古人通过长期的临床观察总结提出的“五善七恶”学说就是以脏腑功能是否受损为标准来辨别外科疾病预后好坏。因为脏腑功能的正常与否是人体在疾病过程中邪正消长的具体体现。

由于经络内源脏腑，外络体表，具有运行气血、联络人体各个组织器官的作用。所以，各种病邪由外传里，内攻脏腑；或者是脏腑失调，内疾外传，外达体表，发为外科疾病。这些都是通过经络传导而实现的。所以，经络在外科疾病的发生、发展、传变过程中起着重要的作用。

4. 疾病中的抗邪反应与病理改变

病邪侵犯人体后，随之可以引起一系列的病理变化，如气血阻滞、脏腑功能失调、阴阳平衡紊乱，同时也可以激起正气的一系列抗邪反应。临床上所见的每一种疾病都存在着这样两个方面的表现。正与邪在机体中相互影响、相互制约、相互斗争，它们哪一方面的盛衰都影响着疾病的发生、发展和转归。临床上的治疗原则就是扶助正气，祛除邪气，使病体康复。如若分不清这个共存于病体内的对立的两个方面，则治疗时难免不犯“虚虚实实”之戒。例如常见的外痈，多为火毒侵犯肌肤，使气血壅结所致。其中疼痛、腐肉化脓、破溃等是病理变化。而痈部色焮红、有“护场”、发热、肿胀、排脓、生肌等现象则是正气抗邪的表现。如片面地认为红肿热痛是热邪所致而过用寒凉药物，往往会造成热象虽退，正气亦伤，出现疮形坚硬不消，反成坏证。

此外，病理改变与抗邪反应也不是绝对的对立关系，在一定的条件下可以互相转化。如股肿（下肢深静脉炎）发病后，由于肿胀、疼痛引起肢体运动障碍，此时若配合抬高患肢，不仅可减少疼痛，而且有助于患肢气血运行，减轻肿胀，有利于疾病恢复。在疾病后期，若患肢长期得不到活动，便可导致血液流通不畅，治疗效果就不能巩固。这时运动障碍便不利于疾病的康复，转而成为病理改变。因此，我们对疾病中发生的各种症状必须进行具体分析，审证求因，辨证施治，才能达到预期的效果。

总之，外科病的基本病理变化不外阴阳偏胜、脏腑失调、气血运行障碍及经络阻塞等几个方面。由于邪正斗争，又分为成形、成脓排毒、生肌愈合等三个明显的阶段，而内痈、外痈又各具特点。

四、中医外科疾病的辨证要点

所谓证是对疾病所表现出的各种症状和体征的综合判断，是对疾病过程中的病邪、病位、病变性质和正邪斗争等方面的概括，是对疾病即刻本质的揭示。辨证论治就是将四诊所得的临床资料应用中医学理论，从不同的角度分析、归纳、综合后揭示出疾病的证，然后指导临床施治的方法学。中医学特别强调辨证，认为只有辨证才能抓住疾病的本质，抓住动态变化中的相对静止，而后从根本上指导临床施治。目前中医外科临床中常用的有八纲辨证、脏腑经络辨证、病位辨证、分期辨证、局部辨证、辨善恶顺逆等。

（一）外科疾病辨证的特点

1. 辨证与辨病相结合

外科疾患都是以病命名的。正如《疡科心得集·疡证总论》所说："凡治痈肿，先辨虚实阴阳……又当辨其是疖、是痈、是疽、是发、是疔。"明确提出外科疾病的诊断不仅要求辨证，而且应当进行辨病，即辨证与辨病相结合。这是外科疾病辨证的特点之一。辨病就是辨识具体的疾病。任何疾病都有一定的临床特点，其发生、发展及转归、预后也有一定的规律。辨病的目的在于掌握疾病发生、发展的规律和与之相关疾病的鉴别诊断。如局部红肿热痛是阳证疮疡的共同特征，而痈是局部光软无头，结块范围多在6～9cm左右，易脓、易溃、易敛，一般不会造成陷证；有头疽初起即在肿块上有粟米状脓头，疮面渐渐腐烂，形似蜂窝，范围常超过9cm，难脓、难溃，常可合并内陷。肉瘿与石瘿均为瘿，但前者是良性肿瘤，后者是恶性肿瘤，其转归预后截然不同，必须及早分明。因此在外科领域中辨病尤为重要。一般在临诊时往往先辨病，后辨证，即先明确诊断，然后就同一疾病在发病的不同阶段，或由于患者的个体差异所表现的不同临床症状进行辨证分析，进而根据不同的证型采取相应的治疗措施。

2. 局部辨证与全身辨证相结合

外科疾病大多生于体表，都有局部的病灶，但根源在脏腑，又有全身的症状。所以外科疾病辨证的另一特点是局部辨证与全身辨证相结合，但应以局部辨证为主。如流痰发病缓慢，局部不红不热，化脓也迟，溃后脓稀薄如痰，不易收口，以阴阳辨证来辨属阴证。但结合全身症状来辨，病的后期如日渐消瘦、精神萎顿、面色无华、形体畏寒、心悸、失眠、自汗、舌淡红、苔薄白、脉细或虚大者，属气血两亏；如午后潮热、夜间盗汗、口燥咽干、食欲减退，或咳嗽痰血，舌红少苔，脉细数者，则属阴虚火旺。

3. 分期辨证

外科疾病的辨证特点之一是分期辨证。任何疾病都有一个发生发展和转变传化的过程，中医外科疾病多有局部症状可凭，因此更易直观地划分出不同的阶段。比如化脓性疾病多有初期、成脓、溃后三个明显不同的阶段；皮肤病同样具有较为明显的阶段性；肛门直肠疾病中内痔有三期、肛裂分早期和陈旧性两类。此外，周围血管病、男性前阴病以及外伤性疾病等都有明显的阶段性，均提示人们要重视分期辨证。

总之，中医外科疾病的辨证方法是建立在中医辨证体系的基础上，以强调辨病与辨证相结合、全身与局部辨证相结合和分期辨证为其特点的。

（二）中医外科辨证方法

八纲辨证

八纲是指阴阳、表里、寒热、虚实。八纲辨证即是对病变的部位、性质、邪正双方力量消长的归纳和概括。现分述如下：

1. 阴阳辨证

（1）阴阳辨证是一切外科疾病的辨证总纲

由于阴和阳是一切事物和现象对立双方的抽象概括。阴阳辨证实际上是表里、寒热、虚实、脏腑、经络等辨证的综合概括。即表、热、实、腑病等属阳；里、虚、寒、脏病等属阴。太阳、阳明、少阳经病为阳；少阴、太阴、厥阴经病为阴。所以说阴阳辨证是一切外科疾病的辨证总纲。

（2）阴阳辨证的具体内容

外科疾病的阴阳辨证不仅要从全身症状分析，同时更要依据局部的表现，内容概括如下：

发病缓急：急性发作的属阳；慢性发作的属阴。

病位深浅：病发于皮肉的属阳；发于筋骨的属阴。

皮肤颜色：红活焮赤的属阳；紫暗或皮色不变的属阴。

皮肤温度：灼热的属阳；不热或微热的属阴。

肿形高度：肿胀形势高起的属阳；平塌下陷的属阴。

肿胀范围：肿胀局限，根脚收束的属阳；肿胀范围不局限，根脚散漫的属阴。

肿胀硬度：肿胀软硬适度，溃后渐消的属阳；肿胀坚硬如石或柔软如棉的属阴。

疼痛感觉：疼痛比较剧烈的属阳；不痛、隐痛、酸痛或抽痛的属阴。

脓液稀稠：溃后脓液稠厚的属阳；稀薄或为纯血水的属阴。

病程长短：阳证的病程比较短；阴证的病程比较长。

全身症状：阳证初起常伴有形寒发热，口渴，纳呆，大便秘结，小便短赤，溃后症状逐渐消失；阴证初起一般无明显症状，酿脓期常有骨蒸潮热，颧红，或面色㿠白、神疲、自汗、盗汗等症状，溃脓后更甚。

预后顺逆：阳证易消、易溃、易敛，预后多顺（良好）；阴证难消、难溃、难敛，预后多逆（不良）。

2. 表里辨证

表里是指病变部位的深浅。从局部言之，辨病灶之深浅，生于皮毛、肌肉者属表；生于脏腑、骨骼、气血者属里。从全身分析，辨邪毒之深浅，凡具发热、恶寒、舌苔薄白、脉象浮者属表；潮热、发热、腹痛、口渴、舌苔黄黑、脉象沉者属里。大凡疮疡初起，无论是外疡还是内疡多见表证而为时尚短。一般而论，表证病邪尚浅，病情较轻；里证病位较深，邪已深入，病情较重。

此外，临床所见还有半表半里证，其辨别要点是胸胁苦满，寒热往来，心烦喜呕，口苦咽干，脉弦。多见于外科肝胆疾患及乳房病变等。

3. 寒热辨证

寒热是辨别病证属性的纲领。寒证一般由寒邪或机体功能活动过度衰退所引起，所谓“阴盛则寒”。热证一般由热邪或机体功能活动过度亢进所引起，所谓“阳盛则热”。

(1) 热证

局部所见皆为热的征象，见于肿疡则红赤焮热；见于溃疡则肉色红赤，脓液稠黄；见于疼痛则感灼痛，得冷则减；见于斑则色红；见于痒则灼痒，遇热加重。全身表现为发热面赤，渴喜冷饮，烦躁不安，尿少便秘，脉洪大而数。多见于急性感染性疾患。

(2) 寒证

局部所见表现寒的征象，为肿则木硬，皮色苍白或黯红；为痛则酸痛，得暖则缓；为斑块则见暗红或不红不热；为溃疡者，其色青暗或灰白，脓水清稀等。全身具有面白，四肢不温，口不渴或喜热饮，小便清长，大便溏薄，舌质淡白，脉沉迟等症。多见于慢性疾患，或急性疾患的后期，亦可见于寒邪直中的疾病，如冻疮、脱疽、缩阴症等。

此外，当病情发展到寒极或热极的严重阶段时，可出现真寒假热、真热假寒，应仔细辨别。

4. 虚实辨证

虚指正气虚。凡以气血阴阳不足、机体功能减退为主要病理特征的证候，称为虚证。实指邪气盛，凡以邪气过盛、机体功能亢奋为主要病理特征的证候，称为实证。这是辨别邪正盛衰的纲领。

大体上说来，外科疾病的虚实分局部证候的虚实与全身证候的虚实，而后者又可分为脏腑之虚实、气血之虚实、上下之虚实、正邪之虚实等。虚证者体质多素弱，发病较缓，病程较长，面色不华，形体瘦弱，精神倦怠，声息低微，语音怯弱，腹满便溏，小便清利，舌淡苔薄，脉弱无力。实证者体质多壮实，发病较急，病程较短，面色红赤，形体不削，精神亢奋，声高气粗，便秘腹痛，小便短赤，舌质苍老，苔厚而燥，脉实有力。至于每一疾病之虚实划分，应从患者体质、病位、病因、病理与临床证候进行分析，依据虚实辨别的一般标准，进行仔细地分辨。

局部证候的虚实主要依据局部的形质、色泽、脓液、津脂等进行辨别。例如瘾疹所发风团，高起红赤者属实；平缓色淡者属虚。肿疡中肿形高突，根盘收束，色泽焮赤，痛而拒按者为实证；肿形平塌，根脚散漫，皮色黯淡，隐痛或酸痛，久不腐溃者为虚证。溃疡中肿痛不消，脓液稠厚，腐肉壅滞者为实证；久不收口，脓出清稀，新肉淡白者属虚证。凡此等等，总宜根据具体情况进行具体分析。

虚证和实证有时真假难辨，所谓“大实有羸状”，“至虚有盛候”，临床宜注意辨别。根据古人经验“证有真假凭诸脉，脉有真假凭诸舌”，可资临床参考。

此外，还有虚实转化，虚中夹实，实中夹虚，虚多实少，实多虚少等情形，只要把握虚实辨别要领，这些自然不难鉴别。

脏腑经络辨证

1. 脏腑辨证

脏腑辨证在外科疾病辨证中的运用主要体现在两个方面：一是从病变部位推求所属脏腑，如鼻疔属肺，流痰属肾；二是归纳分析局部及全身症状，以辨别所属脏腑的寒热虚实。疮疡诸疾，如舌疮、面疔，以及血尿、血精等局部红肿热痛明显，均与心火炽盛有关。

走黄、内陷及急腹症等并发全身感染时见神昏谵语，为毒入心包证；颈痈、头面丹毒、瘾疹等初期多有表证，为风邪犯肺证；瘾疹、红蝴蝶疮的皮损复发或加重常与肺气不足有关；外科急腹症见腹满胀痛，呕吐，便结，为大肠实热证；脱肛、遗尿、白浊为脾气下陷证；肌肤发斑，色淡紫暗及血尿、血精等其血色淡红、量多、劳累后加重，为脾不统血证；瘿瘤、瘰疬、乳中结核、疝气见局部胀痛，结块，皮色不变，症状常随喜怒而消长，多为肝气郁结证；胆瘅见寒热往来，身目发黄，胸闷胁痛，舌苔黄腻，以及子痈、囊痈、脱囊等见局部红肿热痛，糜烂流水，小便黄赤混浊等，属肝胆湿热证；精浊、劳淋、癃闭等见尿频而清，余沥不尽，或遗尿失禁，或夜尿频多，或白浊时出，或早泄滑精，为肾气不足证；或见龟背，鹤膝，或健忘，耳鸣，或性欲减退，或脱发齿摇，为肾精不足证；精浊、热淋、石淋等见尿频、尿急、尿痛、小便黄赤混浊，为膀胱湿热证。

由于疾病的转变，脏腑病变可以相互影响，脏腑同病或数脏兼病，如肺肾阴虚证、肝肾阴虚证、脾肾阳虚证等，外科临床亦常见之，此不赘述。

2. 经络辨证

经络辨证是指根据中医经络学说，对临床四诊资料进行分析、归纳、综合，从而判断出外科疾病所属经络之寒热、虚实及其与脏腑的联系，从而指导临床治疗的方法。

（1）经络辨证的基本内容

经络辨证一般从两个方面着手。一方面辨别十二经的病候，另一方面就是循经辨病。

络学说认为病候可反映、表现于经络循行与络属部位，其发生机制亦可以经络循行与络属关系加以解释。因此，各种病候可按十二经脉及其与脏腑、官窍、相合组织之间的关系进行分类、归属。这是经络辨证的主要内容。

一般而言，每一经脉病候包括循经病候、相应脏或腑的病候、相应官窍病候和相合组织病候。如足阳明胃经病候，其循经病候有口臭、齿龈肿肿、面颊粉刺、结节、乳痈、乳癖等；其胃的病候有呕吐、恶心、噫气、泛酸、噎膈、不欲食、呕血、吐血、壮热、潮红、大汗出、苔黄燥、脉洪等。临床见到某些病候，就可判断系某一经络及其脏腑的病变。如酒齄鼻见鼻头潮红，两颊丘疹结节。从经络辨证看，鼻部潮红系鼻病候，属于手太阴肺经病候；两颊丘疹结节系胃经病候，当责之于足阳明胃经。所以酒齄鼻系肺胃两经病候，当从肺胃论治。

循经辨病就是依疾病所在穴位和所在经络进行辨证。前者主要从穴位反应测知疾病之所在。以内痈为例，如中府穴隐痛微肿，是肺生痈。足三里穴、阑尾穴压痛是大、小肠生痈。京门穴隐痛微痛者，是肾生痈。其他皆可类推。后者系根据疾病所在部位的经络推知疾病的病因病机，以及病在何脏、何腑。例如，生于手厥阴经的掌心毒是心包经积热；生于手太阳经的颧疽是小肠经风热；生于足厥阴经的肋疽是肝经火毒；生于足太阳经的臀疽是膀胱经湿热。

（2）经络辨证的目的

经络辨证有两个目的。一方面辨别外科疾病属何经络，在治疗时可以采用引经药物引药直达病所，达到迅速取效的目的。如手太阳经病用黄柏、藁本；足太阳经病用羌活；手阳明经病用升麻、石膏、葛根；手少阳经病用柴胡、连翘、地骨皮（上）、青皮（中）、附子

（下）；足少阳经病用柴胡、青皮；手太阴经病用桂枝、升麻、白芷、葱白；足太阴经病用升麻、苍术、白芍；手厥阴经病用柴胡、丹皮；足厥阴经病用柴胡、青皮、川芎、吴茱萸；手少阴经病用黄连、细辛；足少阴经病用独活、知母、细辛。

另一方面，由于不同的经络具有不同的生理特性，其发生的外科病证就具有各自的特点，掌握这些特点才能在治疗上取得显著的疗效。如手阳明大肠经、足阳明胃经为多气多血之经，发于这些经络的外疡病多易溃、易敛，实证居多，治疗时要注重行气活血；手太阳小肠经、足太阳膀胱经、手厥阴心包经、足厥阴肝经为多血少气之经，发于这些经络的外疡往往因血多而凝滞，气少则外发较缓，治疗时应注重破血，注重补托；手少阳三焦经、足少阳胆经、手少阴心经、足少阴肾经、手太阴肺经、足太阴脾经为多气少血之经，发于这些经络的外疡因气多则必结甚，血少则收敛较难，治疗时要注重行气，注重滋养。

病位辨证

病位辨证是指按外科疾病发生的上、中、下部位之不同进行辨证的方法。

1. 上部辨证

人体上部包括头面、颈项以及上肢，按照经络运行图分析，生理状态下的人体应为上肢上举，而非下垂，故归入上部。从三焦功能看“上焦如雾”，而人体上部生理特点是属于阳位，阳气有余，阴精不足，卫阳固护，营阴内守，营卫互相为用，始自上焦，宣达布散于全身。

病因特点：风邪易袭，温热多侵。风邪易袭阳位，温热其性趋上，故病因多为风温、风热。

发病特点：上部疾病的发生一般来势迅猛。因风邪侵袭常于突然之间，而起病缓慢者风邪为患则很少。

常见症状：发热恶风，头痛头晕，面红目赤，口干耳鸣，鼻燥咽痛，舌尖红而苔薄黄，其脉浮而数。局部红肿暄浮，忽起忽消，根脚收束，肿势高突，疼痛剧烈，溃疡则脓稠而黄。

外科疾病：头面部疖、痈、疔诸疮；皮肤病如油风、黄水疮等；颈项多见瘿与瘤，上肢多见外伤后感染，如疖、疔、时毒等。

证型特点：常见有风热证、风温证，实证、阳证居多。

2. 中部辨证

人体中部包括胸、腹、腰、背，是五脏六腑所居部位，为十二经之所过，是人体气机升降出入的枢纽，也是气血化生、运行、转化的部位。

发病原因：五志不畅形成的气机郁滞，五志过极化火生热。病因主要责之于内脏功能失调。同时，外邪侵袭致中部疾病亦有，同样受内脏功能失调的影响。

发病特点：中部疾病的发生常于病前伴有情志不畅的刺激史，或者性格郁闷。病发于不易察觉之时，一旦发病，情志变化影响症状的轻重与变化。

常见症状：中部疾病的症状极其多样复杂，由于影响脏腑功能，症状表现轻重不一。主要有情志不畅，呕恶上逆，腹胀痞满，纳食不化，返酸嗳气，大便秘结或便而不爽，腹痛肠鸣，小便短赤，舌红苔白，脉弦而数。局部症见初觉疼痛灼热，继则红肿起疱，或流滋水，或局部高肿，触之硬痛，脓腔深在，脓液稠厚，或伴鲜血；或局部肿物随喜怒消长，忽大忽小等等。

常见疾病：乳房肿物，腋疽，肋疽，背疽，急腹症，缠腰火丹，以及积聚等。

证型特点：初多气郁、火郁，属实，破溃则虚实夹杂，后期以正虚为主，其病多涉及肝胆、脾胃。

3. 下部辨证

人体下部指臀、前后阴、腿、胫、足，其位居下，阴偏盛，阳偏弱，阴邪常袭。

发病原因：寒湿、湿热多见，由于湿性趋下，故下部疾病者绝大多数伴有湿邪，初或寒袭，继则化热，而湿邪始终存在，故下部疾病多挟湿邪。

发病特点：起病缓慢，初觉沉重不爽，继则症形全现，病程缠绵不愈，反复发作，或时愈时发。

常见症状：患部沉重下坠不爽，二便不利，或肿胀如棉，或红肿流滋，脓出清稀，疮面时愈时溃。

证型特点：初起多表现为阴证，后期以虚证为主，多兼挟余邪，病变涉及肺、脾、肾三脏。

分期辨证

分期辨证就是以病程发展为出发点，对四诊资料进分析、归纳、总结，判断出不同病程阶段病变的性质、部位及邪正相争状态，从而为治疗提供依据和指导。因外科疾病中，特别是化脓性疾病，均有明显的初起、成脓、溃后三个不同的阶段，所以有消、托、补治法之不同。

1. 初期辨证

病因特点：外邪所犯居多；内邪结聚者多合外邪共同致病。

病理特点：或外邪初袭，邪居于表；或内邪初结，邪居于里，均表现为邪正相争。

发病特点：无论外邪侵犯、内邪初结，均形成肿疡；外邪致病时起病急，内邪致病时起病缓。

常见症状：初起症状多样复杂，但外邪所致伴有发热恶寒、头痛身重、脉浮苔薄；内邪致病症状随病位变化，但其脉多沉紧或数。外证表现以肿疡为主，阳证红肿热痛；阴证平塌漫肿，隐隐作痛，化脓迟缓；半阴半阳证则肿而不甚高突，痛而不甚剧烈。

证型特点：初期邪正相争属于实证，或表实或里实。

2. 中期辨证

病理特点：随病变的发展，邪正相争出现两种中期表现，或邪毒与气血相搏，化热生火，腐败成脓；或正不胜邪，邪结愈深，正气已衰，形成虚实相兼。

常见症状：肿疡高突者啄痛剧烈，发热不退，内已成脓；或破皮而溃，脓出毒泄；或肿势不限，有散漫趋势。

证型特点：虚实夹杂之证多见。

3. 后期辨证

病理特点：脓毒外泄，气血已伤；或余邪未尽，气血已衰；或邪毒深入，正不聚邪，病情转重。

常见症状：溃疡时脓液渐少，肉芽红润，渐趋收口；或脓水稀薄，疮面欠泽，肉芽不鲜，疮口不敛；或见身体消瘦，精神萎顿，面色少华；或见潮热，盗汗，手足心热，虚烦不寐。

证型特点：气血不足为主，余邪不尽，或阴虚火旺。多表现为虚证。

局部辨证

外科疾病最显著的特征就在于有局部病灶。局部辨证就是指对局部病变的四诊资料进行分析、归纳、总结、判断，辨别出病变之原因、性质，了解病变的程度与转归顺逆，从而对病理状态作出概括的诊断，为施治提供理论依据。临床上主要辨常见的肿、痛、痒、脓等。

1. 辨肿

肿是由各种致病因素引起经络阻塞、气血凝滞而成。临床上常根据肿势的缓急、形态、部位、色泽以及伴随症状来判断疾病的性质和轻重。

（1）辨肿的外形

①局限性：红肿高突，根围收束，不甚平坦，多为实证、阳证。

②弥漫性：肿势平坦，散漫不聚，边界不清，阳证见之为邪甚毒势不聚，阴证见之为气血不充。

③全身性：疮疡溃后而见头面、手足虚浮，为脓出过多，病久气血大耗，脾阳不振所致。

一般来说，凡病发生在皮肤浅表、肌肉之间者，肿势高突而焮红，发病较快，并有易脓、易溃、易敛的特点。若病发在筋骨、关节之间，肿势平坦而皮色不变，发病较缓，并有难脓、难溃、难敛的特点。

（2）辨肿的成因

①火：肿而色红，皮薄有光泽，焮热疼痛。

②寒：肿而木硬，皮色不泽，不红不热，常伴有酸痛。

③风：漫肿喧浮，或游走不定，不红微热，轻微疼痛。

④湿：肿而皮肉重垂胀急，深则按之如烂棉不起，浅则光亮或起水疱，搔破流黄水浸淫皮肤。

⑤痰：肿势或软如棉馒，或硬如结核，不红不热。

⑥气：肿势皮宽内软，不红不热，常随喜怒消长。

⑦郁结：肿势坚硬如石，或边缘有棱角，形如岩突，不红不热。

⑧瘀血：肿而胀急，色初为暗褐，后转为青紫，逐渐变黄消退。

（3）辨肿的部位和色泽

由于发病部位的局部组织有疏松和致密的不同，肿的情况也有差异，如病发于手掌、足底等处，因病处组织较疏，肿势易于蔓延，其肿处每较他处为大而明显；手指部因组织致密，故局部肿势不甚，但其疼痛剧烈；大腿部由于肌肉丰厚，肿势虽甚，但外观不明显。一般浅表的疮肿以赤色为多；而病患在深部者则以皮色不变者居多，乃至脓熟亦仅透红一点。疔疮、有头疽等病在未溃脓时由红肿色鲜转向暗红而无光泽，由高肿转为平塌下陷，这是邪毒走黄或内陷之危象。

2. 辨痛

痛由多种因素导致气血凝滞、阻滞不通而成，是疮疡最常见的自觉症状，疼痛增剧与减轻常为病势进展与消退的标志。由于患者邪正盛衰与痛的原因不一，发病部位的深浅不同，疼痛的发作情况也有所不同。临床上需辨别疼痛的成因，并根据疼痛的发作情况、疼痛的性质与肿势等结合分析病情。

（1）辨疼痛的成因

①热：皮色焮红，灼热疼痛，遇冷则痛减。

②寒：皮色不红，不热，酸痛，得温则痛缓。

③风：痛无定处，忽彼忽此，走注甚速。

④气：攻痛无常，时感抽掣，喜缓怒甚。

⑤化脓：肿势急胀，痛无止时，持续胀痛，跳痛，如有鸡啄，按之中软应指。

⑥瘀血：初起隐痛，微胀，微热，皮色暗褐，继则皮色青紫而胀痛。

（2）辨疼痛的发作情况

①卒痛：突然发作，疼痛急剧，多见于急性疾患。

②持续痛：痛无休止，持续不减，多见于阳证未溃时。痛势缓和，持续较久，多见于阴证初起。

③阵发痛：突痛急止，发作无常，多伴绞痛，多见于胆道、肠胃等寄生虫疾患。

（3）辨疼痛的性质

①刺痛：痛如针刺，病变多在皮肤，如蛇串疮。

②灼痛：痛而有灼热感，病变多在肌肤，如疖、有头疽、颜面疔疮、丹毒等。

③裂痛：痛如撕裂，病变多在皮肉，如肛裂、手足皲裂较深者。

④钝痛：疼痛滞钝，病变多在骨与关节间，如流痰、附骨疽转入慢性阶段者。

⑤酸痛：又酸又痛，病变多在关节，如流痰。

⑥抽掣痛：痛时有抽掣感，并伴有放射痛，传导于邻近部位，如乳岩、石瘿、失荣的晚期。

⑦啄痛：痛如鸡啄，并伴有节律性疼痛，病变在肌肉，多见于阳证疮疡化脓阶段，如手部疔疮、乳痈等。

（4）辨疼痛与肿

①先肿后痛者，其病浅在肌肤，如颈痈。

②先痛后肿者，其病深在筋骨，如附骨疽。

③痛发数处，同时肿胀并起，或先后相继者，如流注。

④肿势蔓延而痛在一处者，是毒已渐聚；肿势散漫而无处不痛者，是毒邪四散，其势方张。

⑤肿块坚硬如石不移，不痛或微痛，日久逐渐肿胀，时觉掣痛者，常为岩。

3. 辨痒

痒是因风、湿、热、虫之邪客于皮肤肌表，引起皮肉间气血不和；或由于血虚风燥，肤失濡养而成。痒是皮肤病的一个主要自觉症状，疮疡的肿疡、溃疡过程中亦有发生。由于发生痒的原因不一，病变的过程不同，故痒的情况也各有差异。

（1）皮肤病辨痒

①风胜：走窜无定，遍体作痒，抓破血溢，随破随收，不致化腐，多为干性。如牛皮癣、瘾疹等。

②湿胜：浸淫四窜，黄水淋漓，易沿表皮蚀烂，越腐越痒，多为湿性，或有传染性。如急性湿疮、黄水疮等。

③热胜：皮肤隐疹，焮红灼热作痒，或只发于暴露部位，或遍布全身，甚则糜烂、滋水淋漓，结痂成片，常不传染。如接触性皮炎。

④虫淫：浸淫蔓延，黄水频流，状如虫行皮中，其痒尤甚，最易传染。如手足癣、疥疮等。

⑤血虚：皮肤变厚、干燥、脱屑、作痒，很少糜烂滋水。如慢性湿疮、牛皮癣等慢性皮肤病。

（2）疮疡辨痒

①疮疡作痒：一般较为少见，如有头疽、疔疮初起，局部肿势平塌，根脚散漫，可有作痒的感觉，这是毒势炽盛，病变有发展的趋势。特别是疫疔，只痒不痛，病情更为严重。又如乳痈等，经治疗后局部根脚收束，肿痛已减，余块消散之时也有痒的感觉，这是毒势已衰，气血通畅，病变有消散之趋势。

②溃疡作痒：如痈疽溃后肿痛渐消，忽然患部感觉灼热奇痒，常由于脓区不洁，脓液浸渍皮肤，护理不善所致，或因应用汞剂、砒剂、敷贴膏药等引起皮肤过敏所致。如溃疡经治疗后引流已畅，四周余肿未消之时，或腐肉已脱、新肌生长之际，而皮肉间感觉微微作痒，这是毒邪渐化，气血渐充，将要收口的佳象。

4. 辨脓

脓因皮肉之间热胜肉腐蒸酿而成，由气血所化生，是肿疡在不能消散的阶段所出现的主要症状。疮疡的出脓是正气载毒外出，所以疮疡在局部诊断时辨脓的有无至关重要。如疮疡已成脓，还应该辨脓的部位深浅，以便进行适当的处理。在脓成溃后必须用望诊来观察脓的形质、色泽，用闻诊来嗅辨脓水的气味变化，以判断体质的盛衰、病情的顺逆。

（1）辨脓的有无

①有脓：按之灼热痛甚，指端重按一处其痛更甚，肿块已软，指起即复（即应指），脉数者，为脓已成。

②无脓：按之微热，痛势不甚，肿块仍硬，指起不复（不应指），脉不数者，为脓未成。

（2）辨脓的部位深浅

脓部位的深浅是切开引流进刀深浅的重要依据。若深浅不辨，浅者深开，则损伤正常组织，增加患者痛苦；深者浅开，则达不到引流目的。

①浅部脓：肿块高突坚硬，中有软陷，皮薄灼热焮红，轻按便痛而应指。

②深部脓：肿块散漫坚硬，按之隐隐软陷，皮厚，不热或微热，不红或微红，重按方痛而应指。

(3) 辨脓的形质、色泽和气味

①脓的形质：脓稠厚者，为元气较充；淡薄者，为元气虚弱。如先出黄的稠厚脓液，次出黄稠滋水，为将敛佳象。如脓由稠厚转为稀薄，为体质渐衰，一时难敛。如脓成日久不溃，一旦溃破，脓质虽如水直流，但其色不晦，其气不臭，未为败象。如脓稀似粉浆污水，或夹有败絮状物质而色晦腥臭者，为气血衰竭，是属败象。

②脓的色泽：脓黄白质稠，色泽鲜明，为气血充足，属于佳象。如黄浊质稠，色泽不洁，为气火有余，尚属顺证；如黄白质稀，色泽洁净，气血虽虚，未为败象。如脓色绿黑稀薄，为蓄毒日久，有损筋伤骨的可能。如脓中夹有瘀血，色紫成块者，为血络损伤。如脓色如姜汁，则每多兼患黄疸，病势较重。

③脓的气味：脓液略带腥味，脓液稠厚，大多是顺证；脓液腥秽恶臭的，其质必薄，大多是逆证，而且常是穿膜损骨之征。

5. 辨麻木

麻木是由于气血不运或毒邪炽盛，以致脉络阻塞而成。由于麻木的致病原因不同，所致麻木的情况也有差别。如疔疮、有头疽坚肿色褐，麻木不知痛痒，伴有较重的全身症状，为毒邪炽盛，常易导致走黄和内陷。麻风患部麻木不仁，不知痛痒。脱疽早期患肢麻木且冷，为气血不运，脉络阻塞，常易致筋骨腐烂，顽固难愈。

6. 辨溃疡

肿疡在不能消散吸收的情况下破溃而形成溃疡，由于人体的正气强弱有异，疾病的性质不同，局部溃疡所表现的形态与色泽也有所不同。医生可以通过辨溃疡局部的形色分析病情，判断转归和预后。

(1) 辨溃疡的形态

岩性溃疡疮面多呈翻花状或如岩穴，有的在溃疡底部见有珍珠样结节，内有紫黑坏死组织，渗流血水。瘰疬之溃疡疮口有空腔或伴漏管，疮面肉色不鲜，脓水清稀，并夹有败絮状物。附骨疽、流痰之溃疡疮口呈凹陷形，常伴漏管形成。麻风溃疡呈穿凿形，常可深及骨部。梅毒性溃疡其边缘坚硬削直而如凿成或略微内凹，基底高低不平。

(2) 辨溃疡的色泽

一般阳证疮疡的溃疡色泽红活鲜润，疮面脓液稠厚黄白，腐肉易脱，新肉易生，疮口易收，知觉正常；阴证溃疡的疮面色泽灰暗，脓液清稀，或时流血水，腐肉不易脱落，或虽脱而新肉不生，疮口经久难敛，疮面不知痛痒。如疮顶突然陷黑无脓，四周皮肤暗红，肿势扩散，多为疔疮走黄之象。如疮面腐肉已尽而脓水灰薄，新肉不生，状如镜面，光白板亮，为虚陷之证。

辨善恶顺逆

辨善恶顺逆即指判断外科疾病的预后好坏。所谓“善”就是好的现象，“恶”就是坏的现象；“顺”就是正常的现象；“逆”就是反常的现象。善、恶、顺、逆系指病理过程的相对而言，其中的“善”和“顺”并不是指生理功能的正常情况。外科疾病在其发展过程中按着顺序出现应有的症状者称为顺证；反之，凡不按顺序而出现不良症状者称为逆证。在病程中出现善的症状者表示预后较好；出现恶的症状者表示预后较差。善恶大多指全身症状的表现，顺逆多指局部情况。

恶证与逆证是人体感受病邪后，由于正气虚衰，气血不充，在邪正相争过程中正不胜邪而以病邪占优的情况。故生疮疡后，初起时由于正气不足，不能令毒外出，故顶塌根散；已成之时由于气虚不能成其形，血虚不能华其色，正虚不能载毒外出，故疮顶软陷，肿硬紫暗，不脓不腐；溃后因气血不足，无以酝酿成脓，托毒外出，故肉坚无脓，肿痛不减；收口之际因气血大衰，脾土败坏，无以助长新肉，故见种种逆证。如毒邪扩散，内侵脏腑，则恶证频现，预后不佳。

临床上应注意，即使见到预后良好的善证、顺证，也不能疏忽，应时刻预防转成预后不良的恶证、逆证；若见到恶证、逆证，也不可惊惶，应及时进行救治，如治疗得当，也能转为善证、顺证。

五、中医外科疾病的治疗要点

外科疾病的治疗分内治法与外治法两种。内治法基本上与内科相同。但自宋元以来，医家根据外科疾患大多可分为初期、成脓、溃后三个阶段，逐步总结出外科内治的消、托、补三法。并多采用内外合治，形成了一套完整的治疗法则。现在，外科治疗范围更加扩大，特别是对急腹症的治疗取得了良好效果，丰富了外科治法，提高了疗效。在临证时，应该依患者的体质强弱、病因异同、疾病的性质和阶段，确立内治与外治的法则。

（一）内治法

中医外科内治法也是依据整体观念和辨证论治的法则，首先确立总的治疗原则，然后根据病情选择具体治疗方药。

1. 消法

消法是用消散的药物，使初期尚未化脓的一切肿疡消散于无形的治疗方法，是治疗肿疡初期阶段的总纲。本法可使病人免受溃脓、手术之苦而又能缩短病程，故古人有“以消为贵”的说法。具体方法有清热解毒、解表、通里、疏肝、行气、和营、祛痰、温通等等。其适应证是没有成脓的肿疡和非化脓性疾病。若疮形已成，或已成脓，则不可概用之，以防毒散不收，气血受损，迁延难愈。

（1）清热解毒法

本法是用清热解毒的药物使热毒消散、得以清解的方法。适用于痈、有头疽、疖、疔等凡有实火、热毒见证者。在内痈中，凡热毒炽盛或热入营血之高热、烦躁不安、神昏谵语，以及邪热迫血妄行而见吐衄发斑等出血证候时均可使用。这类里热证候一般可分为气分郁热（里热轻证）、毒热炽盛（里热重证）和热入营血三大类型。在皮肤病有热毒见证者，如脓疱疮、漆疮、药物性皮炎、严重多形性红斑等也可使用，具体应用时可根据病情分别选用清热解毒、清热泻火、清热凉血和养阴清热等方法。常用代表方为黄连解毒汤、五味消毒饮、犀角地黄汤、白虎汤、大黄牡丹皮汤、知柏地黄丸、清骨散。常用药物有金银花、紫花地丁、蒲公英、野菊花、连翘、黄芩、黄连等。

(2) 活血化瘀法

本法是用活血化瘀的药物使经络疏通、血脉流畅，从而达到疮疡消散目的的方法。适用于疮疡或溃疡肿块不消，有气血凝滞之证候者。活血化瘀法在内痈中的应用更为广泛，凡有瘀血见证，如舌质紫暗，有瘀斑、瘀点，腹腔肿块和局部瘀血者，皆可用之。如：①急腹症的早期：肠痈（急性阑尾炎）、胆瘅等。②各种类型的包块：炎性包块、出血性包块、腹腔的包裹性积液、阑尾周围脓肿、腹腔脓肿、子宫外孕的血肿包块等。③出血性疾病：子宫外孕 破裂、消化道出血、血尿等。皮肤病中凡有瘀血见证，如皮肤结节（瓜藤缠等）、赘生物（疣、瘤等）、肿块以及局部皮肤肥厚、硬化性皮损等亦可应用。活血化瘀有行气活血、凉血活血、清热活血、通络活血等具体方法，临证时可据证选用。常用代表方为桃红四物汤、少腹逐瘀汤、复元活血汤、活血散瘀汤等。常用药物有归尾、赤芍、川芎、桃仁、红花、郁金、丹参、三棱、莪术等。

(3) 理气解郁法

本法是用疏肝理气的药物，使气机条达、气血调和而肿块消散、疼痛减轻的方法。适用于气血失和之肿痛和肝气郁结所致的疮疡。如外科常见的瘿与瘤，多是气血失和凝滞的结果；又如结块难消，皮色不变，推之活动，能随喜怒而消长的瘿瘤也多为肝郁气结痰凝所致。在内痈中本法常用于：①胃肠和胆道功能紊乱：表现为腹痛、胁胀、呕恶、反胃时发时止，且无热象的肝胃气机不利。②各种内痈（急腹症）早期：表现为气滞血瘀为主而无明显热象者。③在通利攻下、活血化瘀时也要常常配用理气药物。常用的代表方为逍遥散、疏肝溃坚汤、金铃子散、粘连缓解汤等。常用药物有香附、木香、枳壳、厚朴、半夏、川楝子、青皮、陈皮、乌药等。

(4) 温通法

温通法是用温阳散寒、通经活络的药物，使阴寒凝滞之邪得以消散的方法。适用于风寒痰湿侵入筋骨，阳气失和，见疮形平塌漫肿，不红不热等，如流痰、脱疽、附骨疽等。常用代表方为阳和汤、独活寄生汤、阳和通脉汤等。常用药物有附子、麻黄、桂枝、白芥子、细辛、川芎等。

(5) 通里攻下法

攻下法是用泻下的药物使蓄积在脏腑内部的邪毒得以疏通排出的方法。适用于疮疡初期或中期，表证已解，热毒入腑，出现便结里实证候者。本法在内痈（急腹症）中适用范围非常广泛。各种肠结凡无血运障碍者；各种腹腔急性炎性疾病，如肠痈、胆瘅等，凡出现便结里实者；驱虫时或腹部损伤而无大出血者。在外科中用攻下法时，一般常用寒下法和润下法，温下法使用较少。凡有里实证，如伴有疼痛剧烈，口干饮冷，壮热烦躁，呕恶便秘者，宜用寒下法配合清热解毒药物。若阴血虚，肠燥便秘，伴有口干食少、脘腹痞胀，舌干质红、脉细数者，宜用润下法。常用代表方为大承气汤、大柴胡汤、内疏黄连汤、凉膈散、润肠汤等。常用药物中寒下者有大黄、芒硝、番泻叶、甘遂等；润下者有火麻仁、郁李仁、当归、肉苁蓉、桃仁等。

(6) 解表法

解表法是用发汗的药物，使停留于肌表的毒邪随汗而泄、从表而解的方法，从而达到疮疡消散的目的。本法适用于疮痈初期或皮肤病中有表证者。解表分为辛凉解表和辛温解表法。辛凉解表法用于外感风热的表热证，如疮疡红肿痛，恶寒轻，发热重，口渴，小便短赤，苔薄黄、脉浮数者；或皮肤斑疹色红，泛发全身，瘙痒难忍等。辛温解表法适用于外感风寒证，如疮疡肿痛，恶寒重，发热轻，无汗，头痛，身痛，苔白、脉浮紧者；或皮肤斑疹色白，剧痒，恶风怕冷，遇寒加剧的风疹块等。常用代表方中辛凉者有牛蒡解肌汤、消风散，辛温者有桂枝汤、荆防败毒散等。常用药物中辛凉者有金银花、连翘、薄荷等，辛温者有桂枝、麻黄、荆芥、防风等。

(7) 祛痰法

祛痰法是用咸寒化痰散结的药物，以达到消肿散结、软坚化痰的方法。凡是痰浊留滞于肌肉经隧之内而生肿块的疾病，如瘰疬、颈痈、乳癖、瘿、瘤等均可配合此法治疗。临床上一般有疏风化痰法、解郁化痰法、软坚化痰法。常用代表方为牛蒡解肌汤、逍遥蒌贝散、海藻玉壶汤等。常用药物有夏枯草、牛蒡子、瓜蒌、海藻、昆布、海浮石、贝母等。

(8) 理湿法

本法是用淡渗燥湿的药物清除湿邪的方法。在外科中单纯湿邪为病者较少，多与其他外邪结合而侵犯人体成病，如湿热、风湿、寒湿等，因此理湿之法也少单独使用，必须结合清热、祛风、散寒等法应用。常用代表方为萆薢渗湿汤、五神汤、龙胆泻肝汤等。常用药物有萆薢、薏苡仁、茯苓、苍术、车前子等。

2. 托法

托法是以补益和透脓托毒的药物，促使疮疡早日成脓、透脓、排脓的治法。它是疮疡中期的一种缩短病程、防止毒邪内攻的治疗大法。托法适用于脓将成至腐肉脱落阶段的疮疡中期，正虚毒盛，不能托毒外达，疮形平塌，难溃难腐的证候。根据疮疡发展阶段的不同和相应方药组成的区别，托法又可分为清托、透托和补托三类。古人云："无补不成托"，而托法又多用于虚实夹杂证，故应注意防止犯实实之戒，尤其是风温、疔疮等阳实证，以免补早之弊。即使是补托之时，也须注意余毒的清理，方能使疮口愈合，不致反复。

(1) 清托法

清托法是用补气养血、透脓和清热解毒的药物治疗热毒壅盛、开始化脓的疮疡，既有消散之效，又有托毒之功的治法。其适应证是疮疡发散疏利之后疮形已成，脓尚未熟者，表现为色赤、肿高、焮红、疼痛、发热、有脓等。常用代表方为托里消毒散、四妙勇安汤、四妙汤等。常用药物有金银花、生甘草、白芷、赤芍、黄芪、党参、当归、穿山甲等。

(2) 透托法

透托法是用补气养血、托毒透脓的药物治疗疮疡脓成、促其早溃的方法，具有排脓泄毒、消肿止痛、托里护疮的作用。其适应证是成脓之后毒邪深沉散漫、不能高突破溃者。对年老体弱、畏惧刀针者尤宜。常用代表方为透脓散、托里透脓汤等。常用药物有穿山甲、皂角刺、黄芪、当归、川芎、升麻等。

(3) 补托法

补托法是用扶助正气、托毒排脓的药物治疗疮疡溃后脓出不畅、腐肉不脱的方法，具有提深就浅、祛腐生新的功用。其适应证是疮疡溃后脓毒不畅，根盘不散，疼痛不减，腐啃不脱者。常用代表方有补益气血以提毒的托里排脓汤、滋阴养血以提毒的内托黄芪汤、温阳扶正以提毒的神功内托散等。常用药物有生黄芪、当归、附子、肉桂、桂枝、薏苡仁、白芷、红藤、蚤休、败酱草、炮山甲炭等。

3. 补法

补法是滋补人体阴阳气血，从而消除或减轻一切虚损证候的疗法。此法适用于疮疡溃后毒邪消退、正气不足者。症见脓水清稀，肉芽不生，久不敛口等。也用于少数疮疡虽然未溃，但正气已虚者，如某些慢性疮疡及消渴、肺痨而并发痈疽者。在内痈中多用于疾病后期，术后及年老体弱出现阴阳虚损、气血不足者。补法种类很多，如滋阴法、壮阳法、益气养血法、健脾和胃法、生津润燥法等等。应用时要注意病情有单纯气虚、血虚、阴虚、阳虚，但也有气阴两虚、阴阳互伤者，所以也要辨证施治，灵活应用。毒邪炽盛、正气未衰之时若用补法，不仅无益，反而有助邪之弊，造成延长病程，甚或病情反复。

(1) 补益法

补益法是用补虚扶正的药物消除各种虚弱现象，恢复人体正气，助养新肉生长，使疮口早日愈合的治法。本法通常分为益气、养血、滋阴、温阳等四个方面。益气法用于肿疡疮形平塌散漫，顶不高突，成脓迟缓，破溃困难，或兼见呼吸气短，语声低微，疲倦乏力，自汗，饮食不振，舌淡苔少，脉虚无力者。养血法用于溃疡脓水清稀，难于生肌收口，或兼见面色苍白，头晕眼花，心悸失眠，手足发麻，脉细无力、舌淡者。皮肤病皮肤干燥、脱屑、肥厚、粗糙、皲裂者宜养血润燥。滋阴法用于外科病兼见口干咽燥，耳鸣目眩，手足心热，午后低烧，形体消瘦，舌红少苔，脉细数者。温阳法用于疮疡肿形软漫，不易酿脓腐烂，溃后肉色灰暗，新肉难生；或肠痈脓成溃后，大便稀溏，小便频数，肢冷自汗，脉细弱，舌淡苔薄等。常用代表方中益气方有四君子汤，药如党参、黄芪、白术等；养血方有四物汤，药如当归、熟地、川芎、鸡血藤、白芍等；滋阴方有六味地黄丸，药如熟地、山萸肉、玄参、麦冬、女贞子、旱莲草等；温阳方有肾气丸或右归丸等，药如附子、肉桂、仙茅、仙灵脾、巴戟天、鹿茸等。

(2) 养胃法

本法用调补脾胃的药物，使脾胃健运、纳谷旺盛，从而促进气血生化的来源。一般分为补脾和胃、清养胃阴两个方面。补脾和胃法用于脾胃虚弱、运化失职者，如溃疡兼见纳呆食少，大便溏薄，舌淡苔薄，脉濡等；清养胃阴法用于胃阴不足者，如疔疮走黄、有头疽内陷、大面积烧伤等，症见口干，不喜饮水，胃纳不香，舌质光红，或伴口糜，脉象细数。常用代表方中补脾和胃方有异功散，药如党参、白术、茯苓、陈皮、砂仁等；清养胃阴方有益胃汤，药如沙参、麦冬、玉竹、细生地、天花粉等。

(二) 外治法

外治法是运用药物或手术等方法直接施于患者体表或病变部位，以达到治疗目的的一种方法。外治法的运用同内治法一样，也要进行辨证论治，根据疾病发展的不同过程、不同证候，选用不同的治法和方药。中医外科的外治法历史悠久，内容非常丰富，疗法多种多样，应用非常广泛，按疮疡初期、成脓期和溃后期的发展过程，外治法也相应地分为箍围消散法、透脓祛腐法、生肌收口法等。

1. 箍围消散法

箍围消散法是运用行气、活血、消肿、定痛等消散药物箍贴围敷疮疡的方法。此法可使疮毒收束，不致扩散。证势轻者可以消散，证势重者可使毒气结聚，疮形缩小高突，促使早日成脓和破溃。本法运用得当能使疮疡消散于无形，缩短疗程，是最能体现外科“以消为贵”的方法。所以此法在外治法中占有重要位置。

适应证：外科疾病初期，凡肿势散漫不聚而无集中之硬块，或有明确肿块者，均可使用本法。若溃后肿势仍存，余毒未尽者，亦可用之。

2. 透脓祛腐法

透脓祛腐法是用手术方法和使用提脓祛腐的药物制成适当的剂型，促使疮疡内蓄之脓毒早日排出，腐肉迅速脱落的方法，古称追蚀法。本法是疮疡中期一种基本外治法。

适应证：凡肿疡后期脓毒不泄，及溃疡早期脓栓未落，死肌腐肉未脱，或脓水不净，新肉不生，或形成瘘管，久久不愈者，均可选用本法。

3. 生肌收口法

生肌收口法是用能够促进生肌长皮的药物使疮口迅速愈合的一种外治法。

适应证：凡溃疡腐肉已脱，脓水将尽时，如果肉芽生长迟缓者，可以使用本法。

（三）手术疗法和其他疗法

1. 手术疗法

手术疗法是运用各种器械和手法操作来进行治疗的方法。如果应当运用手术方法排脓祛腐却未能及时进行，则毒邪无法排泄，进而腐蚀膏膜，损筋伤骨，引起坏证、变证。因此，手术疗法在外科治疗中占有十分重要的地位。临床上由于证候不同，方法也多种多样，常用有开刀法、烙法、砭镰法、挂线法、结扎法等。

2. 其他疗法

其他疗法仍有很多，临床应用较多的如引流法、垫棉法、挑刺法、针灸、止血法、熏法、熨法、浸渍法、药筒拔法、热烘疗法等。

各论

第一节 疮 疡

外科疮疡是各种致病因素侵袭人体后引起的体表化脓性疾病。包括急性和慢性两大类，是中医外科范围内最常见的疾病之一。约占所有外科疾病的1/3～1/2。按其临床特征分为疖、痈、疔、瘰病、发、流注、丹毒、流痰、有头疽、无头疽、内痈等，有的不可名状者归于无名肿毒范围。

一、疖

疖是指肌肤浅表部位感受火毒，导致局部红肿热痛为主要表现的急性化脓性疾病。相当于西医的疖、皮肤脓肿、头皮穿凿性脓肿、疖病。其特点是色红、灼热、疼痛，突起根浅，肿势局限，范围多在3cm左右，易脓、易溃、易敛。根据病因、证候、治疗的不同，可分为暑疖、蝼蛄疖、疖病。

（一）暑 疖

暑疖是好发于夏秋季节，生于皮肤浅表的急性化脓性疾病。相当于西医的疖。其特点是色红、灼热、疼痛，突起根浅，肿势局限，范围多在3～6cm左右，易肿、易脓、易溃、易敛。一般症状轻而易治，故俗语有："疖无大小，出脓就好。"

【病因病机】

1. 病因

夏秋季节湿热较盛，汗出不畅，暑湿蕴阻肌肤或日光下曝晒，暑毒入侵。

2. 病机

暑湿蕴阻肌肤，发生痱子，抓破染毒而成；或感受暑毒蕴结而成；体质虚弱者因皮毛不固，易受外邪侵袭而发病。

3. 病位

以头面部多见。

【诊断要点】

初起局部皮肤潮红，次日发生肿痛，根脚浅，范围小，多在3cm左右。

好发于儿童及新产妇。

有头疖：患处皮肤上有一红色肿块，约3cm大小，灼热疼痛，突起根浅，中心有一小脓头，出脓即愈。

无头疖：皮肤上有一红色肿块，约3cm大小，无脓头，表面灼热，触之疼痛，2～3天化脓变软，溃后脓出，愈合多迅速。

若遍体发生，多则数十个，或有簇生在一起，状如满天星布，破流脓水成片，局部潮红胀痛，并伴全身症状。生在面部者，初起如用力挤压或碰撞则可转成疔疮。生在头顶者，如脓成未予及时切开排脓，或切口过小，引流不畅，可致头皮窜空而成蝼蛄疖。生在大腿部和小腿部的有头疖若挤压或碰撞可以转变成发（痈之大者为发）。

【治疗原则】

本病主要是肌肤浅表部位感受火毒，致局部红肿热痛，故清热化湿解毒是暑疖的治疗原则。

【辨证论治】

1. 内治法

（1）暑热浸淫证

【症状】初期常见于儿童及产妇，疖肿好发于面部，夏秋季常见；可伴有身热不爽，心烦口渴，尿赤，大便不爽等；苔薄腻，脉滑数。

【治法】清暑化湿解毒。

【方药】清暑汤。

加减：心烦热盛者加黄芩、黄连、山栀；小便短赤者加六一散；纳呆者加藿香、佩兰、香薷；大便秘结者加生大黄。

常用中成药：三黄丸、六神丸、一粒珠。

（2）热毒蕴结证

【症状】中期常见于正盛邪实的患者。疖肿少则数个，多则散发全身，或集中在头面部；可伴有发热，口渴，尿赤，便秘；舌红，苔黄，脉数。

【治法】清热解毒。

【方药】五味消毒饮。

加减：常加赤芍、牡丹皮、蚤休、藿香。脓不易出加皂角刺。

常用中成药：三黄丸、清解片。

（3）后期

脓出则肿消结散，不必内服药。

2. 外治法

（1）初期：治宜箍毒消肿，小者用紫金锭（玉枢丹）磨水涂患处；大者用金黄散或玉露散，方法是用金银花露或菊花露或开水调敷患处，以盖顶敷为宜。

（2）中期：治宜提脓祛腐，脓成则切开排脓。若脓成而出，宜用九一丹，外盖金黄散留顶敷。

（3）后期：脓出尽一般自然收口。若需生肌收口药者用生肌散，外盖金黄散。

【预防与调护】

1. 暑天应防暑降温，多饮水，如金银花露、漏芦花汤或绿豆薏苡仁汤等。
2. 注意个人卫生，勤洗澡，勤换衣，保持室内通风良好。
3. 饮食宜清淡，忌食油腻炙煿之物及鱼腥发物。
4. 患疖后及时治疗，切忌挤压，不宜用油膏类药物敷贴。

表 2-1-1　暑疖病机证治简表

辨证分型	主要症状	舌象	脉象	病因病机	治法	代表方药
暑热浸淫证	初期常见于儿童及产妇，疖肿好发于面部，夏秋季常见；可伴有身热不爽，心烦口渴，尿赤，大便不爽等	苔薄腻	脉滑数	夏秋季节湿热较盛，汗出不畅，暑湿蕴阻肌肤，发生痱子，抓破染毒	清暑化湿解毒	清暑汤等
热毒蕴结证	中期常见于正盛邪实的患者。疖肿少则数个，多则散发全身，或集中在头面部；可伴有发热，口渴，尿赤，便秘	舌红，苔黄	脉数	正盛邪实，暑毒入侵，感受暑毒	清热解毒	五味消毒饮等

（二）疖病

疖病是指多个疖在一定部位或散在身体各处反复发作的疾患。相当于西医的疖病。其特点是此愈彼起，日久不愈。若生于项后发际部的称“发际疮”；生于臀部的称为“坐板疮”。

【病因病机】

1. 病因

多由内郁湿火，外感风邪；或因消渴病、习惯性便秘等慢性疾病导致阴虚内热；或脾虚便溏者正气虚，易于染触邪毒。

2. 病机

热毒蕴阻于肌肤，内热炽盛，正虚染毒而成。

3. 病位

发于项后、背部、臀部等处，或在一定部位。

【诊断要点】

好发于青壮年，任何季节都可发生。

几个到数十个，反复发作，缠绵经年不愈。在身体各处散发，一处将愈，他处又起，或间隔周余、月余再发。

因风火湿邪相搏而成者，多发于项后、背部、臀部等处，常在原发病灶附近，继续延生，缠绵不休，状如星罗棋布，几个到数十个不等。或全身各部散发，伴有大便干结，小便黄，苔薄黄腻，脉象滑数。

由于阴虚内热染毒所生者，疖肿较大，散发全身各处，失治误治后易转变为有头疽，常伴有口渴唇燥，便干溲赤，舌红，苔薄，脉象细或细数。

辅助检查：需进行血糖、免疫功能、微量元素等方面的检测。

【治疗原则】

本病主要是风湿热毒蕴阻于皮肤，内热炽盛引起，故清热祛湿是本病的治疗原则。

【辨证论治】

1. 内治法

（1）风湿热蕴证

【症状】疖肿好发于项后、背部或四肢，色红高肿，根脚收束，成脓快，脓质较稠；可伴有口渴，便秘，小便黄；舌红，苔薄黄腻，脉滑数。

【治法】祛风清热，利湿消肿。

【方药】防风通圣散。

加减：常加马齿苋、皂角刺。

常用中成药：三黄丸、清解片、六应丸、六神丸。

（2）阴虚内热证

【症状】疖肿散发全身，此愈彼起，不断发生，疖肿较大，易转变为有头疽；常伴有口渴唇燥，大便秘结，小便短赤，或纳少便溏；舌红，苔薄，脉细或细数。

【治法】养阴清热，除湿解毒。

【方药】增液汤合防风通圣散。

加减：若阴虚甚者加石斛、天花粉；若脾虚甚者去大黄、芒硝、生地、玄参、麦冬，加生黄芪、南沙参、白术、山药。

常用中成药：知柏地黄丸。

2. 外治法

（1）初期：治宜清热解毒、散瘀消肿。用金黄散加芒硝以金银花露调如糊状，敷满患处，保持药物湿润。

（2）中期：治宜提脓祛腐，脓成则切开排脓，外上八二丹或九一丹，金黄散开水调敷四周。

（3）后期：治宜生肌收口，脓尽用生肌散，外盖紫草油纱布。

【预防与调护】

1. 饮食宜清淡，保持大便通畅。忌食辛辣、甜腻及鱼腥发物。
2. 勤换衣服，内衣应该严格消毒。
3. 有消渴病者要限制饮食，同时对消渴病进行治疗。

表 2-1-2　疖病病机证治简表

辨证分型	主要症状	舌象	脉象	病因病机	治法	代表方药
风湿热蕴证	疖肿好发于项后、背部或四肢,色红高肿,根脚收束,成脓快,脓质较稠;可伴有口渴,便秘,小便黄	舌红，苔薄黄腻	脉滑数	风火湿邪相搏，蕴结肌肤	祛风清热，利湿消肿	防风通圣散等
阴虚内热证	疖肿散发全身,此愈彼起,不断发生,疖肿较大,易转变为有头疽;常伴有口渴唇燥,大便秘结,小便短赤,或纳少便溏	舌红，苔薄	脉细或细数	阴虚内热染毒，蕴结肌肤	养阴清热，除湿解毒	增液汤合防风通圣散等

二、疔

疔是指发病迅速而且危险性较大的急性感染性疾病。多发生在颜面和手足等处。若处理不当，发于颜面者很容易走黄而危及生命，发于手足者则可以损筋伤骨而影响功能。

疔的范围很广，包括西医的疖、痈、瘭疽、坏疽的一部分，皮肤炭疽及急性淋巴管炎。因此名称繁多，证因各异。按照发病部位和性质不同，分为颜面部疔疮、手足部疔疮、红丝疔、烂疔、疫疔五种。

颜面部疔疮

颜面部疔疮是指发生在颜面部的急性化脓性疾病。相当于西医的颜面部疖、痈。特点为：疮形如粟，坚硬根深，如钉之状。

本病好发部位不同则名称各异。如生于眉心部称眉心疔；生于颧部称颧疔；生于鼻部称鼻疔；生于口角部称锁口疔；生于唇部称唇疔；生于颏部称承浆疔等等。其病名各异，但其病因、辨证施治基本相同，故统称为颜面部疔疮。本病生于头面，头面为诸阳之首，火毒蕴结、邪正交争则反应剧烈，发病迅速，如不及时治疗或处理不当，易致毒邪扩散，有引起“走黄”的危险。

【病因病机】

1. 病因

多因火热之毒为患，或因恣食膏粱厚味、辛辣醇酒炙煿之物或因感受火毒之气，毒凝肌表；或被昆虫咬伤，皮肤破损染毒。

2. 病机

热毒蕴结脏腑，火毒循经外发或毒邪蕴蒸肌肤，导致气血凝滞所致。

3. 病位

好发于唇、鼻、颧、眉等处。

【诊断要点】

疮形如粟，坚硬根深，发病迅速。

初起在颜面部某处皮肤上忽发一粟米样脓头，或痒或麻，随之逐渐红肿热痛，肿势范围3~6cm左右，但根深坚硬如钉之状，说明毒邪盛，根脚深。约经5~7天的病变发展，肿势高突，四周浸润肿大明显，疼痛加剧，脓头破溃。约经7~10天，肿势局限，顶高根软溃脓，脓栓（疔根）外出后肿消痛止，热退身凉，腐脱新生；疾病经过10~14天，病变痊愈。

发病初期即有全身不适症状，重者可见恶寒发热，口渴心烦等，舌苔薄，质红，脉弦或弦数。化脓时疼痛明显，痛如鸡啄，伴有发热或壮热、口渴、便干溲赤，苔薄腻或黄腻，脉弦滑数。当脓成溃破，疔栓脱落外出，肿消痛止，身热退减，腐脱生肌而愈。

若生于上唇、鼻部的疔疮，因失治或误治，护理不当，挤压碰撞等，可引起疮顶下陷、无脓色黑，四周皮肤暗红，护场消失，肿势蔓延扩散，以致头面俱肿，伴壮热烦躁。甚则神昏谵语，胁痛气急，苔黄糙，舌红绛，脉洪数等，此为走黄之症，是危急之象。其邪毒入血内攻，走窜不定，入四肢、躯干而发流注；积于脏腑则发内痈；侵入四肢长骨则成附骨疽。

辅助检查：外周血白细胞总数及中性粒细胞比例增高。症状严重者应作血细菌培养。

【治疗原则】

本病主要是热毒炽盛，毒蕴肌肤而发，故清热解毒是颜面部疔疮的治疗原则。

【辨证论治】

1. 内治法

（1）热毒蕴结证

【症状】初期疔疮高肿色红，根脚收束；发热头痛，口渴心烦；舌红，苔黄，脉数。

【治法】清热解毒。

【方药】五味消毒饮或黄连解毒汤。

加减：常加赤芍、牡丹皮。若恶寒发热者，加蟾酥丸3粒，吞服；若毒盛肿甚者加大青叶、蚤休。

常用中成药：清解片、消炎解毒丸、梅花点舌丸。

（2）火毒炽盛证

【症状】中期疮形不高，肿势散漫，色紫脓少，灼热疼痛；高热，头痛，心烦口渴，恶心欲呕，便秘溲赤；舌红，苔黄腻，脉洪数。

【治法】清热凉血，解毒止痛。

【方药】犀角地黄汤、黄连解毒汤、五味消毒饮。

加减：常加生大黄、漏芦根、白芷。若大便秘结者，加生大黄、元明粉；若脓出缓慢者，加皂角刺托毒溃坚；若并发走黄或流注或附骨疽者，参照各有关疾病治疗。

常用中成药：蒲公英片。

（3）后期：脓栓随脓外出，肿消痛止者，不必内服中药。

2. 外治法

（1）初期：治宜箍毒消肿，用金黄散或玉器散，以金银花露或菊花露或开水调敷，盖顶敷为宜。或用千捶膏盖贴。

（2）中期：治宜提脓祛腐，若脓成时用九一丹或八二丹撒布疮顶，用金黄散或玉露散开水调，留顶敷，保持湿润；若脓出不畅时，用九一丹药线引流，若脓已成熟，顶部已软有波动感时，也可切开排脓，拔去疔根。

（3）后期：脓尽宜生肌收口，用生肌散，外盖红油膏或太乙膏贴之。

【预防与调护】

1. 有全身症状者应卧床休息，多饮水。
2. 发病后忌挤压、碰撞、抓破患处，忌灸法，初起忌挑脓及切开，以免毒邪走散。
3. 忌内服发散药或辛热之品，以防邪毒走散。
4. 忌烟酒、肥甘厚味、辛辣食品、鱼肉海鲜发物等，以免助长火毒之势。
5. 忌房事及忿怒，以免助长火毒之势。

表 2-1-3　颜面部疔疮病机证治简表

辨证分型	主要症状	舌象	脉象	病因病机	治法	代表方药
热毒蕴结证	初期疔疮高肿色红，根脚收束；发热头痛，口渴心烦	舌红，苔黄	脉数	感受火毒，毒蕴肌肤	清热解毒	五味消毒饮、黄连解毒汤等
火毒炽盛证	中期疮形不高，肿势散漫，色紫脓少，灼热疼痛；高热，头痛，心烦口渴，恶心欲呕，便秘溲赤	舌红，苔黄腻	脉洪数	脏腑蕴热，火毒结聚	清热凉血，解毒止痛	犀角地黄汤、黄连解毒汤、五味消毒饮等

附：手足部疔疮

手足部疔疮是指发生在手足部的急性化脓性疾病。相当于西医的手足部急性化脓性感染。其特点是：手部发病多于足部，治疗不当容易损筋伤骨，影响手的功能。

表 2-1-4　手足部疔疮病机证治简表

辨证分型	主要症状	舌象	脉象	病因病机	治法	代表方药
火毒凝结证	初期局部红肿或指（趾）红肿，疼痛剧烈；心烦口渴，小便黄，全身可伴有畏寒发热	舌红，苔黄	脉数	脏腑蕴热，邪毒结聚，热盛肉腐	清热泻火解毒	五味消毒饮、黄连解毒汤等
湿热下注证	初期足底部红肿热痛，走路疼痛加重，抬高则减轻；可伴有恶寒，发热，头痛，纳呆，小便黄	舌红，苔黄腻	脉滑数	湿火蕴结，血凝毒聚，经络阻隔，热盛肉腐	清热利湿，和营消肿	五神汤、萆薢渗湿汤等

续表

辨证分型	主要症状	舌象	脉象	病因病机	治法	代表方药
毒蕴热盛证	中期红肿明显，顶高根束，疼痛剧烈，肉腐为脓，脓出则肿消痛止；若脓出肿痛不减者，可能是筋伤骨蚀	舌红，苔黄	脉数	邪毒炽盛，郁于指（趾）端，腐筋蚀骨	清热透脓托毒	五味消毒饮、黄连解毒汤等

三、痈

痈是发生在皮肉之间的急性化脓性疾病。有内痈与外痈之分，内痈在脏腑，外痈在体表，本节讨论外痈。外痈相当于西医的皮肤浅表脓肿、急性化脓性淋巴结炎等，不同于西医的痈。其特点是：局部光软无头，红肿疼痛（少数初起皮色不变），结块范围多在 6~9cm，发病迅速，易肿、易脓、易溃、易敛，或有恶寒、发热、口渴等全身症状，一般不会损筋伤骨，也不会造成陷证。

由于发病部位不同，本病有许多名称，其中多数性质、证治基本相同，此处仅以颈痈及腋痈为例论述之。其他如乳痈、肛痈、囊痈等在病因、治疗及转归方面与一般痈不同，本书不作介绍。

颈　痈

颈痈是发生在颈部两侧的急性化脓性疾病。俗称“痰毒”。相当于西医的颈部化脓性淋巴结炎。其特点是：初起局部皮色不变，肿胀，灼热，疼痛，肿块边界清楚。

【病因病机】

1. 病因

多因外感风温、风热邪毒，亦可因乳蛾、口疳、龋齿或头面疮疖等感染毒邪。

2. 病机

邪毒挟痰蕴结于少阳阳明之络而成。

3. 病位

常生于颈旁两侧，颌下、耳后、颏下也可发生。

【诊断要点】

多见于儿童。发病前多有乳蛾、口疳、龋齿或头面部疖肿，或附近皮肤黏膜破损病史。

初起患部结块，形如鸡卵，皮色不变，肿胀，灼热，疼痛，活动度不大。约经 7~10 天，若不消散，即欲成脓，此时结块处皮色转红，肿势高突，疼痛加剧如鸡啄状，按之中软而有波动感，溃后脓出黄白稠厚，肿退痛减，约 10 天左右愈合。

颈痈多伴有轻重不同的全身症状，如恶寒、发热、头痛、口干、便秘、尿赤等。化脓时则全身症状加剧，在溃脓后大多消失。

部分病例形成慢性迁延性炎症，肿块坚硬，1～2 个月后才能消散。亦有的突然又红肿热痛而化脓。

辅助检查：外周血的白细胞总数及中性粒细胞比例增高。

【治疗原则】

本病主要是邪毒挟痰蕴结于少阳阳明之络而成，故化痰解毒是颈痈的治疗原则。

【辨证论治】

1. 内治法

（1）风热痰毒证

【症状】初期颈旁或颌下结块，皮色不变，肿痛灼热，活动度不大；恶寒发热，头痛，口干，咽痛；苔薄白或薄黄，脉浮数。

【治法】散风清热，化痰消肿。

【方药】牛蒡解肌汤。

加减：热盛加黄芩、山栀、生石膏；便秘加瓜蒌仁、莱菔子、枳实。

（2）热毒蕴结证

【症状】中期颈痈数日，疼痛日增，肿块增大，皮色转红；发热不退，哭啼不休，经过 10～14 日变软；舌红苔黄，脉散或洪数。

【治法】清热解毒，透脓托毒。

【方药】透脓散。

加减：加银花、连翘、蒲公英、瓜蒌仁、山药。

（3）后期：引流通畅，脓出肿消者，不必内服药物。

2. 外治法

（1）初期：治宜解毒散结，用金黄散调银花露或金黄散加芒硝开水调敷患处。

（2）中期：治宜提脓祛腐，脓成熟时宜低位切开引流，上九一丹纱条，外盖金黄散。

（3）后期：脓尽宜生肌收口，用生肌散，外盖紫草油纱布。

【预防与调护】

1. 积极治疗原发疾病。
2. 饮食宜清淡、柔软，忌食辛辣炙煿之品。
3. 多饮水，保持大小便通畅。

表 2-1-5 颈痈病机证治简表

辨证分型	主要症状	舌象	脉象	病因病机	治法	代表方药
风热痰毒证	初期颈旁或颌下结块，皮色不变，肿痛灼热，活动度不大，恶寒发热，头痛，口干，咽痛	苔薄白或薄黄	脉浮数	风热邪毒挟痰蕴结，经络阻塞	散风清热，化痰消肿	牛蒡解肌汤等
热毒蕴结证	中期颈痈数日，疼痛日增，肿块增大，皮色转红；发热不退，哭啼不休，经过10~14日变软	舌红，苔黄	脉散或洪数	外感邪毒，脏腑蕴毒，凝聚肌表，经络阻隔，气血瘀滞	清热解毒，透脓托毒	透脓散等

附：腋痈

腋痈是指发生在腋部的急性化脓性疾病。相当于西医的腋下急性化脓性淋巴结炎。其特点是：腋下暴肿热痛，皮色不红，伴恶寒发热，上肢活动受限，溃后容易袋脓。

表 2-1-6 腋痈病机证治简表

辨证分型	主要症状	舌象	脉象	病因病机	治法	代表方药
肝郁痰火证	初期腋下暴肿，灼热疼痛，皮色不红，上肢活动不便；全身发热，头痛，胸胁牵痛，口苦咽干	舌红，苔黄	脉弦数	肝气郁滞，气滞血瘀，经脉壅阻	清肝解郁，消肿散结	柴胡清肝汤等
热胜酿脓证	中期腋下肿痛数日，肿块增大，皮色微红，疼痛加重如鸡啄，手臂不能抬举；心烦，口渴，发热，便秘，尿赤	舌红，苔黄	脉弦数或洪数	热盛蕴结，郁而化脓	清热泻火，透脓托毒	黄连解毒汤、透脓散等

四、瘰疬

瘰疬是发生在颈部的慢性化脓性疾病，相当于西医的颈部淋巴结结核。其特点是：好发于儿童及青年，多生于颈项及耳后，病程缓慢，初起结核如豆，皮色不变，不觉疼痛，以后逐渐长大窜生，脓成时皮色暗红，溃后脓水清稀，夹有败絮状物，往往此愈彼溃，形成窦道。

【病因病机】

1. 病因

总由肝气郁结，脾失健运，痰湿结聚，或肺肾阴亏，痰火凝结等。

2. 病机

常因忧思郁怒，肝气郁结，脾失健运，痰湿内生，气滞痰凝结聚成核，阻于经脉，结于颈项而成此病。日久痰湿化热，或肝郁化火，下烁肾阴，热盛肉腐而成脓，破溃成疮，脓水淋漓，耗伤气血阴津，渐成虚证。亦可因肺肾阴亏，以致阴虚火旺，肺津不能输布，灼津为痰，痰火凝结，结于颈项所致。

3. 病位

好发于颈项及耳前、耳后的一侧或两侧，重者可延及颌下、锁骨上及腋下等。

【诊断要点】

发病前部分患者可有虚痨病史。

初起颈部一侧或两侧结块肿大如豆，孤立或成串，质地坚实，推之活动，不热不痛，皮色正常，可延及数月或更长时间不溃。数月或数年后，肿块渐增大且与皮肤粘连，有的数个互相融合成块，推之活动度减小，有隐痛或压痛。若其液化成脓时，皮肤微红或紫红发亮，扪之灼热，按之有轻微波动感。脓成破溃后其质稀薄，夹有败絮样坏死组织，疮口是潜行性空腔，疮口色白不鲜，四周皮肤紫暗，日久不敛，常此愈彼溃，并可形成窦道。

初起全身无不适。化脓时常伴有低热、食欲不振、全身疲乏等。溃后不愈，部分患者可出现低热、疲乏、头晕、食欲不振、腹胀便溏等，或出现盗汗、咳嗽、潮热、消瘦等症状。

本病预后一般良好，但常因体质虚弱或劳累而复发，尤以产后更为多见。本病结核如延之数年仍按之活动，且既不破溃也不长大者，其病较轻；若初起即累累数枚，坚肿不移，并粘连在一起者，则其病较重。亦有部分患者，有的结核未消，有的已经成脓，有的结核溃破，且三者可同时出现。

辅助检查：红细胞沉降率可增快，结核菌素试验呈阳性。脓液涂片检查可找到结核杆菌。必要时可作活组织病理检查，有助于确诊本病。

【治疗原则】

本病主要是痰邪凝结而成，故清热祛痰是其治疗原则。

【辨证论治】

1. 内治法

（1）气滞痰凝证

【症状】初期肿块坚实，其大如豆，皮色如常，活动，无疼痛；全身无明显症状；苔薄，脉弦。

【治法】疏肝行气，化痰散结。

【方药】逍遥散、二陈汤。

加减：常加夏枯草、猫爪草、丹参、浙贝母等。

常用中成药：小金片、芩部丹片、内消瘰疬丸、消疬丸、夏枯草膏。

（2）结核酿脓证

【症状】中期肿块数月，逐渐长大，融合成块，与皮肤粘连，皮色转红，推之不动，数月后皮色暗红，按之应指脓成；全身低热，午后明显，疲乏，纳差，疼痛；舌红，苔黄，脉滑数。

【治法】养阴清热，透脓托毒。

【方药】增液汤、透脓散。

加减：常加百合、知母、淮山药、青蒿等。

常用中成药：小金片。

（3）阴虚火旺证

【症状】后期脓溃清稀，夹有败絮状物，日久不愈；午后潮热，夜间盗汗，两颧发红，口干，纳差；舌红少苔，脉细数。

【治法】滋阴降火。

【方药】六味地黄丸、清骨散。

加减：常加太子参、麦冬、五味子、百部等。

常用中成药：六味地黄丸、小金片、芩部丹片、消疬丸、芋艿丸。

（4）气血两虚证

【症状】后期脓出清稀，夹有败絮状物质，腐肉难脱，疮色不鲜；形体消瘦，疲乏无力，面色无华，纳差；舌淡体胖，苔薄，脉细。

【治法】益气养血，解毒生肌。

【方药】香贝养荣汤。

加减：加银花藤、连翘、生黄芪、淮山药、鸡内金等。

常用中成药：小金片、芩部丹片。

2. 外治法

（1）初期：用冲和膏外敷，或阳和解凝膏掺黑退消外贴。

（2）中期：脓成熟时宜切开排脓，务必畅通，上三仙丹，外盖红油膏，待腐肉脱落。

（3）后期：肉芽鲜红、脓腐已尽时改用生肌散、白玉膏。若创面肉芽高突，可先用千金散棉嵌，待腐肉平整后改用生肌散、白玉膏。如有空腔或窦道时，可用千金散药线，也可用手术扩创，清除坏死组织。

【其他疗法】

1. 中成药及单方

无论初期或破溃后均可配合服用芩部丹，每天3次，每次4片；或小金片，每天3次，每次4片；或内消瘰疬丸，每天2次，每次5g；或石吊兰片，每天3次，每次4片；或芋艿丸，每天2次，每次6g；或夏枯草膏9～15g，开水冲服；或抱石莲3g、夏枯草24g，水煎服；亦可用石吊兰45g水煎服。如病情减轻时，也可单独使用上述成方。

2. 拔核疗法

适用于肿核较小，日久不能内消，体质较好者。可用白降丹少许掺在太乙膏上，或白降丹粉与米饭捣和，捏成绿豆大小，放置于太乙膏上敷在肿核处。每3天换药1次，结核小者7天左右脱落，大者10天左右可将结核拔去，待结核脱落后可用生肌散、白玉膏。因所用药物有一定刺激性，所以应严格掌握适应证。对瘰疬较大而深在，或与周围组织粘连，或年老体弱者，均不宜使用本法。

3. 脊背挑核法

适用于本病初期，先在肩胛下方，脊柱两旁寻找结核点（略高于皮肤、色红、指压不褪色的即为结核点）进行挑治。亦可在肩井、肺俞及其附近进行挑治。

【预防与调护】

1. 保持情绪安定，心情舒畅。劳逸结合，注意休息，节制房事。
2. 加强营养，合理膳食，忌服辛燥食物。
3. 积极治疗其他部位的虚痨病变。

表 2-1-7　瘰疬病机证治简表

辨证分型	主要症状	舌象	脉象	病因病机	治法	代表方药
气滞痰凝证	初期肿块坚实,其大如豆,皮色如常,活动,无疼痛;全身无明显症状	苔薄	脉弦	肝气郁结，脾失健运，痰湿内生，气滞痰凝	疏肝行气，化痰散结	逍遥散、二陈汤等
结核酿脓证	中期肿块数月，逐渐长大，融合成块，与皮肤粘连，皮色转红，推之不动，数月后皮色暗红，按之应指脓成；全身低热，午后明显，疲乏，纳差，疼痛	舌红，苔黄	脉滑数	痰湿化热，热盛肉腐	养阴清热，透脓托毒	增液汤、透脓散等
阴虚火旺证	后期脓溃清稀，夹有败絮状物；日久不愈，午后潮热，夜间盗汗，两颧发红，口干，纳差	舌红，少苔	脉细数	肺肾阴亏，阴虚火旺，灼津为痰	滋阴降火	六味地黄丸、清骨散等
气血两虚证	后期脓出清稀，夹有败絮状物质，腐肉难脱，疮色不鲜；形体消瘦，疲乏无力，面色无华，纳差	舌淡体胖，苔薄	脉细	久病耗伤气血阴津，久不能愈	益气养血，解毒生肌	香贝养荣汤等

第二节　乳房疾病

乳房疾病是发生在乳房部各种疾病的总称。常见的乳房疾病有乳头破碎、乳痈、乳发、乳痨、乳核、乳癖、乳疬、乳漏、乳衄等。乳岩也是一种常见的乳房疾病，是发生于乳腺组织的恶性肿瘤。由于女子的生理特点，其乳房疾病的发病率远高于男子。故《妇科玉尺》说：“妇女之疾，关系最钜者，则莫如乳”。

乳房位于前胸第三和第六肋骨水平之间，左右对称，分乳房、乳晕、乳头和乳络四个部分。乳房的生长发育及其病变与脏腑经络有密切的关系。

男子乳头属肝，乳房属肾；女子乳头属肝，乳房属胃。在五脏六腑之气血津液对乳房的作用中，以肾的先天精气、脾胃的后天水谷之气、肝的藏血与疏调气机功能对乳房的生理病理影响最大。肾气盛则天癸至，女子月事时下，两乳渐丰满，孕育后乳汁充盈而可哺乳；肾气衰则天癸竭，乳房也即衰萎。肾精不足或肾阳虚衰，儿童或成年男子可发生乳病；肾阴虚可致乳痨；劳伤肾精可变生乳岩。脾胃为气血生化之源，乳汁由脾胃运化水谷之精华所化生，脾胃气壮则乳汁多而浓，反之则少而淡。若脾胃运化失司而痰浊内生，痰湿蕴结于乳房胃络即可致病。肝主藏血主疏泄，肝血不足则产妇乳少；肝失疏泄、气机郁滞则乳房胀痛，甚至形成肿块。

乳房与足少阴肾经、足阳明胃经、足厥阴肝经以及冲任二脉有密切的联系。足少阴肾经上贯肝膈而与乳相联；足阳明胃经之直者，从缺盆下而贯乳中；足厥阴肝经上膈，布胸胁中而散；任脉循腹里，上关元至胸中，为气血之海，上行为乳，下行为经。冲脉挟脐上行，至胸中而散；任脉循腹里，上关元至胸中。正是由于这些经脉的通调和灌养作用，共同维持乳房的正常生理功能。若经络闭阻不畅，冲任失调，则可导致多种乳房疾病的发生。

一、乳痈

乳痈是由热毒侵入乳房而发生的阳证疮疡。相当于西医的急性乳房炎。其特点是：乳房局部结块，红肿热痛，伴有发热。本病常发生于产后未满月的哺乳期妇女，尤以初产妇多见，也可在妊娠期或非哺乳期及非妊娠期发生。

在哺乳期发生者名“外吹乳痈”；在妊娠期发生者名“内吹乳痈”；在非哺乳期和非妊娠期发生者名“不乳儿乳痈”。临床上以“外吹乳痈”最为常见。

【病因病机】

1. 病因

多因产妇乳头破碎、内陷，影响充分哺乳；或哺乳方法不当，或乳汁多而少饮，或断乳不当，乳汁郁积；或肝气郁结；或体虚汗出受风，或露胸哺乳，外感风邪；或乳儿含乳而睡，口中热毒之气侵入乳孔。

2. 病机

厥阴之气失于疏泄，郁而化热，使乳络郁滞不通，化热成痈。

【诊断要点】

本病多见于产后3~4周的哺乳期妇女。

1. 初起

初起常有乳头皲裂，哺乳时感觉乳头刺痛，伴有乳汁郁积或结块，乳房局部肿胀疼痛，皮色不红或微红，皮肤不热或微热。或伴有全身感觉不适，恶寒发热，食欲不振。

2. 成脓

患乳肿块逐渐增大，局部疼痛加重，或有雀啄样疼痛，皮色焮红，皮肤灼热，壮热不退，口渴思饮，小便短赤，同侧腋窝淋巴结肿大压痛。至乳房红肿热痛第10天左右，肿块中央渐渐变软，按之应指有波动感，穿刺抽吸有脓液，有时脓液可从乳窍中流出，全身症状加剧。

3. 溃后

脓肿成熟后可破溃出脓，或手术切开排脓。若脓出通畅则肿消痛减，寒热渐退，疮口逐渐愈合。若溃后脓出不畅，肿势不消，疼痛不减，身热不退，可能形成袋脓；或脓液波及其他乳络形成传囊乳痈。亦有溃后乳汁从疮口溢出，久治不愈，形成乳漏者。

在成脓期大量使用抗生素或过用寒凉中药，常可见肿块消散缓慢，或形成僵块，迁延难愈。

辅助检查：血常规检查于初期白细胞计数一般正常，成脓期白细胞总数及中性粒细胞比例增高。当乳房深部脓肿，局部皮肤红肿及波动感不明显时，应在局麻下穿刺，行局部诊断性穿刺抽脓术，抽出脓液后方可确认脓肿的存在。

【治疗原则】

本病主要是热毒侵入乳房，郁而成脓，故清热消肿托毒是乳痈的治疗原则。

【辨证论治】

1. 内治法

（1）气滞热壅证

【症状】乳汁郁积结块，皮色不变或微红，肿胀疼痛；伴有恶寒发热，头痛，周身酸楚，口渴，便秘，苔薄黄，脉数。

【治法】疏肝清胃，通乳消肿。

【方药】瓜蒌牛蒡汤。

加减：乳汁壅滞者加王不留行、路路通、漏芦等；肿块明显者加当归、赤芍、桃仁等。

常用中成药：乳疮丸、蒲公英片。

（2）热毒炽盛证

【症状】乳房肿痛，皮肤焮红灼热，肿块变软，有应指感；或切开排脓后引流不畅，红肿热痛不消，有“传囊”现象；伴有壮热，全身症状加重；舌红，苔黄腻，脉洪数。

【治法】清热解毒，托里透脓。

【方药】透脓散。

加减：热甚者加生石膏、知母、金银花、蒲公英等；口渴甚者加天花粉、鲜芦根等。

（3）正虚毒恋证

【症状】溃脓后乳房肿痛虽轻，但疮口脓水不断，脓汁清稀，愈合缓慢或形成乳漏；全身乏力，面色少华，或低热不退，饮食减少；舌淡，苔薄，脉弱无力。

【治法】益气和营托毒。

【方药】四妙汤。

加减：党参、白术、茯苓、川芎、皂角刺、炮甲片、天花粉、蒲公英。

2. 外治法

（1）初起：乳汁郁滞而乳房肿痛者可用热敷加乳房按摩，以疏通乳络。先轻揪乳头数次，用五指从乳房四周轻柔地向乳头方向按摩，将郁滞的乳汁渐渐推出。可用金黄膏或玉露膏外敷，或用鲜菊花叶、鲜蒲公英、仙人掌去刺捣烂外敷；或用六神丸研细末，适量凡士林调敷，亦可用50%芒硝溶液湿敷。

（2）成脓：脓肿形成时，应在波动感及压痛最明显处及时切开排脓，切口应按乳络方向并与脓腔基底大小一致，以避免手术损伤乳络而形成乳漏；刀尖宜向上轻挑，便于掌握切口的大小、深浅及方向，避免手术刀向下切割太过，导致切口过深、过大；切口应选择脓肿稍低的位置，使引流通畅而不致袋脓。如果脓肿位于乳晕处，可沿乳晕边缘行弧形切口。如果为乳房深部脓肿，则应在乳房下缘作弓形切口，将乳房与胸大肌筋膜分离后上翻乳房，切开脓腔，引流脓液。若脓肿小而浅者，可用针吸穿刺抽脓，并外敷金黄膏。

（3）溃后：切开或针吸排脓后，用八二丹或九一丹提脓拔毒，并用药线引流，外敷金黄膏。待脓净仅有黄稠滋水时，改用生肌散收口。若有袋脓现象，则可用垫棉法治疗，即在脓腔下方放置一棉垫，并予加压包扎，使脓液不致潴留。若成传囊乳痈者，也可在疮口肿痛一侧用垫棉法加压，橡皮膏固定，常可避免再次手术；当脓液不能顺利排泄时，则需在传囊乳痈部位按之应指处另作一切口。

【其他疗法】

1. 抗感染治疗

严重的感染时局部及全身症状明显，白细胞总数及中性粒细胞比例明显增加，继续发展有可能并发脓毒败血症时，应给予足量有效的抗生素，并适当配合支持疗法及对症处理。

2. 应用退乳药物

不宜作为常规治疗，只有当感染严重或脓肿已经形成时才予回乳。口服溴隐亭每日2.5～5mg，服用约2～3周。或口服已烯雌酚1～2mg，每日3次，连服2～3天。

【预防与调护】

1. 妊娠5个月后经常用温开水或75%酒精擦乳头。

2. 乳母应心情舒畅，避免情绪过于激动。哺乳期要定时哺乳，保持乳头清洁，不使婴儿含乳而睡，注意乳儿口腔清洁；每次哺乳应将乳汁吸空，如有积滞，可用热敷或吸奶器帮助排出乳汁。

3. 若有乳头擦伤、皲裂，可外涂麻油或蛋黄油；身体其他部位有化脓性感染时，应及时治疗。

4. 断乳时应先逐步减少哺乳时间和次数，再行断乳。断乳前可用生麦芽60g、生山楂60g煎汤代茶饮，并用皮硝60g装入纱布袋中外敷。

5. 可以胸罩或三角巾托起患乳以固定之，脓未成者可减少活动引起的牵拉痛；破溃后可防止袋脓，有助于加速创口愈合。

表 2－2－1　　乳痈病机证治简表

辨证分型	主要症状	舌象	脉象	病因病机	治法	代表方药
气滞热壅证	乳汁郁积结块，皮色不变或微红，肿胀疼痛；伴有恶寒发热，头痛，周身酸楚，口渴，便秘	苔薄黄	脉数	肝气郁结，胃热壅盛，气血凝滞，乳络受阻，乳汁壅滞	疏肝清胃，通乳消肿	瓜蒌牛蒡汤等
热毒炽盛证	乳房肿痛，皮肤焮红灼热，肿块变软，有应指感；或切开排脓后引流不畅，红肿热痛不消，有“传囊”现象；伴有壮热，全身症状加重	舌红，苔黄腻	脉洪数	热毒炽盛，热盛肉腐	清热解毒，托里透脓	透脓散等
正虚毒恋证	溃脓后乳房肿痛虽轻，但疮口脓水不断，脓汁清稀，愈合缓慢或形成乳漏；全身乏力，面色少华，或低热不退，饮食减少	舌淡，苔薄	脉弱无力	邪衰正虚，邪毒留恋	益气和营托毒	四妙汤等

二、乳核

乳核是指发生于乳腺小叶内纤维组织和腺上皮的良性肿瘤。相当于西医的乳腺纤维腺瘤。本病在中医文献中也曾被称为“乳癖”，包括乳腺纤维瘤和乳腺增生病两种，现已将其归为乳核的范畴。其特点为乳中结核，形如丸卵，边界清楚，表面光滑，推之活动，不痛，与月经周期无关。

【病因病机】

1. 病因

多由情志内伤，肝气不舒，或冲任失调引起。

2. 病机

恼怒伤肝，忧思伤脾，肝脾不调，气机不畅，运化失司致痰浊内生；或因冲任失调，气滞血瘀痰凝，积聚于乳房而成。

3. 病位

肿块多发生于一侧乳房，多为单发，亦可见多发，以乳房外上象限为多见。

【诊断要点】

可发生于青春期后任何年龄的女性，但以 18～25 岁的青年女性最为多见。

肿块常呈圆形或卵圆形，大小不一，质地韧实，表面光滑，境界清楚，活动度大，不与周围组织粘连，无疼痛和触痛。肿块大小、性状与月经周期无关。肿块一般生长缓慢，不发生化脓溃烂。乳核在妊娠期迅速增大者应排除恶变的可能。乳核术后于原手术部位多次再发者，应警惕恶变的可能。

辅助检查：乳房钼靶X线摄片可见到圆形或卵圆形密度均匀的阴影，边缘清楚，其周围可有一圈环形的透明晕。

【鉴别诊断】

乳岩：40~60岁的中老年妇女多见。乳房肿块质地坚硬如石，表面欠光滑，边缘不整齐，活动度差，易与皮肤及周围组织发生粘连，患侧腋窝淋巴结可肿大，后期溃破难敛。

【治疗原则】

本病主要由于气滞血瘀痰凝积聚于乳房而成，故疏肝散结、活血消痰是乳核的治疗原则。

【辨证论治】

1. 肝气郁结证

【症状】肿块较小，发展缓慢，不红不热，不痛，推之可移；可有乳房不适，胸闷叹息；苔薄白，脉弦。

【治法】疏肝散结。

【方药】逍遥散加减。

常用中成药：西黄片、小金丹。

2. 血瘀痰凝证

【症状】肿块较大，坚实木硬，重坠不适；胸胁牵痛，烦闷急躁，或有月经不调，痛经等症；舌暗红，苔薄腻，脉弦细。

【治法】疏肝活血，化痰散结。

【方药】逍遥散合桃红四物汤加减。

常用中成药：西黄片、小金丹。

【其他疗法】

手术疗法：乳核直径在1cm以上者，应选择在婚后、妊娠前手术切除乳核；妊娠期间新出现的乳核，或原有乳核在此期间增大者，如乳核增大迅速，则宜手术切除；乳核经中药治疗3个月以上未见缩小，反有增大者，宜手术治疗；35岁以上特别是绝经以后发现的乳核，无论乳核大小，一经发现应立即手术治疗；乳核术后于手术局部再发者，原则上应再次手术切除，且手术时需稍扩大切除一些周围腺体，并于术后配服中药，防止其再次复发。

【预防与调护】

1. 应保持心情舒畅，避免郁怒。因本病恶变倾向不大，故还应开导患者，以避免不必要的忧虑。

2. 在临床观察或药物治疗期间，应遵医嘱定期在专科医生处检查或自查，注意乳核大小、性状有无改变。

表 2-2-2　乳核病机证治简表

辨证分型	主要症状	舌象	脉象	病因病机	治法	代表方药
肝气郁结证	肿块较小，发展缓慢，不红不热，不痛，推之可移；可有乳房不适，胸闷叹息	苔薄白	脉弦	肝气郁结，运化失司，痰浊内生	疏肝散结	逍遥散
血瘀痰凝证	肿块较大，坚实木硬，重坠不适；胸胁牵痛，烦闷急躁，或有月经不调、痛经等症	舌暗红，苔薄腻	脉弦细	肝气不舒，冲任失调，气滞血瘀痰凝	疏肝活血，化痰散结	逍遥散、桃红四物汤

第三节　瘿

瘿是颈前结喉两侧肿块性疾病的总称。是一类在颈部环绕于喉的疾患。其特征为颈前结喉两侧漫肿或结块，多数皮色不变，能随吞咽动作而上下移动。亦可出现烦热、心悸、震颤等症。属西医甲状腺疾病范畴。

瘿病一般可分为气瘿、肉瘿、石瘿、瘿痈四种。古文献中瘿病的分类方法较多，以宋·陈言《三因极一病证方论·瘿瘤证治》中分气瘿、肉瘿、石瘿、筋瘿、血瘿的五瘿分类法更切实用，但其中的筋瘿、血瘿多属气瘿、石瘿的合并症。至于瘿痈，古文献未见明确记载，现代中医依据其起病急骤、局部肿胀木硬、灼热疼痛的特点而命名。

【病因病机】

1. 病因

瘿病的发生主要与情志内伤、饮食及水土失宜有关。

2. 病机

在致病因素作用下，肝郁不疏，脾失健运，脏腑失调，经络阻滞，导致气滞、血瘀、痰凝结于颈部而发病。此外，其发病与肝肾不足、六淫外感也有一定关系。

（1）气滞：肝主疏泄，肝气宜畅达升发。忧恚过度，情志内伤，以致肝郁气滞。气滞则血行不畅，津血迟滞而生痰。痰气壅结于颈前则形成瘿病。

（2）血瘀：气为阳，血为阴。气与血有阴阳相随、互为依存的关系。气滞不畅则血脉瘀阻，导致血瘀。此外，六淫之邪、痰浊之邪皆可阻滞气机，阻塞脉道，亦使血脉瘀凝。血瘀凝滞日久则成癥结肿块。

（3）痰凝：痰是一种病理产物。饮食及水土失宜可损伤脾胃，痰湿中生；或脏腑功能失调，津液积聚为痰。痰浊阻滞气血运行，使气逆上。《丹溪心法·痰》曰："痰之为物，随气升降，无处不到。""凡人身上中下有块者多是痰。"痰气结于颈前，凝结不散，发为瘿病。

（4）冲任不调：妇女的经、孕、产、乳等生理特点与冲任有密切关系。肝肾不足，冲任失调，复因情志、饮食、水土等致病因素所伤，常引起气滞痰结、气滞血瘀等病理变化，故女性易患瘿病。此外，素体阴虚之人气、痰、瘀郁滞日久，更易化火伤阴而致阴虚肝旺。

（5）痰火郁结：多因风温、风火之邪客于肺胃，肝郁胃热，积热上壅，夹痰蕴结，搏于颈部而成瘿病。

3. 病位

瘿的病位在颈前结喉两侧。颈前属任脉所主，任脉起于少腹中极穴之下，沿腹和胸部正中线直上，抵达咽喉；颈前亦属督脉之分支，督脉其循少腹直上者贯脐中央，上贯心，入喉；肝肾之经脉皆循喉。所以，颈前部位与任、督二脉及肝、肾经等有一定的联系。

【检查方法】

病人取坐位，双手放于两膝。检查的顺序一般是先望诊再触诊，先健侧后患侧。

1. 望诊

病人端坐，充分暴露颈部，检查者位于病人对面。观察颈部，看两侧是否对称，有无肿块隆起，有无红肿，有无血管怒张。如有肿块，让病人做吞咽动作，看肿块是否随吞咽动作而上下移动。

2. 触诊

病人端坐位并使头部略为俯下，检查者坐于病人对面，也可站立于病人后面，用双手触摸检查。主要是检查甲状腺有无肿块，查明肿块的位置、数目、硬度（柔软如棉，或坚实如木，或坚硬如石）、光滑度（光滑或高低不平）、活动度（活动或固定），边界是否清楚，有无触痛，颈块有无震颤，肿块能否随吞咽动作而上下移动，气管位置是否受压移位，颈部淋巴结有无肿大等。

【治疗原则】

瘿一般以内治为主，以辨证论治为基础，辨证与辨病相结合。依据病之不同，适当配合富含碘的药物，如海藻、昆布、海带、海蛤壳等，以及含丰富甲状腺素的动物类药，如猪靥、羊靥等制剂。

【辨证论治】

瘿病临床应辨病与辨证相结合，先辨病，后辨证。瘿病以气、痰、瘀壅结为基本病理，故其辨证以脏腑辨证、气血津液辨证为主。

脏腑辨证：瘿病的发生与情志内伤、饮食及水土失宜、肝肾不足有关，其发病与肝、脾、肾关系密切。人体气血津液能正常运行主要依赖肝之疏泄功能，肝之疏泄失司则气机郁滞，进而引起血瘀、痰结，导致气、痰、瘀壅结。郁壅日久，化火伤阴，又损肝肾。故脏腑辨证中主要责之于肝。常见证型有肝气郁结证、肝郁脾虚证、肝肾阴虚证、肝阳上亢证等。

气血津液辨证：瘿病的病机主要涉及气滞、血瘀、痰凝。因气、血、津液之间生理上的相互资生、相互为用，在病理上也相互影响，故辨证时气滞、血瘀、痰凝不能截然分开。常见证型有气滞血瘀证、气滞痰凝证、痰瘀互结证等。

虚实辨证：瘿病初期一般属邪实之证；病久则为虚实夹杂之证。

结合瘿病的发病因素，现将瘿病的辨证治疗要点分述如下：

1. 肝郁气滞证

【症状】颈块漫肿软绵，发病与精神因素有关，病情随情志而波动；伴胸胁胀痛，易怒；苔薄白，脉弦滑。如气瘿。

【治法】理气解郁。

【方药】逍遥散合四海舒郁丸加减。

常用中成药：逍遥丸。

2. 气结血瘀证

【症状】肿块色紫坚硬，或肿块表面青筋盘曲或网布红丝，痛有定处；舌紫暗，有瘀点瘀斑，脉涩或沉细。如石瘿。

【治法】活血化瘀。

【方药】桃红四物汤加减。

常用中成药：桂枝茯苓丸。

3. 痰气互结证

【症状】肿块按之坚实或有囊性感，患处不红不热；胸膈痞闷；苔薄腻，脉滑。如肉瘿、气瘿。

【治法】化痰软坚。

【方药】海藻玉壶汤加减。

常用中成药：海藻丸、小金片、甲瘤丸、消瘿丸。

4. 冲任不调证

【症状】瘿病伴有头昏目眩、耳鸣，腰膝酸痛，或月经不调；舌淡，苔白，脉细。

【治法】补益肝肾，调摄冲任。

【方药】二仙汤合四物汤加减。

常用中成药：右归丸。

5. 痰火郁结证

【症状】颈部肿胀疼痛；伴有发热；舌红，苔黄，脉弦数。如瘿痈。

【治法】清热化痰。

【方药】柴胡清肝汤加减。

常用中成药：夏枯草膏、复方夏枯草膏。

气瘿、肉瘿用中药治疗无效者宜手术治疗；石瘿宜及早手术治疗。

表2-3 瘿病机证治简表

辨证分型	主要症状	舌象	脉象	病因病机	治法	代表方药
肝郁气滞证	颈块漫肿软绵，发病与精神因素有关，病情随情志而波动，伴胸胁胀痛，易怒	苔薄白	脉弦滑	肝郁气滞，津血迟滞，痰气壅结	理气解郁	逍遥散等
气结血瘀证	肿块色紫坚硬，或肿块表面青筋盘曲或网布红丝，痛有定处	舌紫暗，有瘀点瘀斑	脉涩或沉细	气滞不畅，血脉瘀阻，血瘀凝滞	活血化瘀	桃红四物汤等
痰气互结证	肿块按之坚实或有囊性感，患处不红不热，胸膈痞闷	苔薄腻	脉滑	脏腑失调，津液成痰，痰浊气滞，使气逆上	化痰软坚	海藻玉壶汤等
冲任不调证	瘿病伴有头昏目眩、耳鸣，腰膝酸痛，或月经不调	舌淡，苔白	脉细	肝肾不足，冲任失调	补益肝肾，调摄冲任	二仙汤合四物汤等
痰火郁结证	颈部肿胀疼痛，伴有发热	舌红，苔黄	脉弦数	邪客肺胃，肝郁胃热，积热上壅，夹痰蕴结	清热化痰	柴胡清肝汤等

第四节 瘤

瘤者，留滞不去之义。凡瘀血、痰滞、浊气停留于人体组织之中所形成的赘生物称为瘤。其特征为随处可生，初为小核，渐以长大，形若杯盂。多数不痒不痛，推之可移动，生长缓慢。一般危害不大。本病或生而有之，或后天所得，无论男女老幼均可罹患。中医外科所称的瘤大多属于西医的体表良性肿瘤范畴。

瘤一般可分为气瘤、血瘤、筋瘤、肉瘤、骨瘤、脂瘤六种。中医文献中瘤的分类方法较多，《灵枢·刺节真邪》中记载有筋溜、肠溜、昔瘤等。一般发于内脏的肿瘤后世文献多归属于癥瘕范畴。对躯体的外科肿瘤，宋·陈言《三因极一病证方论·瘿瘤证治》分为骨瘤、脂瘤、肉瘤、脓瘤、血瘤。明·薛己《外科枢要·论瘤赘》按瘤所在组织分为气瘤、血瘤、肉瘤、筋瘤、骨瘤五种，并阐明了五瘤发生与脏腑功能失调的密切关系，后世文献多按此沿袭。此外，另有一种脂瘤，发于皮肤、肌肉之间，内含脂类物质，虽不属以上五瘤配五脏之列，但临床极为常见，本节所论瘤即局限于以上六种。

【病因病机】

1. 病因

瘤的发生主要由脏腑功能失调所致。《外科枢要·论瘤赘》曰："夫瘤者，留也，随气凝滞，皆因脏腑受伤，气血乖违。当求其属，而治其本。"气瘤是肺的功能异常，气机郁结；血瘤是心的功能异常，血络纵横丛集；肉瘤是脾的功能异常，痰聚肉里；筋瘤是肝的功能异常，筋脉曲张；骨瘤是肾的功能异常，骨络瘀阻。

2. 病机

脏腑功能失调，阴阳气血亏虚，从而导致瘀血、痰滞、浊气留著聚结而成瘤。亦有受之父母，生而有之者。

3. 病位

发于皮肤、骨髓以及脏腑等的不同部位。

【辨证】

瘤病临床应辨病与辨证相结合，先辨病后辨证。古文献对六瘤的辨识要点归纳如下：气瘤自皮肤肿起，按之浮软而有弹性；血瘤自血脉肿起，赤缕红丝，颜色红紫；肉瘤自肌肉肿起，或软如棉，或硬如馒，皮色如常；筋瘤自筋肿起，垒垒青筋，盘曲如蚯蚓；骨瘤自骨肿起，坚硬如石，推之不移；脂瘤形圆，破出粉渣，内有包囊。

对六瘤的辨识首先要了解皮、脉、肉、筋、骨等人体组织名称的定义。以上除脂瘤外，均以瘤所在组织所配合五脏而辨识，其中皮肤、血脉、骨骼比较明确，而"肉"则包括了西医学解剖上的肌肉和皮下脂肪；根据筋瘤"垒垒青筋"的特征，"筋"明显是指浅表静脉。

瘤的发生以脏腑功能失调为基础，以瘀血、痰滞、浊气凝结为基本病理，故瘤的辨证以脏腑辨证为主，气血津液辨证为辅。在脏腑辨证时要从整体观出发，既要考虑本脏的病理变化，又要注意脏腑之间的联系和影响。

【治疗】

瘤的内治以调理脏腑功能、行气散结、破瘀消肿、化痰软坚为基本治法，相互配合应用。

1. 调理脏腑

瘤是脏腑功能失调引起的一类疾病，故调理脏腑功能是治瘤的重要法则。针对不同的赘瘤及病理上气滞、血瘀、痰凝侧重的不同，调理相应的脏腑功能，配合其他治法。

2. 行气散结

气聚可以为肿；气病既可以引起血瘀，也可使津液凝结为痰。所以行气散结法是治瘤的重要法则。常用药物如青皮、陈皮、木香、香附、沉香、乌药、乳香等。

3. 破瘀消肿

气滞不散，痰凝不化，久之则可以致络阻血瘀。所以，对瘤赘多配合应用活血化瘀药；对难以消散者，则宜应用破瘀消肿药。常用药物如三棱、莪术、鬼箭羽、炮山甲、地鳖虫、没药等。

4. 化痰散结

瘤赘已成，不痛不痒，或软或硬，多责之于痰湿、浊气所聚。《丹溪心法·痰》曰："凡人身上中下有块者多是痰。"所以，化痰散结法也是消瘤的要法。常用药物如昆布、海藻、南星、半夏、山慈菇、僵蚕、白芥子等。

瘤的外治方法较多，一般以手术切除瘤体疗效确切。此外，还有药物敷贴法、缩瘤法、腐蚀法、枯瘤法、结扎法等外治法，可酌情选用。但这些非手术的外治法有的在方法上需进一步改进。对于多发性及不宜手术者，中医内治、外治疗法适当配合可以提高疗效。

第五节　岩

岩是发生于体表的恶性肿物的统称，因其质地坚硬，表面凹凸不平，形如岩石而名之。中医文献中岩与癌同义。其共同特点为局部肿块坚硬，高低不平，边界不清，推之不移，溃烂后如翻花榴子，色紫恶臭，疼痛剧烈，难以治愈，预后不良，故有绝症之称。属西医学的恶性肿瘤范畴。

有关岩的描述，早在葛洪《肘后备急方》中就有石痈的记载，《诸病源候论》《千金要方》《外台秘要》等隋唐文献多以“石痈”称之。宋代有“癌”之称，但除少数文献记载外，宋元以来多以“岩”立名。此外，尚有不以“岩”、“癌”命名者，如“失荣”、“茧唇”、“翻花疮”等。

本类疾病主要包括舌菌、茧唇、失荣、乳岩、肾岩、翻花疮等。

【病因病机】

本类疾病虽表现为局部的病变，但却是一种全身性疾病。

1. 病因

不外乎内、外因两个方面。外因为六淫之邪，内因为正气不足和七情乖戾。

2. 病机

由于致病因素作用，导致机体阴阳失调，脏腑功能障碍，经络阻塞，气滞血瘀，痰凝毒聚，热毒蕴结等互相交结而发病。

（1）情志郁结：人的情志变化与内脏密切相关。七情所伤，情志抑郁不畅，影响脏腑气机运行，气滞日久，必有血瘀，气滞血瘀长期蕴结不散，逐渐形成肿块。

（2）六淫之邪：风、寒、暑、湿、燥、火之邪乘虚内侵，致气血凝结，阻滞经络，影响脏腑的正常功能，邪毒与郁气、积血凝聚，积久而为岩肿。

（3）脏腑失调：脏腑虚损、功能失调、正气不足是致岩的内在因素。清·余听鸿《外证医案汇编·乳岩》曰：“正气虚则为岩”。不论内外因素，只有在正气不足的情况下致岩因素才能乘虚而入，邪气留滞，气滞血瘀，痰凝毒聚而成。正气与邪气之间盛衰强弱还决定着病势的进退变化。其次，通过脏腑之间的相互联系，岩肿尚可转移到其他脏腑。

（4）饮食不节：恣食膏粱厚味、辛辣炙煿之物，损伤脾胃，运化失职，水湿蕴结于内，积久不散，津液不化，凝聚为痰，痰积而发为岩肿。

3. 病位

好发于皮肤、骨髓以及脏腑等的不同部位。

【辨证】

岩的辨证必须与辨病相结合，先辨病后辨证。辨病需要充分利用现代医学检查方法，力求对恶性肿瘤做到早期发现、早期诊断、早期治疗，“三早”是提高治岩疗效的关键。在辨病的基础上辨证论治。

岩的辨证应注意以下原则：岩肿是一类全身性疾病的局部表现，局部与整体之间存在着对立统一的辨证关系；在岩的发展过程中，本证与标证常掺合在一起，辨证时应分清标本缓急。岩的辨证常是八纲、脏腑、气血津液辨证的互参，以八纲辨证分清阴阳、虚实、寒热；以脏腑辨证确定病位；以气血津液辨证来辨明在气、在血之不同。其常见证型概括有正虚、气滞、血瘀、痰凝、湿聚、热毒等。正虚又可分为阴虚、阳虚、气虚及血虚。

【治疗原则】

岩的治疗应掌握好以下三个原则：

1. 局部与整体

是对立统一的关系。岩的发生、发展与机体的抗岩能力相互制约、相互消长。因此，在治疗时不但要注意岩肿的消除，更要重视增强机体的抗岩能力。局部岩肿的消除或控制可以改善整体状况；全身状况的好转又能有效地控制岩肿的发展。所以，当整体情况较好时，治疗可侧重于肿物的攻伐；当体质虚弱、气血不足时，则必须侧重于整体的调理，增强体质，提高抗病能力。

2. 扶正与祛邪

扶正即扶助正气，补其不足，还有调理脏腑、气血、阴阳等作用，以增强体质，以利于祛邪，是治疗岩肿的重要法则。祛邪即用峻猛的攻坚解毒药物消除癌毒，使局部气血恢复调和，除内服药外，手术切除、外用药物治疗也属于祛邪疗法。在治疗恶性肿瘤时，必须权衡扶正与祛邪的辨证关系。一般情况下，在岩肿早期，正气未衰，治疗重在祛邪为主，但不可伤正；中期岩肿已发展到一定程度，耗气伤精，正虚邪实，治宜攻补兼施；晚期正气已衰，或癌毒已有转移，不任攻伐，治宜扶正调理为主，少佐祛邪。

3. 标本缓急

祛邪攻伐或扶正祛邪并施，以缩小或消除岩肿，谓之治本。若在病变过程中出现一些合并症，如感染、发热、出血、疼痛等使患者痛苦加重或危及生命时，这些谓之标。此时这些合并症已上升为主要矛盾，及时对症处理这些合并症，谓之急则治其标。待标症缓解后再治其本，称缓则治其本。临床上岩肿患者常出现标本错综复杂的情况，常须标本兼顾。

【治法】

1. 清热解毒

热毒蕴结是恶性肿瘤的病因病机之一。临床见肿块增大，局部灼热，或岩肿溃烂，疼痛，渗液臭秽，或伴发热、心烦口渴、尿赤便秘等症。此属邪毒瘀热证，应选用清热解毒法。常用的清热解毒药有白花蛇舌草、半枝莲、石上柏、肿节风、山豆根、板蓝根、金银花、紫花地丁、黄芩、蜀羊泉等。

2. 活血祛瘀

瘀血内阻是发生恶性肿瘤的主要病机之一。岩肿肿块坚硬为局部气血不畅，气滞血瘀，瘀毒凝结而成；岩肿阻络，气血不通则疼痛；岩肿破溃，血离其经则发生出血或积瘀。肿块、疼痛、出血和瘀斑都为血瘀的见症。因此，不论治本治标，活血祛瘀法都是常用的治岩法则。常用的活血祛瘀药物有三棱、莪术、桃仁、赤芍、水蛭、王不留行、石见穿、急性子、乳香、没药、红花等。

3. 化痰散结

痰是病理产物，其产生主要由各种致岩因素导致肺、脾、肾三脏功能失调，津液凝涩成痰，浊痰或瘀痰凝聚，互结而成肿块。痰瘀邪毒互结日久则肿块坚硬如石，活动性差。本法以化痰法与软坚散结法结合使用，称为化痰散结法，常用的药物有南星、半夏、海藻、昆布、牡蛎、山慈菇、僵蚕、全瓜蒌、白芥子、鳖甲、夏枯草等。

4. 疏肝理气

情志不遂、郁怒忧思等七情所伤致肝郁气滞，气机不畅，气滞则血瘀，气滞则津停，津、液、血运行障碍，积久而成肿块。而且，患病后许多患者情绪悲观、恐惧，影响饮食、睡眠，使机体抗病能力进一步下降，导致病情加重。因此，疏肝理气法是岩肿治疗的常用法则。常用的药物有橘叶、香附、枳壳、八月札、九香虫、佛手、郁金、柴胡、川楝子、青皮、陈皮、绿萼梅、砂仁等。

5. 扶正补虚

岩肿形成后邪毒嚣张，发展迅速，耗伤气血，更伤正气，日久必致正气衰败。扶正补虚能防止岩肿的发生，控制其恶化、扩散及转移，是治疗恶性肿瘤的重要法则。常用的扶正补虚法有健脾益气法、养血滋阴法、养阴生津法、温补肾阳法。健脾益气法常用药物有太子参、党参、黄芪、白术、茯苓、山药、莲子、扁豆、砂仁等；养血滋阴法常用药物有当归、熟地、黄精、白芍、阿胶、何首乌、红枣、龙眼肉、鸡血藤等；养阴生津法常用药物有玄参、天花粉、熟地、石斛、生地、天冬、麦冬、龟板、首乌、白芍、沙参、枸杞子、鳖甲、知母、丹皮等；温补肾阳法常用药物有仙茅、肉桂、补骨脂、淫羊藿、巴戟天、附子、鹿茸、菟丝子、肉苁蓉等。

恶性肿瘤的发展是一个渐进的过程，扶正补虚宜缓补而少用峻补，宜平补而慎用温补。治疗中尚需顾护脾胃，只有胃纳旺盛，脾胃运化正常，使生化之源不竭，营养充沛，才能耐受岩肿毒邪的伤害，也有利于祛邪药物的攻伐。

乳　岩

乳岩是发生在乳房部的恶性肿瘤。相当于西医的乳腺癌。其特点是：乳房部出现肿块，质地坚硬，推之不移，表面不光滑，凹凸不平，或乳头溢血，晚期溃烂，凹似岩穴，凸如泛莲。是女性最常见的恶性肿瘤之一。

【病因病机】

1. 病因

外为六淫内侵，内因禀赋不足，后天失养，肝脾气郁，冲任失调，脏腑虚弱，饮食不节，脾胃受损，正气不足，气血两虚，毒邪蕴结。

2. 病机

主要为气滞血瘀、痰凝、邪毒结于乳络而成。正气不足，六淫乘虚内侵，毒邪与痰、瘀互结于乳络。忧思郁怒、七情内伤则肝脾气逆，肝郁则气血瘀滞，脾伤则痰浊内生，痰瘀互结，经络阻塞，结滞于乳房。冲任失调，脏腑及乳腺的生理功能紊乱，气滞、痰、瘀互结而发为乳岩。

3. 病位

发于乳房部。

【诊断要点】

多有乳腺癌家族史。发病年龄一般在40~60岁，绝经期妇女发病率相对较高。乳腺癌中以硬癌最为多见，约占60%~70%。

1. 症状

初期常无自觉症状，偶然发现乳房部肿块，多为单发。中期随着癌肿逐渐生长和增大，产生不同程度的疼痛，病变周围可出现散在的肿块，状如堆栗，乳头内缩提高，或乳房外形改变，或乳头溢液。日久局部皮肤逐渐变厚变硬，色紫暗。后期乳房肿块溃烂，疮面时流血水，恶臭难闻。癌毒转移至腋下或锁骨上下时可见局部肿块；癌毒转移到肺、肝、骨等脏器时则出现相应症状。病久可出现形体消瘦、面色苍白、憔悴等恶病质貌。

2. 体征

早期乳房部肿块质地坚硬，表面不平，边界不清，活动度差，肿块局部皮肤可见凹陷。中期肿块较大，乳头固定，皮肤呈“橘皮样”改变。后期溃后疮口边缘不整齐，中央凹陷似岩穴，或外翻似菜花。经淋巴转移者腋下、锁骨上下淋巴结肿大，质硬，推之不动。

3. 特殊表现的乳腺癌

（1）湿疹样乳腺癌：临床较少见，约占乳岩的3%，与中医的“乳疳”相似。其特点是多发于一侧，双侧者罕见。乳头和乳晕的皮肤发红，轻度糜烂，有浆液渗出，有时覆盖着黄褐色的鳞屑状痂皮。病变的皮肤甚硬，与周围分界清楚。多数患者感到奇痒，或有轻微灼痛。中期数年后病变蔓延到乳晕以外皮肤，色紫而硬，乳头凹陷。后期溃后易于出血，乳头蚀落，疮口凹陷，边缘坚硬，乳房内可出现坚硬的肿块。

（2）乳腺胶样癌：临床少见。乳房部肿块生长缓慢，质较软，多数边界清楚，不痛不痒，发展缓慢，腋下淋巴结转移者很少。

（3）炎性乳腺癌：临床少见。可发生于不同年龄的妇女。发病急骤，乳房迅速增大，肿胀疼痛，皮肤发红灼热，增厚变硬，皮肤水肿，多数患者整个乳房增大，边界不清，无明显局限性肿块，常见乳头内缩，就诊时多已发生腋下淋巴结转移，锁骨上淋巴结或远处转移亦较常见。炎性乳腺癌恶性程度高，病情发展快，预后差，常在数月内死亡。

4. 辅助检查

钼靶X线摄片癌肿可见致密的肿块阴影，大小比实际触诊要小，形态不规则，边缘呈毛刺状或结节状，密度不均匀，可有细小成堆的钙化点，常伴血管影增多增粗，可见透亮环，乳头回缩，乳房皮肤增厚及收缩。B型超声波扫描检查也可见实质性占位病变。活体组织病理检查可帮助确诊。

【鉴别诊断】

1. 乳癖

好发于30～40岁女性。常为双侧性，月经期乳房疼痛、胀大。有大小不等的结节状或片块状肿块，边界不清，质地柔韧，活动度好。

2. 乳核

好发于20～30岁女性。肿块多为单发，形似丸卵，表面光滑坚实，边界清楚，活动度好，可推移，病程进展缓慢。

3. 乳痨

好发于20～40岁女性。肿块可为单个或数个，质地坚实，边界不清，和皮肤粘连，肿块成脓时变软，破溃后形成窦道，经久不愈。

【治疗原则】

本病主要由于气滞血瘀、痰凝、邪毒结于乳络，气滞、痰、瘀互结发为乳岩，故疏肝散结、祛痰解毒是乳岩的治疗原则。

【辨证论治】

1. 内治法

（1）肝郁痰凝证

【症状】乳房肿块，皮色如常，质地坚硬，边界不清；伴有情志抑郁，或性情急躁，胸闷胁胀，或伴经前乳房作胀；舌红，苔薄，脉弦。

【治法】疏肝解郁，化痰散结。

【方药】神效瓜蒌散合开郁散加减。

常用中成药：舒郁丸。

（2）冲任失调证

【症状】乳房结块坚硬；伴有月经不调，素有经前期乳房胀痛，或婚后从未生育，或有多次流产史；舌淡，苔薄，脉弦细。

【治法】调摄冲任，理气散结。

【方药】二仙汤合开郁散加减。

常用中成药：慈桃丸。

（3）正虚毒炽证

【症状】岩肿破溃，渗流血水，臭秽不堪，不痛或剧痛；伴精神萎靡，面色晦暗或苍白，饮食少进，身体渐瘦；舌紫或有瘀斑，苔黄，脉弱无力。

【治法】调补气血，清热解毒。

【方药】八珍汤或归脾汤。

加减：加半枝莲、白花蛇舌草、石见穿、蜂房等。

常用中成药：小金丹。

2. 外治法

（1）初期：用阿魏消痞膏外贴。

（2）溃后：用海浮散或冰狮散、红油膏外敷；坏死组织脱落后改用生肌玉红膏、生肌散外敷。

【其他疗法】

手术疗法：一旦确诊，无远处转移者，均宜手术切除。术后可配合放射疗法、化学疗法、中药疗法辅助治疗。

【预防与调护】

1. 普及防癌知识宣传，推广和普及定期自我检查，做到乳腺癌的早期发现。
2. 对乳房良性肿块应积极治疗，定期复查。保持心情舒畅，减少精神刺激，以配合治疗。

表 2-5　乳岩病机证治简表

辨证分型	主要症状	舌象	脉象	病因病机	治法	代表方药
肝郁痰凝证	乳房肿块，皮色如常，质地坚硬，边界不清；伴有情志抑郁，或性情急躁，胸闷胁胀，或伴经前乳房作胀	舌红，苔薄	脉弦	忧思郁怒，肝脾气逆，气血瘀滞，脾伤痰浊，痰瘀互结，经络阻塞	疏肝解郁合化痰散结	神效瓜蒌散合开郁散等
冲任失调证	乳房结块坚硬；伴有月经不调，素有经前期乳房胀痛，或婚后从未生育，或有多次流产史	舌淡，苔薄	脉弦细	肝肾不足，冲任失调，气滞血瘀，气血不畅	调摄冲任，理气散结	二仙汤合开郁散等
正虚毒炽证	岩肿破溃，渗流血水，臭秽不堪，不痛或剧痛；伴精神萎靡，面色晦暗或苍白，饮食少进，身体渐瘦	舌紫或有瘀斑，苔黄	脉弱无力	正气不足，气血两虚，邪毒蕴结	调补气血，清热解毒	八珍汤或归脾汤等

第六节　皮肤病及性传播疾病

概　　论

凡发生于人体皮肤、黏膜及皮肤附属器的疾病统称为皮肤病。由性接触而传染的疾病称为性传播疾病，俗称性病。

【病因病机】

常见的发病因素有风、寒、湿、热、虫、毒、血瘀、血虚风燥、肝肾不足等。各种病因具有各自的特性，所导致的疾病也有各自的临证特点，而掌握致病特点就有助于辨证治疗。

【辨证】

皮肤病的辨证首先是对病情进行周密的调查，除详询病史外，要注意辨认皮肤损害、发病部位，掌握第一手资料，有时还需要反复多次地调查才能使资料逐步完善，随后运用四诊八纲的辨证方法，经过辨证分析，综合归纳后作出正确的诊断。

【治疗】

"有诸内必形诸外"，皮肤病虽然发于体表，却往往是内在疾病的表现；反之，皮肤局部刺激也可导致内脏病变发生。因此，中医治疗皮肤病注重局部与整体相结合，所谓"治外必本诸内"，故治疗方法有内治法、外治法两大类。此处仅简单介绍外治法。

外治疗法是皮肤病最常用的治疗方法，它直接作用于皮损局部，可以直接减轻病人自觉症状，促进皮疹消退，故具有"直达病位，奏效迅速"的特点。但不同的疾病，不同阶段的皮疹，或同一种疾病，不同的个体，外治疗法也可各异。倘若药物使用不当，同样也可加重皮损。

1. 外用药物的剂型、功效及适应证

（1）溶液：是将单味药或复方加水煎熬至一定浓度，滤过药渣所得的溶液或药物完全溶解于水的液体。具有清洁、止痒、消肿、收敛、清热解毒的作用。适用于急性皮肤病有明显肿胀渗液者，常用药物如10%黄柏溶液、3%硼酸溶液、生理盐水等。可直接作熏洗或湿敷疗法。湿敷方法是：将5~6层纱布置于药液中渗透，挤去多余药液后敷于患处，一般每天湿敷2~3次，每次30分钟。

（2）散剂（又名粉剂）：即将单味药或复方研成极细粉末的制剂。有保护、吸收、蒸发、干燥、止痒的作用。适用于急性、亚急性皮炎类皮肤病，无明显渗液者。常用药物如三石散、青黛散、六一散、滑石粉、止痒扑粉等。用法为每日3~4次，直接外扑患处。

（3）洗剂（又名混悬剂、振荡剂）：是水和粉剂混合在一起的制剂，久置后药物沉淀于水底，使用时需加以振荡摇匀。有消炎、止痒、保护、干燥的作用。适应证同粉剂。常用药物如三黄洗剂、炉甘石洗剂、痤疮洗剂等。其用法为：用时充分摇匀，每日3~5次，用毛笔蘸后涂搽。如止痒可加1%薄荷、樟脑等。凡小儿面部、皮损广泛及冬季时尽量不用薄荷。

（4）酊剂：是将药物浸泡于75%乙醇或白酒中去渣而成的酒浸剂，或药物直接溶解于酒精中。具有杀菌、止痒的作用，适用于手癣、足癣、甲癣、体癣、神经性皮炎等。常用药物如复方土槿皮酊等。使用方法为每日2~3次涂搽患处，但对有皮肤破损者、小儿患者及头面部位皮损禁用酊剂，因其刺激性大，易引起皮肤烧灼及剧痛。

（5）软膏：是将药物研成细末，用凡士林、羊毛脂、猪脂或蜂蜜、蜂蜡等作为基质调成均匀、细腻半固体状的剂型。有保护、滋润、去痂、杀菌、止痒的作用，适用于一切慢性皮肤病具有结痂、皲裂、苔藓样变等皮损者。常用药物如青黛膏、疯油膏、雄黄膏、硫黄软膏等。用法为每日2~3次，涂于患处，若用于苔藓样变皮损时可加用热烘疗法，效果更佳。

（6）油剂：是将药物放在植物油中煎炸而成或将植物油、药油与药粉调和成糊状的油调剂。具有保护、润滑、止痒、干燥的作用。适用于亚急性皮肤病具有糜烂、鳞屑、脓疱等皮损者。常用药物如糠锌油、清凉油乳剂等。用法为每日外搽2~3次。

2. 外用药物的使用原则

皮肤病的外用药物使用原则是根据皮肤损害的阶段、表现来选择适当的剂型和药物。

（1）根据病情阶段用药：皮肤炎症急性阶段，有明显肿胀、大量渗液时，宜用溶液湿敷；若以红斑、丘疹、水疱为主，无渗液时可用洗剂、粉剂。皮肤炎症在亚急性阶段，渗液少量，轻微糜烂，或有结痂时，可用油剂；若以丘疹、脱屑为主，则可选用乳剂、霜剂（如黄柏霜）等。皮肤炎症在慢性阶段，皮肤肥厚浸润，角化过度时，宜用软膏为主，止痒亦可选用酊剂。外用药物剂型选择应用可参照下表（表2-6-1）。

表2-6-1　外用药物剂型选择应用表

原发性皮肤损害	应选剂型	继发性皮肤损害	应选剂型
斑	洗剂、软膏	痂	油剂、软膏
丘疹	洗剂	抓痕	洗剂
水疱	粉剂、洗剂	鳞屑	油剂、软膏
脓疱	粉剂、洗剂	糜烂	溶液湿敷（渗液多者）
结节	软膏、酊剂		洗剂（渗液少者）
风团	洗剂	皲裂	软膏
		苔藓样变	软膏、酊剂

（2）注意控制局部感染：若有感染时宜先用清热解毒药或抗感染制剂控制感染，然后再针对原来皮损选用外用药物。

（3）用药浓度宜先低后高：病初先用低浓度制剂，根据病情需要逐步提高浓度。一般急性皮肤病用药宜温和安抚，顽固性慢性皮损可用浓度较高的外用药物。

（4）用药宜先温和后强烈：先用性质较温和的药物，尤其对年幼或女性患者不宜使用刺激性强、浓度高的药物。面部、阴部皮肤慎用刺激性强的药物，以免引起红肿。

（5）随时注意药物过敏反应：一旦出现局部过敏现象应立即停用药物，并及时处理。

【预防与调护】

1. 讲究卫生

养成良好卫生习惯，勤洗澡，勤换衣，保持皮肤清洁，减少各种传染性皮肤病的发生。

2. 加强宣教

对各种皮肤病的防治知识进行宣传教育，对因接触或服食致敏物导致的皮肤病，关键在于祛除致敏因素；对接触传染的皮肤病要注意避免接触，从而减少皮肤病的发生。

3. 预防和隔离

对传染性皮肤病应做好预防与隔离工作，并积极治疗患者，切断传染源，防止进一步扩大传播。

4. 饮食宜忌

辛辣、酒类及鱼腥发物均应禁忌，以免加重皮损。

5. 加强工矿职业性皮肤病的预防

减少生产设备和操作过程中所致的化学性刺激，并配制不同的防护剂和清洁剂，以加强劳动保护，避免皮肤遭受刺激。

一、热疮

热疮是发热后或在发热过程中所发生的一种急性疱疹性皮肤病，相当于西医的单纯疱疹。其特点为皮损好发于皮肤黏膜交界处，成群的水疱，基底色红，大多1周左右痊愈，易于复发。

【病因病机】

1. 病因病机

外感风湿热毒，阻于肺胃，熏蒸皮肤而成，或因阴虚内热而致反复发作。

2. 病位

皮疹好发于口周、唇缘、眼睑及外阴等处。

【诊断要点】

发病前常有发热病史、胃肠功能障碍、月经来潮或过度劳累等，基本皮损为针帽至粟米大小疱疹，基底潮红，常群集成一群或两三群，有微痒或灼热感，严重者可伴邻近淋巴结肿大；病程呈自限性，大多为1周左右，但常倾向于在同一部位复发；发生于外阴部者可引起尿频、尿痛诸症。

【治疗原则】

本病主要由风湿热毒侵入而成，故疏风清热祛湿是热疮的治疗原则。尽可能避免一切可能的诱发因素，减少复发。

【辨证论治】

1. 内治法

（1）肺胃热盛证

【症状】多见于口角、唇缘、鼻孔及面颊等处，皮损呈群集小疱，灼热刺痒，伴口干心烦、溲黄便干；舌红，苔黄，脉弦滑数。

【治法】疏风清热。

【方药】辛夷清肺饮合竹叶石膏汤。

常用中成药：上清丸、板蓝根冲剂。

（2）湿热下注证

【症状】多见于阴部、外生殖器等处，皮损为小水疱、糜烂、溃疡，自觉烦热或疼痛；伴小便色赤，大便秘结或尿频、尿痛；舌红，苔黄腻，脉滑数。

【治法】清热利湿。

【方药】龙胆泻肝汤。

常用中成药：板蓝根冲剂。

（3）阴虚内热证

【症状】皮损反复发作，伴口干唇燥，午后低热；舌红苔剥，脉细数。

【治法】滋阴清热。

【方药】增液汤。

加减：紫草、板蓝根、白茅根、天花粉等。

常用中成药：六味地黄丸、杞菊地黄丸。

2. 外治法

局部外用药以吸收干燥、止痒、抗病毒和防止继发感染为主。疱疹为主时以三黄洗剂、金黄散外搽；结痂期以青吹口散油膏或黄连膏外搽，每天 2～3 次。

【其他疗法】

1. 口服阿昔洛韦或万乃洛韦等抗病毒药，尤适宜于病情严重者。
2. 转移因子 2ml，皮下注射，每周 2～3 次。
3. 病程早期全身症状显著者，可予清开灵注射液，40ml/d，加入葡萄糖液中静注。

【预防与调护】

1. 对有复发倾向者应除去诱因，加强体质锻炼。
2. 急性皮疹期应保持局部清洁，防止继发感染。
3. 病程中宜忌辛辣、肥甘之品。

表 2-6-2　热疮病机证治简表

辨证分型	主要症状	舌象	脉象	病因病机	治法	代表方药
肺胃热盛证	多见于口角、唇缘、鼻孔及面颊等处，皮损呈群集小疱，灼热刺痒，伴口干心烦、溲黄便干	舌红，苔黄	脉弦滑数	风热外袭，脾胃积热，热毒互结，熏蒸于上	疏风清热	辛夷清肺饮合竹叶石膏汤等
湿热下注证	多见于阴部、外生殖器等处，皮损为小水疱、糜烂、溃疡，自觉烦热或疼痛；伴小便色赤，大便秘结或尿频、尿痛	舌红，苔黄腻	脉滑数	脾胃运化失和，湿热乘虚而入	清热利湿	龙胆泻肝汤等
阴虚内热证	皮损反复发作，伴口干唇燥，午后低热	舌红苔剥	脉细数	热邪伤津，虚热内扰，	滋阴清热	增液汤等

二、癣

癣是指发生在皮肤、毛发、指（趾）甲的浅部真菌性皮肤病。本病根据发病部位有不同的名称，如发于头部毛发的白秃疮、肥疮，相当于西医的头癣；发于手部的称鹅掌风，相当于西医的手癣；发于足部的脚湿气，相当于西医的足癣；好发于年轻多汗体质者面颈及躯干部的圆癣、紫白癜风，分别属于西医的体癣及花斑癣范畴等。癣虽种类不同，却都具有易于传染的特点，且尤以头癣、足癣的传染性为强，所以也是重点防治的皮肤病。

【病因病机】

1. 病因

总由起居不慎，感受风湿热邪，邪毒郁于腠理，淫于皮肤而致。

2. 病机

外感湿热之毒，蕴积皮肤，病久皮肤失于濡养，以致皮厚燥裂，宛如鹅掌；或久居湿地或感染湿毒，脾胃二经湿热下注而成；或肥胖痰湿之体，外受风毒湿热之邪，蕴积皮肤而致。

3. 病位

病变部位在表皮、毛发及甲板。

【诊断要点】

本病为浅部真菌感染性疾病，均具有传染性，一般以夏秋湿热季节多见。

1. 白秃疮

相当于西医头癣中的白癣，以学龄儿童多见，目前在临床上已较少见。基本损害为大小不一、圆形、灰白色鳞屑性斑片。病发常距头皮 2～4mm 处折断，发根外围白套状“菌鞘”，愈后不留瘢痕，成人期可自愈。

2. 肥疮

相当于西医头癣的黄癣，多见于农村儿童。基本损害为在炎性红斑上成片毛囊性丘疹、脓疱，干后形成黄癣痂，有特殊“鼠尿”味，愈后可遗留萎缩性瘢痕。病发长短不齐，易于拔除，常伴瘙痒，病程呈慢性进行性而无自愈倾向，可导致永久性脱发。

3. 鹅掌风

相当于西医的手癣，以成年人多见，多为单侧发病，亦可染及双手。基本皮损常为针头大小水疱，疱破后露出糜烂面，好发于手掌、手指腹面，伴有剧痒；然后水疱干涸，叠起白屑，中央自愈；久则手掌皮肤肥厚、枯槁干裂，疼痛而屈伸不利，宛如鹅掌。

4. 脚湿气

以南方温热潮湿地带多见，夏秋季易发。皮疹主要发生在趾缝间，以水疱、浸渍糜烂、瘙痒等为特征，临床可有水疱型、浸渍糜烂型、脱屑型之分。

（1）水疱型：皮疹好发于足弓及趾腹面，常为针头大小水疱，伴有瘙痒，疱破后可见鲜红色糜烂面。

（2）脱屑型：发生于足底及足侧缘，以大小不一的片状脱屑为主，有一定边界，自觉症状不明显。

（3）浸渍糜烂型：主要发生于趾间皮肤，表现为表皮浸渍，呈乳白色，搓去白皮可露出红色糜烂面，重者伴疼痛感。此型往往易并发感染，引起小腿丹毒、红丝疗而伴见形寒发热等全身症状。

5. 圆癣

相当于西医的体癣。圆癣皮损特征为环形、多环形的斑块，边界清楚，中心消退，边缘可见针帽大小的丘疹、水疱等活动性皮疹；阴癣易发生于臀沟、外阴及腹股沟部，可呈蔓延扩展倾向，皮损与圆癣基本相同，多伴明显瘙痒，搔抓日久可呈苔藓样变，且多在夏季发作或加重，入冬痊愈或减轻。

6. 紫白癜风

相当于西医的花斑癣，俗称汗斑，好发于夏季及多汗体质的年轻患者。主要见于颈项、躯干、四肢近心端，少数累及面颊部，皮损呈针帽至黄豆大小黄褐色或色素稍淡的色斑，上覆糠状鳞屑，汗出后有微痒。

7. 灰指（趾）甲

属西医甲癣范畴，临床以中老年患者多见，常由手、足癣迁延而致。起病时大多为单个指（趾）甲，逐步累及其他甲。患甲表现不一，甲板变混浊，或呈白色，增厚，凹凸不平，脆裂，毁形或萎缩等；有些灰甲常伴甲沟炎而红肿疼痛。

辅助检查：必要时应作病灶边缘鳞屑或病甲的真菌直接镜检及培养。

【治疗原则】

以局部治疗为主；若皮损泛发，或并发感染，则宜全身与局部治疗相结合。

【辨证论治】

1. 内治法

（1）风盛血燥证

【症状】白秃疮、鹅掌风症见皮损广泛，头部白屑斑驳，断发脱发，或手如鹅掌，粗糙开裂，瘙痒难忍或疼痛，手部屈伸不利；舌苔薄白或薄腻，脉细。

【治法】疏风止痒，养血润肤。

【方药】消风散合四物汤加减。

（2）湿毒聚集证

【症状】肥疮、脚湿气症见皮损蔓延浸淫，或大部分头皮毛发受累，黄痂堆积，毛发秃落或趾间糜烂，瘙痒剧烈；舌苔腻，脉濡。

【治法】清热化湿。

【方药】苦参汤加减。

（3）湿热下注证

【症状】脚湿气伴化脓感染，足背红肿，足丫糜烂，渗液臭秽，或见红丝上窜；或伴形寒高热；舌红、苔黄腻，脉滑数。

【治法】清热解毒渗湿。

【方药】龙胆泻肝汤或萆薢渗湿汤合五神汤加减。

2. 外治法

（1）白秃疮、肥疮：关键在于将病发连根拔去。外涂一扫光或雄黄膏、硫黄膏，每日1~2次，连续2~3周。

（2）鹅掌风、脚湿气：有水疱、痒剧而无溃破时，宜用一号癣药水或复方土槿皮酊外搽，每日2次；伴有皲裂或疱破时，宜予雄黄膏或水杨酸软膏外搽，每日2次。

（3）灰指（趾）甲：用棉花蘸二号癣药水或复方土槿皮酊浸渍甲部，每日1次，每次10分钟。大伏天可用鹅掌风浸泡方浸泡。亦可用白凤仙花捣烂涂甲上，用布封包，每日更换1次，直至好转为止。

（4）圆癣、紫白癜风：可用一号、二号癣药水或复方土槿皮酊外搽；若为阴癣，则可予雄黄膏外搽；若皮损破溃糜烂，则可予青黛膏外搽。

【其他疗法】

1. 对泛发性体癣、股癣、手足癣或花斑癣，均可给予内服抗真菌药物，如氟康唑、伊曲康唑、特比奈芬等。外用药膏或霜剂。

2. 对数量较少的指（趾）甲癣，可外用30%冰醋酸或抗真菌甲涂剂；若泛发性甲癣，则采用内服抗真菌药，如伊曲康唑400mg/d，连服7天、停药3周为1个疗程，一般连续2~3个疗程；或盐酸特比奈芬250mg/d，连服7天，第2周至第16周为隔日250mg，顿服。

3. 头癣则予以洗头、拔除病发、涂药及内服灰黄霉素或特比奈芬等治疗相结合为佳。

【预防与调护】

1. 重视个人卫生，不用他人毛巾、脚盆，不共穿拖鞋等。

2. 同住者或患者家属如有癣病，应同时进行治疗。

3. 对学校、浴室、理发室、旅店等公共场所要加强宣传教育和卫生管理。

4. 针对不同癣病传染途径做好消毒灭菌工作。对患癣病的动物应及时处理，以杜绝传染源。

表 2-6-3 癣病机证治简表

辨证分型	主要症状	舌象	脉象	病因病机	治法	代表方药
风盛血燥证	白秃疮、鹅掌风症见皮损广泛，头部白屑斑驳，断发脱发，或手如鹅掌，粗糙开裂，瘙痒难忍或疼痛，手部屈伸不利	舌苔薄白或薄腻	脉细	外感邪毒，凝聚肌肤，病久气血失荣，肌肤失养	疏风止痒，养血润肤	消风散合四物汤等
湿毒聚集证	肥疮、脚湿气症见皮损蔓延浸淫，或大部头皮毛发受累，黄痂堆积，毛发秃落或趾间糜烂，瘙痒剧烈	舌苔腻	脉濡	痰湿之体，外受风毒湿热之邪，蕴积皮肤	清热化湿	苦参汤等
湿热下注证	脚湿气伴化脓感染，足背红肿，足丫糜烂，渗液臭秽，或见红丝上窜；或伴形寒高热	舌红、苔黄腻	脉滑数	湿毒侵入，脾胃湿热下注	清热解毒渗湿	龙胆泻肝汤或萆薢渗湿汤合五神汤等

三、疥疮

疥疮是由疥螨寄生于表皮内而引起的一种接触传染性皮肤病。又称“虫疥”、“干疤疥”等。通过密切接触而传染，也可通过共用被褥、毛巾等间接传染。特点是夜间奇痒，皮损以丘疱疹、隧道为主，可找到疥虫。

【病因病机】

1. 病因

起居不慎，接触疥虫，传染而致，一人患病，殃及家属或共同居住之人。

2. 病机

虫郁于肤，气血失和，湿热蕴结，外泛肌肤而成。

3. 病位

皮疹好发于指间、腕屈面、腋窝、乳房下、脐周、小腹、腹股沟及生殖器等部位。

【诊断要点】

疥疮好发于冬春季节，具有同宿者及家庭中流行倾向。皮疹主要呈针头大小红色丘疹、丘疱疹和小水疱，散在分布。有时在丘疱疹近侧可看见0.5cm左右的线状隧道。多伴剧烈瘙痒，以夜间为明显。搔抓后可致抓痕、血痂和继发感染，病程迁延则可致湿疹样皮炎，甚则并发肾炎。男性患者病期长者可伴发阴囊或外生殖器部位疥疮结节。

辅助检查：用针挑破隧道可找到疥螨或虫卵，通过低倍显微镜检查可予确诊。

【治疗原则】

一般以局部治疗为主，治疗应彻底，防止复发。共同生活的家庭或集体中如有相同患者应同时治疗，以防交叉感染。

【辨证论治】

1. 内治法

湿热蕴结证

【症状】泛发水疱、丘疱疹，破溃渗液，浸淫糜烂，或脓疱叠起，或起红丝，多伴剧烈瘙痒；舌红，苔黄腻，脉滑数。

【治法】清热利湿，凉血解毒。

【方药】黄连解毒汤合五味消毒饮加减。

2. 外治法

治疗原则以杀虫为主，特效药物为硫黄。

主要药物是10%～20%硫黄软膏和5%硫黄霜，后者适宜于婴幼儿患者。若对硫黄过敏者可用苦参、蛇床子、地肤子等煎汤外洗。

用药前先用温水沐浴，然后全身涂药，有皮疹处用力搽至皮肤轻微发红。每日2次，连用5天为1个疗程。搽药期间不洗澡，不换衣，以增强药效。疗程结束后彻底沐浴，换下的衣服、被褥煮沸消毒。治疗结束1周后随访如无新发皮疹，则为治愈。阴囊或外生殖器部位之疥疮结节可予以外用皮质激素类制剂。

【预防与调护】

1. 注意个人卫生，勤洗澡、勤换衣、勤洗晒被褥。
2. 家庭或集体宿舍中发现患者应注意消毒隔离，并积极治疗，以杜绝传染源。
3. 患者所用衣被、毛巾等应予煮沸消毒，在阳光下充分曝晒，以杀灭疥虫及虫卵。
4. 加强卫生教育宣传，对公共浴室、旅馆、车船的衣被用物应定期清洗消毒。

表 2-6-4 疥疮病机证治简表

辨证分型	主要症状	舌象	脉象	病因病机	治法	代表方药
湿热蕴结证	泛发水疱、丘疱疹，破溃渗液，浸淫糜烂，或脓疱叠起，或起红丝，多伴剧烈瘙痒	舌红，苔黄腻	脉滑数	虫郁于肤，气血失和，湿热蕴结，外泛肌肤	清热利湿，凉血解毒	黄连解毒汤合五味消毒饮等

四、湿疮

湿疮是一种皮损形态多样、伴有瘙痒糜烂流滋的过敏性炎症性皮肤疾患。中医文献记载有浸淫疮、血风疮、粟疮等多种名称。相当于西医的湿疹。本病具有多形性损害、对称分布、自觉瘙痒、反复发作、易演变成慢性等特点。男女老幼皆可发病而以过敏体质者为多见，大多冬季易于复发，也可无季节差异。急性者多泛发全身，慢性者皮损往往固定在某些部位，亚急性者可介于两者之间，而不同部位的皮损也可有其特殊的表现，因此也有不同的名称。

【病因病机】

1. 病因

多因禀性不耐，脾胃失司，内有胎火湿热，外受风湿热邪，蕴阻肌肤；或风湿热邪侵袭，营卫失和，气机受阻，湿热蕴结，浸淫肌肤；或饮食失节，伤及脾胃，脾失健运，湿热内生，留恋于内不得疏泄，外泛肌肤；或因小腿经脉弛缓，青筋暴露，气血瘀滞，失于濡养所致。

2. 病机

湿与热互结，外走肌肤而致。

3. 病位

急性期湿疮常无固定好发部位，慢性期湿疮常局限于小腿、前臂、手、耳后、头皮、乳晕、肛周及外阴等部位。

【诊断要点】

发病前常无明确的外因接触史。初发时急性期皮疹常较广泛，边缘弥漫不清，可有红斑、丘疹、丘疱疹、水疱、肿胀等多形性表现，继而可有糜烂、渗出，皮损常对称发生，通常以颜面、四肢屈侧部位多见，病程一般为2~3周；亚急性期多由急性期迁延而来，以红斑、丘疹、脱屑或少量流滋、糜烂、结痂为多见；病久至慢性阶段，皮损常呈现浸润、增厚、干燥及色素沉着等，且边缘较清。局部常伴剧烈瘙痒。病情常易反复发作，迁延时日。湿疮好发于某些特殊部位的皮损具有各自的特点，常见的有以下几类。

1. 头面部湿疮

发于头皮者多呈糜烂、流滋，结黄色滋痂，有时将头发黏集成团，或因继发感染引起脱发；在面部者多呈淡红色斑片，上覆细薄鳞屑。

2. 耳部湿疮

又称旋耳疮。好发于耳窝、耳后皱襞及耳前部，皮损为潮红、糜烂、流滋、结痂及裂隙，有的耳后裂开如刀割状，多呈对称发生，伴瘙痒。

3. 乳房部湿疮

又称乳头风。主要发于女性，大多对称发生，表现为乳头部潮湿、糜烂、流滋，上覆鳞屑，或结黄色痂片，甚则皲裂疼痛。

4. 脐部湿疮

又称脐疮。皮损为鲜红色或暗红色的斑片，边界清楚，不累及外围皮肤，伴有流滋、结痂，常有臭味及易继发感染。

5. 阴囊部湿疮

又称肾囊风。发于男性，皮损位于阴囊皮肤，有时可延及肛周及阴茎部，呈淡红色斑片，表面糜烂、结痂，滋水常浸湿衣裤。日久皮肤粗糙肥厚，色素沉着或减退，瘙痒剧烈，夜间更甚。在肛周者往往可致辐射状皲裂。

6. 手部湿疮

皮损形态多样，在手背的呈钱币状斑疹，色泽潮红，糜烂、流滋、结痂；在手掌部的皮疹大多边缘不清，皮肤肥厚粗糙，冬季皲裂疼痛，病程较长。

7. 小腿部湿疮

多见于长期站立工作者，常伴有小腿青筋暴露。皮损主要在小腿下1/3内、外侧皮肤上。初为暗红斑，表面潮湿、糜烂、流滋或干燥、结痂、脱屑，呈局限性或弥漫性分布。常伴发小腿溃疡，病久则皮肤肥厚，色素沉着，或中心部分色素减退，可形成继发性白癜风。

8. 钱币状湿疮

是湿疮中的一个特殊类型。因其皮疹形态类似钱币而得名。多发生于四肢伸侧。由小丘疹或丘疱疹群集构成钱币大小的斑片或环形损害，滋水较多，呈亚急性经过，常冬重夏轻，不易治愈。

9. 婴儿湿疮

又称奶癣。好发于1~2岁的婴儿。皮损多先起于头面部，为簇集的或散在的红斑、丘疹，在头皮、眉部可有黄色鳞屑和滋痂，常因过度搔抓、洗烫而致糜烂、流滋，甚则延及躯干、四肢。常易继发感染而伴发热、纳差等全身症状。其中湿性者多发于1~3个月的肥胖婴儿，以红斑、水疱、糜烂、流滋为主；干性者好发于1岁以上瘦弱小儿，表现为皮肤潮红、干燥、脱屑，或有丘疹和片状浸润，常反复发作，不易治愈。

辅助检查：有可疑的外因接触史者（如手部湿疮）可作皮肤斑贴试验以协助明确病因。

【鉴别诊断】

1. 接触性皮炎

本病有致敏物接触史，多见于暴露部位或接触部位，皮损边界清楚，局限于接触部位，局部炎症反应强烈，可有红斑、水疱、大疱等损害，病程大多1周左右，去除病因后易痊愈，且不再接触致敏物可不复发。

2. 牛皮癣

牛皮癣皮损好发于颈、肘、尾骶部，皮疹为扁平多角形丘疹，融合成片，有典型的苔藓样变，无多形性皮损，亦无渗出倾向。

【治疗原则】

本病主要是湿与热互结，外走肌肤而成，故清热利湿是湿疮的治疗原则。

【辨证论治】

1. 内治法

（1）胎火湿热证

【症状】婴儿头面多形性皮疹，色红灼热，流滋，糜烂，结痂；伴阵发哭闹，纳呆，便溏或便干；舌红，苔薄黄，脉细数。

【治法】疏风清热利湿。

【方药】消风导赤汤。

加减：湿性者加车前子、茯苓皮、苍术、黄柏；干性者加太子参、麦冬、制黄精、白茅根。

（2）湿热蕴结证

【症状】起病较快，皮疹广泛，形态各异，红斑、丘疹、疱疹、糜烂、结痂，伴灼热感；口干口苦，小溲色黄，大便干结；舌质红，苔薄黄或黄腻，脉滑数。

【治法】清热利湿。

【方药】龙胆泻肝汤或萆薢渗湿汤。

加减：皮疹发于上部者，加桑叶、菊花、蝉衣；发于中部者，重用龙胆草、黄芩；发于下部者，重用泽泻、车前子；伴有青筋暴露者，加泽泻、牛膝、赤芍；瘙痒甚者，加白鲜皮、地肤子、徐长卿；焮红热甚者，加生地、赤芍、丹皮；便秘者，加生大黄（后下）。

常用中成药：湿毒清胶囊、乌蛇止痒丸。

（3）脾虚湿阻证

【症状】皮损以红斑、丘疱疹为主，伴有少量渗液、结痂，轻微糜烂；大便溏薄，纳呆腹胀；舌苔白腻，脉滑。

【治法】健脾除湿。

【方药】除湿胃苓汤。

加减：酌加广木香、白扁豆、藿香、白鲜皮、地肤子等。

常用中成药：湿毒清胶囊、乌蛇止痒丸。

（4）血虚风燥证

【症状】患处皮肤肥厚，色暗红或紫褐，表面粗糙，皮纹增宽呈苔藓样变，伴抓痕血痂；头晕乏力，腰酸肢软；苔薄，脉濡细。

【治法】养血润肤，祛风润燥。

【方药】四物消风饮。

加减：若瘙痒剧烈，不能入眠者，加珍珠母（先煎）、生牡蛎（先煎）、夜交藤、酸枣仁；腰酸肢软者，加炙狗脊、仙灵脾、菟丝子（包）；皮肤粗糙肥厚者，加丹参、益母草、鸡血藤。

常用中成药：乌蛇止痒丸。

（5）气滞血瘀证

【症状】多发于下肢静脉曲张患者。皮损主要见于小腿下部，呈暗红色或褐色斑疹，表面潮湿、糜烂、流滋，甚则伴发小腿溃疡或干燥、结痂、脱屑，日久皮肤肥厚，色素沉着；舌黯，苔薄，脉细涩。

【治法】活血化瘀，祛风通络。

【方药】桃红四物汤。

2. 外治法

（1）急性期：滋水多者可用10%黄柏溶液湿敷，待滋水减少时再用青黛散麻油调搽。

（2）亚急性期：外搽三黄洗剂或黄柏霜。婴儿宜用黄连油或蛋黄油外搽。

（3）慢性期：外搽湿疹膏或皮枯膏，加热烘疗法效佳；小腿青筋暴露者可加用弹力绷带缠缚疗法。

【其他疗法】

1. 对于急性泛发性湿疮病情重者，可予以肾上腺皮质激素治疗，常用强的松20～40mg/d，分次口服，病情好转后逐渐递减剂量，直至停用。
2. 中药雷公藤口服治疗，但对未成年者不宜使用。其他成药如当归片、清解片等亦可使用。
3. 对于慢性肥厚性损害久治不愈者，可予以液氮冷冻等治疗。

【预防与调护】

1. 急性者忌用热水烫洗和肥皂等刺激物洗涤。
2. 无论急、慢性湿疮，均应避免搔抓，并忌食辛辣、牛羊肉等发物。
3. 急性湿疮或慢性湿疮急性发作期间不宜进行预防接种。

表2-6-5　　**湿疮病机证治简表**

辨证分型	主要症状	舌象	脉象	病因病机	治法	代表方药
胎火湿热证	婴儿头面多形性皮疹，色红灼热，流滋，糜烂，结痂，伴阵发哭闹，纳呆，便溏或便干	舌红，苔薄黄	脉细数	禀性不耐，脾胃失司，内有胎火湿热，外受风湿热邪，蕴阻肌肤	疏风清热利湿	消风导赤汤
湿热蕴结证	起病较快，皮疹广泛，形态各异，红斑、丘疹、疱疹、糜烂、结痂，伴灼热感；口干口苦，小溲色黄，大便干结	舌质红，苔薄黄或黄腻	脉滑数	邪毒侵袭，营卫失和，气机受阻，湿热蕴结，浸淫肌肤	清热利湿	龙胆泻肝汤或萆薢渗湿汤

续表

辨证分型	主要症状	舌象	脉象	病因病机	治法	代表方药
脾虚湿阻证	皮损以红斑、丘疱疹为主，伴有少量渗液、结痂，轻微糜烂；大便溏薄，纳呆腹胀	舌苔白腻	脉滑	脾失健运，湿热内生，留恋于内，外泛肌肤	健脾除湿	除湿胃苓汤
血虚风燥证	患处皮肤肥厚，色暗红或紫褐，表面粗糙，皮纹增宽呈苔藓样变，伴抓痕血痂；头晕乏力，腰酸肢软	苔薄	脉濡细	气血瘀滞，失于濡养	养血润肤，祛风润燥	四物消风饮
气滞血瘀证	多发于下肢静脉曲张患者。皮损主要见于小腿下部，呈暗红色或褐色斑疹，表面潮湿、糜烂、流滋，甚则伴发小腿溃疡或干燥、结痂、脱屑，日久皮肤肥厚，色素沉着	舌黯，苔薄	脉细涩	小腿经脉弛缓，青筋暴露，气血瘀滞，失于濡养	活血化瘀，祛风通络	桃红四物汤

五、梅毒

梅毒是由梅毒螺旋体感染所引起的一种慢性性传播性疾病。中医文献记载有广疮、杨梅疮等名称。其特点是临床表现复杂，可侵犯多系统、多器官，造成多种器官的损害，危险性大。本病以性接触为主要传播途径，也可通过母体胎盘传播或输血传播，偶可经过被螺旋体污染的物品间接传播。

【病因病机】

1. 病因

梅毒的传染主要通过三个途径：精化传染、气化传染、胎传染毒。多因不慎接触病人或与患者同厕、共食、接吻、同寝等致毒从外入，内犯肺脾而得（气化传染）；或与梅毒患者进行性接触，精泄时毒气乘肝肾之虚入里而致（精化传染）；或胎儿禀受母体之毒而发（胎传染毒）。

2. 病机

一旦受邪则毒邪聚累于五脏。毒气外发于皮毛、玉茎，内伤于骨髓、关窍、脏腑，变化多端，证候复杂。

3. 病位

梅毒各期、各类型病位不同，范围呈逐步扩大的趋势。

【诊断要点】

1. 疳疮（硬下疳）

为一期梅毒之临床表现，潜伏期2～4周。皮损好发于包皮、冠状沟、包皮系带、龟头、大小阴唇、宫颈，也可发生于唇、咽、舌、乳房和肛门周围等处。基本损害为边界清楚的圆形溃疡，约黄豆大小，色泽暗红，基底质如软骨样，多呈单发，也可多发，溃疡表面有少量渗出。患者一般无明显痛痒感。皮损可自愈，常在3～8周内自行消退或仅留色素沉着及轻度萎缩性瘢痕。

2. 横痃

是一期梅毒伴随疳疮而发生的腹股沟淋巴结肿大。在疳疮出现后1～2周，腹股沟或患部附近淋巴结可肿大，常为数个，大小不等，质硬，不粘连，不破溃，无疼痛，其消退较疳疮愈合晚，约1～2个月，经治疗后常可迅速消退。

3. 梅疮

为二期梅毒的主要表现。多在感染后8～12周发生。主要为皮肤损害，可见鳞屑性斑疹、丘疹或脓疱等。常泛发全身，但自觉症状不显著。较典型的皮损见于掌跖、外生殖器及肛周处，肛周损害常融合成扁平湿疣，而掌跖部皮损呈脱屑性斑疹，色泽铜红，豌豆大小，孤立而不融合，无痒痛不适。皮损一般可持续1～2个月痊愈，若经抗梅毒治疗则会迅速消退。

4. 杨梅结毒

为三期梅毒的主要表现。常在感染2年以后发生。皮肤黏膜损害主要为呈环状分布的结节性梅毒疹和破坏性较大的骨骼树胶样肿，一般无自觉症状。除骨、眼损害外，心血管和神经系统受累较突出，如梅毒性主动脉瘤、麻痹性痴呆、骨髓痨等将危及生命或终生致残。

5. 潜伏梅毒

又称隐性梅毒。是指感染梅毒后未经治疗或治疗不规范，虽然临床上无明显症状和体证，但梅毒血清反应阳性，同时排除内脏损害的患者。其中感染期限在2年以内的称早期潜伏梅毒，2年以上的称晚期潜伏梅毒。一般没有传染性。

6. 胎传梅毒

俗称小儿遗毒。其中发病于2岁以内的早期胎传梅毒表现为营养障碍，口腔及肛周暗红色斑片可因糜烂、皲裂而遗留放射状瘢痕。而发病于2岁以后的晚期胎传梅毒可出现马鞍鼻、基质性角膜炎、神经性耳聋等特征性病变。

辅助检查：①暗视野显微镜检查：在疳疮、扁平湿疣等梅毒性皮损渗液中可找到梅毒螺旋体，为早期梅毒检查的主要方法。②梅毒血清学试验：临床最常用的如快速血浆反应素试验（RPR），阳性者要考虑梅毒，但需排除生物性假阳性；另一种检测梅毒螺旋体抗原方法如梅毒螺旋体血凝试验（TPHA）阳性者基本可以确诊梅毒。

【鉴别诊断】

1. 软下疳

软下疳可有生殖器溃疡，呈痛性及多发性，且可查到短链状革兰阴性杆菌，培养可找到杜克雷嗜血杆菌。

2. 尖锐湿疣

尖锐湿疣也为发生于男女生殖器及肛周部位的疣状增生物，但其醋酸白试验呈阳性，皮损组织病理可见到棘细胞空泡改变，RPR、TPHA 试验均为阴性。

【治疗原则】

明确诊断后应及时、足量、规则地进行抗梅毒治疗。治疗结束后应进行 3 年以上跟踪随访。对性伴侣亦应予以相关检查，若有染者必须同时治疗观察。

【辨证论治】

1. 内治法

（1）湿热蕴结证

【症状】外生殖器或乳房部疳疮或躯干、四肢出现杨梅疮；伴口苦纳呆，尿赤便秘；苔黄腻，脉弦数。

【治法】清肝解毒，利湿化斑。

【方药】龙胆泻肝汤加减或土茯苓合剂。

（2）痰凝血瘀证

【症状】疳疮边缘坚硬突起，色泽暗红，或伴横痃坚韧；舌质黯红，苔腻，脉细涩。

【治法】化痰软坚，祛瘀解毒。

【方药】二陈汤合消瘰丸加减。

加减：兼服小金散 3g，分 2 次吞服；杨梅疮、杨梅结毒者可兼服金蟾脱甲酒。

（3）气血不足证

【症状】梅毒晚期，病程日久，结毒溃面肉芽苍白，脓水清稀，久不收口；伴面色萎黄，头晕目眩，心悸气短；舌淡，苔薄，脉细数。

【治法】益气养血，扶正祛邪。

【方药】八珍汤或十全大补汤加减。

（4）肾阴不足证

【症状】久病体虚之人低热绵绵，皮肤干燥，溃面干枯，难以收口，发枯发脱；伴口苦咽燥，头晕眼花；舌红少苔，脉细数。

【治法】益气养阴，补益肝肾。

【方药】生脉散合大补阴丸或地黄饮子加减。

2. 外治法

（1）疳疮、杨梅疮、小儿遗毒形成烂斑者，均可用鹅黄散外扑。

（2）横痃、杨梅结毒未溃时可用冲和膏外敷，溃后先以五五丹祛腐提脓，脓尽后以生肌散收口。

（3）杨梅结毒若毒在巅顶，头痛如劈，可用碧云散搐鼻取嚏为效。

【其他疗法】

西医祛梅治疗方案分早、晚期，首选青霉素治疗。

1. 早期梅毒（一期、二期、早期潜伏梅毒）用普鲁卡因青霉素肌注 80 万 U，每日 1

次，连续 10～15 天，总量达 800 万～1200 万 U。

2. 晚期梅毒（三期、晚期潜伏梅毒）和二期复发梅毒用普鲁卡因青霉素肌注 80 万 U，每日 1 次，连续 20 天。

3. 对青霉素过敏者可选用红霉素口服，每日 4 次，每次 500mg；或四环素口服，每次 500mg，每日 4 次，其中早期梅毒连续服药 15 天，而晚期患者宜连服 30 天。

4. 对心血管和神经梅毒者青霉素治疗宜从小剂量开始，用小剂量青霉素肌注，第 1～2 天每日 10 万 U，第 3 天 40 万 U，分 2 次肌注；第 4 天起用普鲁卡因青霉素肌注，每次 80 万 U，每日 1 次，连用 15 天为 1 个疗程。休息 2 周后再重复 1 个疗程以上。

【预防与调护】

1. 加强性病防治工作的宣传教育，坚持精神文明建设，制止卖淫嫖娼，减少性病传播途径。

2. 做好孕妇胎前检查，对梅毒患者采取避孕措施或及早中止妊娠。

3. 夫妇双方或性伴侣之间同时进行治疗。

表 2-6-6 **梅毒病机证治简表**

辨证分型	主要症状	舌象	脉象	病因病机	治法	代表方药
湿热蕴结证	外生殖器或乳房部疳疮，或躯干、四肢出现杨梅疮；伴口苦纳呆，尿赤便秘	苔黄腻	脉弦数	毒气入里，湿热蕴结	清肝解毒，利湿化斑	龙胆泻肝汤或土茯苓合剂等
痰凝血瘀证	疳疮边缘坚硬突起，色泽暗红，或伴横痃坚韧	舌质黯红，苔腻	脉细涩	湿热化痰，相互蕴结	化痰软坚，祛瘀解毒	二陈汤合消瘰丸等
气血不足证	梅毒晚期，病程日久，结毒溃面肉芽苍白，脓水清稀，久不收口；伴面色萎黄，头晕目眩，心悸气短	舌淡，苔薄	脉细数	气血不足，正衰邪胜	益气养血，扶正祛邪	八珍汤或十全大补汤等
肾阴不足证	久病体虚之人低热绵绵，皮肤干燥，溃面干枯，难以收口，发枯发脱；伴口苦咽燥，头晕眼花	舌红少苔	脉细数	久病体虚，肝肾虚弱	益气养阴，补益肝肾	生脉散合大补阴丸或地黄饮子等

六、尖锐湿疣

尖锐湿疣为一种发生于皮肤黏膜交界处的柔软赘生物，常见于男女外阴及肛门周围，故俗称“瘙瘊”。该病是由人类乳头瘤病毒感染而导致的增生性疾病。性接触是主要传播途径，偶尔也可通过被污染的物品感染，是世界范围高发的性传播疾病。由于其与生殖器癌有一定关系，且临床复发率高，故日益受到重视。

【病因病机】

1. 病因

房事不节或滥施性交，秽浊不洁。

2. 病机

毒邪袭肤，蕴聚于内，酿生湿热，湿热下注皮肤黏膜而成赘疣。

3. 病位

皮损好发于男性龟头、包皮、冠状沟、尿道口及女性大小阴唇、阴蒂、阴道、子宫颈等处，也可发于会阴、直肠及肛门周围。

【诊断要点】

常有不洁性生活史。潜伏期平均3个月，短者1个月内，长者达1年。皮损初呈柔软的淡红色丘疹，大小不一，可散在或融合而呈现乳头状，表面粗糙不平，继续增大可呈鸡冠状、菜花状或巨大团块。伴有继发感染时可出现糜烂、溃疡，表面易有出血，可有恶臭。一般无自觉症状，少数患者可有瘙痒感。女性患者常伴白带增多。部分患者可伴发其他性传播疾病。

辅助检查：可用醋酸白试验，方法是用3%～5%醋酸涂抹皮损，3～5分钟后局部可呈现乳白色。

【鉴别诊断】

1. 生殖器痈

有时临床上与巨大尖锐湿疣难以鉴别，应从病理诊断上加以区分。

2. 假性湿疣

好发于青壮年女性。皮疹仅局限分布于大、小阴唇内侧面，表面呈淡红色至红色丝绒状、鱼籽状密集小丘疹，丘疹大小相似，触之有颗粒感，一般无自觉症状。

【治疗原则】

本病主要是因湿热下注皮肤黏膜而成，故清热利湿为其治疗原则。

【辨证论治】

1. 内治法

（1）湿热下注证

【症状】外生殖器或肛门等处出现疣状赘生物，色灰褐或淡红，质软，表面污秽，触之易出血；伴小便色黄，大便不畅；舌红苔黄腻，脉滑数。

【治法】清热利湿解毒。

【方药】萆薢渗湿汤加减。

（2）热毒炽盛证

【症状】外生殖器或肛门疣状赘生物伴有继发感染，表面有大量秽浊黄白色分泌物，伴有恶臭，或痒或酸痛，有出血倾向；兼有口渴欲饮、溲赤便干或伴发热；舌红，苔黄糙，脉滑数。

【治法】清火解毒，除湿化浊。

【方药】黄连解毒汤。

加减：酌加土茯苓、苦参片、板蓝根、紫草等。

2. 外治法

本病以外治法为主。

（1）鸦胆子油：疣体小者直接点涂患处，或用鸦胆子仁 1 份、花生油 3 份浸泡半个月后涂于患处。

（2）外洗方：马齿苋 60g、大青叶 30g、木贼草 30g、红花 9g、明矾 15g，煎水熏洗，每日 2 次，每次 20 分钟，洗后外用六一散 30g、枯矾粉 10g 混合撒布疣体上，保持干燥清洁。

（3）手术疗法：疣体大者可行手术切除或采用二氧化碳激光、高频电灼疗法或液氮冷冻治疗；疣体除去 1 周后可用中药洗浴，以减少其复发。

【其他疗法】

根据病情可选用 0.5% 足叶草毒素溶液、复方足叶草酯酊、33.3% 三氯醋酸溶液外搽，或 2.5% 氟尿嘧啶软膏、3% ~5% 酞丁胺等在皮损表面涂敷，需注意保护正常皮肤黏膜。

【预防与调护】

1. 保持外生殖器部位清洁干燥，外出注意寝具卫生。
2. 注意洁身自爱，禁止嫖娼卖淫。
3. 夫妇双方应同时治疗，治疗期间避免性生活。

表 2-6-7　　尖锐湿疣病机证治简表

辨证分型	主要症状	舌象	脉象	病因病机	治法	代表方药
湿热下注证	外生殖器或肛门等处出现疣状赘生物，色灰褐或淡红，质软，表面污秽，触之易出血；伴小便色黄，大便不畅	舌红苔黄腻	脉滑数	毒邪袭肤，蕴聚于内，酿生湿热，湿热下注	清热利湿解毒	萆薢渗湿汤
热毒炽盛证	外生殖器或肛门疣状赘生物伴有继发感染，表面有大量秽浊黄白色分泌物，伴有恶臭，或痒或酸痛，有出血倾向；兼有口渴欲饮、溲赤便干或伴发热	舌红，苔黄糙	脉滑数	热毒炽盛	清火解毒，除湿化浊	黄连解毒汤

七、淋病

淋病是由淋病双球菌引起的以泌尿生殖系统化脓性感染为主要表现的性传播疾病。属中医“淋浊”的范畴。其特点是以尿频、尿急、尿痛、尿道口溢脓为特征。该病主要通过性接触传染，也可经血行播散，是临床常见的性病之一，约有5%～20%的男性或60%以上的女性感染后表现为无症状的带菌者。

【病因病机】

1. 病因

总由不洁性交使淫毒侵袭而致。

2. 病机

如性事不洁或误用污染之器具，湿热秽浊之气由下焦前阴窍口入侵，阻滞于内，气血循行受阻，湿热熏蒸，气化失司而致；或湿热秽浊之气久恋，阻滞气血，耗气伤津，气阴不足，肝肾两亏，以致本虚标实，虚实夹杂，病久难愈。

3. 病位

泌尿生殖系统及其他黏膜处。

【诊断要点】

本病可发于任何年龄，但多见于青壮年，男女皆可患病。患者常有不洁性生活史，潜伏期为2～7天。

1. 男性淋菌性尿道炎

可见尿道口红肿，有脓性分泌物排出，严重者脓液黄白色，较稠厚，并引起包皮及龟头黏膜红肿，同时伴有尿频、尿急及明显排尿疼痛，晚间可有阴茎勃起。部分患者可伴头痛、发热、腹股沟淋巴结肿大等全身不适症状。

2. 女性淋菌性阴道炎、宫颈炎

不洁性交后1周左右出现脓性分泌物，可见宫颈有程度轻重不一的红肿和触痛。外阴黏膜也可因分泌物刺激而红肿。部分患者同时有尿道感染则可有尿频、尿急及尿道口少量脓性分泌物，伴排尿疼痛。症状常较男性为轻，故而易被忽视。

3. 淋菌性直肠炎

肛门有烧灼或瘙痒感，甚者有里急后重感。局部可有脓性分泌物排出，直肠镜检查可见黏膜红肿伴脓性分泌物。

4. 淋菌性咽炎

临床常见咽干不适、吞咽疼痛或伴扁桃腺炎。检查可见咽峡部黏膜红肿伴脓性分泌物，部分患者可伴低热和颈部淋巴结肿大。

5. 淋菌性结膜炎

新生儿常因患淋病的母亲分娩时由产道感染，成人则多由于被含淋菌之分泌物污染而致。一般在感染2天后发病，表现为眼结膜充血水肿，眼睑红肿，有大量脓性分泌物，若不及时治疗可致角膜混浊、溃疡、穿孔而失明。

6. 淋病合并症

男性可有淋菌性前列腺炎、附睾炎等。女性有盆腔炎、输卵管炎、子宫内膜炎等。少数患者可通过血行传播而引起关节炎、脑膜炎、心内膜炎等。

辅助检查：①淋球菌涂片检查：分泌物直接涂片用革兰染色，可在多形核白细胞内找到革兰染色阴性的双球菌。该法对有典型症状的男性患者具有一定诊断价值，但对症状不典型或女性患者常因与其他细菌难以鉴别而诊断意义不大，则应作进一步淋球菌培养检查。②在淋球菌培养基上可分离到淋病双球菌，并做药敏试验。

【鉴别诊断】

非淋菌性尿道炎：其潜伏期长，多为7～21天，尿道分泌物少而质稀薄。尿痛、排尿困难及全身症状轻微或无。分泌物涂片无细胞内革兰阴性双球菌。

【治疗原则】

明确诊断后应及时、足量、规则地根据不同病情选择各种药物治疗，且对性伴侣也应检查，有感染者应同时治疗。

【辨证论治】

1. 内治法

（1）湿热下注证

【症状】相当于急性淋菌性尿道炎、宫颈炎；伴有发热、头痛、倦怠、纳呆、便秘、溲赤；苔薄黄或黄腻，舌红，脉弦滑数。

【治法】清热利湿。

【方药】龙胆泻肝汤加减。

（2）肝肾两亏证

【症状】相当于慢性淋病；伴有头晕耳鸣，腰膝酸软，潮热盗汗，口干舌燥；舌红，苔少，脉细数。

【治法】滋阴清热，调补肝肾。

【方药】知柏地黄丸加减。

2. 外治法

（1）苦参汤煎汤待温泡洗，每日1～2次。主要药物为：苦参60g，蛇床子30g，白芷15g，金银花30g，野菊花30g，黄柏15g，地肤子15g，白鲜皮30g。

（2）局部外涂青吹口散油膏，每日1次。

【其他疗法】

1. 淋菌性尿道炎或宫颈炎

头孢曲松（头孢三嗪）250mg一次肌注；或大观霉素一次肌注，男性患者2g，女性患者4g；也可选用氧氟沙星（氟嗪酸）或环丙沙星一次口服，400～600mg；或在对青霉素耐药的淋球菌菌株不超过5%的地区，也可用普鲁卡因青霉素480万U一次肌注。

2. 淋菌性眼炎

以头孢三嗪治疗，成人1g肌注，每日1次，连用5天；新生儿按25～50mg/kg静注或肌注，每日1次，连用7天。或用大观霉素治疗，成人2g肌注，每日2次，连用5天；新生儿按40mg/kg肌注，每日1次，连用7天。

3. 合并症

应予相应治疗，必要时可请泌尿科、妇科等协助诊治，若同时伴发其他性传播疾病时需同时给予相应治疗。

【预防与调护】

1. 加强性病防治教育。
2. 注意生殖器清洁卫生。患者用物应单独存放。
3. 性伴侣或夫妇需同时治疗。

表2-6-8　淋病病机证治简表

辨证分型	主要症状	舌象	脉象	病因病机	治法	代表方药
湿热下注证	相当于急性淋菌性尿道炎、宫颈炎；伴有发热、头痛、倦怠、纳呆、便秘、溲赤	苔薄黄或黄腻，舌红	脉弦滑数	湿热侵淫，阻滞于内，气血失运，湿热熏蒸	清热利湿	龙胆泻肝汤等
肝肾两亏证	相当于慢性淋病；伴有头晕耳鸣，腰膝酸软，潮热盗汗，口干舌燥	舌红，苔少	脉细数	湿热久恋，阻滞气血，耗气伤津，气阴不足，肝肾两亏	滋阴清热，调补肝肾	知柏地黄丸等

第七节　肛门直肠疾病

肛门直肠疾病是指发生于人体肛门直肠的一类疾病，常见病种有痔、肛隐窝炎、肛裂、肛痈（肛门直肠周围脓肿）、肛漏（肛瘘）、脱肛、息肉痔（直肠息肉）及锁肛痔（肛管直肠癌）等，中医文献统称为痔疮、痔瘘。

一、痔

痔是直肠末端黏膜下和肛管皮肤下静脉丛发生扩张和屈曲所形成的柔软静脉团。中医文献中痔有三种含义，一是人体孔窍中突出性疾病的统称，二是所有肛肠疾病的总称，三是内痔和外痔的统称。痔的临床特点是便血、脱出、肿痛反复发作，并随年龄增加而逐渐加重。痔是最常见的肛门直肠疾病，约占所有肛肠疾病的87.25%，任何年龄都可发病，其中以20

~40 岁较为多见，女性多于男性。

【病因病机】

1. 病因

饮食不节，起居不慎，脏腑功能失调，妊娠多产，外感六淫，大便失调等。

2. 病机

饮食不节，过食辛辣，酒色过度，湿热内生，下注大肠所致；或久泻久痢，久坐久立，负重远行，便秘，妊娠而引起阴阳不和，气血纵横，经络交错，浊气瘀血流注肛门而成；或脏腑本虚，情志失调，内蕴热毒，以致气血壅滞，结聚肛门为痔；或外感风、湿、燥、热之邪下冲肛门所致。

3. 病位

内痔和混合痔好发于截石位3、7、11点处，血栓性外痔好发于截石位3、9点处，静脉曲张性外痔多为环状。

【诊断要点】

痔多发生于成年人，婴幼儿罕见。通过视诊和肛镜检查多能明确痔的位置、数目、大小、色泽，作出诊断。

1. 症状

内痔的主要症状为便血和脱出，外痔的主要症状为肛门疼痛、坠胀和异物感，混合痔则兼有内痔和外痔的双重症状。

（1）便血：为无痛性便血，血液与大便不相混合，多在排便时出现手纸带血、滴血或射血。出血呈间歇性。饮酒、过劳、便秘、腹泻等诱因常使症状加重；出血严重者可出现继发性贫血。

（2）脱出：痔核较大时可于排便时脱出，开始能自行回纳，久之则须用手推回纳，或平卧、热敷后才能回纳；痔核脱出若不及时复位，因充血、水肿和血栓形成，可致肿痛、糜烂、坏死而成嵌顿性痔。

（3）肛门坠胀和异物感：外痔、脱出性内痔常有肛门坠胀和异物感，排便时明显，卧床休息后减轻。

（4）疼痛：常见于嵌顿性痔、炎性外痔和血栓性外痔。疼痛呈持续性，排便时加重，常伴有排尿困难和便秘。

2. 分类

痔根据其发病部位的不同，可分为内痔、外痔和混合痔。

（1）内痔：齿线以上直肠末端黏膜下的痔内静脉丛扩张和屈曲所形成的柔软静脉团，称为内痔。根据1994年国家中医药管理局发布的中医药行业标准，内痔可分为三期。

①Ⅰ期：便血，色鲜红，或无症状。肛镜检查见齿线上方黏膜隆起，表面色淡红。

②Ⅱ期：便血，色鲜红，伴有肿物脱出肛外，便后可自行复位。肛镜检查见齿线上方黏膜隆起，表面色暗红。

③Ⅲ期：排便或增加腹压时肛内肿物脱出，不能自行复位，需休息后手法复位，甚者可发生嵌顿，伴有剧烈疼痛，便血少见或无。肛镜检查见齿线上方有黏膜隆起，表面多有纤维化。

（2）外痔：是指齿线以下痔外静脉丛扩张屈曲，或痔外静脉破裂，或肛缘皮肤皱襞发炎、肥大、结缔组织增生而成的疾病。临床常分为四类。

①静脉曲张性外痔：排便时或久蹲后肛门坠胀不适，偶有肿痛。检查可见肛缘皮下有柔软青紫色团块隆起，按压或卧床休息后团块可缩小或消失，触之不痛。多伴有内痔。

②血栓性外痔：肛门部突然剧烈肿痛，活动或排便时加重，3～5天后缓解。检查可见肛管内或肛缘皮下可见一个或数个圆形青紫色肿块，局部皮肤水肿。肿块初起较软，渐变硬，触痛明显。

③炎性外痔：肛门部灼痛、潮湿、瘙痒，便后或活动过多后加重。检查可见肛缘皱襞或皮赘充血水肿，触痛较甚，有少量分泌物。

④结缔组织性外痔：肛门部异物感，排便后大便不易擦净。检查可见肛缘散在或环状、不规则形状皮赘，触之柔软不痛。若发生于截石位6、12点处，常由肛裂引起；若发生于3、7、11点处，多伴有内痔；若呈环状或花冠状，多发生于经产妇。

（3）混合痔：同一方位齿线上下，痔内、外静脉丛扩张屈曲，相互沟通吻合，内、外痔相连形成一整体，兼有内痔、外痔的症状和体征者，称为混合痔。其内痔部分多为Ⅱ、Ⅲ期内痔，外痔部分多为静脉曲张性外痔和结缔组织性外痔。

【鉴别诊断】

1. 脱肛

多见于儿童，是直肠黏膜、肛管、直肠全层和部分乙状结肠向下移位的一种疾病。脱出物为直肠黏膜或直肠全层，呈环状，不分颗，表面光滑，为淡红色或红色，不易出血，有少量黏液。

2. 息肉痔

多见于儿童。脱出的息肉一般为单个，有长蒂，头圆，呈紫红色，质软，表面光滑，可活动，容易出血，但多无射血、滴血现象。

3. 锁肛痔

是发生于肛管直肠的恶性肿瘤。中年以上者多见。粪便中混有脓血、黏液、腐臭的分泌物，大便变细，便次增多，里急后重，时有便意，指检可触及菜花状肿块或凹凸不平溃疡，质地坚硬，推之不移。

【治疗原则】

本病多以外治法和手术治疗方法为主。内治法多适用于Ⅰ、Ⅱ期内痔；或炎性外痔，或血栓性外痔初起；或痔嵌顿及外痔伴有继发感染；或年老体弱患者；或痔兼有其他严重慢性疾病，不宜手术治疗者。

【辨证论治】

1. 内治法

（1）风伤肠络证

【症状】大便带血、滴血或喷射状出血，血色鲜红，或有肛门瘙痒；舌红，苔薄白或薄黄，脉浮数。

【治法】清热祛风，凉血止血。

【方药】凉血地黄汤。

加减：出血多者，加丹皮、侧柏炭、大蓟、小蓟；热甚者，加山栀、大黄。

常用中成药：槐角丸。

（2）湿热下注证

【症状】便血色鲜红，量较多，肛内肿物外脱，可自行回缩或肛缘肿物隆起，灼热疼痛，时流滋水；便干或便溏；舌红苔腻，脉滑。

【治法】清热利湿。

【方药】脏连丸合萆薢化毒汤。

加减：湿甚者，加车前子、泽泻；便干者，加大黄、当归。

常用中成药：槐榆丸。

（3）气滞血瘀证

【症状】肛内肿物脱出，甚或嵌顿，肛管紧缩，坠胀疼痛，甚则肛缘形成血栓及水肿，触痛明显；舌黯红，苔白或黄，脉弦细涩。

【治法】活血祛风，消肿止血。

【方药】止痛如神汤。

加减：痛甚者，加延胡索、川芎、牛膝；坠胀明显者，加升麻、葛根。

（4）脾虚气陷证

【症状】肛门下坠感，痔核脱出需手法复位，便血色鲜或淡；面色少华，神疲乏力，少气懒言，纳少便溏；舌淡胖，边有齿痕，苔薄白，脉弱。

【治法】补气升提。

【方药】补中益气汤。

加减：便血不止者，加仙鹤草、陈棕炭；下坠明显者，加葛根、枳壳。

常用中成药：补中益气丸。

2. 外治法

适用于各期内痔、各类外痔、混合痔的便血、脱出、肿痛及术后换药。

（1）熏洗法：以药物加水煮沸，先熏后洗；或用药液作热湿敷，具有活血消肿、收敛固脱、止痛止痒等作用，常用五倍子汤、苦参汤。

（2）外敷法：以药物敷于患处，具有消肿止痛、收敛止血、祛腐生肌等作用，应根据不同症状选用各种油膏、散剂，常用消痔膏、五倍子散等。

（3）塞药法：将药物制成栓剂，塞入肛内，具有消肿、止痛、止血等作用，常用洗必泰栓。

（4）枯痔法：将药物敷于脱出性内痔或嵌顿性内痔痔核表面，使痔核干枯坏死，逐渐脱落而痊愈。含砒枯痔散疗效好，但有砒中毒危险；无砒枯痔散无明显毒副作用，但疗效差，故该法目前已渐为其他疗法所代替。

【预防与调护】

1. 保持大便通畅，养成每天定时排便且时间在5分钟以内的良好习惯。
2. 注意饮食调和，多喝开水，多食蔬菜水果，少食辛辣食物。
3. 避免久坐久立，进行适当的运动和活动。
4. 及时治疗肠道炎症和能引起腹压增加的疾病，如炎症性肠病、痢疾、前列腺肥大、慢性气管炎等。

表2-7-1　**痔病机证治简表**

辨证分型	主要症状	舌象	脉象	病因病机	治法	代表方药
风伤肠络证	大便带血、滴血或喷射状出血，血色鲜红，或有肛门瘙痒	舌红，苔薄白或薄黄	脉浮数	外感六淫，邪冲肛门	清热祛风，凉血止血	凉血地黄汤等
湿热下注证	便血色鲜，量较多，肛内肿物外脱，可自行回缩或肛缘肿物隆起，灼热疼痛，时流滋水；便干或便溏	舌红苔腻	脉滑	饮食不节，湿热内生，下注大肠	清热利湿	脏连丸合萆薢化毒汤等
气滞血瘀证	肛内肿物脱出，甚或嵌顿，肛管紧缩，坠胀疼痛，甚则肛缘形成血栓及水肿，触痛明显	舌黯红，苔白或黄	脉弦细涩	阴阳不和，气血纵横，经络交错，浊气瘀血流注肛门	活血祛风，消肿止血	止痛如神汤等
脾虚气陷证	肛门下坠感，痔核脱出需手法复位，便血色鲜或淡；面色少华，神疲乏力，少气懒言，纳少便溏	舌淡胖，边有齿痕，苔薄白	脉弱	脏腑本虚，情志失调，内蕴热毒，气血壅滞，结聚肛门	补气升提	补中益气汤等

二、脱肛

脱肛是直肠黏膜、肛管、直肠全层和部分乙状结肠向下移位的一种疾病。相当于西医的肛管直肠脱垂。其特点是：患者多身体瘦弱，大便后直肠黏膜或直肠脱出肛门外，反复发作。本病是一种不常见的疾病，在我国仅约占肛肠疾病发病人数的0.18%，任何年龄均可发病，但多见于小儿、老人和经产妇，男性多于女性。

【病因病机】

小儿气血未旺，老年人气血衰退，中气不足，或妇女分娩用力耗气，气血亏损，以及慢性泻利、习惯性便秘、长期咳嗽均易致气虚下陷，固摄失司，发生本病。

【诊断】

一般直肠黏膜脱垂多见于小儿，直肠全层脱垂多见于成年人。

1. 症状

（1）脱出：为脱肛的主要症状，初起大便后脱出能自行回纳，以后渐渐不能自然回复，须手托或平卧方能复位。日久失治，由于直肠各层组织向下移位，直肠或部分乙状结肠脱出，甚至咳嗽、蹲下或行走时也可脱出。患者常有大便不净和大便不畅感，或下腹部坠痛，腰部、腹股沟及两侧下肢有酸胀和沉重感觉。

（2）出血：一般无出血症状，偶因大便干燥擦伤黏膜而有粪便带血、手纸染血或黏液血便，但出血量较少。

（3）潮湿：部分病人由于肛门括约肌松弛，收缩无力，常有黏液自肛内溢出；或因直肠黏膜反复脱出摩擦，发生充血、水肿、糜烂而流黏液，导致肛周潮湿、瘙痒。

（4）肿痛：如果便后直肠脱出未能及时复位，脱出肠管充血、肿胀，可发生嵌顿而致局部肿痛；甚者发生肠管坏死、肠梗阻症状。

2. 检查

（1）视诊：蹲位后观察脱出物的形态、颜色、长度，多能作出诊断。

（2）指诊：对脱出物触诊可判断是直肠黏膜脱垂还是直肠全层脱垂，肛内指诊可查明有无肛门松弛。

（3）肛门镜检查：可见直肠黏膜松弛，套叠于直肠腔内。

3. 分类

临床常用三度分类法。

（1）Ⅰ度脱垂：为直肠黏膜脱出，脱出物淡红色，长3～5cm，触之柔软，无弹性，不易出血，便后可自然回复。

（2）Ⅱ度脱垂：为直肠全层脱出，长5～10cm，呈圆锥状，淡红色，表面为环状而有层次的黏膜皱襞，触之较厚，有弹性，肛门松弛，便后有时需用手回复。

（3）Ⅲ度脱垂：直肠及部分乙状结肠脱出，长达10cm以上，呈圆柱形，触之很厚，肛门松弛无力。

【治疗原则】

小儿脱肛有自愈倾向，故治疗应以保守治疗为主；成人脱肛则以注射、手术等治疗为主。

【辨证论治】

1. 内治法

（1）脾虚气陷证

【症状】便时肛内肿物脱出，轻重不一，色淡红，伴有肛门坠胀，大便带血；神疲乏力，食欲不振，甚则头昏耳鸣，腰膝酸软；舌淡，苔薄白，脉弱。

【治法】补气升提，收敛固摄。

【方药】补中益气汤。

加减：血虚者，加熟地黄、阿胶；脱垂较重者，加金樱子、五倍子、人参，重用升麻、柴胡、黄芪；出血者，加地榆、槐花、侧柏叶。

常用中成药：补中益气丸。

（2）湿热下注证

【症状】肛内肿物脱出，色暗或深红，甚则表面部分溃破、糜烂，肛门坠痛，肛内指检有灼热感；舌红，苔黄腻，脉弦数。

【治法】清热利湿，升阳固脱。

【方药】葛根芩连汤合升阳除湿汤。

加减：肿痛出血者，加紫花地丁、金银花、蒲公英、地榆、大蓟、小蓟；分泌物多者，加萆薢、苦参、车前子。

常用中成药：二妙丸。

2. 外治法

（1）熏洗法：以苦参汤加石榴皮、枯矾、五倍子煎水熏洗，每天2次。

（2）外敷法：五倍子散或马勃散外敷。

【预防与调护】

1. 患脱肛后应及时治疗，防止发展到严重程度。
2. 避免负重远行，积极治疗慢性腹泻、便秘、慢性咳嗽等，防止腹压过度增高。
3. 妇女产后要充分休息，会阴裂伤要及时修补。

表 2-7-2　　脱肛病机证治简表

辨证分型	主要症状	舌象	脉象	病因病机	治法	代表方药
脾虚气陷证	便时肛内肿物脱出，轻重不一，色淡红，伴有肛门坠胀，大便带血；神疲乏力，食欲不振，甚则头昏耳鸣，腰膝酸软	舌淡，苔薄白	脉弱	气虚下陷，固摄失司	补气升提，收敛固摄	补中益气汤
湿热下注证	肛内肿物脱出，色暗或深红，甚则表面部分溃破、糜烂，肛门坠痛，肛内指检有灼热感	舌红，苔黄腻	脉弦数	气血两虚，气虚失摄，湿热下注，	清热利湿，升阳固脱	葛根芩连汤合升阳除湿汤

第八节　泌尿、男性前阴病

泌尿、男性前阴病主要是指与男性排尿有关的前列腺疾病及部分男性外生殖器疾病，如子痈、子痰、水疝、精浊（前列腺炎）、精癃（前列腺增生症）等。这部分疾病在中医古代文献中没有系统的论述而散见于古籍中。

一、精浊

精浊是尿道口常有精液溢出的生殖系炎症性疾病，其特点是尿频、尿急、尿痛，尿道口常有精液溢出，并伴有会阴部、腰骶部、耻骨上区等隐痛不适等。相当于西医的前列腺炎。慢性前列腺炎是男性成人常见疾病。据统计，35 岁以上男性 10% ~20% 罹患本病。国内一组统计资料表明，本病约占泌尿男科病人的 5% ~30%。《证治汇补·便浊》说："精浊者，因败精流于溺窍，滞而难出，故茎中如刀割火烧而溺自清，惟窍端时有秽物，如疮脓目眵，淋漓不断，与便溺绝不相混。"临床将其分为急性细菌性前列腺炎、慢性细菌性前列腺炎、非细菌性前列腺炎及前列腺痛四类。

【病因病机】

1. 病因

饮食不节，情志内伤，劳房过度，余毒未清。

2. 病机

多为虚实夹杂证，邪实多为瘀血内停、湿热互结、热毒炽盛等；正虚多为肾气亏虚等。如情志内伤、肝郁气滞而致下焦瘀血；或因久骑久坐、频繁性生活或久病入络，气血瘀滞而成；或湿热之邪由前阴而入，或因脾失运化，湿热内生，蕴结下焦而致；或先天不足，肾气亏虚，或后天失养、房劳伤肾致肾虚精亏而产生本病。

3. 病位

前列腺。

【诊断】

1. 急性细菌性前列腺炎

起病较急，突然发热寒战，全身疼痛不适，口干口渴。伴有尿频、尿急、尿痛及排尿困难，会阴部疼痛。直肠指诊前列腺肿大、压痛明显。取尿道分泌物镜检有大量白细胞和脓细胞，培养有细菌生长。

2. 慢性细菌性前列腺炎

有排尿刺激征，尿痛、尿急、尿频、夜尿多，有些病人尿末流出白色黏液，会阴、肛周、耻骨上、下腹部、腰骶部、腹股沟、阴囊、大腿内侧及睾丸、尿道内有不适感或疼痛。性功能异常，可伴阳痿、早泄、射精疼痛、血精等。直肠指诊前列腺肿大压痛或结节感，前列腺液见大量白细胞及含有脂肪的巨噬细胞，卵磷脂小体减少，可培养出致病菌。

3. 非细菌性前列腺炎

又称无菌性前列腺炎，本病为临床上最常见类型。其与细菌性前列腺炎非常类似，两者的根本区别在于：非细菌性前列腺炎患者的前列腺液细菌培养阴性。

4. 前列腺痛

主要症状是与排尿无关的"盆腔"痛，如会阴、阴茎、耻骨上、阴囊和尿道痛，可出现间歇性尿急、尿频、尿痛、夜尿多和排尿困难。直肠指诊前列腺正常。前列腺液内有少量白细胞，培养无细菌生长。

【鉴别诊断】

前列腺肉瘤：虽发病率较低，但病情发展极快，预后不良。任何年龄都可发病，特别是儿童或40岁以下有排尿困难病史者，合并明显便秘，直肠指诊检查时发现无压痛的前列腺巨大肿块，有囊性波动感，即应高度重视。

【治疗原则】

本病主要是湿热下趋于肾子，睾丸附睾瘀血内停而成，故以清热利湿消肿为主。

【辨证论治】

1. 内治法

（1）气滞血瘀证

【症状】少腹、会阴、睾丸坠胀不适，或有血尿、血精；舌质紫或有瘀点，苔白或黄，脉沉涩。

【治法】活血化瘀，利尿通淋。

【方药】前列腺汤。

常用中成药：尿塞通片。

（2）湿热蕴结证

【症状】尿频、尿急、尿痛，有灼热感，排尿或大便时尿道白浊溢出；会阴、腰骶、睾丸坠胀疼痛；苔黄腻，脉滑数。

【治法】清热利湿，利尿通淋。

【方药】龙胆泻肝汤或八正散、大分清饮加减。

常用中成药：荡涤灵。

（3）阴虚火旺证

【症状】腰膝酸软，头昏眼花，失眠多梦，遗精或血精，阳事易兴；排尿或大便时尿道有白浊滴出；舌红，少苔，脉细数。

【治法】补肾滋阴，清泻相火。

【方药】知柏地黄丸。

常用中成药：龟灵膏。

（4）肾阳虚损证

【症状】头昏神疲，腰酸膝冷，阳痿早泄，甚至稍劳后即尿道有白浊溢出；舌质淡胖，苔白，脉沉细。

【治法】温肾固精。

【方药】金锁固精丸合右归丸加减。

常用中成药：金匮肾气丸。

2. 外治法

（1）坐浴熏洗：可应用解毒洗药或活血止痛散煎汤乘热坐浴熏洗，并指导患者配合穴位按摩法，可迅速缓解病情。

（2）中药灌肠、肛门栓剂：因直肠与前列腺紧密相连，可通过直肠给药迅速解除前列腺炎患者的症状，可辨证选择方剂，亦可选用野菊花栓剂。

（3）药物敷脐：可选用麝香等药物敷脐，促进炎症消散。

【其他疗法】

1. 前列腺按摩术

每周1次按摩前列腺，适用于慢性前列腺炎。

2. 仪器治疗

近年来根据热疗、中医穴位治疗、直肠内按摩等原理，新仪器不断出现，如射频前列腺治疗仪、前列腺按摩仪等。

【预防与调护】

1. 注意精神心理治疗，了解本病之机理，树立战胜疾病的信心。

2. 注意性交频度，过频与过少的性生活对本病均不利。

3. 改变饮食与生活习惯，戒辛辣食物，多饮水，戒烟酒，对久坐或长年骑自行车者，要嘱其多按摩局部，防止该病的发生。

表2-8-1　　精浊病机证治简表

辨证分型	主要症状	舌象	脉象	病因病机	治法	代表方药
气滞血瘀证	少腹、会阴、睾丸坠胀不适，或有血尿、血精	舌质紫或有瘀点，苔白或黄	脉沉涩	气滞血瘀，下焦瘀血	活血化瘀，利尿通淋	前列腺汤等
湿热蕴结证	尿频、尿急、尿痛，有灼热感，排尿或大便时尿道有白浊溢出；会阴、腰骶、睾丸坠胀疼痛	苔黄腻	脉滑数	湿热内生或外侵，蕴结下焦	清热利湿，利尿通淋	龙胆泻肝汤或八正散、大分清饮等
阴虚火旺证	腰膝酸软，头昏眼花，失眠多梦，遗精或血精，阳事易兴；排尿或大便时尿道有白浊滴出	舌红少苔	脉细数	肾精耗伤，阴虚火旺，内扰精室	补肾滋阴，清泻相火	知柏地黄丸等
肾阳虚损证	头昏神疲，腰酸膝冷，阳痿早泄，甚至稍劳后即尿道有白浊溢出	舌质淡胖，苔白	脉沉细	肾阳虚损，肾虚精亏	温肾固精	金锁固精丸合右归丸等

二、精癃

精癃是由肾元亏虚导致精室肿大，膀胱气化失司，以排尿困难和尿潴留为主要临床表现的疾病。相当于西医的前列腺增生症，亦称良性前列腺肥大。发病率随年龄增大而递增，但有增生病变时不一定有临床症状。

【病因病机】

1. 病因

多因肾元亏虚，中气不足，肝郁气滞，湿热下注，尿道阻塞。

2. 病机

基本病机是肾虚血瘀。肾虚则气化不利，血瘀则渐成癥结，水道受阻。若肺热失宣则其主治节、通调水道、下输膀胱的功能受限，则见尿闭、排尿不畅；若脾胃功能紊乱，湿热下注膀胱，则尿少尿闭；若脾气虚弱，不能收摄，则膀胱失约而发为遗尿失禁；老年患者肾气渐亏，阴阳容易失调，若肾阴不足，相火偏亢，膀胱气化失司则排尿频数、滞涩不爽；若肾阳虚衰，下元虚寒，气化不足，则小便频数、淋沥不尽。

如努力负重、房劳竭力、过食辛辣、血瘀膀胱等亦可见水液排泄受阻，尿闭或点滴不爽。

3. 病位

前列腺。

【诊断要点】

前列腺增生的早期症状不明显，随着下尿路梗阻加重，症状逐渐明显。

尿频为早期症状，先为夜尿次数增加，随之白天亦尿频。排尿困难，初见排尿起始延缓，排尿时间延长，射程不远，尿线细而无力，甚则滴沥难下，或尿潴留、充溢性尿失禁。发生膀胱后尿道炎则出现尿急、尿痛、血尿。血尿可为镜下或肉眼血尿，偶见大量血尿。久则可继发膀胱结石、肾功能损害、疝、痔等。

直肠指诊：排尿后通过直肠指诊检查前列腺可见腺体增大，表面光滑，边缘清楚，质硬而有弹性，中央沟变浅或消失。

辅助检查：残余尿测定、尿流动力学检查、B超可观察前列腺形态、结构，测定体积或重量，并可测定残余尿，若残余尿为50～60ml表示膀胱逼尿肌属于失代偿状态。尿流动力学检查可测量最大尿流率、平均尿流率，若最大尿流率小于15ml/s，即有临床意义。

【治疗原则】

本病主要是肾虚血瘀而成，故以补肾活血、通利水道为主要治疗原则。

【辨证论治】

1. 内治法

(1) 肺热失宣证

【症状】小便不畅或点滴不通；兼见咽干口燥，胸闷，呼吸不利，咳嗽咯痰；舌质红，苔薄黄，脉滑数。

【治法】清热宣肺，通调水道。

【方药】黄芩清肺饮。

加减：酌加杏仁、桔梗、桑白皮等。

（2）湿热下注证

【症状】尿少黄赤，尿频涩痛，点滴不畅，甚至尿闭，小腹胀满；口渴不欲饮，发热或大便秘结；舌质红，苔黄腻，脉数。

【治法】清热化湿，通利膀胱。

【方药】八正散加减。

（3）中气下陷证

【症状】小腹坠胀，小便欲解不爽，尿失禁或夜间遗尿；精神倦怠，少气懒言；舌质淡，苔薄白，脉濡细。

【治法】补中益气。

【方药】补中益气汤加减。

（4）肾阴亏虚证

【症状】小便频数不爽，淋沥不尽；伴有头晕目眩，腰膝酸软，失眠多梦，咽干；舌红，苔黄，脉细数。

【治法】滋肾养阴。

【方药】知柏地黄汤。

（5）肾阳虚损证

【症状】排尿无力，失禁或遗尿，点滴不尽；面色㿠白，神倦畏寒，腰膝酸软无力，手足不温；舌质淡，苔白，脉沉细。

【治法】补肾温阳，化气行水。

【方药】济生肾气丸。

（6）气滞血瘀证

【症状】小便努责方出或点滴全无，会阴、小腹胀痛，偶有血尿或血精；舌质紫暗或有瘀斑，苔白或黄，脉沉弦或细涩。

【治法】活血化瘀，通气利水。

【方药】代抵当汤。

2. 外治法

（1）用活血化瘀、清热利湿的中药煎汤熏洗坐浴，每日1次，每次20～30分钟。

（2）生甘遂9g，冰片6g，共研细末，加适量面粉，用开水调成糊状，外敷于脐下4寸中极穴上，每日更换1次。

（3）对进行性排尿困难的慢性尿潴留患者，如残余尿量大于60ml，经上述治疗无效者，可行前列腺摘除术。年老体弱不能耐受大手术者，可行睾丸切除术，或经尿道电切术。

【其他疗法】

1. 前列腺热疗术

可选用射频、微波等使前列腺加热、增生组织萎缩，进而改善排尿症状。

2. α－受体阻滞剂

如酚苄明10mg，每日2次或3次；并发感染者可加用抗生素。

【预防与调护】

1. 注意劳逸结合，节制房事，加强体育锻炼。避风寒，忌饮酒，忌食辛辣刺激性食物。
2. 有前列腺增生病史患者要注意及时排尿，避免膀胱过度充盈。保持大便通畅。

表2－8－2　　精癃病机证治简表

辨证分型	主要症状	舌象	脉象	病因病机	治法	代表方药
肺热失宣证	小便不畅或点滴不通；兼见咽干口燥，胸闷，呼吸不利，咳嗽咯痰	舌质红，苔薄黄	脉滑数	肺失肃降，不能通调水道、下输膀胱	清热宣肺，通调水道	黄芩清肺饮等
湿热下注证	尿少黄赤，尿频涩痛，点滴不畅，甚至尿闭，小腹胀满；口渴不欲饮，发热或大便秘结	舌质红，苔黄腻	脉数	脾胃功能紊乱，湿热下注膀胱	清热化湿，通利膀胱	八正散等
中气下陷证	小腹坠胀，小便欲解不爽，尿失禁或夜间遗尿；精神倦怠，少气懒言	舌质淡，苔薄白	脉濡细	脾气虚弱，不能收摄，膀胱失约	补中益气	补中益气汤等
肾阴亏虚证	小便频数不爽，淋沥不尽；伴有头晕目眩，腰膝酸软，失眠多梦，咽干	舌红，苔黄	脉细数	肾阴不足，相火偏亢，膀胱气化失司	滋肾养阴	知柏地黄汤等
肾阳虚损证	排尿无力，失禁或遗尿，点滴不尽；面色㿠白，神倦畏寒，腰膝酸软无力，手足不温	舌质淡，苔白	脉沉细	肾阳虚衰，下元虚寒，气化不足	补肾温阳，化气行水	济生肾气丸等
气滞血瘀证	小便努责方出或点滴全无，会阴、小腹胀痛，偶有血尿或血精	舌质紫暗或有瘀斑，苔白或黄	脉沉弦或细涩	肾虚血瘀，肾虚则气化不利，血瘀则渐成癥结，水道受阻	活血化瘀，通气利水	代抵当汤等

第三章　中医妇科疾病

绪　论

中医妇科学是中医学的重要组成部分，是运用中医理论研究妇科生理病理特点和防治妇女特有疾病的一门临床学科。以其独特丰富的内涵、精深的理论、严谨的方药、卓越的疗效而受到广泛的重视，得到历代医学不断地充实、发展和创新。

中医治疗妇科疾病是采用中医独特的理论体系进行辨证论治，主要包括阴阳五行学说、脏腑经络学说、气血津液学说、病因病机、四诊八纲、辨证施治等，辨别病变的气、血、阴、阳、寒、热、虚、实，进而按理法方药予以调治。治疗方法一般以内治法为主，结合外治或其他方法。因此临床治疗应以中医药理论为基础，这与西医妇产科学比较着重于手术处理有所不同，但仍可互相参考，取长补短。西医学的各种物理、化学检查对病变的认识有所提示和帮助，可适当借鉴，采用其方法和参考其结果。而中医对整体调治和对天然药物的运用已有 2000 多年的实践和经验，具有独特的长处和优势，需要进一步加以总结和深入研究，以进一步向高层次发展，对人类作出更大的贡献。

一、中医妇科疾病的范围

中医妇科是运用中医学的理论研究女性生理、病理和防治女性特有疾病的一门临床学科。人体脏腑、经络、气血的活动规律男女基本相同。而女性由于在生理上有经、带、孕、产、乳的特点，故在疾病上就有月经病、带下病、妊娠病、临产病、产后病和其他相关特有的疾病。本章所讨论的内容以月经病、带下病、妊娠病、产后病为主。并主要介绍月经不调，具体分为月经先期、月经后期、月经先后无定期、月经过多、月经过少、经期延长、经间期出血等；以及崩漏、闭经、痛经、带下、妊娠恶阻、妊娠腹痛、胎动不安、产后发热、产后腹痛、产后恶露不绝、产后自汗盗汗、产后缺乳和急、慢性盆腔炎、不孕症等临床常见病。

二、中医对妇女生理的认识

女性的经、孕、产、乳等特殊功能主要是脏腑、经络、气血及天癸的化生功能作用于胞宫的表现。了解女性的生理特点，找出其活动规律，就必须清楚地了解脏腑、经络、气血、天癸与胞宫的内在联系及其在女性生理中的特殊作用。中医学理论认为胞宫是行经和孕育胎儿的器官；天癸是肾中产生的一种促进人体生长发育和生殖的物质；气血是行经、养胎、哺乳的物质基础；脏腑是气血生化之源；经络是联络脏腑、运行气血的通路。因此，研究妇科疾病的诊治必须以脏腑、经络为基础，深入了解脏腑、经络、气血、天癸与胞宫的整体关系，尤其着重了解肾、肝、脾胃、天癸、冲任二脉在女性生理上的作用。

（一）女性生殖器官的名称

中医学典籍中一些关于女性生殖器官的解剖术语都有具体所指。了解认识这些器官的名称、位置和功能，是研究、阐述女性生理病理的基础，具有一定意义。

1. 胞宫

即子宫。又名女子胞、子处、子脏、血室、胞室等。胞宫是女性的重要内生殖器官，是生成月经和孕育胎儿的重要脏器。特点是亦藏亦泄、藏泄定时。如月经为一月一藏泄，妊娠为十月一藏泄。

2. 胞脉

是指附于胞宫的血脉，包括子宫的血管与内膜。由于心主血脉，故胞脉属心。胞脉受心所主，并将阴血下注于子宫，以维持子宫的正常功能。

3. 胞络

是胞宫的络脉。主要是指维系子宫的韧带。可维系子宫，并使子宫与肾有经络上的联系。

4. 阴道

指连接子宫与阴户的通道，也是排出月经、带下、恶露及胎儿产出的通道。故又名产道、子肠。

5. 阴户

又称四边、产户。指女性外阴。

6. 玉门

指阴道口，包括处女膜部位。

7. 阴器

阴器泛指外生殖器官。

（二）女性的生理特点

1. 月经

（1）月经生理的相关名称

月经：又称月事。是指有规律的、周期性的子宫出血。是生殖功能成熟的外在标志之一。

月经初潮：月经第一次来潮称月经初潮。月经初潮年龄多在 13～15 岁之间。月经初潮的迟早受环境、气候影响，并与营养状况有关。

月经周期：系指月经来潮的第一天至下次月经来潮的前一天。一般为 28～30 天。变化范围可在 20～40 天内。每个妇女的月经周期都有自己的规律性。

经期经量：经期即月经持续的天数，一般为 3～7 天。经量指一次月经的出血量，约为

30～50ml，超过100ml为月经过多，一般月经第2～3天的出血量最多。

经血特征：经血一般稍呈暗红，除血液外，尚有子宫内膜碎片、宫颈黏液及脱落的上皮细胞。经血的主要特点是不凝固，偶尔也有些小血块。

期经症状：月经期一般无明显不适，有些妇女可有下腹及腰骶部下坠感，个别可有轻度神经系统不稳定症状、胃肠功能紊乱等。但一般并不严重，不致于影响工作和学习。

在月经初潮后的1～2年内，部分女子月经可能尚无明显规律，或提前，或推后，甚或停闭数月，这是身体发育尚未完善之故，一般会逐渐形成正常的周期。在绝经前也会出现月经周期的紊乱，有的历时1～3年月经才会逐渐停闭。

生育期妇女在妊娠期间月经停闭，哺乳期妇女亦多数无月经来潮。这些均属生理性停经。

此外，还有一些特殊的月经现象：

并月：指月经定期两月一至者。

季经：指月经三月一至者，亦称“居经”。

避年：指月经一年一至者。

暗经：指终身不行经而能受孕者。

激经：指个别妇女妊娠早期仍按月经周期有少量出血而无损于胎儿者。又称“盛胎”、“垢胎”。

这些特殊的月经现象在古籍中早有记载。在临床上应以生育能力是否正常为主要依据，结合全身与局部情况，判断其是否属于病态。

（2）月经的产生与调节

月经的产生是肾－冲任－子宫相互调节，并在全身脏腑经络气血的协调作用下，子宫定期藏泄的结果。月经的产生与调节主要有以下几个环节：

① 肾气：肾气为肾精所化之气，妇女从童稚开始肾气逐渐长养，到了二七之年，肾气充盛，促使天癸成熟，导致冲盛任通，月经来潮。《素问·上古天真论》曰：“女子七岁，肾气盛，齿更发长；二七而天癸至，任脉通，太冲脉盛，月事以时下，故有子……七七任脉虚，太冲脉衰少，天癸竭，地道不通，故形坏而无子也。”肾在月经产生的过程中起主导作用。

② 天癸：天癸是影响、促进人体生长发育和生殖的一种物质。它来源于先天肾气，在肾气的作用下，依靠后天水谷精气的不断滋养而渐趋成熟。也就是必须在肾气盛的前提下，到特定的年龄阶段才能蓄积而生，发挥作用。此后又随着肾气的虚衰到一定年龄而竭止。女子二七天癸至，任脉通，月事以时下；七七天癸竭，月经亦随之停止。可见天癸的“至”与“绝”与月事关系重大。天癸是月经产生的动力。

③ 冲任二脉：冲脉起于胞中，下出于会阴，其上行者行于脊柱之内，与诸阳经相通；其下行者与肾经相并，渗三阴，间接联系于肝脾。通过经脉的沟通，冲脉既受先天肾精肾阳的滋养，又得到后天脾胃气血的补充，为十二经气血汇聚之所，具有调节十二经气的作用。故有“冲为血海”、“十二经之海”之称。

任脉亦起于胞中，下出于会阴，向前沿腹部正中线上行，分别与三阴经相通。故任脉主一身之阴，任脉气通，子宫得阴精充养，则月经、孕育正常。故有“任主胞胎”之说，任有妊养、担任之义。

冲为血海，任主胞胎。在天癸的作用下，冲脉广聚脏腑之气血，任脉所司之精血趋于旺盛，并下注于子宫，使月经来潮。在此过程中，还有督脉的调节和带脉的约束作用。

冲任二脉与女性生殖功能相关。脏腑功能失常、气血失调是导致各类疾病的主要病机，如进一步影响到冲任二脉，便会发生妇科疾病。

④ 脏腑：脏腑是气血化生之源。五脏之中心主血，肝藏血，脾统血，肾藏精，精化血，肺主气，气帅血。故五脏与月经的生成均有关系。

脏腑中肾对月经的作用已如上述，以下就肝、脾、心、肺对月经的作用作一简述。

肝：肝藏血，司血海，主疏泄，喜条达，恶抑郁，具有贮存与调节血液、疏导气机的作用。肝经与任脉交会于曲骨，与督脉交会于百会，与冲脉交会于三阴交。脏腑化生之血除营养周身以外，则贮藏于肝。肝血充盈则通过冲任二脉输注于胞宫。但肝的藏血功能与疏泄作用必须相互协调，藏血不足或疏泄失司均可影响月经。

肝与肾同处下焦，肾藏精，肝藏血，精血相互滋养，使经血生源不断。肾司封藏，肝主疏泄，一藏一泄，使经血行止有度。肾与肝相互协调，共同调摄经水，使月经按时行止。

脾胃：脾（胃）为后天之本，气血生化之源，司血海。胃主受纳，腐熟水谷，其水谷精微经脾之运化而化生气血。脾胃化生的气血一方面充养肾精，一方面输注胞宫，作为月经的主要来源。胃主肃降，胃经下行与冲脉交会于气街，冲脉赖此得到充养而致“太冲脉盛”，是“月事以时下”的一个重要条件。脾主升提，有统血之功，使血液循脉道而行。

脾与肾为人体后天与先天之本，相互滋生。肾阳温煦脾阳，维持脾胃的运化功能。

心、肺：心主血，其充在脉，胞脉与心所主之血脉有直接的联系。肺主气，调节气机，通调水道，输送精微于周身，若雾露之溉。精、血、津、液皆赖肺气之输布而达于子宫。心主血，肺主气，共同调节气血之运行。

综上所述，月经的产生、调节是肾、天癸、冲任协调作用于子宫的结果。并与肝、肾、脾胃、心、肺的功能密切相关。其中以肾为主导，天癸为促进生长发育和生殖的动力；冲任聚集脏腑之阴血，使血海满盈，并下达于子宫，气机调畅，胞宫藏泄有期，则月经按期而潮。

（3）月经的周期节律

月经周期体现了女性生殖系统在生理过程中的阴阳消长、气血变化、新陈代谢等规律。一个月经周期一般分为月经期、经后期、经间期、经前期四个阶段。各阶段中内生殖系统的变化，尤其是子宫的变化各有所不同，理解和掌握其变化有助于对月经的调摄，又有助于把握其孕育的机会或避免其孕育。

① 月经期：一般为周期的第1~7天。此期表现为从子宫内排出血性分泌物及一些组织物，故又称行经期。此期血海由满而溢，血室正开，子宫泄而不藏，通过阳气的疏泄，胞脉通达，推陈出新，故气血均以下行为顺。机体的防御能力相对降低，应注意调摄。

② 经后期：约为周期的第8~13天。经净以后血海空虚，尤其阴血不足。但去旧生新后肾气、天癸、冲任又渐次滋长，蓄养阴精，使精血渐长，胞脉修复，胞内气血充盛，故又

称“阴长期”。为“重阴”阶段。

③ 经间期：约为周期的第14～15天。经过经后期的蓄养，阴精充沛，气血充盛，重阴必阳，在肾中阳气的鼓动下，阴阳转换，阴精化生阳气，出现细缊之候。此为乐育之时，也称“的候”，在两次月经之间，现代称为排卵期。

在此期，阴精与阳气的转化需要从月经后的低水平状态达到高水平状态的新的平衡。若阴精未达到“重阴”，或素体阳气偏盛、偏虚，不能达到新的平衡，就会影响月经周期及孕育。

④ 经前期：约为周期的第16～28天，此期又可称为“阳长期”。在经间期以后，阳气渐长，达到“重阳”状态。此期阴盛阳生，胞脉充盛，气血满盈，为种子提供着床孕育的基地。如能受孕，则血聚于子宫以养胎，胞脉不再外泄，故月经不潮；如无受孕，则蓄极而泻，开始下一个周期的月经。

2. 带下

生理性带下是指润泽于阴户和阴道内无色无嗅、黏而不稠的液体。健康女性在月经初潮后有较明显的带下分泌，其量不多，不致外渗。每逢月经前、经间期和妊娠早期稍有增加，绝经后减少。

带下为津液的一种，由肾精所化。肾精充盛后，在肾气和天癸的推动下，通过任脉作用于胞中，经督脉温化，带脉约束，适量溢于阴道与阴户，以润泽阴窍，并有助于阴阳和合、两精相搏。生理性带下尚能对外邪入侵起到一定的防御作用。当病邪侵入，常首先出现病理性带下。

3. 妊娠

妊娠是指从受孕至分娩的过程。“男精壮，女经调”为妊娠必备的条件。“男精壮”即指精液常规检查正常，精液排出量>3ml，精子数量>60×10^9/L，精子活动率在3级以上，精子畸形率<30‰，液化时间在10～30分钟内；同时性功能正常，无阳痿、早泄等现象。“女经调”指月经的期、量、色、质均正常，无器质性病变。女子受孕的前提是肾气旺盛，天癸成熟，冲任协调，子宫藏泄有期，月经正常。男女生殖之精适时相合则构成胎孕。

受孕后，胎元在子宫中得到母体血气的充养，逐渐发育成长，经过10个阴历月，即280天左右，形神俱备，就可足月分娩。

女子月经初潮后脏腑、子宫尚处于发育阶段，一般到18岁左右才渐趋成熟，20～35岁为生育旺盛期，25～30岁为最佳生育年龄。

4. 产育

产育包括分娩、产褥和哺乳。

分娩是指妊娠足月，胎儿、胎衣从母体娩出的过程。临产时腰腹阵痛，小腹重坠，至子门大开则胞衣破，浆水出，胎儿、胎衣依次娩出。在此期间应注意调护，安慰产妇，使其精神情绪稳定，注意饮食和休息，保存体力，顺应产程的进展，适时用力，正常分娩。

产褥期是指分娩结束后至机体渐趋恢复期。一般需6～8周的时间。新产1周内由于分娩时耗血伤气，血气骤虚，阳易浮动，表卫不固，易怕风、易感冒或出现低热、汗出等。产后2周内由于子宫逐渐缩复，可出现下腹轻微疼痛，同时有余血浊液从子宫内排出，称为

"恶露"。恶露一般没有特殊气味，如有恶臭气者，则应注意是否感染邪毒。

分娩后半小时即可开始哺乳。新产后1周内分泌的乳汁称为初乳，含有较多的蛋白质和免疫球蛋白，有助于提高新生儿的抵抗力。哺乳可以促进母体子宫收缩，有助于子宫的复旧。母乳为气血所化生，哺乳期妇女应保持情志调畅，营养均衡，睡眠充足，使脾胃健旺，气血生化之源充盛，则乳汁充盈。

三、中医妇科疾病的病因病机

病因是指导致人体正常生理状态遭到破坏而发生疾病的因素。病机就是疾病发生、发展与变化的机理。清·徐灵胎云："妇人之疾与男子无异，惟经带胎产之病不同。"由于妇女具有特殊的生理，决定了其发病的特殊性。现就女性之特点来阐述妇科的病因病机。

1. 病因

导致妇科疾病发生的病因有六淫邪气、七情过度、生活因素、体质因素、外源性损伤等。此外，瘀血和痰饮本是疾病演变过程中的病理产物，若稽留于体内，亦可成为妇科疾病的致病因素。

（1）六淫邪气

风、寒、暑、湿、燥、火等六淫邪气皆可导致妇科疾病的发生。但妇女以血为本，经带胎产等均以血为主，而寒、热、湿邪易与血结，导致气血紊乱，故六淫邪气致病以寒、热、湿邪为主。

① 寒邪：寒为阴邪，易伤阳气，性主收引，常凝滞气血，使血液运行不畅，血脉受阻而引发妇科疾病。

寒邪致病有外寒、内寒之分。外寒是指邪气从人体肌表入侵或由阴部上客者。如适值经期、产褥期，血室正开，感寒、冒雨、涉水以致寒邪入侵，可致月经后期、痛经、闭经、带下、癥瘕等疾病。内寒多为虚寒，素体阳虚，加之过食生冷，致寒从内生，影响冲任胞宫而病，多伴有形寒肢冷、小腹冷痛、腰膝酸冷等全身症状。

② 热邪：热为阳邪，其性炎上、亢奋。热邪致病多发热、伤津，会灼伤脉络，甚则迫血妄行。

热邪有外热、内热之分。外热多是火热之邪侵入胞中；或情志亢奋化火，或过食辛热温燥之品，使热邪内伏。此外，妇科亦常见瘀血郁积日久化热和湿遏化热者。前者称瘀热，后者称湿热。而内热常由脏腑阴阳气血失调，阴不维阳，阳气亢盛而成。

临床上常把外感之热、情志化火、饮食不当所致内热及瘀热、湿热称为实热；把阴虚产生的内热称为虚热。无论实热、虚热伏于冲任，侵入胞中，均可导致妇科疾病。

③湿邪：湿为阴邪，其性黏滞重浊，易阻遏气机，滞遏阳气，致气血经脉阻滞，升降失司。湿性趋下，常流注下部。湿邪为病多缠绵难愈，病程较长或反复发作。湿邪致病亦有外湿、内湿之分。外湿多由气候潮湿、涉水淋雨或久居湿地感受湿邪而致。内湿多责之脾的运化失职，水湿内停，流注下焦，影响冲任带脉。湿从寒化则为寒湿；湿郁化热则为湿热；湿聚成痰则为痰湿；湿邪浸淫日久兼感染邪毒则为湿毒。以上诸湿均可导致妇科疾病而出现带下、痛经、经期泄泻、月经前后浮肿、妊娠水肿、不孕等。

（2）七情过度

喜、怒、忧、思、悲、恐、惊是人体对客观外界事物反映的精神情志变化，本属人之常情。若突然、强烈、长期刺激致七情过度，可引起机体的气机紊乱，脏腑、阴阳、气血失调则导致疾病。具体表现为喜则气缓、怒则气上、思则气结、悲则气消、恐则气下、惊则气乱等病理改变，进一步影响冲任督带而发生妇科疾病。

七情之中尤以忧、怒、悲、恐影响最著。抑郁忿怒则伤肝，忧思不解则伤脾，惊恐过度则伤肾。七情内伤可致病，也可使病情加重或恶化。西医亦认为心理压力可通过大脑皮质而干扰下丘脑－垂体的分泌功能，激发垂体大量分泌促肾上腺皮质激素，反馈引起促性腺激素的非特异性抑制，导致内分泌功能的紊乱而出现多种妇科疾病，如月经失调、心因性闭经、绝经前后诸证、假孕、性功能障碍等。

（3）生活失调

生活失于调摄或生活环境的特殊改变可影响脏腑、气血、冲任的正常功能，产生妇科疾病。

① 饮食不节：饮食过度、嗜食膏粱厚味会伤及脾胃，或过于肥胖滋生痰湿；饮食不足、偏食致摄入营养不足，气血生化匮乏，肾精、天癸失于滋生；嗜食生冷寒凉、辛热辣味导致寒热偏胜、冲任气血失调均可致妇科疾病的发生。服药不当、饮酒、吸烟过量不仅损伤精血，而且会影响妊娠及胎儿的发育。

② 劳逸失度：经期剧烈运动，孕期操劳过度或负重攀高，产后过早负重劳动，或经常性脑力劳动过度，均可伤及气血。气虚则冲任不固；气虚无力运血，又可致血行不畅而为血瘀。同样，过逸也是不宜的。即使经期、孕期、产后也不应久坐久卧，同样也会造成气机运行障碍。气血流通不畅或痰湿滞留可导致妇科疾病。过劳、过逸均可成为致病的因素。妇女在月经期、妊娠期、产褥期应注意劳逸适度。

③ 房劳多产：房事过频则耗伤肾精而致肾精亏虚。尤其是经期、妊娠期、产褥期血室正开，抵抗力低，更应慎戒房事。妇女孕产，包括堕胎、小产、人工流产过多过频，会耗伤气血，伤及肝肾，损及冲任胞宫，成为产生诸病的因素。

④ 跌仆损伤：妇女在经期、妊娠期跌仆闪挫可损及气血冲任，导致月经过多、经期延长、崩漏、堕胎的发生。

⑤ 环境改变：遇工作调动、生活迁居等，若心理、生理上在短期内不能完全适应新的环境、气候条件，会导致气血阴阳失调，产生妇科疾病。另外，人类活动所产生大量化学的、物理的废物所造成的环境污染亦可引起妇女气血冲任功能紊乱，出现月经不调、闭经、不孕、癥瘕积聚、胎儿畸形等。

（4）体质因素

体质禀受于父母，可以因为后天环境、气候、生活、饮食等因素的影响而形成。每个人都有其特殊性，个人形体、身心强弱决定其应付各种社会矛盾的心态、适应自然环境的能力。不同的体质往往使机体对某种致病因素易感性，发病后证候表现的倾向性，以及疾病传变的可能性，都有不同的影响。如素体脾虚者易致经行泄泻、经行浮肿、带下、月经不调等；素体肝郁者易致经前乳胀、产后缺乳、月经先后无定期等；素体阳虚者易致痛经、宫寒不孕、月经后期、量少等。总之，了解患者体质对分析病因、判别发病趋向、正确诊断、治疗都有一定意义。

(5) 痰湿瘀血

痰湿是由肺、脾、肾等脏器的气化功能失常，影响津液正常的疏布与排泄，以致水湿凝聚而成。痰湿重浊黏腻，易下注冲任，流注于胞络脏腑之间，又可与瘀血互结而发生妇科疾病。

瘀血常因外邪、劳倦、情志、跌仆损伤等因素导致病理损伤而形成。常见的有寒邪凝滞血液而瘀；热邪、暑热煎熬，血结而瘀；痰湿黏腻，阻遏气机，湿滞而瘀；七情过极，气郁而瘀；过劳过逸，伤及气分致瘀；跌仆创伤，致血不循经，外溢而瘀。由于瘀血具有"浓、黏、凝、聚"的特点，易阻于冲任，蓄于子宫、胞脉，而且亦可与痰湿相兼而产生妇科疾病。

2. 病机

致病因素侵犯人体，在一定的发病条件下，导致气血失调，脏腑功能失常，损伤冲任督带、胞宫胞脉，则可发生妇科疾病。

(1) 气血失调

妇女以血为本。妇女的月经、妊娠、产褥、哺乳等生理活动均以血为用，致使机体常处于阴血不足、气偏有余的气血相对不平衡状态。气血失调是产生妇科疾病的重要病机之一。

导致气血失调的原因是多方面的。六淫中有：热烁血动血、寒凝血、风燥血、湿滞血、热毒疫疠毒血；热则气泄、寒则气收、湿阻气滞等。七情因素可致气机紊乱。脏腑病寒、病热亦会导致气血病寒、病热。

①血分病的病机

血热：指血分伏热，使血行加速、脉道扩张甚至出血的病理状态。热邪内扰冲任、迫血妄行，出现实热血证；或因肝郁化火，火热郁于冲任胞宫，出现郁热血证，常致月经先期、量多、崩漏、经行吐衄、胎漏、胎动、产后发热等。热为阳邪，易伤阴血，阴虚生内热，而妇女经孕产乳都易耗伤阴血，故阴虚血热是妇科最常见的血热病理变化。常致月经先期、经闭、崩漏、产后发热等。

血寒：是指血脉凝滞不通，机体功能减弱的病理状态。多因寒邪内侵（实寒）或素体阳虚、寒从内生（虚寒）所致。血为寒凝，经脉阻滞，影响胞宫、胞脉、冲任之功能，可出现痛经、月经后期量少、产后腹痛、宫寒不孕等。

血瘀：是指血液流动迟缓或不畅，甚则停滞的病理状态。其病因有气滞致瘀、寒凝致瘀、热邪煎熬血稠成瘀、外伤脉阻为瘀、出血血不归经成瘀等。瘀血阻于冲任，留滞于胞宫、胞脉、胞络或蓄积于少腹之中，使气血运行不畅，甚或阻塞不通，则可产生痛经、闭经、异位妊娠、产后腹痛、不孕等；若瘀血内阻，恶血不去，新血不归，则可产生经期延长、崩漏、产后出血；若瘀积日久，又可结成癥瘕。

血虚：是指阴血不足，血的营养与滋润功能减退的病理状态。其病因有急、慢性出血，如长期月经过多、崩漏；或化源不足，生化之源匮乏；或因久病重病耗伤阴血，血海空虚，冲任胞宫失养而致多种病变。可产生月经后期、月经过少、闭经、胎萎不长、产后发热、产后缺乳等。

②气分病的病机

气虚：是指气不足及功能减退的病理状态。其病因有先天禀赋不足，素体羸弱，或后天失于调养，或因病耗气致虚。气虚不能固摄，可发生月经先期、月经过多、经行感冒、崩漏、胎漏、带下、产后自汗、产后发热、产后乳汁自出。

气滞：是指气运行不畅而郁滞的病理状态。气滞致冲任不畅，可发生月经后期、经行不畅、月经先后无定期、痛经、经行乳胀、经行情志异常、不孕、癥瘕等。

气逆：是指气机升降失常，上升太过的病理状态。气逆常与肺、胃、肝有关。肺失肃降而气上逆，可出现子嗽；胃失和降，胃气上逆，易见妊娠恶阻；七情所伤，如怒则气上，可发生头痛失眠、经行吐衄等。

气陷：是指气的升清和升举无力为主要特征的病理状态。常在气虚的基础上发生。脾气虚、中气下陷致使冲任失于固摄，可发生崩漏、胎漏、子宫脱垂等。

气和血是互相滋生的，气为血帅，血为气母。血病可以及气，气病又可及血。气行则血行，气滞则血滞，气逆则血逆，气陷则血陷。反之，血虚可致气虚，血瘀可致气滞，血寒也可致气滞等。其结果常导致气血同病，如气血两虚、气阴两亏、气滞血瘀、气虚血瘀等等。然临证时又应有主次之分，血病及气，病变以血分为主；气病及血，病变以气分为主。

(2) 脏腑功能失调

脏腑为气血生化之源，主导与维系妇女的生理活动，若脏腑所司的女性生理功能失常，则可发生经带胎产诸疾患。

①肾的病机

肾主藏精，精能化气，肾精所化之气即为肾气。肾的精气盛衰主宰人体生长发育和生殖，故肾的功能失调在妇科疾病的发病中占有重要地位。肾精包含肾阴和肾阳两个方面，肾阴是人体阴精之源，肾阳是人体阳气之根本。肾阴与肾阳是相互依存、相互制约的，以维持相对的动态平衡。肾精是生命之本，不怕有余，只虑不足。导致妇科疾病的肾脏方面的病机常见的有肾气不足、肾气不固、肾阴虚、肾阳虚、肾阴阳两虚等。

肾气不足：肾气的盛衰直接与天癸的至、竭密切相关。肾气虚可使人体的生长发育与性功能活动减退。肾气不足可导致经带胎产等一系列妇科疾病，如月经后期、月经稀发、月经稀少、经闭、不育等。

肾气不固：肾的封藏及固摄功能不足可导致冲任不固，胞宫藏泄功能紊乱，可引起崩漏、胎漏、滑胎、带下等。

肾阳虚：肾阳不足可致冲任虚寒，胞宫失于温养，可产生月经后期、性欲减退、宫寒不孕等；肾阳虚可致脾肾阳虚，可发生经行泄泻、经行浮肿、子肿等。

肾阴虚：肾之阴精不足可致冲任阴虚，胞脉胞宫失于滋养，可发生月经后期、量少、闭经、带下等；阴虚生内热，可致虚热内扰，迫血妄行，导致月经先期、崩漏、经行吐衄等；若肾阴虚不能上制心火则导致心肾不交，可致月经前后诸症和绝经前后诸症等。

肾阴阳两虚：阴虚及阳，阳虚及阴，可出现阴阳两虚证。阴阳俱虚则冲任亏损，可致崩漏、绝经前后诸症等。

②脾的病机

女子以血为用，而脾为生化之源，脾又能统摄血脉、运化水湿，故脾胃病导致妇科病症的亦较多见。素体脾虚，或饮食劳伤，或忧思伤及脾胃，均导致生化之源不足，运化失司，中气下陷，统摄无权，胃失和降等病变。

脾气虚：脾虚化源匮乏，导致冲任失养，血海不能满溢，可引发月经后期、月经过少、闭经、胎萎不长、乳汁稀少；或导致统摄无权，可引发月经过多、崩漏、产后恶露不绝、乳汁自出等。

脾阳虚：脾阳虚不能升清降浊和运化水湿，导致水湿下注，可发生经行泄泻、经行浮肿、带下等；若水湿内停为痰湿，痰湿阻滞，又可引发妇科病。

③肝的病机

肝藏血，主疏泄，“女子以肝为先天”。肝对血的藏泄与妇女的经带胎产生理活动关系密切。妇科病有关肝的病变有：

肝气郁结：情志失调，肝气不疏，以致冲任气机不畅，可导致月经不调、经行乳胀、痛经、不孕等。

肝经郁火：肝气郁结，郁而化热化火，导致冲任伏热，扰动血海或肝火上逆，可出现月经先期、经行头痛、经行衄血、子晕、乳汁自出等。

肝血不足：肾精不足，肝血亏少，导致冲任血虚，胞宫阴户失养，可出现月经过少、闭经、外阴干燥等。

肝阳上亢：肝阴不足，阴不维阳，肝阳上亢，可出现经行头痛、经行吐衄、乳汁自出；阳亢化风可发生子痫等。

肝经湿热：肝郁乘脾，脾虚失运，湿由内生，肝郁化热，肝热挟脾湿下注冲任则为肝经湿热，损伤冲任。常见经期过长、少腹胀痛、带下、阴痒等。

④心的病机

心主血脉，藏神，其经脉通过胞脉与胞宫相连。心忧思虑，心阴暗耗，损及心气，或化源不足，或肾水不济，或邪热灼阴，以致心阴亏虚、心火偏亢等，对妇科疾病的产生都有一定关系。

心气虚：心气虚，心气不得下通，导致胞脉不通，冲任通盛失常，可出现月经过少、月经后期、闭经等。

心阴虚：心阴虚，心火偏亢，心火不能下交于肾，可出现经行口糜、经行少眠、绝经前后诸证、脏躁、产后盗汗等。

⑤肺的病机

肺主气，司肃降，朝百脉而通调水道。或因劳损久病，或因久咳伤肺，以致肺气失宣，水道失调，可出现经行浮肿、妊娠水肿、产后小便不通等；若肺阴虚则可出现阴虚痨病而闭经等。

(3）冲任督带四脉、胞宫、胞脉受损

冲、任、督三脉同起于胞中，一源而三歧，皆约于带脉。无论哪种致病因素都可直接或间接地损伤冲、任、督、带而引发妇科病症。如冲脉血亏则月经过少，甚则闭经；冲气上逆则见妊娠恶阻、经行呕吐；任脉失疏则见月经不畅、延后或淋漓不尽；督脉失温则见痛经、不孕；带脉失约则见子宫脱垂、滑胎、带下等。

胞宫、胞脉和胞络亦可由各种致病因素直接或间接地侵犯而发病；亦可因脏腑、气血功能失调使胞宫失于滋养、胞脉灌溉不足、胞络无力络胞而致妇科病的产生。

四、中医妇科疾病的辨证要点

中医妇科疾病的辨证仍以中医诊断学的四诊八纲、脏腑气血的辨证方法为基础，以经、带、孕、产、乳等妇科症状与脏腑、气血、经络等在妇科疾病过程中所表现的全身证候相结合进行辨证。

（一）月经病的辨证

月经病以周期、经期、经量、经色、经质和伴随月经来潮出现的证候进行辨证。月经先期、量多、色深红、质稠浓者，多属血热证；月经先期、量多、色淡红、质稀薄者，多属气虚证；月经后期、量少、色黯滞、夹有小血块者，多属气郁血滞；经行量多、色深红或紫黑、有较多血块，伴有痛经者，多属血瘀；经行后期、量少、色淡、质稀，多属血虚；月经先后无定期、量或多或少、色紫暗、质稠者，多属肝郁；若色淡黯、质稀薄，多属肾虚。

（二）带下病的辨证

带下病主要根据白带的量、色、质、气味进行辨证。带下量增多、色白质稀者，多属虚证、寒证；色黄、质稠、有秽臭味者，多属热证、实证；色淡清稀如水者，多属脾肾阳虚；带下色黄或赤、淋漓不尽者，多属肝经湿热；带下杂见五色、如脓如血、气味恶臭，多属湿热毒盛，须注意恶性病变。

（三）妊娠病、产后病的辨证

妊娠病辨证首先应分清是胎病或是母病；其次要辨别胎之可安或不可安；再结合气血、脏腑进行辨证。

产后病的辨证要结合妊娠过程和分娩时的情况，并注意观察小腹痛与不痛，以辨有无恶露停滞；向大便通否，以验津液盛衰；了解乳汁与饮食多少，以察胃气强弱。并结合脏腑、气血进行辨证。

（四）妇科病的气血辨证

1. 血虚

妇科症状：月经后期，月经过少，色淡，质稀，妊娠胎萎，产后缺乳，产后发热，产后身痛。

全身症状：面色苍白，唇舌淡白，头晕眼花，手足发麻，心悸失眠，舌淡白，苔薄白，脉细无力。

2. 血瘀

妇科症状：经量或多或少，经色紫暗，有血块，经行腹痛，崩漏不止，妊娠异位，产后恶露不下、不绝，癥瘕，不孕。

全身症状：腹痛有定处，或盆腔有包块。舌质紫暗，或有瘀点、瘀斑，苔薄白，脉涩或弦涩。

3. 血热

妇科症状：月经先期，经期延长，崩漏，孕后胎漏，胎动不安，产后恶露不绝。实热者一般经量较多，色鲜红；虚热者一般经量较少，色紫红，质稠。

全身症状：面红唇赤，口干咽燥，或发热，或心烦头痛目赤。实热者舌质红，苔黄，脉数；虚热者舌红少苔，脉细数。

4. 血寒

妇科症状：月经后期，量少，经色黯滞有块，痛经，不孕，妊娠腹痛，产后胞衣不下。

全身症状：实寒者下腹冷痛，喜温拒按，舌黯红，苔薄白，脉沉紧；虚寒者下腹隐痛，喜温喜按，舌淡苔白润，脉沉迟无力。

5. 血脱

妇科症状：崩漏，产后血崩，或堕胎小产、异位妊娠破裂等大出血。

全身症状：面色苍白无华，表情淡漠，头晕心悸，甚则昏厥。舌质淡白，脉芤或浮大无力。

6. 气虚

妇科症状：月经先期，月经过多，经期延长，恶露不绝，色淡质稀，产后自汗，子宫脱垂。

全身症状：面色㿠白，气短懒言，倦怠乏力，头晕，多汗。舌质淡，苔薄，脉虚弱。

7. 气滞

妇科症状：月经后期，量少，或淋漓不畅，色黯有小血块，闭经，经行乳胀，经行腹痛，妊娠肿胀，产后乳汁不畅，癥瘕。

全身症状：面色晦黯，胸闷不舒，少腹、两胁胀痛，舌暗红，脉弦。

8. 气逆

妇科症状：经行衄血，妊娠恶阻等。

全身症状：咳喘气促，恶心呕吐，或头晕、头痛，舌红或黯，苔白，脉细涩。

（五）妇科病的脏腑辨证

1. 病在肾的辨证

（1）肾气虚

妇科症状：月经初潮迟，或经闭不行，或月经先后无定期，或月经后期，或崩漏，量少，色黯淡或淡红，质稀；不孕，妊娠胎动不安，滑胎；带下量多，质稀等。

全身症状：面色晦黯，头晕耳鸣，腰膝酸软，性欲淡漠，尿频。舌淡苔白，脉沉细。

(2) 肾阳虚

妇科症状：月经后期，性欲减退，经行泄泻，经行浮肿，崩中漏下，带下清稀，不孕，妊娠水肿，妊娠腹痛。

全身症状：畏寒肢冷，精神萎靡，小便清长，夜尿多。舌淡嫩，苔薄白润，脉沉迟尺弱。

(3) 肾阴虚

妇科症状：月经先期，量少，或崩漏，经色鲜红，质稠；绝经前后诸症，胎动不安，胎萎不长，妊娠心烦。

全身症状：头晕耳鸣，五心烦热，颧红，咽干，或失眠，盗汗，足跟痛，或小便短赤，大便干结。舌红而干，或有裂纹，少苔或剥苔，脉细数无力。

2. 病在脾胃的辨证

(1) 脾虚血少

妇科症状：月经后期，量少，色淡，质薄，胎萎不长，产后缺乳。

全身症状：面色萎黄，神疲倦怠，或心悸、头晕。舌淡白，苔薄白，脉细弱。

(2) 脾虚湿盛

妇科症状：经行泄泻，经行浮肿，带下黄白，质黏，妊娠水肿。

全身症状：脘腹痞满，时有痰涎，肢重乏力，口淡乏味，纳呆，便溏。舌淡白，苔白或微黄腻，脉滑或濡数。

(3) 脾失统摄

妇科症状：月经先期，月经过多，经期延长，胎漏，产后恶露不绝，乳汁自出。

全身症状：面色㿠白，少气懒言。舌体胖色淡白，或舌边有齿痕，苔薄白，脉沉缓无力。

(4) 脾虚气陷

妇科症状：崩中漏下，产后血崩，阴挺下垂。

全身症状：面色无华，少气乏力，小腹空坠。舌淡白，苔薄白，脉沉弱。

(5) 脾肾阳虚

妇科症状：经行泄泻、浮肿；带下量多，色淡，质稀薄如水；妊娠肢体浮肿。

全身症状：畏寒肢冷，腰膝酸冷，少食，便溏。舌质淡，苔白或白腻，脉沉缓。

(6) 胃失和降

妇科症状：经行呕吐，妊娠恶阻。

全身症状：食少胀满，嗳气泛呕。舌淡红，苔薄白，脉缓。

3. 病在肝的辨证

(1) 肝郁气滞

妇科症状：月经后期，或先后无定期，量或多或少，经色暗红夹有血块；经前乳房胀痛，经行腹痛，经行情志异常，不孕，产后乳汁不下。

全身症状：胸闷不舒，精神抑郁，嗳气，纳呆，乳房、胁肋、少腹胀痛。苔薄白，脉弦。

(2) 肝郁化火

妇科症状：月经先期，量多，崩漏，经行头痛，经行吐衄，乳汁自出。

全身症状：头痛头胀，烦躁易怒，口苦咽干，目眩，或目赤肿痛。舌边红苔薄黄，脉弦数。

(3) 肝经湿热

妇科症状：带下色白或黄，质稠，量多，臭秽，阴痒；月经不调，面部痤疮。

全身症状：胸闷胁痛，口苦纳呆，心烦易怒，尿黄，大便臭秽溏薄，舌质红，苔黄腻，脉弦数或滑数有力。

(4) 肝阳上亢

妇科症状：经行头胀痛眩晕，绝经前后诸证，妊娠眩晕，先兆子痫。

全身症状：头晕头痛，目眩，目赤，失眠多梦。舌质红，苔薄黄或少苔，脉弦数。

(5) 肝风内动

妇科症状：妊娠子痫，产后痉证。

全身症状：眩晕头痛，或突然昏厥，四肢抽搐，角弓反张。舌质红或绛，少苔，脉弦细数。

4. 病在心的辨证

(1) 心血不足

妇科症状：月经后期，量少，闭经。

全身症状：心悸怔忡，少寐，手足麻木。舌质淡，苔薄白，脉细弱。

(2) 心火亢盛

妇科症状：经行口糜，绝经前后心烦失眠，妊娠心烦，小便淋痛。

全身症状：心烦失眠，小便黄短。舌尖红，苔薄黄，脉细数。

5. 病在肺的辨证

(1) 肺气失宣

妇科症状：妊娠咳嗽，妊娠水肿，妊娠小便不通。

全身症状：咳嗽，胸闷气促，肢肿少尿。舌淡或黯，苔薄白，脉浮滑。

(2) 阴虚肺燥

妇科症状：经行衄血，闭经，妊娠咳嗽、声哑。

全身症状：干咳少痰，潮热盗汗，手足心热。舌红，少苔，脉细数。

五、中医妇科疾病的治法概要

妇科疾病的治疗着重整体调治，常用治法有内治法、外治法、心理疗法、针灸、饮食疗法等。在大多数情况下以内治法为主，只有局部症状时单用外治法，或内、外治法并用。临床上一些妇科病还需要结合妇女不同年龄段和月经周期中的不同时期的生理情况辨证用药。这里主要介绍内治法和外治法。

（一）内治法

1. 滋肾补肾

肾为天癸之源，冲任之本，为生殖的根本，与心、肝、脾关系密切，主宰着女性一生的生理活动。滋肾补肾法为妇科最为多用之治法，可分为以下方法：

（1）补益肾气法：适用于肾气虚、肾的功能低下者。

常用药物：黄芪、党参、炙甘草等。

代表方剂：肾气丸、归肾丸。

（2）温补肾阳法：适用于肾阳不足、命门火衰、阴寒内盛所引起的妇科病证。

常用药物：附子、肉桂、巴戟天、肉苁蓉、锁阳、仙灵脾、仙茅、补骨脂、菟丝子、蛇床子、鹿角片、鹿茸、紫石英、益智仁等。

代表方剂：右归丸、右归饮、二仙汤等。

（3）滋养肾阴法：适用于肾阴不足、精血亏虚之证。

常用药物：地黄、黄精、女贞子、旱莲草、枸杞子、山茱萸、阿胶、龟甲胶等。

代表方剂：六味地黄丸、二至丸、左归丸、左归饮等。

（4）滋阴清热法：适用于真阴不足、虚热内生之证。

常用药物：生地、熟地、黄精、知母、黄柏、牡丹皮、地骨皮、玄参、芍药、麦冬、龟甲等。

代表方剂：两地汤、加减一阴煎等。

（5）滋阴潜阳法：适用于阴虚阳亢之证。

常用药物：滋阴药中加潜阳之品，如生牡蛎、生龙骨、生龟甲、石决明等。

代表方剂：镇肝熄风汤、羚角钩藤汤等。

2. 疏肝养肝

肝藏血，主疏泄，有“女子以肝为先天”之说。肝的功能失调对妇科疾病有重要影响。

（1）疏肝理气法：适用于肝气郁结、疏泄失常之证。

常用药物：柴胡、郁金、香附、川楝子、青皮、枳壳、佛手、香橼、八月札、绿萼梅、白芍等。

代表方剂：逍遥散、四逆散、柴胡疏肝散。

（2）清肝泻火法：适用于肝郁化火之证。

常用药物：于疏肝药中加入清肝之品，如炒栀子、丹皮、钩藤、薄荷、夏枯草、龙胆等。

代表方剂：丹栀逍遥散。

（3）养血柔肝法：适用于肝血不足、血海空虚之证。

常用药物：熟地、枸杞子、当归、白芍、阿胶、何首乌、龟甲胶、鳖甲等。

代表方剂：四物汤、大补阴丸、镇肝熄风汤、一贯煎等。

（4）清利肝胆湿热法：适用于肝胆湿热证。

常用药物：疏肝清热药加利湿之品，如龙胆草、车前子、木通、泽泻、苍术、米仁、牛膝等。

代表方剂：龙胆泻肝汤、止带方、四妙丸。

3. 健脾和胃

脾胃为后天之本，主运化，生气血，统血摄血。冲为血海，隶于阳明。天癸源于先天肾气，长于后天脾胃。故脾胃功能失调，后天之本衰弱，可导致各种妇科疾病发生。

（1）益气健脾法：适用于脾气虚弱证。

常用药物：黄芪、党参、白术、山药等。

代表方剂：四君子汤、补中益气汤。

（2）益气摄血法：适用于中气虚、脾气虚而统摄无权的出血证。

常用药物：益气药中加入升提、止血之品，如升麻、柴胡、炮姜炭、艾叶炭等。

代表方剂：举元煎、固本止崩汤。

（3）健脾祛湿法：适用于脾虚水湿不运之证。

常用药物：益气之药加祛湿药物，如茯苓、米仁、泽泻、车前子、通草、黄柏等。

代表方剂：完带汤、参苓白术散。

（4）和胃降逆法：适用于胃气虚弱、胃失和降之证。

常用药物：益气之药加陈皮、半夏、苏梗、砂仁、木香、旋覆花、代赭石等。

代表方剂：香砂六君子汤。

4. 补气养血

女子一身以血为本，而气血互相依存，又互相转化。治疗时也有主次之分。

（1）补气法：与益气健脾法类同。

（2）补血法：适用于血虚之证。

常用药物：当归、熟地、白芍、黄精、阿胶、人参、黄芪等。

代表方剂：四物汤、当归补血汤。

5. 活血化瘀

适用于各种原因引起的瘀血证。

常用药物：桃仁、红花、丹参、丹皮、赤芍、茜草、当归、川芎、蒲黄、五灵脂、三七、三棱、莪术、地鳖虫等。

代表方剂：桃红四物汤、失笑散、血府逐瘀汤、少腹逐瘀汤。

6. 理气行滞

适用于多种气机郁滞之证。

常用药物：香附、乌药、木香、橘皮、青皮、枳壳、枳实、砂仁、苏梗、佛手、川楝子等。

代表方剂：金铃子散、加味乌药汤。

7. 软坚散结

适用于痰湿、瘀血内阻而形成痰核乳癖、癥瘕积聚者。

常用药物：破血消癥药如三棱、莪术、水蛭、土鳖虫、石见穿；化痰软坚药如海藻、昆布、浙贝、白芥子、黄药子、海蛤壳；软坚散结药如牡蛎、夏枯草、皂角刺、炮山甲、青皮、枳实等。

代表方剂：大黄䗪虫丸、苍附导痰丸、消瘰丸。

8. 清热凉血

适用于血分实热证、虚热证。

常用药物：治实热证多用清热药和凉血药，如大黄、黄芩、黄柏、牡丹皮、赤芍、茜草；治虚热证加养阴药、清虚热药，如生地、熟地、玄参、知母、黄柏、龟甲、鳖甲、地骨皮、青蒿、白薇等。

代表方剂：清经散、两地汤、知柏地黄汤。

9. 温经散寒

适用于妇科寒证。分内寒、外寒。内寒为虚寒，为阳虚生内寒；外寒为实寒，多因外感所致。

常用药物：附子、肉桂、乌药、小茴香、吴萸、干姜、高良姜、艾叶等。

代表方剂：温经汤、当归四逆汤、右归丸、艾附暖宫丸。

10. 清热解毒

适用于热邪炽盛、热蕴成毒之证。

常用药物：银花、连翘、蒲公英、紫花地丁、大血藤、败酱草、白花蛇舌草、贯仲等。

代表方剂：五味消毒饮、银翘红酱解毒汤、仙方活命饮、清瘟败毒饮。

11. 利湿化痰

适用于痰湿内蕴、下注冲任诸症。

常用药物：健脾祛湿药如白术、苍术；利湿药如茯苓、猪苓、泽泻、车前子、米仁、萆薢；化湿药如藿香、佩兰、砂仁、豆蔻、石菖蒲；化痰药如陈皮、半夏、天南星、浙贝、竹沥、海藻、昆布等。若加用温阳理气之品可增加疗效。

代表方剂：苍附导痰汤、涤痰汤、止带汤、萆薢渗湿汤等。

（二）外治法

1. 熏洗法

此法是将煎好的中药汁趁热熏蒸外阴，待药液温度适宜后再淋洗、坐浴的一种外治方法。所用药液量为1000～2000ml，每次约20分钟，每日1～2次。主要是借助药液的热度温通经络，促使药的渗透和吸收。适用于会阴部病变，如阴疮、阴痒、带下病等。常用药物如苦参、百部、黄柏、枯矾、蛇床子、野菊花、龙胆等。成药如洁尔阴洗液、皮肤康洗液。

2. 冲洗法

用阴道冲洗器将中药药液注入阴道，在清洁阴道的同时，使药液直接作用于病灶而达到治疗目的。药量每次500ml，每日1次。常用于盆腔或阴道手术前的准备或各种阴道炎、带下病。常用清热解毒、杀虫、燥湿、止痒之药物。

3. 纳药法

将各种药物制成一定的剂型，纳入阴道。每晚1次。使药物直接接触患处，使局部浓度提高，作用时间延长。适用于阴道炎、宫颈炎。成药如妇炎平胶囊、治糜灵栓、宫颈炎康栓等。

4. 贴敷法

将药物直接贴敷在患处，达到消肿、止痛、解毒、散结或托毒生肌等治疗作用。常用于妇科多种痛证、慢性盆腔炎、附件炎、癥瘕、不孕等。常用敷贴药有痛经膏、通经贴、消癥散、伤科七厘散。

5. 肛门导入法

将药物制成栓剂纳入肛门，或煎煮成药液约100ml保留灌肠。使药在直肠内吸收，增加了盆腔血循环中的药浓度，有利于对炎症、瘀血的治疗作用。常用药如蒲公英、大血藤、牡丹皮、乳香、没药。成药如康妇消炎栓等。

6. 药物离子导入法

将药液借助药物离子导入仪的直流电场作用，使药物离子经皮肤或黏膜导入患处。适用于慢性炎症、瘀血。

各　论

第一节　月经病

月经病是指月经周期、行经期、经量、经色、经质等的异常，非生理性的月经停闭，或伴随月经周期，或于围绝经前后出现有关的症状等疾病。

以月经周期异常为主的有月经先期、月经后期、月经先后无定期；以行经期异常为主的有经期延长；以经量异常为主的有月经过多、月经过少；以月经周期、经期及经量均异常的有崩漏。伴随月经周期出现的疼痛有痛经。围绝经期前后出现的与围绝经期生理、病理有关的证候，称围绝经期前后诸证。

此外，西医学所称的子宫内膜异位症、多囊卵巢综合征、盆腔淤血综合征、子宫肌瘤等，其主要症状表现有某些月经病的证候，但又不全属月经病范围，将在相关病中分别联系论述。

一、月经先期

月经周期提前 7 天以上，即月经周期不足 21 天，连续 2 个周期以上者，称月经先期。又称“经期超前”、“经早”、“经行先期”、“经水先期”、“经水不及期”等。月经先期伴月经过多可进一步发展为崩漏，应及时进行治疗。

西医学的“月经频发”相当于本病。

【病因病机】

常见原因有血热、气虚和血瘀。

主要机理是实热、郁热、虚热等热扰冲任，迫血妄行，致经期提前；或脾气虚弱，统血无权，冲任不固，使月经提前而至；或肾气不足，失于封藏，冲任不固而月经提前；或寒温失调，瘀阻冲任，新血不安而离经下走，遂使月经先期。

1. 血热

月经先期以血热所致者为多。血热常见的有阳盛血热、肝郁化热和阴虚血热。

（1）阳盛血热：素体阳盛，或过食温燥辛辣之品，或感受热邪。热伤冲任，血海不宁，遂致月经提前而行。

（2）肝郁化热：素性抑郁，或情志内伤，抑郁不乐，肝气郁结，郁久化热。热伤冲任，迫血妄行，遂致月经提前而至。

（3）阴虚血热：由素体阴虚，或失血伤阴，或产多损耗，或思虑过度等以致营阴暗耗。阴血虚少，虚热内生，热扰冲任，冲任不能制约，遂致月经提前而至。

2. 气虚

气虚分为脾气虚和肾气虚。

（1）脾气虚：素体虚弱，或饮食失节，或劳力过度，或忧思不解，损伤脾气。中气虚弱，冲任不固，不能统摄经血，故月经提前而至。

（2）肾气虚：房劳多产，或久病伤肾，或素体肾气虚弱，肾虚则冲任不固，不能制约经血，遂至月经提前而至。

【诊断要点】

月经提前7天以上，2周以内，且连续出现2个周期以上。

【鉴别诊断】

经间期出血：多发生在两次月经的中间，出血量较少，常见为白带中挟有血丝，与月经期出血形成出血量一次少、一次多相间的现象。基础体温测定亦可鉴别。

【治疗原则】

治疗月经先期重在调经，针对病机，或补或摄，或清或疏，以清热、补虚为常法，达到恢复正常月经周期、减少失血的治疗目的。而清热根据血分之虚实有清热凉血、清肝泄热、清热滋阴之异；补虚又有益气健脾、补肾固冲之分。

【辨证论治】

月经先期证候的辨别主要根据经血颜色、经量、经质及伴随症状、舌脉辨虚实及有无热象。一般而言，月经先期色淡红、质清稀者属虚。若见精神疲乏、气短懒言、舌淡苔薄白、脉细为气虚失摄；若兼见腰膝酸软、舌淡脉沉细者，为肾虚不固。色深红或紫、质稠者属热。若形盛体壮，口渴面红，血下量多，深红或紫而有块、气秽者，属实热；若见颧红口干，血少质稠，色紫，为虚热；色紫，质稠，腹胀，脉弦数，为郁热。

1. 血热型

（1）阳盛血热证

【症状】经期提前，量多，色紫红，质稠；身热面赤，渴喜冷饮，大便干结，小便短赤；舌红，苔黄，脉滑数。

【治法】清热泻火，凉血调经。

【方药】清经散。

加减：若经血过多，去茯苓，加地榆、马齿苋；若经行腹痛夹瘀块，量多，加蒲黄、益母草、三七；若心烦尿黄，加川连、通草；若兼有盆腔炎病史，加败酱草、大血藤、紫花地丁。

中成药：清经颗粒，颗粒剂，每次1袋，每日2～3次，开水冲服。

（2）肝郁化热证

【症状】经期提前，量多或少，经色紫红，质稠有血块；经前乳房、胸胁、少腹胀痛，烦躁易怒，口苦咽干；舌红苔黄，脉弦数。

【治法】疏肝解郁，清热调经。

【方药】丹栀逍遥散。

加减：若行经时经量多去当归，加茜草、牡蛎以固冲止血；若经行不畅挟血块，加泽兰、益母草；若乳房胀痛甚者，加瓜蒌、蒲公英、橘络、路路通以通络止痛；若胸胁胀痛甚者，加川楝子、元胡以行气止痛。

中成药：加味逍遥散，水丸，每次6g，每日3次。

(3) 阴虚血热证

【症状】经期提前，量少色红质稠；颧赤唇红，手足心热，咽干；舌红，苔少，脉细数。

【治法】养阴清热，凉血调经。

【方药】两地汤。

加减：若月经量少，酌加枸杞子、何首乌；若月经量多，酌加茜草、丹皮、旱莲草；若手足心热甚者，加龟甲胶、白薇等。

中成药：知柏地黄丸，大蜜丸每次1丸；水丸每次6～9g。每日2次。

2. 气虚型

(1) 脾气虚弱证

【症状】月经提前，经量或多或少，血色淡红，质清稀；神疲乏力，倦怠嗜卧，气短懒言，纳少便溏，少腹空坠；舌质淡，苔薄白，脉细弱。

【治法】补脾益气，固冲调经。

【方药】补中益气汤。

加减：若月经过多，去当归，重用黄芪、党参以益气摄血，酌加茜草、乌贼骨、阿胶以止血固摄；若便溏者，酌加山药、砂仁、薏苡仁以扶脾止泻。

中成药：归脾丸，有浓缩丸、片剂、膏、蜜丸。浓缩丸每次8～10丸，每日2～3次；大蜜丸每次1丸，每日2～3次。

(2) 肾气不固证

【症状】经期提前，量少，色淡黯，质清稀；腰酸腿软，头晕耳鸣，小便频数，面色晦黯或有黯斑；舌淡黯，脉沉细。

【治法】补肾益气，固冲调经。

【方药】归肾丸。

加减：若腰痛甚者，酌加续断、杜仲补肾而治腰痛；若畏寒肢冷，宜加鹿角胶、淫羊藿、仙茅；若量多加补骨脂、续断、艾叶；若夜尿频数者，酌加益智仁、金樱子固肾缩小便；若血量过多，酌加鹿角胶、龟甲胶以补肾止血。

中成药：乌鸡白凤丸，大蜜丸，每次1丸，每日2次。

【预防与调护】

平素特别是经期、产后注意寒温，避免过劳及剧烈运动，保持心情舒畅，重视节欲和计划生育。总之，注意摄生即有利于减少或避免月经先期的发生。

月经先期量多者，经期注意勿过度操劳，平时不宜过食辛辣香燥食品，以免扰动阴血；

对于情志所伤者，应给予必要的关心与安慰，经期勿为情志重伤；注意观察经期、量、色、质的变化，以作为辨证的依据；经量过多时需卧床休息。

经期用药注意清热不宜过于苦寒，化瘀不宜过用攻逐，以免凝血动血。

表 3－1－1　月经先期病机证治简表

辨证分型	主要症状	舌象	脉象	病因病机	治法	代表方药
阳盛血热证	经期提前，量多，色紫红；唇红面赤，渴喜冷饮，便干，尿短赤	舌红 苔黄	滑数	素体阳盛，或过食温燥、辛辣之品，或感受热邪，热伤冲任，血海不宁，遂致本病	清热泻火 凉血调经	清经散 清经颗粒
肝郁血热证	经期提前，量多或少，经色紫红夹块；经前乳房、胸胁、少腹胀痛，烦躁易怒，口苦咽干	舌红 苔黄	弦数	素性抑郁，或情志内伤，抑郁不乐，肝气郁结，郁久化热，热伤冲任，迫血妄行，遂致月经提前	清肝解郁 凉血调经	丹栀逍遥散 加味逍遥丸
阴虚血热证	经期提前，量少色红，质稠；颧赤唇红，手足心热，咽干	舌红 苔少	细数	由素体阴虚或失血伤阴，或产多损耗，或思虑过度等以致营阴暗耗，阴血虚少，虚热内生，热扰冲任，冲任不能制约，遂致月经提前	养阴清热 凉血调经	两地汤 知柏地黄丸
脾气虚弱证	月经提前，量或多或少，色淡，质稀；神疲乏力，纳少便溏，倦怠嗜卧，气短懒言，少腹空坠	舌质淡 苔薄白	细弱	素体虚弱，或饮食失节，或劳力过度，或忧思不解，损伤脾气，中气虚弱，冲任不固，不能统摄经血，故月经提前	补脾益气 固冲调经	补中益气汤 归脾丸
肾气不固证	经期提前，量少，色淡，质稀；腰酸腿软，头晕耳鸣，尿频清长，面色晦黯或有黯斑	舌淡黯	沉细	房劳多产，或久病伤肾，或素体肾虚，肾虚则冲任不固，不能制约经血，遂致月经提前	补肾益气 固冲调经	归肾丸 乌鸡白凤丸

二、月经后期

月经周期延长 7 天以上，甚则 3～5 个月一行，连续 2 个周期以上者，称为“经行后期”，或称“经迟”、“月经错后”等。对青春期初潮 1～2 年内月经周期尚未建立，或进入围绝经期后月经时有延后而无其他证候者，均不作该病论。

西医学的月经失调中的月经稀发相当于本病，属于西医学功能失调性子宫出血范畴，分为排卵型和无排卵型两类。其病理机制是由于机体内外任何病因影响了下丘脑－垂体－卵巢轴的调节功能，以致卵巢功能失调，性激素分泌功能紊乱，促卵泡成熟激素（FSH）相对不足，使卵泡发育迟缓，卵泡期延长，从而使子宫内膜的周期性变化受到影响所致。

【病因病机】

主要机理是营血不足或气血运行受阻，血海不能按时满溢，遂致月经后期。常见病因有肾虚、血虚、血寒、气滞和痰湿。

1. 肾虚

先天不足或房事不节、房劳多产损伤肾气。肾虚冲任未充，血海不能按时满溢，遂致经行错后。

2. 血虚

素体虚弱，或数伤于血，或病后体虚，以致气虚血亏；或脾虚气血化源不足，血海不能按时满溢，以致经行错后。

3. 血寒

经产之时感受寒邪；或过服寒凉，血为寒凝，阻滞冲任，胞脉不畅，血行迟滞，导致经行错后。

4. 气滞

素性抑郁，情志不畅，疏泄失职；或经行产后寒温失调，故气滞血瘀。经血运行受阻，血海充盈时间延长而致经行错后。

5. 痰湿

素体脾虚，运化失职，聚湿生痰；或嗜食肥甘，酿生痰湿；或形体肥胖，痰湿内盛。痰湿内生，下注冲任，盘踞血海，渐致经行错后。

【诊断要点】

月经周期延后 7 天以上，甚至延后至 3～5 个月一行，但经期、经量基本正常，连续 2 个周期以上者。

【鉴别诊断】

1. 月经先后不定期

两者月经周期都不正常，但月经先后不定期者月经时而提前、时而延后 1～2 周；月经后期仅有周期延后而没有周期提前。

2. 早孕

早孕者有早孕反应，妊娠试验呈阳性，并可由 B 超进行辅助诊断；月经后期则无以上表现。

3. 并经、居经

主要从月经周期上有无规律来进行鉴别，并经、居经的月经周期为有规律的 2 个月或 3 个月一行，而月经后期的月经周期是没有规律的。

【治疗原则】

治疗重在疏通经脉气血以调经。根据病人证候辨别虚实，虚者治以补虚温经养血，实者治以活血化痰行滞，虚实相兼者分别其主次而兼治之，并根据在肝、在脾、在肾选用适宜之方药。

【辨证论治】

月经后期发生在青春期多属肾虚、血虚或痰湿；在生育期多寒、多瘀或痰瘀内结。临床主要从经量、经色、经质及全身脉症特点进行辨证论治。本病若治不及时或失治，日久病深，可向闭经转化。

1. 肾虚证

【症状】经期错后，量少，色淡黯，质清稀；腰酸腿软，头晕耳鸣，面色晦暗；舌淡暗，苔薄白，脉沉细。

【治法】补益肾气，补血调经。

【方药】大补元煎。

加减：若经量少者，加紫河车、肉苁蓉；若带下量多者，加鹿角霜、金樱子；若经期错后过久者，加肉桂、牛膝；若畏寒肢冷者，加淫羊藿、菟丝子；若夜尿频多，甚或小便失禁者，加益智仁、桑螵蛸。

中成药：左归丸，水蜜丸，每次9g，日服3次。

2. 血虚证

【症状】经期错后，量少，色淡，质稀；小腹空痛，头昏眼花，面色㿠白或萎黄；舌淡苔薄，脉细无力。

【治法】补血益气，养血调经。

【方药】归地滋血汤加味。

加减：若脾运不佳而大便稀溏，加砂仁、木香；若经量少者，加鸡血藤；若经行小腹隐隐作痛者，重用白芍，加甘草、香附；若心神不宁者，加五味子、柏子仁。

中成药：①十全大补丸：大蜜丸每次1丸，水蜜丸每次6g，日服2~3次。生姜、红枣煎汤或温开水送下。②人参养荣丸：大蜜丸每次1丸，膏剂每次10g，每日2次。

3. 血寒证

【症状】经期错后，色紫暗有块；小腹冷痛，得热痛减，面色苍白，形寒肢冷；舌淡黯苔白，脉沉迟。

【治法】温经散寒，活血行滞。

【方药】温经汤。

加减：若经行腹痛拒按者，加五灵脂、蒲黄；月经过少者，加丹参、益母草、鸡血藤。

中成药：①艾附暖宫丸：大蜜丸（9g）每次1丸，每日2~3次。②桂枝茯苓胶囊：每次4粒，每日2次。

4. 气滞型

【症状】月经后期，量少，色紫黯或有血块；小腹胀痛，精神郁闷，胸痞不舒，乳房胀痛；舌黯红或有瘀斑，苔白，脉弦涩。

【治法】疏肝理气，活血调经。

【方药】逍遥散加香附、乌药、郁金。

加减：若小腹胀痛甚者，加莪术、延胡索；若乳房胀痛者，加橘叶、川楝子、王不留行；若月经过少者，加鸡血藤、川芎、丹参。

中成药：七制香附丸，水丸，每次6g，每日2次。

5. 痰湿阻滞证

【症状】月经后期，量少，色淡，质黏；形体肥胖，头晕胸闷，口腻痰多，带下量多；舌淡胖，苔白腻，脉滑。

【治法】健脾除湿，活血调经。

【方药】芎归二陈汤。

加减：若脾虚食少、神疲乏力者，加人参、白术；若脘闷呕恶者，加砂仁、枳壳；若白带量多者，加苍术、车前子。

中成药：人参健脾丸，大蜜丸，每次1丸，每日2次。

【预防与调护】

加强锻炼，增强体质。注意经期摄生，勿在行经期冒雨涉水，忌用冷水洗涤，忌食生冷。注意劳逸结合，保持心情舒畅，避免突然的精神刺激。搞好计划生育。腹痛明显者可用热水袋或热敷袋局部热敷。

表3-1-2　月经后期病机证治简表

辨证分型	主要症状	舌象	脉象	病因病机	治法	代表方药
肾虚证	经期错后，量少色淡黯，质清稀； 腰酸腿软，头晕耳鸣，面色晦暗	舌淡暗 苔薄白	沉细	先天不足，或房劳多产，损伤肾气，肾虚冲任未充，血海不能按时满溢，遂致经行错后	补益肾气 补血调经	大补元煎 左归丸
血虚证	经期错后，量少色淡； 小腹空痛，头昏眼花，面色㿠白或萎黄	舌淡 苔薄	细弱	素体虚弱，或数伤于血，或病后体虚，以致气虚血亏；或脾虚气血化源不足，血海不能按时满溢，遂致经行错后	补血益气 养血调经	归地滋血汤加味 十全大补丸 人参养荣丸
血寒证	经期错后，色紫暗有块； 小腹冷痛，得热痛减，面色苍白，形寒肢冷	舌淡黯 苔白	沉迟	经产之时感受寒邪，或过服寒凉，血为寒凝，阻滞冲任，胞脉不畅，血行迟滞，致经行错后	温经散寒 活血行滞	温经汤 艾附暖宫丸 桂枝茯苓胶囊

续表

辨证分型	主要症状	舌象	脉象	病因病机	治法	代表方药
气滞证	月经后期，量少，色紫黯或有血块；小腹胀痛，精神郁闷，胸痞不舒，乳房胀痛	舌黯红或有瘀斑	弦涩	素性抑郁，情志不畅，疏泄失职，或经行产后寒温失调，故气滞血瘀，经血运行受阻，血海充盈时间延长，遂致经行错后	疏肝理气活血调经	逍遥散加味七制香附丸
痰湿阻滞证	月经后期，量少色淡，质黏；头晕胸闷，口腻痰多，带下量多	舌淡胖苔白腻	滑	素体脾虚，运化失职，聚湿生痰；或嗜食肥甘，酿生痰湿；或形体肥胖，痰湿内盛，下注冲任，盘踞血海，致经行错后	健脾除湿活血调经	芎归二陈汤人参健脾丸

三、月经先后无定期

月经不按周期来潮，提前或错后 7 天以上，连续 3 个周期以上者，称为月经先后无定期，又称“经行或前或后”、“经乱”、“乱经”、“经水先后不定期”等，为月经周期严重异常的疾病。

西医学的月经失调中的月经不规则相当于本病。

现代研究认为，月经先后无定期主要是下丘脑－垂体－卵巢轴功能紊乱，激素分泌水平或高或低所致。或因卵泡早期促卵泡成熟激素分泌相对不足，卵泡发育迟缓，不能及时发育成熟，排卵延后，致月经后期而行；或虽有排卵，但促黄体生成激素分泌峰值不高，致使排卵后黄体发育不全，过早衰退，月经提前而至。

【病因病机】

常见病因有肾虚、脾虚、肝郁。主要病机是气血失调，冲任功能紊乱，血海蓄溢失常。

1. 肾虚

少年肾气未充，更年期肾气渐衰，或素体肾气不足，或房劳多产，或久病失养，损伤肾气。肾气不充，封藏疏泄失职，冲任失调，血海蓄溢失常，遂致经行先后无定期。

2. 脾虚

素体脾虚、饮食失节或劳倦太过，损伤脾气。气血生化受阻，血海不能按时满盈，则月经推迟；脾虚不能统摄，冲任不固，经血妄行，月经则先期。血海蓄溢失常则经行先后无定期。

3. 肝郁

情志不畅，或忿郁过度，肝气逆乱，气乱血乱，冲任失调，血海蓄泻失常，时而太过，时而不及，遂致经行先后无定期。

【诊断要点】

月经不按周期来潮，或提前或错后7天以上，交替不定，一般连续3个周期以上，但经期、经量基本正常。

【鉴别诊断】

崩漏：两者都有月经紊乱的表现，但崩漏的出血完全没有周期性，并同时出现经期和经量的紊乱；而月经先后无定期只是月经周期不规则而经期正常的疾病。

【治疗原则】

治疗以疏肝补肾为治本之法。或补肾调经，或健脾调经，或疏肝调经，使气血调顺，冲任安和，则月经周期自然按时有期。

【辨证论治】

肾虚、脾虚、肝郁为月经先后无定期的常见原因。一般血量偏少，色淡质稀，腰部酸痛者，多属肾虚；血量或多或少，色淡红，或带下清稀量多，气短纳差者，多属脾虚；月经血量多少不定，有块，色黯，小腹、胁肋作胀者，多属肝郁。

1. 肾虚证

【症状】经行先后无定，量少，色淡质稀；可伴见头晕耳鸣，腰骶酸痛如折，夜尿频多；舌淡苔薄，脉沉弱。

【治法】补益肾气，调理冲任。

【方药】归肾丸。

加减：月经以提前为多者，加女贞子、旱莲草；月经以延后为多者，加巴戟天、仙茅、仙灵脾、肉苁蓉；兼夜尿频多者，加益智仁、桑螵蛸，去茯苓；若经量多者，加炒川断、补骨脂；兼腰脊酸痛者，加杜仲、怀牛膝；若肝郁肾虚，经前乳房胀痛，或小腹作胀者，加柴胡、薄荷、白芍。

中成药：乌鸡白凤丸，蜜丸，每次1丸，每日2次。

2. 脾虚证

【症状】经行或先或后，量或多或少，经色淡红，质稀；神疲乏力，纳呆食少，口淡乏味；舌淡苔薄，脉迟缓无力。

【治法】补气健脾，养血调经。

【方药】归脾汤。

加减：若食少腹胀者，加麦芽、砂仁、陈皮；月经量多者，加乌贼骨、血余炭，去生姜、当归；经量过少者，加制首乌、枸杞子、鸡血藤。

3. 肝郁证

【症状】经行或先或后，经量或多或少，经行不畅，色暗红，有血块；或乳房、少腹胀痛，心烦易怒，或抑郁不乐，嗳气食少；舌质正常，苔薄白，脉多弦。

【治法】疏肝解郁，和血调经。

【方药】逍遥散。

加减：若兼经来腹痛挟有瘀块者，加泽兰、桃仁；若兼有心烦、舌边尖红者，加丹皮、栀子，去煨生姜；兼脘闷纳呆者，加厚朴、陈皮；若气滞较甚者，加香附、枳壳；月经以后期为多者，加乌药、小茴香；月经以先期为多者，加焦山栀、黄芩。

中成药：逍遥丸，水蜜丸，每次6g，每日2次。

【预防与调护】

平时要保持心情舒畅；采取有效的避孕措施，避免房劳多产，免伤肾气；注意劳逸结合，饮食有节，免伤脾气。对精神抑郁、情志所伤者予以关怀、体贴和开导；饮食应富含营养，易于消化。

表3-1-3　　月经先后无定期病机证治简表

辨证分型	主要症状	舌象	脉象	病因病机	治法	代表方药
肾虚证	经行先后无定期，量少色淡质稀； 伴见头晕耳鸣，腰骶酸痛如折，夜尿频多	舌淡苔薄	沉弱	少年肾气未充，更年期肾气渐衰，或素体肾气不足，或房劳多产，或久病失养，损伤肾气。肾气不充，封藏疏泄失职，冲任失调，血海蓄溢失常，遂致经行先后无定期	补益肾气 调理冲任	归肾丸 乌鸡白凤丸
脾虚证	经行或先或后，色淡质稀； 伴见神疲乏力，纳呆食少，口淡乏味	舌淡苔薄	迟缓无力	素体脾虚，饮食或劳倦损伤脾气，气血生化受阻，血海不能按时满盈；或脾虚不能摄血，遂致血海蓄溢失常所致	补气健脾 养血调经	归脾汤
肝郁证	经行或先或后，经行不畅，色暗红，有血块； 伴见乳房、少腹胀痛，心烦易怒，或抑郁不乐，嗳气食少	舌质正常苔薄白	弦	情志不畅，或忿郁过度，肝气逆乱，气乱血乱，冲任失调，血海蓄溢失常所致	疏肝解郁 和血调经	逍遥散

四、月经过多

月经周期和经期正常，经量明显多于既往，或经量超过正常范围（80~100ml），连续出现2个月经周期以上者，称为“月经过多”。亦称“经水过多”、“月水过多”、“经多”。

月经过多如不及时治疗，或治疗不当，病情进一步发展，可致崩漏。

西医学的排卵型功能失调性子宫出血引起的月经过多，或子宫肌瘤、子宫内膜异位症、盆腔炎症、子宫肥大等疾病引起的月经过多，或人流术后安置宫内节育器引起的月经过多，皆可参照本病辨证治疗。

【病因病机】

气虚、血热、血瘀等诸种致病因素引起冲任不固，经血失于制约，不循常制，血下无度。

1. 气虚

素体虚弱，或久病体虚，或忧思伤脾，或饮食失节、劳倦过度损伤脾胃。以致中气不足，统摄无权，冲任不固，血随气陷，遂致月经过多。

2. 血热

素体阳盛，或过食辛燥，或感受热邪，或七情过极，郁而化热，热扰冲任，迫血妄行，以致月经过多。

3. 血瘀

素性抑郁，或愤怒过度，肝气郁滞，气滞而致血瘀；或经期产后余血未尽，不禁房事，感受外邪，阻碍胞脉气机，瘀血内停。瘀阻冲任，血不归经，以致月经过多。

【诊断要点】

月经周期、经期正常，经量明显多于既往，或超过正常范围，连续出现2个月经周期以上者。

【鉴别诊断】

1. 崩漏

崩漏在大量阴道出血时的症状与月经过多相似。但崩漏的出血无规律性，同时伴有经期延长、淋漓不尽的症状，与月经过多的有周期性的出血和有正常的经期不同。

2. 流产

流产的阴道出血量较以往明显增多，而且伴有下腹酸痛，经检查可见胚胎组织排出。

【治疗原则】

对本病的治疗应注意经时和平时的不同。经时须固冲止血，标本同治；平时以调经为主。经期根据病机采用益气摄血、凉血止血、化瘀止血等治法减少月经血量；非经期再根据不同的病因病机分辨虚实、寒热，进行辨证治疗。

【辨证论治】

一般而言，经量多而色淡、质稀，气短懒言者，多属气虚；经量多色红，质稠有块，面赤心烦，便结尿黄者，多属血热；经量多，色黯红有血块，伴有小腹疼痛，血块排出后疼痛减轻，舌紫脉涩者，多为血瘀。

1. 气虚证

【症状】月经量多，色淡红，质清稀；面色㿠白，气短懒言，倦怠无力，小腹空坠，绵绵作痛；舌淡苔白，脉细弱。

【治法】补气摄血，固冲止血。

【方药】举元煎加味。

加减：若经量过多，加阿胶、乌贼骨、炮姜炭以固涩止血；气虚夹瘀有血块者，加三七、益母草、炒蒲黄，以活血止血；若腰骶酸痛者，加鹿角霜、桑寄生以补肝肾强腰膝；若头晕心悸者，加制首乌、五味子以养心宁神。

中成药：①补中益气丸：水丸，每次6g，每日3次。②定坤丹：蜜丸，每次1丸，每日2次。

2. 血热证

【症状】经来量多，色鲜红或紫红，质黏稠或有小血块；唇红，口渴喜饮，小溲短黄，大便燥结，心烦多梦；舌红，苔黄，脉滑数。

【治法】清热凉血，止血调经。

【方药】清经散。

加减：口干咽燥者，加沙参、麦冬，以生津止渴；经量过多者，加地榆炭、槐花，以凉血止血；有血块者，加三七、茜草，以凉血化瘀止血；若大便秘者，加大黄、知母；兼小便黄者，加车前子、泽泻。

中成药：断血流颗粒，颗粒剂，每次6.5g，每日3次。

3. 血瘀证

【症状】经行量多，阵发性出血，或经期延长，色紫黯有血块；小腹疼痛，肌肤不泽；舌紫暗有瘀点，脉细涩。

【治法】活血化瘀，固冲调经。

【方药】桃红四物汤加马齿苋、益母草。

加减：若经行腹痛甚者，加蒲黄、五灵脂；经血量多夹块，加茜草、三七、丹参；五心烦热、口渴心烦者，加牡丹皮、地骨皮、知母、麦冬；若小腹冷痛，加炮姜、艾叶；兼小腹胀痛，加香附、乌药。

中成药：①云南白药：粉末，每次1g，每日3次。②益母草膏：每服20g，日服3次。

【预防与调护】

坚持经期卫生保健，忌食生冷、辛热之物；保持情绪稳定，避免情志损伤。经期血多，应减少体力活动，必要时卧床休息。根据病证选择适宜的饮食，如血热者应忌食辛热助火之品。

表 3-1-4　　月经过多病机证治简表

辨证分型	主要症状	舌象	脉象	病因病机	治法	代表方药
气虚证	经量多，色淡质稀；面色㿠白，气短懒言，倦怠无力，小腹空坠，绵绵作痛	舌淡苔白	细弱	素体虚弱，或久病体虚，或忧思伤脾，或饮食失节、劳倦过度损伤脾胃，以致中气不足，统摄无权，冲任不固，血随气陷，遂致月经过多	补气摄血固冲止血	举元煎加味 补中益气丸 定坤丹
血热证	经量多，色鲜红或紫红；唇红，口渴喜饮，尿短黄，大便燥结，心烦多梦	舌红苔黄	滑数	素体阳盛，或过食辛燥，或感受热邪，或七情过极，郁而化热，热扰冲任，迫血妄行	清热凉血止血调经	清经散 断血流颗粒
血瘀证	经量多，色紫黯，有血块；小腹疼痛，肌肤不泽	舌紫暗有瘀点	细涩	素性抑郁，或愤怒过度，气滞而致血瘀；或经期产后感受外邪，阻碍胞脉气机，瘀血内停，瘀阻冲任，血不归经所致	活血化瘀固冲调经	桃红四物汤加味 云南白药 益母草膏

五、月经过少

月经周期基本正常，经血排出量明显少于既往，甚或点滴即净，或行经时间不足3天，经量也因而少于正常，连续出现2个月经周期以上者，称为“月经过少”。又称“经水涩少”、“经量过少”。

西医学月经失调中亦有月经过少之说，常见有性腺功能低下、子宫发育不良、子宫内膜结核、子宫内膜粘连、子宫内膜炎症或刮宫过深造成子宫内膜损伤等引起的月经过少。可与月经后期、月经先后不定期、痛经等同时出现。

【病因病机】

常见病因有肾虚、血虚、血寒、血瘀、痰湿。主要机理有虚、实两端。虚者多由肾气不足或营血亏少，冲任气血不足；实者多有寒凝、痰阻、血瘀，冲任气血不畅，血海满溢不多而致。

1. 肾虚

先天不足，或房劳久病，或多产堕胎，以致损伤肾气，肾精亏损，冲任亏虚，血海满溢不多，遂致月经过少。

2. 血虚

素体虚弱，或久病阴血不足，或脾虚不能运化水谷，气血化源不足，血海空虚、满溢不多，遂致月经过少。

3. 血寒

经行产后摄生不慎，或过食生冷，寒邪内侵；或阳虚生内寒，寒客胞中，与血相搏，气血运行受阻，血海满溢不多，遂致月经过少。

4. 血瘀

七情内伤致气滞血瘀；经期产后瘀血未净，或感受邪气，邪与血结，瘀滞冲任，气血运行不畅，遂致月经过少。

5. 痰湿

素体肥胖阳虚，痰湿内盛；或脾失健运，聚湿生痰，阻碍经隧，血不灌脉而经行量少。

【诊断要点】

月经周期正常，经量明显减少，甚或点滴即净，或经量减少的同时经期也缩短不足3天，连续出现2个周期以上。

【鉴别诊断】

1. 经间期出血

经间期出血的出血量比月经量明显减少，发生的时间在两次月经之间。

2. 激经

激经者有恶心、呕吐等早孕反应，妊娠试验可有阳性反应，妇科检查可见子宫增大，B超可辅助诊断。

3. 胎漏

胎漏是在停经一段时间以后发生的少量阴道流血，有早孕的各种临床表现。

【治疗原则】

本病虚多实少。虚证重在濡养精血，根据病因或补肾益精，或益气补血，或健脾益气；实者疏通经脉，或行气活血，或散寒通滞，或化湿祛痰，但宜中病即止，不可蛮攻而反损正气。

【辨证论治】

一般而言，月经量少，色淡红或黯红，质薄，腰脊酸软，头晕耳鸣者，多属肾虚；经来过少或点滴即止，色淡质清，小腹空坠者，多属血虚；经行量少，色暗红，小腹冷痛，得热痛减者，多属血寒；经行量少，色紫黯夹血块，腹痛拒按者，为血瘀；形体肥胖，倦怠乏力，舌胖，苔白腻者，为痰湿阻滞。一般经量逐渐减少者多属虚；骤然减少者多属实。

1. 肾虚证

【症状】月经量少，色淡红或黯红，质薄；腰脊酸软，足跟痛，头晕耳鸣，或小腹冷，夜尿多；舌淡红，脉沉弱或沉迟（第二性征发育不佳，宫体小，月经初潮迟者多为此证）。

【治法】补肾益精，养血调经。

【方药】归肾丸。

加减：若形寒肢冷，腰骶酸冷，小腹冷痛者，加仙灵脾、巴戟天；夜尿频多者，加益智仁、桑螵蛸；若五心烦热，经色红，咽干，舌红少苔者，加生地、玄参、丹皮、女贞子。

中成药：龟龄集，胶囊剂，每粒0.3g，每次0.6g，每日1次，早饭前2小时用淡盐水送服。

2. 血虚证

【症状】经量少，或点滴即净，色淡质稀无块；或伴头晕眼花，心悸怔忡，面色萎黄，小腹空坠；舌淡红，脉细。

【治法】益气补血，养血调经。

【方药】滋血汤。

加减：如月经过少，点滴即止者，加枸杞、黄精、阿胶；若脾胃虚弱，食少纳呆者，加砂仁、陈皮、谷麦芽；心悸失眠者，加五味子、炒枣仁。

中成药：①八宝坤顺丸：大蜜丸，每次1丸（9g），每日1~2次。②内外养荣丸：蜜丸，每次2丸（12g），每日2次。

3. 血寒证

【症状】经来量少，色暗红有块；小腹冷痛，得热则减，畏寒肢冷，面色青白；舌黯苔白，脉沉紧。

【治法】温经散寒，活血调经。

【方药】温经汤。

加减：若经色暗，有块，小腹冷痛，加蒲黄、五灵脂、乌药。

中成药：艾附暖宫丸，大蜜丸，每次1丸（9g），每日2~3次。

4. 血瘀证

【症状】经行量少，色紫黯，有血块；小腹胀痛拒按，血块排出后胀痛减轻；舌质正常或紫黯，或有小瘀点，脉细涩或弦涩。

【治法】活血化瘀，理气调经。

【方药】桃红四物汤。

加减：若小腹胀痛，或兼胸胁胀满者，加香附、乌药；若小腹冷痛，加肉桂、吴茱萸、小茴香。

中成药：少腹逐瘀丸，将本丸用温黄酒或温开水送服，每次1丸（9g重），每日2~3次。

5. 痰湿证

【症状】经行量少，混杂黏液，色淡质稀或黏稠；形体肥胖，倦怠乏力，胸脘满闷，四肢肿胀；舌胖，边有齿痕，苔白腻或白滑，脉滑。

【治法】健脾化湿，祛痰调经。

【方药】苍附导痰丸。

中成药：越鞠丸，口服，每次6~9g，1日2次。

【预防与调护】

注意精神调护，勿忧思，勿愤怒，保持气机顺畅；注意营养，忌食酸冷滋腻食品；对青春期发育延缓的少女要及早检查治疗；采取有效避孕措施，减少人工流产、宫腔操作等。

表 3－1－5　　月经过少病机证治简表

辨证分型	主要症状	舌象	脉象	病因病机	治法	代表方药
肾虚证	经量少，色淡红或黯红；腰脊酸软，足跟痛，头晕耳鸣，或小腹冷，夜尿多。或子宫发育不良	舌淡红	沉弱或沉迟	先天不足，或房劳久病，或多产堕胎，以致损伤肾气，肾精亏损，冲任亏虚，血海满溢不多，遂致月经过少	补肾益精养血调经	归肾丸 龟龄集
血虚证	经量少，色淡质稀；或伴头晕眼花，心悸怔忡，面色萎黄，小腹空坠	舌淡红	脉细	素体虚弱，或久病阴血不足，或脾虚不能运化水谷，气血化源不足，血海空虚，满溢不多，遂致月经过少	益气补血养血调经	滋血汤 八宝坤顺丸 内外养荣丸
血寒证	经来量少，色暗红有块；小腹冷痛，得热则减，畏寒肢冷，面色青白	舌黯苔白	沉紧	经期产后摄生不慎，或过食生冷，寒邪内侵，或阳虚生内寒，寒客胞中，与血相搏，气血运行受阻，血海满溢不多，遂致月经过少	温经散寒活血调经	温经汤 艾附暖宫丸
血瘀证	经行量少，色紫黯，有血块； 小腹胀痛拒按，血块排出后胀痛减轻	正常或紫黯，或有瘀点	细涩或弦涩	七情内伤，气滞血瘀；经期产后，瘀血未净；或感受邪气，邪与血结，瘀滞冲任，气血运行不畅，血海满溢不多，遂致月经过少	活血化瘀理气调经	桃红四物汤 少腹逐瘀丸
痰湿证	经行量少，色淡质稀；体胖乏力，胸脘满闷	舌胖边有齿痕苔白腻或白滑	滑	素体肥盛，痰湿内盛；或脾失健运，聚湿生痰，阻碍经隧，血不灌脉而经行量少	健脾化湿祛痰调经	苍附导痰丸 越鞠丸

六、经期延长

月经周期基本正常，经期超过 7 天以上，甚至 2 周方净，连续出现 2 个月经周期以上者，称为“经期延长”，又称“经事延长”、“月水不断”、“经来不绝”、“经漏”等。

西医学的黄体萎缩不全所引起的排卵型功能失调性子宫出血（子宫内膜不规则脱落）、子宫内膜炎，以及宫内节育器引起经行时间延长等，皆可按本病辨证治疗。

【病因病机】

主要机理是冲任不固，经血失于制约而致。常见的病因有气虚不摄、阴虚内热、气滞血瘀等。

1. 气虚不摄

素体虚弱，或劳倦过度，伤脾耗气，脾虚气弱，统摄无权，冲任不能约制经血，以致经期延长。

2. 阴虚内热

素体阴虚，或病久伤阴，或多产房劳，使阴血亏耗，阴虚生内热，热扰冲任，血海不宁，经血不能循其常度而致经期延长。

3. 气滞血瘀

寒凝气滞与血搏结，外邪客于胞内，滞于血海，阻碍气血运行，瘀血阻滞，新血不得归经，致使经期延长。

【诊断要点】

月经周期正常而月经持续的天数（超过7天以上，甚至2周）增加，连续出现2个月经周期以上。

【鉴别诊断】

1. 经漏

崩漏失血量少者淋漓不止，又称经漏。经漏者月经周期紊乱，每次出血时间不定。经期延长者月经周期有规律，经行时间虽长，但能至时自止，一般不超过半个月。

2. 胎漏

表现为基础体温不降而阴道出血，但出血量不多。尿妊娠试验及B超检查有助于鉴别。

3. 异位妊娠

少数异位妊娠的病人无明显停经史，阴道少量出血淋漓不尽，伴下腹坠胀疼痛。但尿妊娠试验、B超检查可协助诊断。

4. 赤带

经净后流出似血非血的赤色带下，自觉外阴部灼热，通过检查可见阴道或宫颈充血、糜烂。

5. 子宫内膜异位症及子宫肌腺症

二者可见经期延长，但常伴有进行性加重的痛经。妇科检查、B超检查及腹腔镜检查均可协助诊断。

6. 子宫内膜息肉及黏膜下肌瘤

由于肌瘤或内膜息肉的存在，导致宫腔面积增大，内膜面积也增大，且影响子宫正常收缩，症见月经量多，经期延长，通过妇科检查、B超检查及宫腔镜检查均可明确诊断。

7. 全身性血液病、甲状腺疾病、肝病等

此类病常伴有经期延长，须详问病史以作鉴别。

【治疗原则】

本病治疗应以固冲调经为大法。气虚者重在益气升提，阴虚血热者重在滋阴清热，气滞血瘀者重在行气化瘀。

【辨证论治】

一般而言，经行时间延长，血量多，色淡质稀，肢倦神疲者，多属气虚；经血量少，色鲜红，质黏稠，咽干口燥者，多属阴虚内热；经色黯而血块多，伴小腹疼痛拒按，舌紫黯，脉沉弦者，多属气滞血瘀。

1. 气虚不摄证

【症状】月经过期不净，色淡，质稀或有水迹；疲乏无力，少气懒言，头昏眼花。舌质偏淡，苔薄白，脉细弱。

【治法】益气摄血，固冲止血。

【方药】举元煎加阿胶、仙鹤草、乌贼骨。

加减：若经行小腹冷者，加艾叶、炮姜；若经行腹痛有血块者，加三七、茜草根、血余炭；若头晕心悸、失眠多梦者，加制首乌、龙眼肉、熟地、枣仁。

中成药：补中益气丸，水丸，每次6g，每日2～3次。

2. 阴虚内热证

【症状】月经淋漓，过期不净，量少，色红或黯红，质稠；形体消瘦，或颧红潮热，咽干口燥，五心烦热；舌红少津，苔少，脉细数。

【治法】养血滋阴，清热调经。

【方药】两地汤加女贞子、旱莲草、乌贼骨、茜草。

加减：若月经量少者，加熟地、丹参，去乌贼骨；潮热不退者，加白薇、地骨皮。

中成药：固经丸，水丸，每次6g，每日2次。

3. 气滞血瘀证

【症状】月经淋漓延期不净，色暗有块，小腹疼痛拒按；舌质紫黯或有瘀点，脉沉弦或沉涩。

【治法】祛瘀止血，活血调经。

【方药】桃红四物汤合失笑散。

加减：若经初血少不畅，加益母草、香附；瘀去血不止，加乌贼骨、茜草；小腹胀痛，加香附、枳壳；小腹冷痛，加炮姜、乌药。

中成药：①醋制香附丸，大蜜丸，每丸9g，每次1丸，每日2次。②益母丸：大蜜丸，每丸9g，每次1丸，每日2次。

【预防与调护】

参见月经过多、月经先期等章节。

表 3－1－6　　经期延长病机证治简表

辨证分型	主要症状	舌象	脉象	病因病机	治法	代表方药
气虚不摄证	经期过长，色淡，质稀；疲乏无力，少气懒言	舌淡，苔薄白	细弱	素体虚弱，或劳倦过度，伤脾耗气，脾虚气弱，统摄无权，冲任不能约制经血，以致经期延长	益气摄血固冲止血	举元煎加味 补中益气丸
阴虚内热证	经期过长，量少，色红或黯红，质稠；形体消瘦，或颧红潮热，咽干口燥，五心烦热	舌红少津，少苔	细数	素体阴虚，或病久伤阴，或多产房劳，使阴血亏耗，阴虚内热，热扰冲任，血海不宁，经血不能循其常度，而致经期延长	养血滋阴清热调经	两地汤加味 固经丸
气滞血瘀证	经期过长，色暗有块，小腹疼痛拒按	舌质紫黯或有瘀点	沉弦或沉涩	寒凝气滞与血搏结，或外邪客于胞内，滞于血海，阻碍气血运行，瘀血阻滞，新血不得归经，致使经期延长	祛瘀止血活血调经	桃红四物汤合失笑散 醋制香附丸 益母丸

七、经间期出血

月经周期基本正常，在两次月经之间细缊之时出现周期性的少量子宫出血，称为“经间期出血”。

西医学的排卵期出血可参照本病治疗。

【病因病机】

主要机理是经间期体内阴阳失调，阳气扰动所致。常见病因有肾阴虚、湿热留滞、气滞血瘀等。

1. 肾阴虚

素体阴虚，或房劳多产，或失血伤阴，以致肾阴亏虚，虚热内生，于细缊之时阳气内动，与虚火并扰血海，热灼阴络，致经间期出血。

2. 湿热

外感湿热之邪，或肝郁犯脾，湿热相合，留滞冲任。细缊之时阳气内动，引动湿热，血海受扰，迫血妄行，致经间期出血。

3. 血瘀

经期产后瘀血内留；或情志内伤，气滞血瘀，瘀阻冲任。于细缊之时阳气内动，引动瘀血，血不循经，故致经间期出血。

【诊断要点】

子宫有规律地出血发生在细缊之时，一般出血量较少，常持续 3～5 天，能自行停止，但呈周期性发作。部分患者可伴有少腹部轻微疼痛。

【鉴别诊断】

1. 月经先期

月经先期的出血时间不在经间期，周期提前，经量正常或多，基础体温由高温下降呈低温开始时出血；而经间期出血月经量较少，出血时间发生于基础体温高低相交替时。

2. 月经过少

月经过少周期尚正常，仅量少；而经间期出血则发生在两次月经的中间期。

3. 赤带

赤带排出无周期性，持续时间长短不一，多有接触性出血史，妇科检查常有宫颈糜烂或生殖道感染。

4. 经漏

经漏系无周期性的阴道出血，可持续数月不净；经间期出血有明显的周期性，常发生在两次月经的中间期，数日即净。

【治疗原则】

治疗以调摄冲任阴阳平衡为大法，并采取分期调治。经间期出血时宜标本同治；平时当求因治本，选用滋肾阴、清湿热、化瘀血之方药随证治之，直至病因消除。

【辨证论治】

一般而言，血色鲜红而质稠，头晕耳鸣者，多属肾阴虚所致的阴虚内热；血色深红或黯红，质黏腻，夹有较多黏液，平时带下量多者，多属湿热；血色紫黯，有血块，小腹疼痛拒按者，多属血瘀。

1. 肾阴虚证

【症状】经间期阴道出血，量少、色红；腰膝酸软，头晕耳鸣，五心烦热；舌质红、苔少，脉细数。

【治法】滋肾养阴，清热止血。

【方药】两地汤合二至丸。

加减：若出血量较多时，加地榆、藕节炭；心烦肝郁者，加柴胡、栀子；腰膝酸软者，加续断、菟丝子。

中成药：①乌鸡白凤丸：每次 5g，每日 2 次。②六味地黄丸：每次 8～12 粒，每日 2 次。③二至丸：每次 5g，每日 3 次。

2. 湿热证

【症状】经间期阴道出血，量或多或多，色深红，质黏，小腹胀痛，平时带下量多，色黄，质稠，秽臭；口中黏腻，口苦心烦，小便短赤；舌红，苔黄腻，脉濡或滑。

【治法】清利湿热，调经止血。

【方药】清肝止淋汤去阿胶、红枣，加败酱草、小蓟。

加减：若出血多，加地榆、马齿苋，去牛膝、当归；若带下多，加椿皮、乌贼骨；若湿盛，加苡仁、苍术。

中成药：龙胆泻肝口服液，每次10ml，口服，每日3次。

3. 血瘀证

【症状】经间期出血，量少色紫黯，挟有小血块，小腹疼痛拒按；舌质紫黯或有瘀斑瘀点，脉涩。

【治法】活血化瘀，调经止血。

【方药】逐瘀止血汤去归尾、赤芍，加三七、蒲黄。

加减：若出血较多者，加血竭；腹痛较剧者，加延胡索、香附；夹湿热者，加黄柏、苡仁、败酱草。

中成药：云南白药，每次0.5g，口服，每日2次。于月经周期第10～16天连服7天，3个月经周期为1个疗程。

【预防与调护】

注意经期及产后保健，保持外阴清洁，防止盆腔感染；保持心情舒畅，避免过度紧张；体虚不足者及时培补。

表3-1-7　经间期出血病机证治简表

辨证分型	主要症状	舌象	脉象	病因病机	治法	代表方药
肾阴虚证	经间期出血，量少、色红；腰膝酸软，头晕耳鸣，五心烦热	舌红苔少	细数	素体阴虚，或房劳多产，或失血伤阴，以致肾阴亏虚，虚热内生。于细缊之时阳气内动，与虚火并扰血海，热灼阴络，致经间期出血	滋肾养阴 清热止血	两地汤合二至丸 乌鸡白凤丸 六味地黄丸
湿热证	经间期出血，色深红，质黏，平时带下异常，小便短赤	舌红苔黄腻	濡或滑	外感湿热之邪、或肝郁犯脾，湿热相合，留滞冲任。细缊之时阳气内动，引动湿热，血海受扰，迫血妄行，致经间期出血	清利湿热 调经止血	清肝止淋汤 龙胆泻肝丸
血瘀证	经间期出血，色紫黯，挟有血块；腹痛拒按	舌质紫黯或有瘀斑瘀点	脉涩	经期产后瘀血内留，或情志内伤，气滞血瘀，瘀阻冲任。于细缊之时阳气内动，引动瘀血，血不循经，故致经间期出血	活血化瘀 调经止血	逐瘀止血汤 云南白药

八、崩漏

崩漏是月经周期、经期、经量严重失常的病症。是指妇女不在行经期间阴道大量出血或淋漓下血不断，前者为“崩中”，后者为“漏下”。若经期延长达2周以上者，应属崩漏范畴。亦称为“经崩”或“经漏”。

一般以忽然大下谓之“崩”，淋漓不尽者谓之“漏”。崩与漏义虽各异，然“崩为漏之甚，漏为崩之渐。”其病理机制类同，故临床合在一起论治，统称崩漏。

西医学的无排卵型功能失调性子宫出血可参照本病治疗。生殖器炎症和某些生殖器肿瘤引起的不规则阴道出血，也可参照本病辨证治疗。

【病因病机】

主要机理是由于冲任损伤、脏腑虚损，不能固摄经血所致。常见病因有肾虚、脾虚、血热、血瘀等。

1. 肾虚

先天不足，或更年期肾气渐衰，或早婚多产损伤肾气。若耗伤肾阴，则阴虚内热，热伏冲任，迫血妄行，以致经血非时而下；若肾阳虚损，命门火衰，冲任不固，不能制约经血，亦致经血非时而下，遂成崩漏。

2. 脾虚

忧思过度，或饮食劳倦损伤脾气，中气下陷。致冲任不固，经血非时而下，遂致崩漏。

3. 血热

素体阳盛，或情志不遂，或感受热邪，或过食辛辣之品，火热内盛，热伤冲任，迫血妄行，经血非时而下，遂致崩漏。

4. 血瘀

七情内伤，气滞血瘀，或感受寒热之邪，寒凝或热灼经脉，瘀阻冲任。血不循经，故经血非时而下，遂致崩漏。

【诊断要点】

月经不按周期妄行，出血量多势急，或量不多而淋漓不止。

【鉴别诊断】

1. 月经先期、月经过多伴经期延长

月经先期、月经过多伴经期延长的出血都有一定的规律，经量的增多与经期的延长应在2周之内自然停止，周期的缩短一般在7天以上，2周以内；而崩漏的出血无定时，且持续出血不能自然停止，周期长短不一。

2. 月经先后不定期

月经先后不定期的周期先后不定，但在1~2周内波动，经行期基本正常；而崩漏的阴道出血没有规律可循。

3. 经间期出血

经间期出血发生于两次月经的中期，出血时间多持续2~5天左右，能自然停止；而崩漏的出血周期、经期和经血量都没有规律性可言。

4. 异位妊娠

异位妊娠有早孕的反应，妊娠试验阳性，B 超可进行辅助检查可予以确诊。

5. 堕胎、小产

堕胎、小产者一般为月经停闭一段时间后出现阴道出血，有早孕反应，或妊娠试验阳性，出血伴有小腹的疼痛。

6. 赤带

本病多由阴道炎、宫颈炎、宫颈息肉等引起，在劳累后或性交后出现夹有黏液的血液，与漏下相似，妇科检查可予以鉴别。

7. 癥瘕出血

子宫肌瘤、子宫内膜息肉、癌肿等引起的非经期阴道下血酷似崩漏，妇科检查以及 B 超、CT 等检查对鉴别诊断有意义。

【治疗原则】

治疗应根据病情的缓急轻重、出血的久暂，采用“急则治其标，缓则治其本”的原则，灵活运用塞流（止血）、澄源（求因治本）、复旧（调理善后）三法。

1. 塞流

即是止血，是治疗崩漏的紧急措施。暴崩之际急当止血防脱。止血方法有固气止血、收敛止血、求因止血、回阳固脱、气阴双补、温经止血等。

2. 澄源

正本清源即辨证求因，审因论治。针对崩漏的具体原因，采用补肾、健脾、清热、益气、化瘀等法，使崩漏得到根治。

3. 复旧

即固本善后。血止后当以调理月经周期为治本之法。现代研究表明，补益肾气以重建月经周期才能使崩漏得到彻底的治疗。

【辨证论治】

经血崩下非时，量多势急，继而淋漓不止，色淡质清者，多为虚，若兼有面色晦暗，肢冷畏寒，腰膝酸软，小便清长者，多为肾阳虚；若兼见五心烦热，夜寐不安，头晕耳鸣者，多为肾阴虚；兼有头昏心悸，面色萎黄者，多为脾虚。经血非时暴下，血色鲜红或紫红，血质稠黏，多为血热；若经血非时而至，时来时止，或时闭时崩，血紫黯有块，兼有小腹疼痛，舌质紫黯或边有瘀点，多为血瘀。此外，血势骤急者多为气虚；淋漓不断者多为血滞；久崩久漏者多为气血虚弱，或兼瘀滞；久崩不止而气血损耗者可转为漏，久漏不止者可转为崩。

1. 肾虚证

（1）肾阳虚证

【症状】经血非时而下，量多，淋漓不尽，色淡质稀；畏寒肢冷，腰膝酸软，小便清长，大便溏薄；舌淡苔白，脉细。

【治法】温补肾阳，固冲止血。

【方药】大补元煎去当归，加鹿角胶。

加减：若年少肾气未充，加紫河车、仙灵脾、菟丝子；阳虚而出现崩血较重者，加赤石脂、禹余粮，去当归；若阳虚而崩血难以干净者，去当归，加艾叶、姜炭；过食寒凉之品所致者，加吴茱萸、高良姜。

中成药：①参桂鹿茸丸：蜜丸，每次1丸，每日2次。适用于肾气不足型崩漏。②右归丸：蜜丸，每次1丸，每日2次。适用于肾阳气不足型崩漏。

（2）肾阴虚证

【症状】经血非时而下，出血量或多或少，色鲜红，质黏稠；腰膝酸软，头晕耳鸣；舌红苔少，脉细数。

【治法】补肾滋阴，固冲止血。

【方药】补肾固经汤。

加减：若阴虚阳亢，症见头晕耳鸣，加夏枯草、牡蛎；心烦失眠者，加炒枣仁、青龙齿；若阴虚血热明显，加生地、玄参、地骨皮。

中成药：①固经丸：每次6～10g，每日3次。适用于肾阴虚崩漏。②茸坤丸：蜜丸，每次1丸，每日2次。适用于肝肾不足型崩漏。③宫血宁胶囊：每次2粒，每日3次。适用于出血期的各证型。

2. 脾虚证

【症状】经血非时而下，量多如崩，或淋漓不尽，色淡质稀薄；面色萎黄，气短懒言，四肢无力；舌淡苔白，脉缓。

【治法】健脾益气，摄血固冲。

【方药】固本止崩汤加升麻、乌贼骨。

加减：若有血块，加益母草、蒲黄、马齿苋；漏血难尽者，加棕榈炭、地榆炭、三七粉；劳逸失度所致者，加鹿衔草、炒续断。

中成药：①补中益气丸：每次9g，每日2次。适用于气虚型崩漏。②归脾丸：蜜丸，每次1丸，每日2次。适用于脾虚型崩漏。③宫血停颗粒：每次1袋（20g），每日3次。适用于脾肾气虚型崩漏。

3. 血热证

（1）实热证

【症状】月经非时而下，量多或淋漓不尽，色鲜红或深红；渴喜冷饮，心烦少寐，头晕面赤；舌红苔黄，脉滑数。

【治法】清热凉血，固冲止血。

【方药】清热固经汤。

加减：若胸胁胀痛，心烦易怒者，加丹栀逍遥散；若经血色暗质稠，有臭气，加红藤、败酱草、连翘，去阿胶、棕榈炭。

中成药：断血流片，每次10g，每日3次。适用于血热型崩漏。

(2) 虚热证

【症状】月经非时而下，量多或淋漓不尽，色鲜红或深红，质黏稠；渴喜冷饮，五心烦热；舌红少苔，脉细数。

【治法】滋阴清热，凉血固冲。

【方药】保阴煎加女贞子、旱莲草。

加减：若血热崩漏病程已久，加天冬、麦冬；经量多，加阿胶、茜草、乌贼骨。

中成药：①安坤颗粒：每次1袋（10g），每日2次，冲服。②二至丸：水丸，每次9g，每日3次。

4. 血瘀证

【症状】经血非时而下，量或多或少，色紫黯有血块；小腹坠胀或疼痛拒按；舌紫或有瘀斑、瘀点，脉弦或涩。

【治法】活血祛瘀，固冲止血。

【方药】逐瘀止崩汤去归尾，加蒲黄、五灵脂。

加减：若兼有气滞腹胀，加川楝子、香附；瘀而有寒，加炮姜；瘀而有热，加地榆、夏枯草；若兼有湿热者，加三妙丸、大血藤、败酱草。

中成药：①血竭胶囊：每次4粒，每日3次。适用于血瘀崩漏。②震灵丹：水丸，每次9g，每日2次。适用于血瘀证。③少腹逐瘀丸：水丸，每次6g，每日2次。适用于寒凝血瘀型。

【预防与调护】

患者平时应少服辛辣或生冷寒凉之品，经前、经后及出血期应避免过劳或冒雨涉水。注意阴部卫生，出血期间禁止性生活，防止并发他症。出血量多时宜卧床休息，注意观察。

表3-1-8　崩漏病机证治简表

辨证分型	主要症状	舌象	脉象	病因病机	治法	代表方药
肾阳虚证	经血非时而下，淋漓不尽，色淡质稀；畏寒肢冷，腰膝酸软，小便清长	舌淡苔白	脉细	素体阳虚，或早婚多产，损伤肾气。肾阳虚损，冲任不固，不能制约经血，致经血非时而下，遂成崩漏	温补肾阳固冲止血	大补元煎 参桂鹿茸丸 右归丸
肾阴虚证	经血非时而下，量或多或少，色鲜红，质黏稠，腰膝酸软，头晕耳鸣	舌红少苔	细数	素体阴虚，更年期肾气渐衰，或早婚多产，损伤肾阴，阴虚内热，热伏冲任，迫血妄行，以致经血非时而下，遂成崩漏	补肾滋阴固冲止血	补肾固经汤 固经丸 茸坤丸 宫血宁胶囊

续表

辨证分型	主要症状	舌象	脉象	病因病机	治法	代表方药
脾虚证	经血非时而下，量多如崩，或淋漓不尽，色淡质稀薄；面色萎黄，气短懒言，四肢无力	舌淡苔白	缓	忧思过度，饮食劳倦，损伤脾气，中气下陷，冲任不固，经血非时而下，遂致崩漏	健脾益气摄血固冲	固本止崩汤 补中益气丸 归脾丸 宫血停颗粒
血热证	月经非时而下，量多，色鲜红或深红；渴喜冷饮，头晕面赤	舌红苔黄	滑数	素体阳盛，或情志不遂，或感受热邪，或过食辛辣之品，火热内盛，热伤冲任，迫血妄行，经血非时而下，遂致崩漏	清热凉血固冲止血	清热固经汤 断血流片
虚热证	月经非时而下，量多，色鲜红或深红，质黏稠，渴喜冷饮，五心烦热	舌红少苔	细数	素体阴虚，或久病失血伤阴，阴虚内热，热伏冲任，扰动血海，迫血妄行	滋阴清热凉血固冲	保阴煎 安坤颗粒 二至丸
血瘀证	经血非时而下，色紫黯有块；小腹坠胀或疼痛拒按	舌紫或有瘀斑或瘀点	脉弦或涩	七情内伤，气滞血瘀；或感受寒热之邪，寒凝或热灼经脉，瘀阻冲任，血不循经，故经血非时而下，遂致崩漏	活血祛瘀固冲止血	逐瘀止崩汤 血竭胶囊 震灵丹 少腹逐瘀丸

九、闭经

女子年满18周岁月经仍未来潮；或以往有过正常月经，现月经闭止超过6个月以上者；或月经稀发者，按自身原月经周期计算，停经3个周期以上者，称为“闭经”，又称“女子不月”、“经水不通”、“经闭”等，前者又称原发性闭经，后者称为继发性闭经。

西医学的子宫发育不良、子宫内膜结核、刮宫术造成的子宫腔粘连、卵巢功能失调、席汉综合征、闭经-溢乳综合征、多囊卵巢综合征、生殖道结核、卵巢早衰、垂体肿瘤、精神心理因素等引起的中枢神经及丘脑下部功能紊乱而导致的闭经，均可参照本病辨证论治。

【病因病机】

主要机理是冲任气血失调，有虚、实两个方面。常见病因有肾虚、脾虚、气血虚弱、气滞血瘀、寒凝血瘀、痰湿阻滞等。

1. 肝肾亏虚

先天不足或幼时多病，肾气未充，精气未盛；或早婚房劳多产，或久病失养。致肾精亏虚，月经源流衰少，血海不能充盈，遂致月经停闭。

2. 气血虚弱

素体血虚，或数伤于血，或饮食不节，或劳倦过度，或忧思太过而损伤脾气。脾虚则气血生化乏源，血虚冲任不盈，遂致月经停闭。

3. 气滞血瘀

七情内伤，或精神过度紧张，或受刺激，使肝气郁结。气机不通，血滞不行，血海不能满溢，遂致月经停闭。

4. 寒凝血瘀

经行产后血室正开，寒邪内侵，或冒雨涉水，或过食生冷。血为寒凝，阻滞冲任而致月水不通。

5. 痰湿阻滞

素体肥胖，痰湿内盛，或脾阳不运，聚湿成痰。痰湿下注，阻滞冲任，气血运行受阻，血海不能满溢，遂致月经停闭。

【诊断要点】

女子年逾18周岁月经尚未来潮；或月经周期建立以后，非生理性停经6个月以上，排除生理性闭经；或月经稀发，停经超过其以往3个月经周期者；或35周岁以下，月经停闭3个月经周期以上，伴有其他全身症状，如潮热汗出、烦躁易怒、阴道干涩等。

【鉴别诊断】

1. 并月、居经、避年、暗经

并月、居经、避年、暗经皆为月经的生理性变异，具有一定周期性。并月者月经2个月一至；居经又称季经，月经3个月一至；避年者月经一年一潮；暗经者终生不行月经而能生育。

2. 胎死不下

胎死不下者除月经停闭外，尚有妊娠的征象，但子宫的增大小于停经月份，也有与停经月份相符者，B超检查宫腔可见孕囊、胚芽或胎体，但无胎心搏动。而闭经无上述妊娠表现。

3. 生理性停经和自然绝经

（1）早孕：早孕者可有突然停经，或伴晨吐、择食等早孕反应，妇科检查子宫增大变软，妊娠试验阳性，B超检查可见孕囊或胎心搏动，脉多滑数。闭经也有停经史，但无妊娠反应。

（2）哺乳停经：产后正值哺乳期，或哺乳日久，月经未潮，妊娠试验阴性，妇科检查子宫正常大小。

（3）自然绝经：更年期，月经正常或先有月经紊乱，继而月经停闭，可伴有更年期综合征，妇科检查子宫正常大小或稍小，妊娠试验阴性。

4. 闭经的内分泌病因鉴别

须进行妇科、生化等进一步检查以资区别。

（1）垂体功能低下：如嗜碱性细胞瘤、闭经泌乳综合征、垂体功能不足或减退等。

（2）卵巢：卵巢功能不足、卵巢早衰、卵巢门细胞瘤、畸胎瘤、多囊卵巢综合征等。

（3）甲状腺：甲状腺功能低下、甲状腺功能亢进等。

（4）肾上腺：肾上腺增生、肾上腺肿瘤、肾上腺分泌不足等。

（5）体质保健因素：营养不足、结核、肥胖症、糖尿病、贫血、药物抑制等。

（6）精神心理因素：精神病、假孕、精神性厌食症等。

【治疗原则】

本病的治疗本着“实者泻之而通之”、“虚者补之而通之”的原则，虚者以补肾益精、健脾养血为主；实者以温经散寒、调气活血、祛痰除湿、活血通经为主。因本病常虚实夹杂，故当补中有通，攻中有养，切勿呆补滥攻。

【辨证论治】

一般而言，已到常人初潮年龄尚未行经，或月经周期逐渐延长，量少色淡，继而出现闭经，伴有脾肾不足或气血虚弱等征象者，多为虚证；平素月经正常，突然停经，伴有气滞血瘀、寒凝血瘀、痰湿阻滞等征象者，多为实证。

1. 肝肾亏虚证

【症状】月经初潮来迟，或未及40岁经闭不行，或月经后期量少，渐至闭经；头晕耳鸣，腰膝酸软，或体质纤弱，第二性征发育不良，或小便频数；舌红苔白，脉细。

【治法】补益肝肾，调理冲任。

【方药】归肾丸。

加减：若精血不足，面色苍白，肌肤不荣，加何首乌、阿胶、鸡血藤；神疲乏力，加人参、黄芪、白术；畏寒肢冷，酌加仙灵脾、附子。

中成药：①六味地黄丸：水丸或蜜丸，每次6~9g，每日2次。②乌鸡白凤丸：蜜丸，每次1丸，每日2次。③调经促孕丸：水丸，每次6g，每日2次。月经第5天开始服用，20天为1个疗程。

2. 气血虚弱证

【症状】月经逐渐减少，以至完全停止；面色苍白或萎黄，头晕目眩，心慌气短，精神疲倦，失眠多梦；舌淡苔薄白，脉沉细无力。

【治法】补中益气，养血调经。

【方药】人参养荣汤。

加减：腹泻便溏者，加砂仁，去当归；脘腹胀满者，加木香、香附。

中成药：①八珍益母丸：蜜丸，每次1丸，每日2次。②人参紫河车散：每次3g，1日2次，20天为1个疗程。③安坤赞育丸：蜜丸，每次1丸，每日2次。

3. 气滞血瘀证

【症状】月经数月不行；小腹疼痛拒按，胸胁胀痛，乳房作胀，烦躁不安或抑郁；舌淡有瘀斑或瘀点，脉细涩。

【治法】理气行滞，活血通经。

【方药】血府逐瘀汤。

加减：若胸胁少腹胀痛，加莪术、香附、青皮；腹痛拒按，加失笑散、三棱；若小腹冷痛，加乌药、肉桂、五灵脂；小腹热痛，加败酱草、丹皮、大黄；久治不愈加全蝎。

中成药：①大黄䗪虫丸：水丸，每次1丸，每日2次。②调经化瘀丸：水丸，每次6～9g，每日3次。③妇科通经丸：每次5～10粒（每粒重0.1g），每日1～2次，温开水送服。

4. 寒凝血瘀证

【症状】月经闭止；小腹冷痛，四肢不温，面色发青，带下清稀；舌淡暗，边有瘀斑，苔薄白，脉细涩或弦。

【治法】温经散寒，活血化瘀。

【方药】温经汤。

加减：若小腹冷痛甚者，加艾叶、小茴香；若四肢不温者，加附子、仙灵脾。

中成药：①艾附暖宫丸：蜜丸，每次1丸，每日2次。适用于胞宫虚寒型。②少腹逐瘀丸：每次9g，每日3次，温开水送服。

5. 痰湿阻滞证

【症状】月经来潮后又逐渐停闭；胸胁满闷，精神疲倦，白带增多；舌淡胖，苔滑腻，脉弦滑。

【治法】燥湿祛痰，活血通经。

【方药】丹溪治湿痰方。

加减：若疲乏无力，加人参、黄芪；若胸脘满闷者，加瓜蒌、枳壳；肢体浮肿者，加益母草、泽泻、泽兰；带下量多，加车前子、黄柏；若痰湿已化，月经未行，加当归、川芎、泽兰、牛膝。

中成药：①二陈丸：蜜丸，每次1丸，每日2次。②香砂六君子丸：水丸，每次6g，每日2次。③五苓丸：水丸，每次6g，每日2次，温开水送服。

【预防与调护】

对慢性病及月经不调应及时治疗，以防发展成闭经。平时要保持精神愉快，心情舒畅，避免精神刺激，尤其要避免过度的悲伤、忧愁、焦虑及恼怒。适当锻炼身体，合理安排工作、生活，改善环境。加强营养，少吃或不吃生冷食品，避免腹部受凉，尤其人工流产后及分娩后应注意。肥胖超重者应控制饮食，强化体力活动，减轻体重。

表3－1－9　闭经病机证治简表

辨证分型	主要症状	舌象	脉象	病因病机	治法	代表方药
肝肾亏虚证	初潮来迟，或未及40岁经闭不行，或月经后期量少，渐至闭经，第二性征发育不良，头晕耳鸣，腰膝酸软，或体质纤弱	舌红 苔白	脉细	先天不足，或幼时多病，肾气未充，精气未盛；或早婚房劳多产，或久病失养，致肾精亏虚，月经源流衰少，血海不能充盈，遂致月经停闭	补益肝肾 调理冲任	归肾丸 乌鸡白凤丸 调经促孕丸

续表

辨证分型	主要症状	舌象	脉象	病因病机	治法	代表方药
气血虚弱证	月经量渐少，以至经闭，面色苍白或萎黄，头晕目眩，心慌气短，精神疲倦，失眠多梦	舌淡苔薄白	沉细无力	素体血虚，或数伤于血，或饮食不节，或劳倦过度，或忧思太过，损伤脾气，脾虚则气血生化乏源，血虚冲任不盈，遂致月经停闭	补中益气养血调经	人参养荣汤 八珍益母丸 人参紫河车散 安坤赞育丸
气滞血瘀证	月经数月不行，腹痛拒按，胸胁胀痛，乳房作胀，烦躁不安或抑郁	舌淡有瘀斑或瘀点	细涩	七情内伤，或精神过度紧张，或受刺激，使肝气郁结，气机不通，血滞不行，血海不能满溢，遂致月经停闭	理气行滞活血通经	血府逐瘀汤 大黄䗪虫丸 调经化瘀丸 妇科通经丸
寒凝血瘀证	经闭，小腹冷痛，四肢不温，面色发青，带下清稀	舌淡暗有瘀斑苔薄白	细涩或弦	经行产后血室正开，寒邪内侵，或冒雨涉水，或过食生冷，血为寒凝，阻滞冲任而致月水不通	温经散寒活血化瘀	温经汤 艾附暖宫丸 少腹逐瘀丸
痰湿阻滞证	月经渐停，胸胁满闷，精神疲倦，白带增多	舌淡胖苔滑腻	弦滑	素体肥胖，痰湿内盛，或脾阳不运，聚湿成痰，痰湿下注，阻滞冲任，气血运行受阻，血海不能满溢，遂致月经停闭	燥湿祛痰活血通经	丹溪治湿痰方 二陈丸 香砂六君子丸 五苓丸

十、痛经

在月经期或行经前后（1 周以内）出现周期性的小腹疼痛，或腰骶部酸痛不适等，严重者可伴有恶心呕吐，冷汗淋漓，手足厥冷，甚至出现昏厥，以致影响生活及工作，称为“痛经”，又称“经行腹痛”。

西医学将痛经分为原发性痛经和继发性痛经，前者又称功能性痛经（生殖器官无明显器质性病变），后者多继发于生殖器官的某些器质性病变（如子宫肌腺病、子宫内膜异位症、盆腔炎、膜样排经、子宫过度前屈或后倾、妇科肿瘤、宫颈口粘连狭窄等）均可参照本病辨证论治。

【病因病机】

主要病机为邪气内伏，气血运行不畅，“不通则痛”；或为精血亏虚，胞宫失于濡养，“不荣则痛”。常见病因有气滞血瘀、寒湿凝滞、湿热内阻、气血虚弱、肝肾亏损。

1. 气滞血瘀

情志不舒，肝气郁结，气机不畅，血行受阻，以致冲任经脉不利，经血滞于胞中，“不通则痛”。

2. 寒湿凝滞

久居潮湿之地，或经期冒雨涉水，或多饮酸冷，寒湿之邪客于胞宫。血得寒则凝，运行不畅，“不通则痛”。

3. 阳虚内寒

素体阳虚，阴寒内盛，胞宫虚寒，经水运行迟滞而作痛。

4. 湿热阻滞

素体湿热内盛，或经期产后感受湿热之邪，稽留于冲任或蕴结于胞中。经行血行受阻，脉络壅滞而致痛经。

5. 气血虚弱

平素体质虚弱，气血不足，或脾胃虚弱，不能化生气血，经行血泻，血海空虚，“不荣则痛”。

6. 肝肾亏损

素体虚弱，肝肾不足，或多产房劳，以致精亏血少，冲任不足，经将净时血海更虚，“不荣而痛”。

【诊断要点】

每遇经期或行经前后小腹疼痛，随月经周期而发，甚者疼痛难忍，或伴有恶心呕吐、手足发冷。继发性痛经者经B超等妇科检查可见子宫肌腺病、内膜异位症、肿瘤、盆腔炎症等病理现象。

【鉴别诊断】

1. 异位妊娠

异位妊娠多有停经史和早孕反应，妊娠试验阳性，妇科检查时宫颈有抬举痛；B超检查可见子宫腔外有孕囊或包块存在。痛经虽可出现剧烈的小腹痛，但无上述妊娠现象。

2. 妊娠腹痛

妊娠腹痛有停经史和早孕反应，妊娠试验阳性，妇科检查可见子宫体增大符合停经月份、变软，B超检查可见宫腔内有孕囊和胚芽，或见胎心搏动。痛经者无停经史和妊娠反应，妇科检查及盆腔B超扫描也无妊娠征象。

3. 月经期盆腔周围脏器病变

如肠痈，转移性右下腹疼痛为其典型症状，每伴有发热，白细胞增高。痛经则无。

【治疗原则】

本病的治疗本着调理气血为主。再根据不同的病因，或补虚，或行气，或活血，或散寒，或除湿，或清热。痛经时以止痛治标为主，平时应结合素体情况求因治本。但痛经以实证多，虚证少；夹虚者多，全实者少，处方用药应兼顾标本虚实。

【辨证论治】

一般而言，经血量少、质稠、挟块而痛，发于经前者，多属实；经血量少、色暗红、质薄而痛，发于经后者，多属虚；痛甚于胀者多为血瘀；胀甚于痛者多为气滞；剧痛拒按者多为实证；隐痛揉之减轻者多为虚证。

1. 气滞血瘀证

【症状】每于经前一二日或经期小腹胀痛、拒按，经血量少，或排出不畅，经色紫暗有块，血块排出则疼痛减轻；或有胸胁乳房作胀；舌质紫暗，舌边或有瘀点，脉沉弦。

【治法】活血化瘀，行气止痛。

【方药】膈下逐瘀汤。

加减：若肝郁化火，症见口苦、苔黄、经期延长者，加栀子、夏枯草；若胸闷纳呆者，加焦术、茯苓、陈皮；若恶心呕吐者，加半夏、生姜、吴茱萸；痛经严重，血块多而排出不畅，或膜样痛经者，加莪术、血竭、山楂、水蛭、益母草。

中成药：①妇科痛经丸：浓缩丸，每次10粒，每日2次。②田七痛经胶囊：每次3~5粒，每日3次。

2. 寒湿凝滞证

【症状】经前或经期小腹冷痛，按之痛甚，得热痛减，经量少，色暗黑有块；手足欠温，畏寒身冷；舌淡紫，苔白腻，脉沉紧。

【治法】散寒除湿，温经止痛。

【方药】少腹逐瘀汤加茯苓、苍术。

加减：若经血瘀暗，经痛甚者，桂枝改肉桂，加乌药。

中成药：①痛经丸：每次6~9g，每日1~2次，临经时服。②艾附暖宫丸：大蜜丸，每次1丸，每日2~3次。

3. 阳虚内寒证

【症状】经前或经期小腹冷痛，喜按，得热则舒，经量少，经色暗淡，或经下膜块；畏寒肢冷，腰酸尿频；舌淡苔润，脉沉迟。

【治法】助阳暖宫，温经止痛。

【方药】温经汤去阿胶、麦冬，加制附子、小茴香。

加减：若湿阻苔腻者，加苍术、茯苓、陈皮；经血瘀暗，经痛甚者，桂枝改肉桂，加乌药。

中成药：①参茸鹿胎丸（膏）：膏剂，每次10g，冲服，每日2次。②八珍鹿胎膏：膏剂，每次10g，冲服，每日2次。

4. 湿热蕴结证

【症状】经前、经期小腹疼痛，经量多，色红，质稠或有块；平日带下色黄或有秽臭，少腹时痛，经时加重；舌红，苔黄腻，脉弦数。

【治法】清热除湿，化瘀止痛。

【方药】清热调血汤。

加减：若腹胀痛者，加元胡、川楝子；带下量多色黄者，加车前子、泽泻；有盆腔炎症者，加大血藤、败酱草。

中成药：妇炎净胶囊，每粒0.1g，每次3粒，口服，每日3次。

5. 气血虚弱证

【症状】经期或经净后小腹隐痛，喜揉按，月经色淡量少，质稀；伴神疲乏力，面色苍白；舌淡苔薄，脉虚细。

【治法】补气养血，和中止痛。

【方药】圣愈汤。

加减：若血虚甚者，加鸡血藤、阿胶；小腹冷者，加艾叶、小茴香、肉桂；脾虚食少者，加炒白术、谷麦芽；若头晕、心悸、失眠者，加夜交藤、枸杞；若腰酸痛不适者，加杜仲、川断。

中成药：①八珍益母丸（膏）：每次9g，口服，每日2次。②当归丸：大蜜丸，每次1丸，口服，每日2次。

6. 肝肾亏损证

【症状】经净后小腹隐痛，腰酸，经血量少而质薄，经色暗淡；或有头晕耳鸣；舌质淡，苔薄白，脉沉细。

【治法】益肾养肝，调经止痛。

【方药】调肝汤。

加减：若偏于肾阴虚者，加女贞子、枸杞子；若兼见潮热者，加青蒿、鳖甲、地骨皮；若偏于肾阳虚者，加菟丝子、仙灵脾；若小腹冷痛者，加元胡、肉桂；若腹痛及腰骶痛者，加续断、杜仲、桑寄生；夜尿频而清长者，加益智仁、桑螵蛸；若经行量少者，加熟地、黄精。

中成药：①乌鸡白凤丸：蜜丸，每次9g，口服，每日2次。②归肾丸：大蜜丸，每次1丸，每日3次。

【预防与调护】

要保持心情舒畅，经期注意保暖，避免受寒，少食寒凉或滋腻的药和食物。

表3-1-10　痛经病机证治简表

辨证分型	主要症状	舌象	脉象	病因病机	治法	代表方药
气滞血瘀证	经前或经期腹胀痛，经量少或不畅，经色紫暗有块，血块排出痛减，或有胸胁乳房作胀	舌质紫暗舌边有瘀点	沉弦	情志不舒，肝气郁结，气机不畅，血行受阻，以致冲任经脉不利，经血滞于胞中，“不通则痛”	活血化瘀行气止痛	膈下逐瘀汤 妇科痛经丸
寒湿凝滞证	经前或经期小腹冷痛，按之痛甚，得热痛减，经色暗黑有块，畏寒肢冷	舌淡紫苔白腻	沉紧	久居潮湿之地，或经期冒雨涉水，或多饮酸冷，寒湿之邪客于胞宫，血得寒则凝，运行不畅，“不通则痛”	散寒除湿温经止痛	少腹逐瘀汤 痛经丸 艾附暖宫丸

续表

辨证分型	主要症状	舌象	脉象	病因病机	治法	代表方药
阳虚内寒证	腹冷痛，喜按，得热则舒，经量少，经色暗淡，或经下膜块，畏寒，腰酸尿频	舌淡 苔润	沉迟	素体阳虚，阴寒内盛，胞宫虚寒，经水运行迟滞而作痛	助阳暖宫 温经止痛	温经汤 参茸鹿胎丸 八珍鹿胎膏
湿热阻滞证	经前、经期腹痛，经量多，色红，质稠或有块；平日带下色黄或有秽臭，少腹时痛，经时加重	舌红 苔黄腻	弦数	素体湿热，或经期产后感受湿热之邪，稽留于冲任或蕴结于胞中，经行血行受阻，脉络壅滞而致痛经	清热除湿 化瘀止痛	清热调血汤 妇炎净胶囊
气血虚弱证	经期或经净后小腹隐痛，喜揉按，经色淡量少质稀；伴神疲乏力，面色苍白	舌淡 苔薄	虚细	素体虚弱，气血不足，或脾胃虚弱，不能化生气血，经行血泻，血海空虚，"不荣则痛"	补气养血 和中止痛	圣愈汤 八珍益母丸 当归丸
肝肾亏损证	经后小腹隐痛，经量少质薄，色暗淡，或有头晕耳鸣，腰酸	舌质淡 苔薄白	沉细	素体虚弱，或多产房劳，以致肝肾精亏血少，冲任不足，经将净血海更虚，"不荣则痛"	益肾养肝 调经止痛	调肝汤 乌鸡白凤丸 归肾丸

第二节　带下病

带下病是指带下量增多，色、质、气味异常，伴有全身或局部症状者。本病以带为名，是因带脉不能约束而致。带下又有广义和狭义之分。广义泛指所有妇科疾病，即经、带、胎、产等多种疾病。狭义是指妇人阴道内排出的白色或淡黄色、稀薄或黏稠的液体，绵绵不断而下。同时有生理、病理之分。本章所讨论为狭义的病理性带下。

西医学的多种阴道炎、宫颈炎等所致的白带增多属本病范畴。

【病因病机】

本病的主要是任脉不固，带脉失约。因任脉总司一身之阴液，带下为阴精所化，由任脉所主。带脉约束诸经。若任带二脉受损，则可致带下病。而湿邪是导致本病的主要原因，常涉及肝、脾、肾三脏。湿邪又有内湿、外湿之分。脾肾气虚是产生内湿之因；久居湿地、冒雨涉水、不洁性生活常致外湿内侵。湿邪可根据体质差异和病程的发展而转化，常有湿热、寒湿、湿毒等。常见病因有脾虚、肾虚、湿热、湿毒等。

1. 脾虚

素体脾虚，或饮食所伤，劳倦过度，或忧思气结，损伤脾气；或肾虚不能温脾。脾虚运化失司，水谷之精微不能上输以化血，反聚而成湿，湿邪流注下焦，伤及任带，致任脉不固，带脉失约而致带下病。

2. 肾虚

素体肾虚，或因年老、久病、房劳多产使肾气亏耗，封藏失职，任带二脉不固，致阴液滑脱而下。或命门火衰，蒸腾失司，寒湿内盛，损及任带二脉而致带下。或肾阴偏虚，水亏火旺，虚热扰动，任带二脉不固而致带下病。

3. 湿热

外感湿邪或脾虚生湿，湿邪郁久而化热，遂成湿热；或肝郁日久化热，肝气犯脾，脾虚湿盛，湿热互结，流注下焦；或湿热之邪直犯阴部，伤及任带二脉，发为湿热带下病。

4. 湿毒

经行产后胞脉空虚，若卫生不慎，或阴部手术消毒不严，湿毒之邪乘虚直入胞中；或因湿热不去而久蕴成为湿毒，伤及任带而发为湿毒带下。

【诊断要点】

带下明显增多，超过正常的生理排出量，并伴有色、质、气味的异常。或伴有阴部瘙痒、灼热、疼痛；或兼有尿频尿痛，兼有腥臭味。

滴虫性阴道炎的带下为稀薄泡沫状的黄带，阴道壁可见散在出血点；真菌性阴道炎为豆渣样或凝乳样带下，阴道黏膜附有白色膜状物；老年性阴道炎带下稀薄，为淡黄色或赤带，外阴、阴道黏膜呈老年性改变，易出血；淋病性阴道炎带下呈黄色或脓样，常见尿道口充血，尿道旁腺出口处挤压有脓样分泌物排出；支原体或衣原体阴道炎带下无明显改变或呈黄带；细菌性阴道炎多为稀薄黄带，可有腥臭味；宫颈糜烂或宫颈管炎、子宫内膜炎时，白带呈黏液样，从宫颈管流出。

【鉴别诊断】

1. 带下呈赤色时应与经间期出血、经漏区别（见前相关章节）

2. 大量浆液性黄水或脓性、米汤样恶臭白带时，应警惕宫颈癌、宫体癌或输卵管癌，及时进行妇科检查以作出诊断。

【治疗原则】

其治疗以健固任带为主。由于湿邪成因不同而治法亦异，常用健脾除湿、温肾祛湿、清热燥湿、清热解毒、祛邪利湿等治法。一般治脾宜升、宜燥；治肾宜补、宜涩；湿热和湿毒宜清、宜利。

【辨证论治】

对本病辨证应以带下的量、色、质、气味异常为辨证依据，结合全身症状、舌脉来辨虚实寒热。一般以带下量多，色白或淡黄，质稀或稠，无臭气，为脾虚湿盛；若带下量多，色白无臭，清稀如水，淋漓不断，为肾阳虚；若带下量不多，色淡红或赤白相兼，无臭气，为肾阴虚；若带下量多，色黄，质稠微臭，或如泡沫状，或如豆渣状，多属湿热下注；若带下量多，色黄质稠如脓，或赤白带下，或浑浊如米泔水，甚者有脓血，或五色杂下，气臭秽，多为湿毒。

1. 脾虚证

【症状】带下量多，色白或淡黄，无臭气，绵绵不断；神疲倦怠，食少便溏，下肢浮肿，面色苍白；舌淡，苔白或腻，脉细弱。

【治法】益气健脾，除湿止带。

【方药】完带汤。

加减：若带下日久，滑脱不止，加金樱子、芡实、龙骨等。

中成药：妇科白带片，每次4~5片，每日2次。适用于脾虚湿盛之带下病。

2. 肾虚证

（1）肾阳虚证

【症状】带下量多，色白清冷，稀薄如水，淋漓不断；头晕耳鸣，腰痛如折，畏寒肢冷，尿频夜间尤甚，便溏；舌质淡润，苔薄，脉沉细迟。

【治法】温肾助阳，涩精止带。

【方药】内补丸。

加减：若便溏，去肉苁蓉，加补骨脂、肉豆蔻；小便清长或夜尿多，加益智仁、乌药、金樱子；带下如崩，加鹿角霜、白果、煅牡蛎。

中成药：复方白带丸，大蜜丸，每次1丸，每日2~3次。适用于脾肾虚带下。

（2）肾阴虚证

【症状】带下量少或多，色黄或赤白相兼，阴道干涩有灼热感，或瘙痒；头晕腰酸，心烦失眠，口干便燥，或面部烘热；舌红少苔，脉细数或弦数。

【治法】滋阴益肾，清热止带。

【方药】知柏地黄丸加芡实、金樱子、煅龙骨、牡蛎。

中成药：①知柏地黄丸：每次5g，每日2次。适用于阴虚夹湿带下。②坤宝丸：水丸，每100粒重10g，每次50粒，每日2次。③妇科止带片：每次4~6片，每日2~3次。

3. 湿热证

【症状】带下量多，色黄，质稠微臭，或如泡沫状，或色白如豆渣状；外阴瘙痒，小便短黄，口苦口腻，胸闷纳呆；苔黄腻，脉濡数。

【治法】清热利湿止带。

【方药】止带方。

加减：若肝经有热，症见烦躁易怒，加龙胆草、败酱草、车前草；胸胁胀满，加川楝子、柴胡；阴部瘙痒，加苦参、蛇床子；有臭气，加土茯苓、苦参。

中成药：①愈带丸：水丸，每次6g，每日2~3次。②龙胆泻肝丸：片剂，每次4~6片，每日2~3次。

4. 湿毒证

【症状】带下量多，黄绿如脓，或赤白相兼，或五色杂下，臭秽；腹痛腰酸，口苦咽干，小便短赤；舌红，苔黄腻，脉滑数。

【治法】清热解毒除湿。

【方药】五味消毒饮加薏苡仁、土茯苓、败酱草、白花蛇舌草。

加减：带下臭秽难闻者，加半枝莲、鱼腥草、椿根皮；脾胃虚弱、正气不足者，加黄芪、党参、白茯苓。

中成药：①妇乐冲剂：颗粒剂，每次2袋，每日2次。②盆炎净颗粒：颗粒剂，每袋12g，每次1袋，每日3次。

【预防与调护】

注意卫生，保持外阴清洁。提倡淋浴，避免交叉感染；治疗期间避免游泳及使用公共洁具，以免播散和再度感染；在未彻底治愈前配偶应使用避孕套；内裤应每日更换，用沸水烫洗，日光照晒。若久治不愈或五色带下秽臭，需进一步检查，防止恶证。

表3-2　带下病机证治简表

辨证分型	主要症状	舌象	脉象	病因病机	治法	代表方药
脾虚证	带下量多，色白或淡黄，无臭气，神疲倦怠，纳少便溏，下肢浮肿，面色苍白	舌淡苔白或腻	细弱	素体脾虚，或伤食过劳，或忧虑伤脾，或肾虚不能温脾。脾虚运化失司，水谷之精微不能上输以化血，反聚而成湿，湿邪流注下焦，伤及任带，致任脉不固，带脉失约而致带下病	益气健脾除湿止带	完带汤 妇科白带片
肾阳虚证	带下量多，色白清冷，稀薄如水；头晕耳鸣，腰痛如折，畏寒肢冷，尿频	舌淡润苔薄	沉细迟	肾气亏耗，封藏失职，任带二脉不固，致阴液滑脱而下。或命门火衰，蒸腾失司，寒湿内盛，损及任带二脉而致带下	温肾助阳涩精止带	内补丸 复方白带丸
肾阴虚证	带下量少或多，色黄或赤白相兼，阴道干涩有灼热感，或瘙痒；头晕腰酸，心烦失眠，口干便燥，或面部烘热	舌红少苔	细数或弦数	肾阴偏虚，或老年水亏火旺，虚热扰动，任带二脉不固，而致带下病	滋阴益肾清热止带	知柏地黄丸 坤宝丸
湿热证	带下量多，色黄，质稠微臭，或如泡沫状，或色白如豆渣状，外阴瘙痒；小便短黄，口苦口腻，胸闷纳呆	苔黄腻	濡数	外感湿邪或脾虚生湿，湿郁化热，遂成湿热；或肝郁日久化热，肝气犯脾，脾虚湿盛，湿热互结，流注下焦；或湿热之邪直犯阴部，伤及任带二脉，发为湿热带下病	清热利湿止带	止带方 愈带丸 龙胆泻肝丸

续表

辨证分型	主要症状	舌象	脉象	病因病机	治法	代表方药
湿毒证	带下量多，黄绿如脓，或赤白相兼，或五色杂下，臭秽；腹痛腰酸，口苦咽干，小便短赤	舌红 苔黄腻	滑数	经行产后胞脉空虚，若卫生不慎，或阴部手术消毒不严，湿毒之邪乘虚直入胞中；或因湿热不去久蕴成为湿毒，伤及任带而引发	清热解毒 除湿	五味消毒饮 妇乐冲剂 盆炎净颗粒

第三节　妊娠病

妊娠期间发生与妊娠有关的疾病，称妊娠病。妊娠病不但影响孕妇的健康，还可能妨碍到胎儿的发育，甚至导致堕胎、小产，直接关系到优生优育等家庭及社会问题。

受孕以后，阴血聚于冲任以养胎，致使孕妇机体处于阴血偏虚、阳气偏亢的生理状态；同时随着胎儿的生长发育，往往影响气机的升降，这些生理变化多数孕妇皆能适应。当孕妇素体脏腑亏虚，气血不调或孕后复感邪气，便可伤及脏腑、气血、冲任而发生妊娠病。

妊娠常见的疾病有：妊娠恶阻、妊娠腹痛、妊娠胎漏、胎动不安、异位妊娠等。

妊娠病的病因有：素体虚弱、气血不足或外感六淫、情志内伤、劳役过度及房事不节、跌仆闪挫等。

其发病机理有三：一是素体脾胃虚弱，气血生化不足，胎失所养；或先天肾气不足，胞失所系，胎元不固。二是孕后阴血下注养胎，易致阴血偏虚，阳气偏盛。三是胎儿逐渐长大，胎体上升，影响气机升降。

妊娠病的治疗原则大多是治病与安胎并举。具体法则一是分辨母病、胎病。因母体病而致胎动不安者，重在治病，病去则胎自安；因胎不安而致母病者，重在安胎，胎安则病自愈。二是安胎之法，以补肾培脾、清热养血为主。补肾为固胎之本，培脾乃益血之源，本固血充则胎可安；又孕后血聚养胎，阴血偏虚，阴虚生热，故常治以清热养血，使血能循经，以养其胎。若胎堕难留或胎死腹中安之无益，宜速下胎以保母体的健康。

妊娠期间，凡峻下、滑利、祛瘀、破血、耗气、散气以及一切有毒之品都应慎用或禁用。但若病情需要时亦可适当辨证选用，所谓“有故无殒，亦无殒也。”但须严格掌握用药的剂量，“衰其大半而止”，以免伤胎。

一、妊娠恶阻

妊娠早期出现的恶心呕吐、头晕厌食、恶闻食味，甚则食入即吐者，称为“妊娠恶阻”。也称“子病”、“病儿”、“阻病”等。恶阻多发生在妊娠 6 ~ 12 周左右。如果妊娠期仅有恶心欲吐、择食等，一般不影响生活、工作，则不属于病态，不需要特殊的治疗，孕 3 个月左右逐渐消失。若呕吐频繁，甚至食入即吐，不能进食，不但影响母体健康，而且影响胎儿发育，甚至威胁孕妇生命时，必须尽早调治。

西医学的妊娠呕吐属本病范畴。

【病因病机】

1. 脾胃虚弱

脾胃虚弱是本病发生的根本，主要病机是冲脉之气上逆犯胃，胃失和降。因孕后胎元初凝，血聚养胎，胞宫内实，冲气偏旺，若脾胃虚弱，则冲气上逆犯胃而病恶阻。

2. 肝胃不和

平素性情急躁易怒，肝火偏旺或恚怒伤肝，孕后阴血聚于下以养胎，冲脉气盛。冲气挟肝火上逆犯胃，胃失和降而呕恶。

3. 痰湿阻滞

脾阳素虚，痰湿内生，孕后经血壅闭，冲气挟痰饮上逆以致呕恶。

此外，精神因素等也有一定关系，精神紧张的孕妇妊娠剧呕多见。

【诊断要点】

1. 有停经史，妊娠试验阳性，有恶心呕吐等症状。

2. 孕后出现恶心呕吐，稍进食即吐，或恶闻食气，不食也吐；或出现择食嗜酸等症者，则为恶阻。若恶阻严重，食入即吐者，甚或呕吐苦水并挟血丝者，则需进一步查肝功能、尿酮体，若为阳性则需住院治疗。

【鉴别诊断】

1. 妊娠合并肝炎、胃炎、胆道感染、急性阑尾炎等

根据特殊病史以及相关的化验检查以区别。

2. 葡萄胎

葡萄胎除了会引起剧吐外，还有不规则的阴道出血，无胎动，B 超检查可以鉴别。

【治疗原则】

治疗以调气和中、降逆止呕为主。虚者先治以补，实者先治以消，使脏腑功能如常、气血调和而呕逆自平。用药当固护胎元，重坠下降之品不可过用，以免影响胎元；升提辛温之品亦当少用，以免伤阴血。此外，还需注意饮食和情志的调护。

对中、重度病人，必要时可中西医结合治疗，给予输液，以纠正酸中毒及电解质紊乱。

【辨证论治】

恶阻以呕吐为主症，常可从呕吐物和患者的口感辨虚实。口淡，呕吐宿食、清水痰涎，神疲乏力，舌淡苔白，脉缓滑无力者，属脾胃虚弱；口苦，呕吐酸水或苦水，心烦胁痛，舌淡红，苔微黄，脉滑者，属肝胃不和；呕吐痰涎，胸膈满闷，口中淡腻，苔白而腻者，为痰湿阻滞；口干烦渴，干呕或呕吐血性物，精神萎靡，舌红少津，苔薄黄或光剥，脉细滑数无力者，属气阴两虚。

1. 脾胃虚弱证

【症状】妊娠早期恶心，呕吐不食，或吐清水痰涎；头晕，纳呆，神疲体倦，喜卧嗜睡；舌淡，苔白，脉缓滑或细滑无力。

【治法】健脾和胃，降逆止呕。

【方药】香砂六君子汤。

加减：若呕吐不止加姜竹茹；脘闷加苏梗、厚朴；腰骶酸楚加桑寄生、菟丝子；呕吐清涎者重用茯苓。

2. 肝胃不和证

【症状】妊娠初期呕吐酸水或苦水；胸满胁痛，嗳气叹息，头胀而晕，烦渴口苦，渴喜冷饮；舌红苔黄燥或微黄，脉弦滑数。

【治法】清肝和胃，降逆止呕。

【方药】苏叶黄连汤合橘皮竹茹汤。

加减：口苦咽干加黄芩、山栀；大便燥结者加全瓜蒌、火麻仁；头晕甚者，加菊花、钩藤，以清热平肝；呕吐剧伤津，舌红口干者，加沙参、乌梅、石斛以养胃阴；若药后症状减轻，呕吐酸水、苦水消失，只是呕吐清水痰涎者，为肝火已平，可按脾胃虚弱证论治。

3. 痰湿阻滞证

【症状】妊娠早期呕吐痰涎；胸膈满闷，不思饮食，口中淡腻；舌淡苔白而腻，脉沉滑。

【治法】健脾祛湿，化痰止呕。

【方药】小半夏加茯苓汤。

加减：若见痰热者，加竹茹、黄芩以清热化痰止呕。

4. 气阴两虚证

【症状】呕吐剧烈，甚至呕出胆汁或咖啡样血液；精神萎靡，形体消瘦，眼眶下陷，双目无神，皮肤干燥，四肢乏力，口渴，少尿，唇舌干燥；舌红少苔，脉细滑无力。

【治法】益气养阴，和胃止呕。

【方药】生脉散合增液汤。

加减：可加石斛、芦根以益胃生津；加陈皮、姜竹茹以和胃气止呕逆。必要时需配合补液等纠正酸碱失调及电解质紊乱。

【预防与调护】

1. 要保持乐观愉快的情绪，避免精神刺激；解除对妊娠的各种恐惧、忧虑、紧张心理。

2. 饮食宜清淡，质软易消化；以喜食的食品为主，不能盲目追求营养而进食肥甘厚腻滋补之品，反而会碍胃而加重呕吐。

3. 中药宜分次呷服；服药与饮食宜分时进行。

4. 服药前取姜汁 10 ~ 20 滴和药兑服，或以姜汁涂舌面再服药，也可取鲜生姜 1 片含服后进食。

表 3-3-1 妊娠恶阻病机证治简表

辨证分型	主要症状	舌象	脉象	病因病机	治法	代表方药
脾胃虚弱证	恶心呕吐不食，或吐清水，神疲体倦	舌淡苔白	缓滑无力	血聚养胎，宫血不泻，冲气偏旺；脾胃虚弱，冲气上逆犯胃	健脾和胃降逆止呕	香砂六君子汤
肝胃不和证	呕吐酸水或苦水，胸满胁痛，嗳气叹息，头胀而晕，烦渴口苦	舌红苔黄	弦滑数	肝火偏旺，孕后阴血聚于下以养胎，冲脉气盛。冲气挟肝火上逆犯胃，胃失和降而呕恶	清肝和胃降逆止呕	苏叶黄连汤合橘皮竹茹汤
痰湿阻滞证	呕吐痰涎，胸膈满闷，不思饮食，口中淡腻	舌淡苔白腻	沉滑	脾阳素虚，痰湿内生，孕后经血壅闭，冲气挟痰饮上逆以致呕恶	健脾祛湿化痰止呕	小半夏加茯苓汤
气阴两虚证	呕吐剧烈，精神萎靡，形体消瘦，双目无神，乏力口渴，少尿，皮肤唇舌干燥	舌红少苔	细滑无力	反复剧吐，致精气耗散，阴液亏损	益气养阴和胃止呕	生脉散合增液汤加味

二、妊娠腹痛

妊娠期间小腹疼痛反复发作，称为“妊娠腹痛”。本病多因胞脉阻滞，气血运行不畅所致，故亦称为“胞阻”。

【病因病机】

本病的发病原因多为血虚、气滞、虚寒。发病机理则是胞脉受阻或胞脉失养，气血运行不畅，“不通则痛”或“不荣则痛”。病变仅在胞脉，尚未损及胎元。若腹痛反复发作者，亦可因胞脉阻滞、血脉不通、胞胎失养而影响胎元。

1. 血虚

素体血虚或失血过多，或脾虚化源不足，孕后血聚养胎，阴血愈虚，血少而气行不畅，迟滞而痛。

2. 气滞

肝藏血而喜条达，孕后血聚养胎，肝血不足。若孕妇素性抑郁或孕后情志所伤，气机不利，气郁则血行不畅，胞脉受阻，不通则痛。

3. 虚寒

素体阳虚，阴寒内盛，寒凝气血运行不畅，胞脉受阻而失养，不荣则痛。

【诊断要点】

妊娠期间出现下腹疼痛为主，一般不甚剧烈，但常反复发作。

检查妊娠子宫增大如停经月份，腹部柔软不拒按。

【鉴别诊断】

孕期小腹疼痛所涉及范围较广，不可轻率作妊娠腹痛的诊断。常需与异位妊娠、胎动不安等鉴别。此外，内、外科病之腹痛也可能发生在妊娠期，应根据各病的临床特征及有关检查给予鉴别。

1. 异位妊娠未破损型

一侧少腹隐痛或伴有阴道不规则出血，检查附件一侧有软性包块、压痛，B超检查宫内未见孕囊。

2. 异位妊娠已破损型

一侧少腹剧痛波及全腹，常伴晕厥或休克。腹部检查时下腹有压痛、反跳痛、肌紧张。出血多时叩诊有移动性浊音。

3. 胎动不安

胎动不安之腹痛常伴有腰酸、下坠感、少许阴道出血。

4. 妊娠合并急性阑尾炎

急性阑尾炎的腹痛是脐周或中上腹疼痛，随后转移至右下腹痛，并有腹肌紧张、压痛、反跳痛，伴恶心、呕吐、体温升高、血白细胞总数升高。

4. 卵巢囊肿蒂扭转

孕期卵巢囊肿蒂扭转的腹痛发生突然，疼痛较妊娠腹痛严重。以下腹一侧为甚，可伴恶心、呕吐甚至晕厥。根据病史、B超检查可以鉴别。

【治疗原则】

治疗以养血理气、止痛安胎为主。用药宜平和，理气不宜过于香燥，养血不宜动血，散寒不宜过于辛热，以免耗伤阴血，内动胎元。若病情发展，出现胎动不安或堕胎小产时，则按相关方法处理。

【辨证论治】

本病辨证根据腹痛的性质，结合兼症、舌苔脉象等，辨其虚实。虚痛者多绵绵作痛；实痛者多为胀痛；气郁者胀甚于痛，血滞者痛甚于胀；血虚者绵痛喜按，气虚者空坠作痛，夹寒者喜温。

1. 血虚证

【症状】妊娠后小腹绵绵作痛；面色萎黄，头晕乏力，或少寐心悸；舌质淡，苔薄白，脉细滑弱。

【治法】养血安胎止痛。

【方药】当归芍药散加制首乌、桑寄生。

加减：腹痛不休者，重用芍药加炙甘草以加强止痛之功；虚中夹寒，小腹冷痛者，加艾叶以暖宫止痛；痛而有下坠感者，加黄芪、党参，以配当归气血双补；虚中夹滞，痛而作胀者，加砂仁以行滞安胎止痛；腰骶酸楚者加菟丝子、杜仲以补肾安胎；血虚明显者可加枸杞、熟地补精血；纳呆者酌加炒谷芽、鸡内金健脾益胃，以助气血生化之源。

2. 气郁证

【症状】孕后胸腹胁肋胀痛；情绪急躁，心烦易怒；舌质正常或舌红，苔薄黄，脉弦滑。

【治法】疏肝理气，止痛安胎。

【方药】逍遥散加苏梗。

加减：腰骶坠痛者加菟丝子、桑寄生、续断以固冲安胎；口干舌燥者去煨姜加黄芩、山栀。

中成药：逍遥浓缩丸，每次8丸，每日3次，适用于气郁证。

3. 虚寒证

【症状】妊娠后小腹冷痛，绵绵不止，喜温喜按，得热痛减；形寒肢冷，面色㿠白；舌淡，苔薄白，脉细滑弱。

【治法】暖宫止痛，养血安胎。

【方药】胶艾汤。

加减：小腹下坠感者加党参、黄芪；腰骶酸楚者加补骨脂、菟丝子、桑寄生、杜仲；腹胀加砂仁、台乌药；便溏者去当归，加白术、砂仁。

中成药：①当归养血丸：每次9丸，每日3次，适用于气血不足证。②孕康口服液：每次20ml，每日3次，适用于肾虚型或气血虚弱型。

【预防与调护】

孕前做好体检，积极治疗慢性病，尤其是妇科慢性失血及炎症等病变。

孕后应调饮食、畅情志、适寒温、慎劳作、节房事，保持充足睡眠时间，增强体质。

表3-3-2　　妊娠腹痛病机证治简表

辨证分型	主要症状	舌象	脉象	病因病机	治法	代表方药
血虚证	小腹绵绵作痛，面色萎黄，头晕乏力，或少寐心悸	舌淡红苔薄白	细滑弱	素体血虚，孕后血聚养胎，阴血愈虚，血少而气行不畅，迟滞而痛	养血安胎止痛	当归芍药散加味
气郁证	孕后胸腹胁肋胀痛，情绪急躁，心烦易怒	舌红苔薄黄	弦滑	孕妇素性抑郁或孕后情志所伤，气机不利，气郁则血行不畅，胞脉受阻，不通则痛	疏肝理气止痛安胎	逍遥散加苏梗
虚寒证	小腹冷痛，绵绵不止，喜温喜按，得热痛减，形寒肢冷	舌淡苔薄白	细滑弱	素体阳虚，阴寒内盛，寒凝气血运行不畅，胞脉受阻而失养，不荣则痛	暖宫止痛养血安胎	胶艾汤

三、胎漏、胎动不安

妊娠期阴道少量出血，时下时止，或淋漓不断，而无腰酸腹痛者，称为“胎漏”，亦称

"胞漏"或"漏胎"。若妊娠期腰酸腹痛或下腹坠胀，或伴有少量阴道出血者，称为"胎动不安"。胎漏、胎动不安常是堕胎、小产的先兆。

西医学的先兆流产、先兆早产属本病范畴。

【病因病机】

导致胎漏、胎动不安的病因主要有肾虚、气血虚弱、血热、父母精气不足以及外伤等，致使冲任不固，不能摄血养胎。分胎元因素和母体因素两个方面。胎元因素指夫妇精气不足，胎元禀赋薄弱，胎元不固而为病。母体因素指母体肾虚、气血虚弱和感受外邪等。

1. 禀赋素弱，先天不足，或孕后不慎房事，导致肾气虚弱，肾虚冲任不固，胎失所系，致胎元不固。

2. 素体气血不足，或孕后脾胃受损，或饮食不节、思虑过度伤脾而使气血生成不足；或因故损伤气血，气虚不摄、血虚失养而胎气不固。

3. 素体阳盛，或七情郁而化热，或外感热邪，或阴虚生热，孕后血聚养胎，阳气偏旺，助热化火，热扰冲任，迫血妄行而致胎漏、胎动不安。

另外，孕后不慎跌仆闪挫，或劳力过度、手术等均可损伤冲任，内扰胎气，导致胎漏、胎动不安。

【诊断要点】

1. 根据临床表现及有关检查，首先须判断胎元未殒，本病诊断始能成立。

2. 胎漏临床表现为出血量少，无明显腰酸腹痛。

3. 胎动不安临床表现为腰酸腹痛或下腹坠胀，但不甚严重，或同时有少量阴道出血。

【鉴别诊断】

1. 激经

孕初月经仍按周期依时而下，但量少，无明显腰酸腹痛，3 个月后不治自止。胎漏之阴道出血无周期性，可资鉴别。

2. 妊娠腹痛

妊娠腹痛仅有小腹疼痛，不伴腰酸、胎动下坠，无阴道出血；胎动不安除小腹疼痛外，尚有腰酸或阴道小量出血等症状。

3. 异位妊娠

异位妊娠早期亦可有间断或持续的少量出血，未破损时有一侧少腹隐痛等，与本病症状相似。但异位妊娠妇科检查一侧附件有软性包块、压痛，B 超子宫内未见孕囊；破损时一侧少腹剧痛，波及全腹，体检时下腹部压痛、反跳痛，有移动性浊音，与本病有明显区别。

4. 葡萄胎

葡萄胎所出现的不规则阴道出血与本病容易混淆。但葡萄胎的出血多无腹痛，并伴有水泡样物排出，HCG 定量高于正常妊娠，子宫大于正常妊娠月份，B 超检查显示葡萄胎特点。

5. 堕胎、小产

堕胎、小产阴道出血多，超过月经量，伴腹痛，或伴阴道流液，妇检宫颈口已开，或宫颈口有胎物嵌顿，或有胎物排出。

6. 宫颈出血

宫颈糜烂或宫颈有息肉者妊娠期容易出血，妇科检查不难区别。

【治疗原则】

本病的治法以安胎为主。根据肾系胎、气载胎、血养胎的机理，以及胎前多火、热迫血行的特点，治疗以虚则补之、热则清之为大法。肾虚者固肾安胎，气血虚弱者补益气血，血热者滋阴清热，跌仆损伤者补气和血。经过治疗，出血迅速控制，腹痛消失，多能继续妊娠。若出血量多，腰酸、腹痛加重，则已发展至坠胎或小产，又当急以去胎益母，按坠胎、小产处理。

胎漏与胎动不安有可安者，有不可安者。经过治疗出血仍多而不愈，腰腹疼痛阵阵加剧，甚或胎儿已死腹中，或有先天缺陷不宜再安者，宜及时促其流产、下胎。若胎已坠出，则按产后处理。

【辨证论治】

胎漏与胎动不安的辨证论治基本相同，临床上一般分为以下四型：

1. 肾虚证

【症状】妊娠期阴道少量出血，色黯淡，质稀；腰膝酸软，腹痛坠胀，或伴头晕耳鸣，小便频数，或曾屡次坠胎；舌淡苔白，脉滑沉弱。

【治法】固肾安胎，佐以益气。

【方药】寿胎丸。

加减：肾阳虚者，加人参、补骨脂、益智仁、艾叶，以补肾安胎；肾阴虚者，加熟地、山茱萸、女贞子、旱莲草；小便失禁者，加益智仁、覆盆子；若气虚下坠者，加党参、黄芪，以益气安胎；若血量多而偏热者，酌加旱莲草、苎麻根、生地炭、黄芩炭等；偏寒者可酌加艾叶炭、炮姜炭、乌贼骨等。

中成药：①孕康口服液：每次 20ml，每日 3 次。②保胎无忧片：片剂，每次 4 ~ 6 片，每日 2 ~ 3 次。③参茸保胎丸：水蜜丸，每次 15g，每日 2 次。

2. 气血虚弱证

【症状】妊娠期阴道少量出血，色淡红质稀薄；或伴腰腹胀痛、坠胀，或神疲乏力，或面色㿠白，心悸气短；舌质淡，苔薄白，脉细滑。

【治法】补气养血，固肾安胎。

【方药】胎元饮去当归，加黄芪、阿胶。

加减：若小腹空坠甚者，加菟丝子、桑寄生，以固肾安胎；出血量多者，加艾叶、仙鹤草以固冲止血；纳呆便溏者，去白芍、熟地，加炒谷芽、砂仁、木香。

中成药：参茸白凤丸，水蜜丸，每次 6g，每日 1 ~ 2 次。

3. 血热证

【症状】妊娠期阴道出血，色鲜红或深红，质稠；或伴腰腹坠胀作痛，面赤心烦不安，口干咽燥，或五心烦热，或潮热，小便短黄，大便燥结；舌质红，苔黄而干，脉滑数或弦数。

【治法】滋阴清热，养血安胎。

【方药】保阴煎加苎麻根。

加减：下血较多者，加阿胶、旱莲草、地榆炭；腰酸者加菟丝子、桑寄生；肝郁化热而烦躁不安者，加郁金、栀子；阴虚内热者，去黄柏，加女贞子、旱莲草、山茱萸、元参。

中成药：清热凉血膏（丸），每次15g，每日1~2次。

4. 跌仆伤胎证

【症状】妊娠外伤后腰酸、腹坠胀，或阴道下血；舌质正常，脉滑无力。

【治法】益气和血，固肾安胎。

【方药】加味圣愈汤去当归、川芎，加菟丝子、桑寄生。

加减：下血较多者，加艾叶炭、阿胶养血止血；或加茜草、乌贼骨化瘀止血。

【预防与调护】

有流产病史者孕后首忌交合，以免扰动胎元；有反复流产病史者孕后早安胎，安胎尤需安心，稳定情绪，以静养胎，乐观自信；适当休息，勿操劳过度，且应增强营养。

表3-3-3　　胎漏、胎动不安病机证治简表

辨证分型	主要症状	舌象	脉象	病因病机	治法	代表方药
肾虚证	阴道少量出血，色黯淡质稀，腰膝酸软，腹痛坠胀，或伴头晕耳鸣，小便频数，或曾屡次坠胎	舌淡苔白	沉弱滑	肾虚冲任不固，胎失所养	固肾安胎佐以益气	寿胎丸 孕康口服液 保胎无忧片 参茸保胎丸
气虚证	阴道少量出血，色淡红质稀薄，或伴腰腹坠胀，或神疲乏力，面色㿠白，心悸气短	舌淡苔薄白	细滑	气血虚弱，失于固摄	补气养血固肾安胎	胎元饮 参茸白凤丸
血热证	阴道出血，色鲜红质稠，或腰腹坠胀作痛，面赤心烦，口干咽燥，或五心烦热，或潮热，尿黄，便干	舌红苔黄	滑数或弦数	素体阳盛，孕后血聚养胎，阳气偏旺，助热化火，热扰冲任，迫血妄行所致	滋阴清热养血安胎	保阴煎 清热凉血膏
外伤	因外伤阴道下血，或腰酸，腹坠胀	舌质正常	脉滑无力	跌仆或过劳等均可损伤冲任，内扰胎气，导致胎漏、胎动不安	益气和血固肾安胎	加味圣愈汤

第四节　产后病

产妇在新产后及产褥期发生的与分娩或产褥相关的疾病，称“产后病”。本节主要介绍产后发热、产后腹痛、产后恶露不绝、产后自汗盗汗、产后缺乳、产后乳汁自出等产后常见病。

产后的特点是多虚、多瘀。由于产时用力、出汗和产伤失血，产妇元气受损，气血不足，导致产后多虚；而产后胞宫在复元过程中瘀血易停，滞于胞宫，以致产后多瘀。

产后病的致病机理可归纳为三：一是产时冲任胞脉受损，出血过多，以致亡血伤津；二是瘀血内阻，气机不利，败血为病；三是正虚而使邪气易于入侵，易为外感六淫或饮食房劳所伤。

产后有特殊的生理和病理特点，故产后病的诊断除应用传统的四诊八纲外，还须注意“三审”：一审小腹痛与不痛，以辨有无恶露停滞；次审大便通与不通，以验津液的盛衰；再审乳汁的行与不行和饮食多少，以察胃气的强弱。同时还须结合产时产后、产妇体质及症状、舌脉等情况进行综合分析，作出正确的诊断。

产后病的治疗应根据产后多虚、多瘀、易寒、易热的特点，本着“勿拘于产后，亦勿忘于产后”的原则，选方用药必须照顾气血，补虚不可滞邪，攻邪勿要伤正，应以扶正祛邪化瘀之法为主。

一、产后发热

产褥期内发热持续不退，或有高热寒战，并伴有其他症状者，称为“产后发热”。

西医学的产褥感染属产后发热范畴，可参照本病辨证论治。

【病因病机】

产后发热的致病机理与产后多虚、多瘀的特点密切相关。产后失血伤津，正气大虚，腠理不密，易感外邪；产后血室正开，邪毒乘虚内侵，易直犯胞中，引发高热。产后元气虚弱，传变迅速，可深入营血，逆传心包，出现重证、危证；产后失血过多，阴血骤虚，阳气浮散，可导致血虚发热、阴虚发热；产后恶露不畅，亦可导致血瘀发热。

1. 外感风邪

新产体虚，腠理不密，卫气不固，易感风寒、风热或暑热之邪，营卫失调，导致发热。

2. 邪毒内侵

产后胞脉空虚，若产时消毒不严，或产后护理不当，邪毒乘虚入侵胞中，并扩散到全身，邪正交争而发热。

3. 血瘀

产后恶露排出不畅，瘀血停滞，气机受阻，败血不散，营卫不通，郁而发热。

4. 血虚

素体阴血不足，产时、产后失血过多，阴血骤虚，阳气浮散而致发热。

【诊断要点】

发热发生于产褥期，尤以新产后多见。其热势可表现为高热、低热、恶寒发热或高热寒战。常伴有恶露异常及小腹疼痛等症。

【鉴别诊断】

1. 蒸乳发热

多发生于产后3~4天，间有低热，乳汁不行或少乳，乳房胀痛，俗称“蒸乳”，当乳汁通畅后其热自退。

2. 乳痈发热

恶寒发热伴有乳房焮热、硬结、胀、痛。

【治疗原则】

治疗以调理气血、调和营卫为主。依据产后多虚多瘀的特点，解表勿过于发散，清热勿过于苦寒，化瘀勿过于攻破。其中感染邪毒证为产后发热之重证，必要时当中西医结合治疗。

【辨证论治】

产后发热的辨证应根据发热特点、恶露、小腹情况及伴随的全身症状综合分析。可分以下类型。

1. 外感发热

（1）外感风寒证

【症状】产后恶寒发热，无汗或微汗，头身痛，鼻塞流涕，咳嗽，恶露正常。苔薄白，脉浮。

【治法】养血祛风解表。

【方药】荆防四物汤加苏叶。

加减：若咳嗽痰多，加前胡、杏仁、桔梗；头痛明显，加白芷、藁本；身痛明显，加桂枝、姜黄。

中成药：感冒清热颗粒，每袋12g，每次1袋，每日2次。

（2）外感风热证

【症状】产后发热，微汗或汗出恶风，头痛，咳嗽或有黄痰，咽痛口干，恶露正常；苔薄黄，脉浮数。

【治法】疏风清热解表。

【方药】银翘散。

加减：若咳痰黄稠不畅，加浙贝母、枇杷叶、瓜蒌皮；口干咽燥明显，加北沙参、天花粉。

中成药：桑菊银翘散，每袋10g，每次1袋，每日2~3次。

（3）外感暑热证

【症状】产时适值炎热酷暑，感受暑热，症见身热多汗，体倦少气；舌红少津，脉虚数。

【治法】清暑益气，养阴生津。

【方药】清暑益气汤去黄连，加石膏。

中成药：外感平安茶，冲剂，每袋3.5g或7g，每次1~2袋，每日2~3次。

2. 邪毒发热

（1）邪毒内盛证

【症状】产后高热寒战，或发热恶寒，恶露色紫暗如败酱，气秽污，小腹疼痛拒按，小便短赤，大便燥结；舌质红，苔黄，脉数有力。

【治法】清热解毒，凉血化瘀。

【方药】解毒活血汤加银花、败酱草、大血藤、益母草。

（2）热盛伤津证

【症状】高热不退，大汗，口渴引饮；舌红，苔黄，脉数。

【治法】清热除烦，益气生津。

【方药】白虎加人参汤加芦根、天花粉。

加减：若兼腹痛恶露不畅，加蒲黄、益母草。

中成药：白虎合剂，浓缩液，每次20~30ml，每日3次。

（3）热毒瘀结证

【症状】持续高热，小腹胀满疼痛，拒按，恶露不畅，秽臭，大便燥结；舌紫暗，苔黄燥，脉滑数。

【治法】清热泻下，活血祛瘀。

【方药】大黄牡丹皮汤加枳壳、败酱草。

加减：若症见舌红口干舌燥，加生地、麦冬、玄参。

（4）热入心包证

【症状】高热不退，烦躁不安，神昏谵语，面色苍白，四肢厥冷；舌红绛，苔黄燥，脉微而数。

【治法】清营解毒，凉血养阴。

【方药】清营汤加紫花地丁、蚤休。

加减：若神识不清，加服紫雪丹或西黄丸。

中成药：牛黄清热胶囊，每粒0.3g，每次5粒，每日2~3次。

3. 血瘀发热证

【症状】寒热时作，恶露不畅，色紫黯有块，小腹疼痛拒按；舌质紫暗有瘀点，脉弦涩。

【治法】活血化瘀，清热和营。

【方药】生化汤加蒲黄、益母草。

中成药：产妇康颗粒，颗粒剂，每袋10g，每次1~2袋，每日3次。

4. 血虚发热证

【症状】持续低热，面色苍白，自汗，头晕心悸，腹痛绵绵，手足酸楚；舌质淡，苔薄白，脉细。

【治法】益气补血，调和营卫。

【方药】八珍汤去川芎，加黄芪。

5. 阴虚发热证

【症状】午后发热，颧红口渴，大便干燥；舌红苔少，脉细数。

【治法】益气滋阴，养血退热。

【方药】加减一贯煎加白薇、青蒿、鳖甲。

【预防与调护】

产前、产后保持外阴清洁，严禁盆浴及房事；在产程中有手术及感染可能者应作预防性治疗；产后注意休息，室内空气要新鲜，避免对流当风感冒；发热期间多饮水，给予流质或半流质食物，也可配合物理降温；恶露未尽者取半卧位，以利恶露排出。

表 3-4-1 产后发热病机证治简表

辨证分型	主要症状	舌象	脉象	病因病机	治法	代表方药
外感风寒证	产后恶寒发热，无汗或微汗，头身痛，鼻塞流涕，咳嗽，恶露正常	苔薄白	脉浮	新产体虚，腠理不密，卫气不固，易感风寒之邪	养血祛风解表	荆防四物汤加味 感冒清热颗粒
外感风热证	产后发热，微汗或汗出恶风，头痛，咳嗽或有黄痰，咽痛口干，恶露正常	苔薄黄	浮数	新产体虚，腠理不密，卫气不固，易感风热之邪	疏风清热解表	银翘散 桑菊银翘散
外感暑热证	身热多汗，口渴心烦，体倦少气	舌红少津	虚数	产时适值炎热酷暑，新产体虚，腠理不密，卫气不固，易感暑热之邪	清暑益气养阴生津	清暑益气汤 外感平安茶
邪毒内盛证	产后高热寒战，或发热恶寒，恶露色紫暗如败酱，气秽污，小腹疼痛拒按，小便短赤，大便燥结	舌质红苔黄	数有力	产后胞脉空虚，若产时消毒不严，或产后护理不当，邪毒乘虚入侵胞中，并扩散到全身，邪正交争而发热	清热解毒凉血化瘀	解毒活血汤加味
热盛伤津证	高热不退，大汗，口渴引饮	舌红，苔黄	脉数	邪毒乘虚入侵发热，高热伤津	清热除烦益气生津	白虎加人参汤 白虎合剂
热毒瘀结证	持续高热，小腹胀满疼痛，拒按，恶露不畅，秽臭，大便燥结	舌紫暗苔黄燥	滑数	邪毒内侵，热毒与瘀血互结，郁而发热	清热泻下活血祛瘀	大黄牡丹皮汤加味

续表

辨证分型	主要症状	舌象	脉象	病因病机	治法	代表方药
热入心包证	高热不退，烦躁不安，神昏谵语，面色苍白，四肢厥冷	舌红绛苔黄燥	脉微而数	热邪入营，累及血分，内扰心神	清营解毒凉血养阴	清营汤加味牛黄清热胶囊
血瘀发热证	寒热时作，恶露不畅，色紫黯有块，小腹疼痛拒按	舌紫暗有瘀点	弦涩	产后恶露排出不畅，瘀血停滞，气机受阻，败血不散，营卫不通，郁而发热	活血化瘀清热和营	生化汤加味产妇康颗粒
血虚发热证	持续低热，面色苍白，自汗，头晕心悸，腹痛绵绵，手足酸楚	舌淡苔薄白	脉细	素体血虚，产时、产后失血过多，阴血骤虚，阳气浮散而致发热	益气补血调和营卫	八珍汤加减
阴虚发热证	午后发热，颧红口渴，大便干燥	舌红苔少	细数	素体阴虚，产时、产后失血过多，阴血骤虚，阴虚而致内热	益气滋阴养血退热	加减一贯煎加味

二、产后腹痛

产妇分娩后至产褥期出现以小腹疼痛为主症者称“产后腹痛”。又称“儿枕痛”。

西医学的产后宫缩痛可参考本病辨证治疗。

【病因病机】

本病的发生与产后胞宫缩复的状态密切相关。主要病机是新产之后气虚血少，运行无力；或瘀血阻滞，运行不畅，瘀滞而痛。

1. 血虚

素体血虚，或产时产后伤血耗气，致使冲任、胞脉失养，不荣则痛；或血少气弱，运行无力，血行不畅，迟滞而痛。

2. 血瘀

产后血室正开，寒邪内侵，血为寒凝；或情志不畅，肝郁气滞，气滞血瘀；或恶露不下，瘀血内阻，不通则痛。

【诊断要点】

新产后小腹部出现阵发性疼痛，持续1周以上不缓解，或腹痛剧烈，且不伴寒热。

【鉴别诊断】

1. 宫缩痛

分娩后小腹轻微阵痛，1周内逐渐自行消失，为子宫收缩复旧的生理现象。若绵绵不止，或阵阵加剧，持续不解，影响子宫复旧和身体健康，则为病理。

2. 产褥感染腹痛

可见恶寒发热，腹痛不减而拒按，恶露臭秽。实验室检查血象有异常变化。

3. 产后腹泻腹痛

可见腹痛窘迫，里急后重，大便异常。实验室检查大便可见红、白细胞。

【治疗原则】

治疗重在调养气血，使气血畅通，虚者补而调之，实者通而调之。

【辨证论治】

辨证根据病因、腹痛的特点、恶露的性质及全身体征情况进行辨析、分虚实。产后小腹隐隐作痛，腹软喜按，恶露色淡质稀，面白心悸，为血虚；产后腹痛拒按，恶露量少色暗有块，为血瘀。

1. 血虚证

【症状】产后小腹隐痛，腹软喜按，恶露色淡质稀；头晕心悸，便干；舌淡，苔薄，脉细弱。

【治法】益气补血。

【方药】肠宁汤加白芍、黄芪。

加减：若腹痛下坠，重用人参、黄芪，加枳壳；症见小腹胀痛，血虚兼气滞者，加制延胡、川楝子、乌药行气通滞；若恶露色暗夹块，血滞不行，加蒲黄、益母草。

中成药：归羊冲剂，颗粒剂，每袋20g，每次1~2袋，每日3次。

2. 血瘀证

【症状】产后小腹疼痛拒按，得热痛减，恶露量少，色暗夹块，块下痛减；形寒肢冷，面色青白；舌暗，苔薄白，脉沉紧或弦涩。

【治法】活血化瘀，散寒止痛。

【方药】生化汤加益母草。

加减：若小腹冷痛，加吴茱萸、小茴香以温经散寒；腹痛胀坠，加枳壳、乌药、荔枝核以行气通滞；瘀血内停，恶露量少夹有血块，加五灵脂、蒲黄以祛瘀止痛。

中成药：①产后益母丸：大蜜丸，每次1~2丸，每日2次。②新生化冲剂：颗粒剂，每袋6g，每次1~2袋，每日2~3次。

【预防与调护】

产后宜早活动，促进肠蠕动，以助血脉运行；忌食生冷、辛辣香燥之品。患者经治疗若腹痛不止、恶露量少，应考虑有部分胎盘、胎膜残留，应及时检查处理。

表 3-4-2　　产后腹痛病机证治简表

辨证分型	主要症状	舌象	脉象	病因病机	治法	代表方药
血虚证	产后小腹隐痛，腹软喜按，恶露量少，色淡质稀；头晕心悸，便干	舌淡苔薄	细弱	产后血虚气弱，致使冲任、胞脉失养，不荣则痛；或血少气滞，运行无力，血行不畅，迟滞而痛	益气补血行气止痛	肠宁汤 归羊冲剂
血瘀证	产后小腹疼痛拒按，得热痛减，恶露量少，色暗夹块，块下痛减；形寒肢冷，面色青白	舌暗，苔薄白	沉紧或弦涩	产后血室正开，寒邪内侵，血为寒凝；或情志不畅，肝郁气滞，气滞血瘀；或恶露不下，瘀血内阻，不通则痛	活血化瘀散寒止痛	生化汤 产后益母丸 新生化冲剂

三、产后恶露不绝

胎儿及附属物娩出后，子宫腔内遗留的余血浊液经阴道排出，称为“恶露”。正常恶露初为红色，继而逐渐变淡，一般无特殊气味，持续3周左右干净。产后恶露持续3周以上仍淋漓不断，伴有色、质异常者，称为“恶露不绝”，又称“恶露不尽”、“恶露不止”。

西医学的产后子宫复旧不全、胎盘胎膜残留、子宫轻度感染等属本病范畴。

【病因病机】

发病机理是冲任失于固摄，气血运行失常。因冲为血海，任主胞胎，恶露乃裹儿污血，源于脏腑所生之血。若脏腑受病而气血不调，冲任不固，则可导致恶露不绝。常见病因有气虚、血热、血瘀等。

1. 气虚

素体虚弱，产时失血耗气，正气愈虚；或产后操劳过早，劳倦伤脾，脾虚气陷，冲任不固，则可导致恶露不绝。

2. 血热

素体阴虚，复因产时失血，阴液更亏，以致阴虚生内热；或因产后过服辛热温燥之品；或因感受热邪，或肝郁化热，以致热扰冲任，迫血下行，致恶露不绝。

3. 血瘀

产后胞宫空虚，寒邪乘虚入胞，血为寒凝，瘀血内阻，冲任失畅，或胞衣残留，影响冲任，血不归经，导致恶露不绝。

【诊断要点】

产后恶露持续3周以上未净，量多或淋漓不断，伴有色、质或气味异常，或有不同程度的腹痛或全身症状。检查体温正常。子宫体比同期的子宫偏大而软，或有压痛。

【鉴别诊断】

1. 产后血崩

分娩后或产褥期阴道大量出血，其势如崩，出血时间可发生于产后未满3周以内，但不是淋漓少量，也不是时多时少。

2. 产后发热

多属产后邪毒感染发热，恶露可超过3周未净，其量可多或少，但气味臭秽，形如败酱，并有发热寒战，体温升高。

【治疗原则】

治疗原则是虚者补之，热者清之，寒者温之，瘀者化之。选方用药时应注意虚者勿补摄太过，以防止血留瘀；实者勿用破血之品，以免动血耗血。若为部分或大部胎盘残留所致者，可采用中西医结合治疗。

【辨证论治】

1. 气虚证

【症状】产后恶露过期不止，量多或不多，色淡质稀，无臭气；伴小腹空坠，神疲气短懒言，面色㿠白；舌淡胖有齿痕，苔白，脉缓弱。

【治法】益气摄血。

【方药】补中益气汤加阿胶、艾叶炭、乌贼骨、鹿角霜。

加减：若气虚夹瘀，血色黯或有血块，加益母草、蒲黄、三七粉；兼肝肾不足，头晕耳鸣，腰膝酸软，加川断、炒杜仲、桑寄生。

中成药：①益母草膏：膏剂，每次10ml，每日3次，开水冲服。②补中益气丸：水丸，每次9g，每日2~3次。③产妇康颗粒：颗粒剂，每次1~2包（10~20g），每日3次，冲服。

2. 血热证

【症状】产后恶露过期不止，量较多，色紫红，质黏稠，或有气味；面红身热，口干喜冷饮，便干尿赤；舌红，苔黄，脉细数。

【治法】清热养阴，凉血止血。

【方药】保阴煎加阿胶、旱莲草、炒地榆。

加减：若肝郁化热，口苦心烦，加丹皮、栀子、川楝子；湿热明显，气味臭秽，加败酱草、鱼腥草、土茯苓；瘀热明显，恶露夹块，加益母草、蒲黄；五心烦热，虚热明显，加女贞子、旱莲草、地骨皮。

中成药：断血流颗粒，每袋6.5g，每次1袋，每日3次，冲服。

3. 血瘀证

【症状】产后恶露过期不止，淋漓量少，或时多时少，色黯有块；腹痛拒按，块下痛减；舌紫黯或有瘀点，脉弦涩。

【治法】化瘀生新，活血止血。

【方药】生化汤加益母草、蒲黄。

加减：若气虚夹瘀，加党参、黄芪；因寒而瘀，加肉桂、吴茱萸；瘀久化热，加蚤休、败酱草。

中成药：①新生化冲剂：每次1~2包，每日2~3次，冲服。②产后逐瘀片：每次3片(每片0.3g)，每日3次，开水冲服。

【预防与调护】

产后应及时检查胎盘胎膜是否完整，如有缺损应及时处理。注意产后护理、产褥卫生，保持外阴清洁，勤换内裤及敷垫，禁止盆浴及性生活。避风寒，忌食辛辣或寒凉食品。中药益母草膏（冲剂）、生化汤作产后常规用药，早期应用有利于恶露清除，子宫复旧。卧床休息宜适当采取半卧位，有利于恶露排出。

表3-4-3　产后恶露不绝病机证治简表

辨证分型	主要症状	舌象	脉象	病因病机	治法	代表方药
气虚证	产后恶露过期不止，量多或不多，色淡质稀，无臭气，伴小腹空坠，神疲气短懒言，面色㿠白	舌淡胖有齿痕苔白	缓弱	素体虚弱，产时失血耗气，正气愈虚；或产后操劳过早，劳倦伤脾，脾虚气陷，冲任不固，则可导致恶露不绝	益气摄血	补中益气汤 益母草膏 产妇康颗粒
血热证	产后恶露过期不止，量较多，色紫红，质黏稠，或有气味；面红身热，口干喜冷饮，便干尿赤	舌红苔黄	细数	素体阴虚，复因产时失血，阴液更亏，阴虚生内热；或因产后过服辛热温燥之品，或因感受热邪，或肝郁化热，以致热扰冲任，迫血下行，致恶露不绝	清热养阴凉血止血	保阴煎加味 断血流颗粒
血瘀证	产后恶露过期不止，淋漓量少，或时多时少，色黯有块；腹痛拒按，块下痛减	舌紫黯或有瘀点	弦涩	产后胞宫空虚，寒邪乘虚入胞，血为寒凝，瘀血内阻，冲任失畅，或胞衣残留，影响冲任，血不归经，导致恶露不绝	活血化瘀止血	生化汤加味 新生化冲剂 产后逐瘀片

四、产后自汗盗汗

产妇于产后出现涔涔汗出，持续不止，称“产后自汗”。若睡后汗出，醒后即止，称“产后盗汗”。

新产后容易出汗，尤其在睡中、饮食和活动时汗出较多。数天内营卫调和，阴平阳秘，汗出自止，此属产后正常生理现象，不作病论。

【病因病机】

产后失血伤阴，元气耗散，气虚而卫阳不固，阴虚而浮阳不敛所致。

1. 气虚自汗

素体虚弱，复因产时耗气伤血，气虚益甚，卫气不固，腠理不实，以致自汗不止。

2. 阴虚盗汗

素体阴虚，复因产时失血伤阴，阴血益虚，阴虚生内热，热迫津液，以致盗汗。

【诊断要点】

白昼汗多，动则愈甚者为自汗；寐中汗出，醒来即止为盗汗。

【鉴别诊断】

临床有中暑、发热等致汗出，可根据病史等加以鉴别。

【治疗原则】

治疗以补虚敛汗为主。自汗者益气固表止汗；盗汗者养阴敛阳止汗。

【辨证论治】

1. 气虚自汗

【症状】产后汗出较多，不能自止，动则汗甚；恶风，面色㿠白，倦怠乏力，少气懒言；舌淡边有齿痕，苔薄，脉虚细。

【治法】补气固表，和营止汗。

【方药】黄芪汤。

加减：若恶风，加桂枝；畏寒肢冷，加炮姜、附子。

中成药：①玉屏风颗粒：每袋5g，每次1袋，每日2～3次。②黄芪止汗冲剂：颗粒剂，每袋20g，每次2袋，每日2次。

2. 阴虚盗汗

【症状】产后睡中汗出，醒来自止；伴头晕，面色潮红，口干咽燥，或五心烦热；舌红少苔，脉细数。

【治法】养阴益气，敛阴止汗。

【方药】生脉饮加煅牡蛎、浮小麦。

中成药：虚汗停颗粒，每袋10g，每次1袋，每日3次.

【预防与调护】

汗出之时腠理空虚，易感外邪，故当避风寒，以防感冒。汗出之后应及时揩干，常更换内衣，保持清洁。

表 3－4－4　　产后自汗盗汗病机证治简表

辨证分型	主要症状	舌象	脉象	病因病机	治法	代表方药
气虚自汗证	产后汗出较多，不能自止，动则汗甚，恶风，面色㿠白，倦怠乏力，少气懒言	舌淡边有齿痕苔薄	虚细	素体虚弱，复因产时耗气伤血，气虚益甚，卫气不固，腠理不实，以致自汗不止	补气固表和营止汗	黄芪汤 玉屏风颗粒 黄芪止汗冲剂
阴虚盗汗	产后睡中汗出，醒来自止，伴头晕，面色潮红，口干咽燥，或五心烦热	舌红少苔	细数	素体阴虚，复因产时失血伤阴，阴血益虚，阴虚生内热，热迫津液，以致盗汗	养阴益气敛阴止汗	生脉饮加味 虚汗停颗粒

五、缺乳

产后乳汁甚少或全无，称“缺乳”，亦称“乳汁不行”或“乳汁不足”。在正常情况下，新产后即有乳汁分泌。缺乳多发生在产后第 2～3 天或 1 周内，也可发生在整个哺乳期。

【病因病机】

乳房属阳明胃经，乳头属厥阴肝经。乳汁由气血所化生，来源于中焦脾胃；而乳汁的分泌能否顺利畅通，又依赖于肝气的疏泄与调节。因此缺乳的主要病机有气血化源不足之虚证和肝气郁结、乳汁运行受阻之实证两种。

1. 气血虚弱

脾胃素弱，复因产时失血耗气，气血亏虚，生化之源不足，不能化生乳汁，因而乳汁稀少或全无。

2. 肝郁气滞

素性抑郁或产后情志不畅，肝郁气滞，气机不利，经脉不畅，阻碍乳汁运行，导致乳汁稀少或全无。

【诊断要点】

哺乳期乳汁甚少或全无，不足以喂养婴儿。检查乳房柔软，无胀痛，挤压乳汁点滴而出；或乳房胀满，乳腺成块，挤压后疼痛，乳汁难出。

【鉴别诊断】

乳痈：多发生于乳汁瘀滞不通时，也表现为缺乳。但乳痈初起有恶寒发热，乳房红肿热痛，进而化脓成痈。缺乳则无恶寒发热及局部皮肤改变。

【治疗原则】

治疗以调理气血、通络下乳为主。虚者补益气血，以增乳之化源；实者疏肝理气，以调肝之郁结。无论虚实，都宜佐入通络下乳的药物，以助乳汁的运行。同时应指导产妇正确地哺乳，保证产妇摄入充足的营养和水分。

【辨证论治】

1. 气血虚弱证

【症状】产后乳汁稀少或全无，乳房柔软无胀感；面色少华，神疲食少；舌质淡，苔薄白，脉细弱。

【治法】益气养血，通络下乳。

【方药】通乳丹。

中成药：生乳灵，口服，每次100ml，每日2次。

2. 肝气郁滞证

【症状】产后乳汁涩少，或乳汁不下，乳房胀满；胸胁满闷，食欲不振；舌淡，苔薄黄，脉细弦或弦数。

【治法】疏肝理气，通络下乳。

【方药】下乳涌泉散。

加减：若乳房胀甚，酌加橘络、丝瓜络、香附；乳房胀硬热痛，触之有块，加蒲公英、赤芍、夏枯草。

中成药：乳泉冲剂，每次1袋（15g），每日2次。

【预防与调护】

产后母婴宜早接触，早吸吮，定时哺乳，以利于反射性地建立乳腺的分泌；产妇充分休息和适当活动，心情舒畅，气血调和；进食营养丰富易消化的食品，尤其是富含蛋白质的食物和新鲜蔬菜，以及充足的汤水。口味宜淡不宜咸，也不宜过甜；忌辛辣酸味等，以防耗血敛涩。

表3-4-5　　产后缺乳病机证治简表

辨证分型	主要症状	舌象	脉象	病因病机	治法	代表方药
气血虚弱证	乳汁稀少或全无，乳房柔软无胀感；面色少华，神疲食少	舌质淡 苔薄白	细弱	脾胃素弱，复因产时失血耗气，气血亏虚，生化之源不足，不能化生乳汁，因而乳汁稀少或全无	益气养血 通络下乳	通乳丹 生乳灵
肝气郁滞证	乳汁少，或乳汁不下，乳房胀满；胸胁满闷，食欲不振	舌淡， 苔薄黄	细弦或弦数	素性抑郁或产后情志不畅，肝郁气滞，气机不利，经脉不畅，阻碍乳汁运行，因而乳汁稀少或全无	疏肝理气 通络下乳	下乳涌泉散 乳泉冲剂

六、产后乳汁自出

产后或哺乳期中乳汁不经婴儿吮吸而自然流出者，称“产后乳汁自出”。又称“产后乳汁自涌”、“产后乳汁自溢”、“漏乳”等。

【病因病机】

主要是气血虚弱、摄纳无权或肝经郁热、疏泄失常所致。

1. 气血虚弱

产妇脾胃虚弱，或因产后失血耗气，或劳倦思虑伤脾，乳房属胃，胃气不固，摄纳无权则乳汁自出。

2. 肝经郁热

素性忧郁，或产后情志不遂，郁而化热，或恚怒伤肝，肝火亢盛，疏泄太过，迫乳外溢。

【诊断要点】

哺乳期内乳汁不经婴儿吮吸或挤压而自然溢出。检查双乳头或一侧乳头乳汁点滴而下，渗湿衣衫，乳房松软不胀或稍胀。

【鉴别诊断】

1. 生理性溢乳

若乳母身体盛壮，乳汁充沛，乳房胀满而溢；或正值授乳之际，未行哺乳，乳汁自出；或断乳之初乳汁难断自出者，均为生理现象。

2. 闭经溢乳综合征

本病为非哺乳期间却长时间乳汁溢出，往往与月经不调、闭经、不孕等同时存在。

【治疗原则】

治疗以敛乳为总原则，虚者补而敛之，实者清热平肝而敛之。同时，乳母应加强营养，保持精神愉快，有益于乳汁的生化与蓄溢。

【辨证论治】

本病分虚实。虚者乳房柔软无胀感，乳汁清稀；实者乳房胀痛，乳汁稠浓。

1. 气血虚弱型

【症状】乳汁自出，量少，质清稀，乳房柔软；伴神疲气短，面色少华；舌淡，苔薄，脉细弱。

【治法】益气养血，固涩敛乳。

【方药】八珍汤去川芎，加黄芪、五味子、芡实。

中成药：八珍合剂，每次10ml，每日2次。

2. 肝经郁热证

【症状】乳汁自出，量少，质浓稠，乳房胀痛；伴情志抑郁或烦躁；舌红，苔薄黄，脉弦数。

【治法】疏肝解郁，清热敛乳。

【方药】丹栀逍遥散去生姜、薄荷，加生地、夏枯草、生牡蛎。

中成药：加味逍遥散，丸剂，每次6g，每日2次。

【预防与调护】

充分休息，保持良好的心情；加强营养，忌辛辣温热食品；衣着宽松，不宜过紧，避免乳房受压；乳汁外溢时宜勤换衣服，保持乳头皮肤清洁。

附：回乳方

1. 麦芽煎　麦芽60～120g，水煎代茶饮，连用3～5天。

2. 免怀汤　红花、赤芍、当归、川牛膝、麦芽。水煎服，每日1剂。

3. 外敷方　朴硝120g，装入布袋，敷于双侧乳房。

表3-4-6　产后乳汁自出病机证治简表

辨证分型	主要症状	舌象	脉象	病因病机	治法	代表方药
气血虚弱证	乳汁自出，量少，质清稀，乳房柔软，伴神疲气短，面色少华	舌淡苔薄	细弱	脾胃虚弱，或因产后失血耗气，或劳倦思虑伤脾，乳房属胃，胃气不固，摄纳无权则乳汁自出	益气养血固涩敛乳	八珍汤加味八珍合剂
肝经郁热证	乳汁自出，量少，质浓稠，乳房胀痛，伴情志抑郁或烦躁	舌红苔薄黄	弦数	素性忧郁，或产后情志不遂，郁而化热，或恚怒伤肝，肝火亢盛，疏泄太过，迫乳外溢	疏肝解郁清热敛乳	丹栀逍遥散加减

第五节　盆腔炎

女性内生殖器包括子宫、卵巢、输卵管及其周围的结缔组织。盆腔腹膜发生炎症，临床出现发热、腹痛、白带增多等症状，称“盆腔炎”，是妇科常见病种，发病率较高。根据发病部位的不同，又分别称作子宫内膜炎、子宫肌炎、输卵管炎、卵巢周围炎、盆腔结缔组织炎等。炎症可局限在一个部位，也可以多个部位同时复合发病，严重时可发展成盆腔腹膜炎，甚至因弥漫性腹膜炎而造成菌毒血症，危及生命。在急性盆腔炎阶段如未能彻底治疗，或炎症起病缓慢，忽视治疗，均可逐渐演变成慢性盆腔炎，反复发作，给病人造成痛苦，影响健康生活。

盆腔炎为西医病名，中医古籍中无盆腔炎病名的记载，但根据其发病特点可属“癥瘕”、“带下”、“痛经”、“不孕”、“热入血室”等范畴。

一、急性盆腔炎

急性盆腔炎是指生殖器官的急性炎症。临床特征与“热入血室”较为相似。

根据其发病部位的不同，可有急性子宫内膜炎、急性子宫肌炎、急性输卵管炎、输卵管积脓、输卵管卵巢脓肿、急性盆腔结缔组织炎、急性盆腔腹膜炎。严重时则产生败血症及脓毒血症、休克而危及生命。

【病因病机】

多由经期、产后血室正开而摄生不慎，或宫腔手术消毒不严等，导致热毒、湿热之邪乘虚而入，热毒湿瘀交阻，使冲任督带功能失常而病；或素有宿疾，复因劳累、复感外邪触发所致。病理特点以邪实为主。

【诊断要点】

1. 可有经期性交、产褥期感染、手术创伤史，或盆腔炎症反复发作病史等。

2. 体征可见恶寒高热，腹痛拒按，黄带增多，似脓秽臭；或腰脊酸痛，或伴尿频急痛，排便里急后重等。

3. 妇科检查见阴道黏膜及宫颈充血，脓样分泌物增多，宫颈举触痛，子宫略大有压痛，双侧附件增厚有压痛。伴腹膜炎时可有下腹肌紧张、压痛、反跳痛，肠鸣音减弱或消失。

4. 血常规检查有周围血白细胞总数升高及中性粒细胞比例升高，血沉加快。

5. 宫腔棉拭子细菌培养可找到致病菌，后穹隆穿刺可抽到脓液。

6. B超检查显示盆腔内有大量炎性渗出或有炎症包块。

【鉴别诊断】

1. 急性阑尾炎

急性阑尾炎无妇科感染病史。腹痛多从上腹部开始，经脐周转至右下腹。超声显像子宫附件区无异常图像。

2. 异位妊娠

异位妊娠有停经史，腹部突然剧痛，疼痛自下腹一侧开始向全腹扩散。体温多正常。妊娠试验阳性。超声显像一侧附件低回声区，其内或有妊娠囊。

3. 卵巢囊肿蒂扭转

卵巢囊肿蒂扭转下腹一侧突然疼痛，无阴道出血。盆腔检查卵巢肿块边缘清晰。超声显像一侧附件低回声区，边缘有一条索状带。

4. 黄体破裂

黄体破裂常见下腹一侧突发性疼痛，后穹隆穿刺可抽出血液，妊娠试验阴性，超声显像一侧附件低回声区。

【治疗原则】

急性盆腔炎治疗要贯彻“急则治标，缓则治本”的原则。高热阶段属实属热，治以清热解毒为主；热减或热退以癥瘕炎块为主，则以化瘀消癥为治。采用多途经给药的方式，整体与局部相结合，除内服药外，还可结合中药热敷、理疗等综合疗法。并与抗生素并举合用，提高疗效，以防迁延为慢性盆腔炎。

【辨证论治】

本病为感染湿热、热毒之邪所致，常以实证、热证为多。临床表现以发热、腹痛为主症，治疗时应结合全身症状及舌脉等进行辨证论治。

1. 热毒壅盛证

【症状】高热恶寒，下腹疼痛拒按，带下量多，色黄或赤白相间，质黏稠或呈脓性臭秽，口咽干燥，尿黄便结，经量增多、经期延长；舌质红，苔黄腻，脉滑数或弦数。

【治法】清热解毒，利湿化瘀 。

【方药】银翘红酱解毒汤。

加减：产后恶露量多，或经期延长，加益母草、蒲黄、茜草；高热恶寒者加荆芥、防风、薄荷；便秘加大黄；大便溏薄热臭加黄芩、黄连、葛根。

中成药：妇乐冲剂，每次 10g，每日 3 次。

2. 湿毒壅阻证

【症状】发热恶寒，或低热起伏，下腹胀痛拒按，带下黄臭，口干，胸闷泛恶；舌质黯红，苔黄或腻，脉弦滑数。

【治法】清热利湿，化瘀散结。

【方药】盆腔炎 II 号方。

加减：低热不净、便干者，加大黄、蒲公英、金银花；便溏者去枳实、桃仁，加煨木香、六曲；带下黄稠量多加椿根皮、黄柏、车前子；下腹痛甚加乳香、没药；包块明显肿大加蒲黄、五灵脂；腰酸加续断、狗脊、桑寄生。

中成药：妇炎康复片，口服，每次 5 片，每日 3 次，2 周为 1 个疗程。

3. 正虚邪陷证

【症状】面色苍白，四肢厥冷，汗出黏冷，腰酸腹痛拒按，带下量多色黄或臭秽，或见神识模糊；舌红或淡，少苔，脉沉细微弱。

【治法】回阳救逆，扶正托毒。

【方药】参附汤合薏苡附子败酱汤。

加减：神识昏迷者加服安宫牛黄丸清热开窍；大便溏泄者加炮姜、炒白术。

【其他疗法】

1. 中药灌肠

（1）六味解毒汤（经验方）：金银花、紫花地丁、蒲公英、红藤、败酱草、白花蛇舌草。

上方水煎浓缩至 100ml 左右，晾至 37℃ ~40℃，每日 1 次保留灌肠。适用于急性盆腔炎湿毒蕴结证。

（2）六味红藤汤（经验方）：红藤、败酱草、蒲公英、三棱、莪术、延胡索。

方法同上。适用于急性盆腔炎湿瘀蕴结证。

2. 中药外敷

鲜蒲公英、鲜紫花地丁、鲜鱼腥草全草。以上取一味或数味鲜品，捣烂如泥，加白酒调匀，外敷下腹部。适用于急性盆腔炎各证型。

3. 西医治疗

（1）一般处理：卧床休息，取半卧位，以利于宫腔分泌物引流，注意增加营养，注意电解质及酸碱平衡，尽量避免不必要的妇科检查，以免炎症扩散。

（2）抗生素治疗：常用药有青霉素、氨苄青霉素、头孢菌素类、庆大霉素、红霉素等。抗生素的应用要求达到足量，且注意毒性反应，在症状消失后继续给药2周以巩固疗效。

（3）手术治疗：若经药物治疗无效，脓肿形成或破裂，体温下降，或炎症包块增大，可采用手术治疗，选择部分切除或腹部切口引流术等不同方式。

【预防与调护】

1. 加强身体锻炼，增强体质。注意经期、孕期、产褥期摄生。
2. 注意摄生调护，经期、产后严禁房事，以防外邪侵袭。
3. 积极治好产前、手术前慢性疾病或全身感染性疾病，预防炎症蔓延继发。
4. 严格执行无菌操作，凡有感染之可能者，应及时进行预防性治疗。
5. 急性发作时需卧床休息，取半卧位，有利于炎性分泌物积聚于子宫直肠陷窝而使炎症局限。

表3－5－1　　急性盆腔炎病机证治简表

辨证分型	主要症状	舌象	脉象	病因病机	治法	代表方药
热毒壅盛证	高热恶寒，下腹疼痛拒按，带下量多，色黄或赤白相间，质黏稠或呈脓性臭秽，口咽干燥，尿黄便结，经量增多、经期延长	舌红苔黄腻	滑数或弦数	热毒内侵，客于胞宫、胞络，与气血相搏，邪正相争，损伤冲任带脉而病	清热解毒利湿化瘀	银翘红酱解毒汤
湿毒壅阻证	发热恶寒，或低热起伏，下腹胀痛拒按，带下黄臭，口干，胸闷泛恶	舌黯红苔黄或腻	弦滑数	湿热之邪乘虚而入，与气血相搏，致使经络气血受阻，冲任带脉功能失常而病	清热利湿化瘀散结	盆腔炎Ⅱ号方
正虚邪陷证	面色苍白，四肢厥冷，汗出黏冷，腰酸腹痛拒按，带下量多色黄或臭秽，或见神识模糊	舌红或淡少苔	沉细微弱	邪热壅盛，日久不退，热毒入营所致	回阳救逆扶正托毒	参附汤合薏苡附子败酱汤

二、慢性盆腔炎

慢性盆腔炎指女性生殖器官发生慢性炎症，多由急性盆腔炎误治或治疗不彻底，或患者体弱，病程迁延演变所致；或无明显急性发作史，起病缓慢，病情反复发作遂致。临床可有慢性输卵管炎、输卵管积水、输卵管卵巢炎、输卵管卵巢囊肿、慢性盆腔结缔组织炎等，可单一发病或复合发病。病程缠绵，严重影响患者的身心健康。

【病因病机】

本病多由急性盆腔炎迁延不愈，或患者体质虚弱，正不胜邪转变而来。病程较长，余邪不去，留恋下焦，致气血脏腑失调，可呈寒热错综、虚实夹杂之证。常以湿热瘀滞、寒凝瘀阻、气滞血瘀、肝郁脾虚、肝肾不足等证型为多见。

1. 湿热瘀滞

湿热之邪内侵，气血受阻，湿热瘀血互结，积于下焦而病。

2. 寒凝瘀阻

寒凝之邪外袭，与血相结，寒凝瘀滞则致病。

3. 气滞血瘀

因病致郁，气机不畅，气滞血瘀，日久成病。

4. 肝郁脾虚

肝气积郁，化热克土，脾虚湿阻，互结为患。

5. 肝肾不足

邪气外袭，气血阻滞，久病伤肾；或素体虚弱，肾气亏损，虚实夹杂为病。

【诊断要点】

1. 可有盆腔炎症反复发作病史；有经期性生活、产褥期、手术等感染史；或有邻近器官的炎症病变史。

2. 临床可见下腹反复疼痛，肛门坠胀，腰骶坠胀，带下增多。炎症常在劳累、性生活后、月经前后发作或加剧。或见月经失调、不孕。

3. 妇检可见子宫后位，欠活动，或固定；一侧或双侧附件增厚，呈条索状或呈片状，轻度压痛或触痛；或宫骶韧带增粗，压痛或触痛。

4. 周围血白细胞可增高，或不增高。

5. 超声显像见炎性块状物，边界不清，实质不均的暗区，内有较密的光点。有输卵管积水时为液性暗区。

【鉴别诊断】

1. 子宫内膜异位症

可有进行性加剧痛经，超声显像检查可以鉴别。

2. 盆腔瘀血综合征

可有长期慢性下腹疼痛，但无明显病灶，超声波与腹腔镜检查可资鉴别。

【治疗原则】

治疗宜分清寒热，辨明虚实。注意清热不宜过于寒凉；补益不可滋腻，以免滞邪；消癥谨防伤正。采用扶正与祛邪、整体与局部相结合的原则，除内服药外，还可结合保留灌肠、中药热敷、理疗等多途径给药的综合疗法，以提高疗效。

【辨证论治】

1. 湿热瘀滞证

【症状】低热起伏，下腹胀痛或腰骶酸痛，带下色黄臭量多，尿赤便干，或兼月经不调，经色黯红不畅，日久不净；舌黯滞苔黄腻，脉弦滑数。

【治法】清利湿热，祛瘀散结。

【方药】解毒活血汤合四妙散。

加减：下腹胀痛明显加金铃子散；盆腔包块明显加三棱、莪术。

中成药：金刚藤胶囊（金刚藤提取物），每次4粒，日3次。

2. 寒凝瘀阻证

【症状】下腹冷痛，腰骶坠痛，得温则舒，畏寒肢冷，带下量多色白；月经后期，经色黯有块；舌质黯，有瘀点或瘀斑，苔白，脉沉弦或紧。

【治法】温经散寒，化瘀止痛。

【方药】少腹逐瘀汤。

加减：有炎性肿块，加黄芪、皂角刺、三棱、莪术；下腹冷痛甚，加乌药、吴萸、细辛；腰骶冷痛明显，加杜仲、巴戟天、续断；月经后期量少色黯有块，重用当归、川芎，加桂枝。

3. 气滞血瘀证

【症状】少腹胀痛或刺痛，带下增多，经行腹痛，瘀块排出则痛减，经前乳胀心烦；舌黯滞，苔薄，脉弦涩。

【治法】活血行气，化瘀止痛。

【方药】血府逐瘀汤。

加减：有包块者加皂角刺、三棱、莪术；乳房胀痛加青皮、瓜蒌皮、川楝子、香附等。

中成药：血府逐瘀胶囊，每次6粒，日2次。

4. 肝郁脾虚证

【症状】少腹隐隐作痛，带下增多，大便失常，时有低热；舌苔薄，脉细弦。

【治法】疏肝健脾，化湿活血。

【方药】逍遥散。

加减：低热者加黄芩、青蒿；有郁热加丹皮、炒山栀；有肿块加穿山甲、皂角刺、三棱、莪术。

中成药：妇炎清液，每次30ml，每日3次。

5. 肝肾不足证

【症状】少腹隐痛，带下绵绵，腰脊酸楚，头晕目眩，神疲乏力；舌黯或有瘀点，苔薄，脉细。

【治法】补益肝肾，祛湿化瘀。

【方药】归肾丸加红藤、败酱草、丹参、川牛膝。

加减：兼气虚者，加黄芪、党参；白带多者，加芡实、苡仁、金樱子。

【其他疗法】

1. 中药灌肠

（1）红藤、败酱草、鱼腥草、蒲公英、乳香、没药、莪术、当归、川芎、红花、丹皮。加水浓煎至100ml，保留灌肠，每日1次，10次为1个疗程。经期停用。适用于慢性盆腔炎湿热型。

（2）康妇消炎栓：每日1粒，每晚睡前纳肛内用，10日为1个疗程。适用于慢性盆腔炎湿热瘀结腹部疼痛。

2. 中药外敷

（1）妇炎散（《中医临床诊治》）：大黄、姜黄、败酱草、丹参、赤芍、乳香、延胡索、羌活、独活、千年健、透骨草，共磨细末，温水加酒调成糊状敷下腹。每日1次，10次为1个疗程。经期停用。适用于慢性盆腔炎气滞湿瘀型。

（2）乌头、艾叶、肉桂、当归、川芎、红花、延胡索、皂角刺、白芷、川椒、透骨草，上药切细末，布包隔水蒸后热敷小腹，每日1~2次，适用于慢性盆腔炎寒湿凝滞证。

【预防与调护】

1. 积极彻底治疗急性盆腔炎是预防本病发生的关键。
2. 对本病应予以积极有效的治疗，并要求持之以恒，以免病情迁延，变生他疾。
3. 注意个人卫生及经期摄生，起居有常，劳逸适度，性生活有节，预防慢性感染。
4. 保持心情舒畅，树立必胜信心，积极进行体育锻炼，增强体质，提高抗病能力。

表3-5-2 慢性盆腔炎病机证治简表

辨证分型	主要症状	舌象	脉象	病因病机	治法	代表方药
湿热瘀滞证	低热起伏，下腹胀痛或腰骶酸痛，带下色黄臭量多，尿赤便干或兼月经不调，经色黯红不畅，日久不净	舌黯滞苔黄腻	弦滑数	湿热之邪内侵，气血受阻，湿热瘀血互结，积于下焦而病	清利湿热祛瘀散结	解毒活血汤合四妙散
寒凝瘀阻证	下腹冷痛，腰骶坠痛，得温则舒，畏寒肢冷，带下量多色白；月经后期，经色黯有块	舌黯，有瘀点苔白	沉弦或紧	寒凝之邪外袭，与血相结，寒凝瘀滞，积于下焦致病	温经散寒化瘀止痛	少腹逐瘀汤

续表

辨证分型	主要症状	舌象	脉象	病因病机	治法	代表方药
气滞血瘀证	少腹胀痛或刺痛，带下增多，经行腹痛，瘀块排出则痛减，经前乳胀心烦	舌黯滞苔薄	弦涩	因病致郁，气机不畅，气滞瘀阻，日久成病	活血行气化瘀止痛	血府逐瘀汤
肝郁脾虚证	少腹隐隐作痛，带下增多，大便失常，时有低热	苔薄	细弦	肝气积郁，化热克土，脾虚湿阻，互结为患	疏肝健脾化湿活血	逍遥散
肝肾不足证	少腹隐痛，带下绵绵，腰脊酸楚，头晕目眩，神疲乏力	舌黯或有瘀点苔薄	细	邪气袭击，气血阻滞，久病伤肾；或素体虚弱，肾气亏损，虚实夹杂为病	补益肝肾祛湿化瘀	归肾丸加味

第六节　不孕症

女子婚后夫妇同居2年以上，配偶生殖功能正常，未避孕而未受孕者；或曾孕育过，未避孕又2年以上未再受孕者，称“不孕症”。前者称“原发性不孕症”，后者称“继发性不孕症”。古称前者为“全不产”、“无嗣”，后者为“断绪”、“断续”。

不孕症有绝对不孕和相对不孕之分。绝对不孕是指经过各种治疗措施仍不能怀孕者，一般见于双方或一方性解剖上的缺陷、无法矫正者；相对性不孕是指经过治疗可获得妊娠者。绝对不孕属解剖生理缺陷，非药物所能，不属本节讨论范畴。

【病因病机】

不孕症的病因病机有虚、实两个方面。虚证多因肾阴阳、气血不足；实证多责之肝气郁结或痰瘀为患，以致不能养精育胎或不能摄精成孕。临床见有肾虚、肝郁、痰湿、血瘀、湿热等类型。

1. 肾虚

有先天肾气不足，或房事不节、反复流产、大病日久等，穷必及肾；或寒湿伤肾。凡肾气不足，精气精血亏损，则冲任虚衰，不能摄精成孕；或因阴虚内热，热伤冲任胞宫，亦不能摄精成孕。

2. 肝郁

情志不畅，或求子心切，致肝气郁结。疏泄失常，气血不和，冲任不能相资，以致生殖功能失常。

3. 痰湿

素体肥胖，或嗜食厚味，痰湿内盛，阻塞气机；或脾阳不振，脾失健运，饮食不节，痰湿内生。痰湿滞于冲任，阻滞胞脉，阻塞胞宫，均可导致不孕。

4. 血瘀

多因情志内伤致气滞血瘀；或经期产后过食生冷，涉水感寒，或不禁房事，感受邪气，邪与血结，瘀血阻滞冲任胞脉而不孕。

5. 湿热

经期、产后行房事，或手术不慎，风寒湿热等邪入侵，郁而化热。湿热流注下焦，阻滞胞脉胞宫，导致不能摄精成孕。

【诊断要点】

1. 夫妻同居2年以上，男方生殖功能正常，无避孕而未受孕者；或伴有发育不良、月经不调、闭经、痛经、乳房胀痛、带下异常或有盆腔炎症等病史。

2. 查既往有无化脓性阑尾炎及手术、内分泌疾病（甲亢、甲低等）、代谢性疾病（糖尿病）、结核史、精神病及用药史。

3. 妇科检查：了解生殖器官发育情况，有无畸形、炎症、肿瘤等。

4. 排卵功能测定：测定基础体温、宫颈黏液涂片或B超监测排卵。

5. 输卵管通畅试验：常用的有输卵管通液检查、B超和子宫输卵管造影检查。

6. 实验室检查：免疫学检查（抗精子抗体检查、抗子宫内膜抗体检查、ABO溶血检查）。

7. 男方检查：了解营养、第二性征及影响生育的慢性疾病如结核等情况。

【鉴别诊断】

暗产：暗产是指受孕早期胎珠始成而孕妇尚无明显的妊娠反应。暗产而早期流产常误认作月经失常。通过基础体温、早孕试验及病理学检查，二者可鉴别。

【治疗原则】

治疗重点当调经种子或调经通络。治法以补肾、疏肝、祛痰、化瘀、清利湿热等以调理冲任。

辨病与辨证相结合可提高诊治不孕症的疗效。排卵期功能障碍不孕症的治疗主要是益精填髓、调经种子；输卵管功能障碍不孕症的治疗主要是行气活血、清热通络。

此外，配合心理疗法、指导性生活、择细组的候而合阴阳，对本病治疗十分重要。

【辨证论治】

不孕症治疗应将夫妇双方视为一体，在同时检查的基础上必须同时治疗。临床上证候复杂，致病因素可以多样性，证型亦可复合出现，必须辨证求因，审因辨治。一般归纳为肾虚、肝郁、痰湿、血瘀、湿热等证型。

1. 肾虚证

（1）肾气虚证

【症状】婚久不孕、月经不调、经量或多或少、色淡或黯淡或月经稀发或闭经；头晕耳鸣，腰膝酸软，精神疲倦；舌淡，苔白，脉沉细。

【治法】补肾益精，养血调经。

【方药】归肾丸。

加减：子宫发育不良者，加仙灵脾，巴戟天，或紫河车，人参；兼瘀者，加桃仁、红花、益母草；兼痰者，加二陈汤（陈皮、茯苓、半夏）。

（2）肾阳虚证

【症状】婚久不孕，月经错后，量少色淡，甚则闭经；面部黯斑，形寒肢冷，或尿频便溏；舌淡胖，苔白滑，脉细缓。

【治法】温肾助阳，养血温中。

【方药】右归丸或温胞饮。

加减：性欲淡漠者，选加淫羊藿、仙茅、巴戟天，或当归生姜羊肉汤；舌质黯淡，或面部黯斑，或环口亦黯，选加活血之川芎、当归、赤芍、红花之类；子宫发育不良，加龟甲胶、鹿角胶。

（3）肾阴虚证

【症状】婚久不孕，月经不调，量少色红无血块；咽干口燥，大便干结；舌红少苔，脉细数。

【治法】滋肾益精，养血调冲。

【方药】左归丸或养精种玉汤加女贞子、旱莲草。

加减：子宫发育不良，加紫河车；五心烦热，加白芍、知母、生龟甲；月经量少，加紫河车、枸杞子、鸡血藤、泽兰。兼瘀者加桃仁、红花、益母草。

2. 肝郁证

【症状】婚久不孕，月经不调，量多少不定，或经行不畅，经前乳胀痛，胸胁不舒，或有乳溢，或烦躁易怒，少腹胀痛，精神抑郁；舌黯红，苔薄白或微黄，脉弦。或舌边尖红，苔薄微黄，脉弦数。

【治法】疏肝解郁，养血调经。

【方药】开郁种玉汤或定经汤。

加减：兼经前乳胀痛有结块，加枳壳、橘核、猫爪草、海藻；有乳溢者，加陈皮，重用麦芽；肝郁化火有热象，见舌边尖红，苔薄微黄，脉弦数，加生地、丹皮、炒山栀；胸胁少腹胀痛明显，加用血府逐瘀汤。

3. 痰湿证

【症状】婚久不孕，形体肥胖，月经延后、稀发，或经量稀少，甚则闭经；面色皖白，胸闷纳减犯恶，喉中有痰，嗜睡乏力，白带增多；舌淡略胖，苔白腻，脉濡滑。

【治法】燥湿化痰，理气调经。

【方药】苍附导痰丸或启宫丸。

加减：若见肾虚腰痛，加菟丝子、巴戟天；多毛者加黄精、玉竹、首乌；嗜睡乏力，加党参、石菖蒲；形寒怕冷，加附子、鹿角胶；卵巢增大，加皂角刺、穿山甲。

若为多囊卵巢综合征，应治以补肾活血化痰为主，在上方的基础上加入当归、川芎、红花、莪术、贝母、皂角刺、牡蛎等。

4. 血瘀证

【症状】不孕，月经后期，量少或多，色紫黯，有血块，经行不畅，或漏下不止，少腹疼痛拒按，经前腹痛明显；舌边有瘀点（斑），脉弦涩。

【治法】活血化瘀，调经通络。

【方药】王清任逐瘀汤三方（少腹逐瘀汤、血府通瘀汤膈下逐瘀汤）。

加减：血瘀明显，选加丹参、毛冬青、三七、黄芪；湿重带下量多，选加苍术、白术、车前子；热甚，选加连翘、蒲公英、败酱草；输卵管不畅，选加石见穿、皂角刺、穿山甲。

如属子宫内膜异位症引起不孕，一般经后用药，按阴虚阳虚用左、右归丸，选加三棱、莪术、地鳖虫、九香虫、水蛭。经期腹痛按痛经论治，选加血竭、失笑散、三七、乳香等化瘀止痛药。

若为巧克力囊肿，则按上述辨证用药，加桂枝茯苓丸。

如有子宫肌瘤不孕，视肌瘤大小，需手术者应手术为先，无需手术者用桂枝茯苓丸选加海藻、牡蛎、莪术、益母草、乌药、川楝子、白芷。

5. 湿热证

【症状】继发不孕，月经失调，经期延长，淋漓不净，赤白带下，腰骶酸软，经行或劳累加重，或低热起伏；舌红苔白腻或黄腻，脉弦或数。

【治法】清热利湿，活血调经。

【方药】解毒活血汤加红藤、败酱草、米仁、泽泻。

加减：赤白带下加茜草、乌贼骨；带下腥臭、量多加椿根皮、鱼腥草、土茯苓；外阴瘙痒加苦参、龙胆、车前子、牛膝等；若病程迁延日久反复、神疲乏力者，加黄芪、党参、菟丝子；腰膝酸软加狗脊、杜仲、桑寄生。

【其他疗法】

1. 中药人工周期

（1）月经失调（卵巢功能失常）：根据月经周期 3 个不同时期，即月经周期初期、中期、后期拟方，序贯服用。

①初期：温肾益气补血，促卵泡生成。

药用：仙茅、仙灵脾、巴戟天、补骨脂、党参、地黄、鸡血藤、当归、紫河车。

月经第六天开始服，每日 1 剂，共服 5 剂。

②中期：活血行气，通络，促排卵。

药用：当归、赤芍、郁金、香附、月季花、益母草、牛膝。

月经周期中间，即排卵前 5 天开始服，每日 1 剂，服 4 剂。

③后期：活血调经。

药用：当归、川芎、赤芍、泽兰、白术、茯苓、香附、牛膝、肉桂。

月经周期后期，即月经干净后第 20 天开始服，每日 1 剂，共服 5 剂。

（2）闭经

从月经第一天开始服，共服7天。

药用：当归、白芍、川芎、党参、菟丝子、桑寄生、黄精、杞子、山茱萸。

功能：补益肝肾，养血调经。

①初期：从月经第8天开始，共服7天。

药用：上方加仙灵脾、巴戟天、紫石英、补骨脂。

功能：补肾助阳，促卵泡生成。

②中期：从月经第15天开始服，共服7天。

药用：上方加柴胡、香附、郁金、佛手。

功能：补肾疏肝理气。

③后期：月经第22天开始服，共服7天。

药用：当归、赤芍、川芎、丹参、鸡血藤、益母草、牛膝、通草。

功能：活血通经。

2. 中成药

（1）孕育丹糖浆

组成：沙苑子、覆盆子、枸杞子、菟丝子、仙灵脾、熟地、当归、补骨脂、五味子等。

功能：补肝肾，益精血，调经助孕。

适用于肝肾不足之月经不调、不孕症。糖浆剂，每次50ml，每日3次，连服3个月为1个疗程。

（2）参茸鹿胎丸

组成：人参、鹿胎、鹿茸、阿胶、龟甲、当归、川芎、白芍、茯苓、白术、甘草、香附、益母草。

功能：补肾强身，健脾益，调经助孕。

适用于肾虚宫寒之月经不调或经闭型不孕症。每次1丸，每日1~2次，温开水送服。

（3）女宝

组成：人参、鹿胎、鹿茸、红花、丹皮、丹参、川芎、阿胶。

功能：补肾助阳，养血调经，化瘀助孕。

适用于肾虚血瘀型不孕。每次4粒，每日3次。

（4）乌鸡白凤丸

组成：乌骨鸡、鹿角胶、鹿角霜、鳖甲、牡蛎、桑螵蛸、人参、黄芪、当归、川芎、香附、天门冬、甘草、生地、熟地、银柴胡、丹参、山药、芡实。

功能：滋养肝肾，益血健脾养血，调经。

适用于脾肾失养、气血不足之月经不调、不孕症。每次1丸，每日2次。

（5）逍遥丸

组成：柴胡、当归、白芍、白术、茯苓、甘草、薄荷、干姜。

功能：疏肝健脾，养血调经。

适用于肝气郁滞型不孕症。每次6~9丸，每日3次。

（6）艾附暖宫丸

组成：当归、川芎、生地、白芍、黄芪、肉桂、吴茱萸、香附、续断。

功能：温阳暖宫，养血调经。

适用于胞宫虚寒型月经不调、痛经、不孕症。每次1丸，每日2次。

3. 单方

（1）乌骨鸡500g、当归60g、生姜7片、盐适量，熬汤，分7天服，适用于血虚型不孕症。

（2）紫河车粉胶囊，每次3～5g，每日2次。用于肾虚型不孕证，子宫发育不良者尤佳。

（3）紫花地丁、蒲公英、鸭跖草、鱼腥草、野菊花、红藤、黄芪、延胡索、乳香。适用于盆腔炎症，慢性盆腔炎引起的输卵管阻塞性不孕症（湿热型）。

4. 热敷法

组成：红花、鸡血藤、独活、威灵仙、防风、皂角刺、乌头、艾叶、川椒。

功能：温经止痛，活血化瘀。

适用于寒湿瘀滞型慢性盆腔炎、痛经及输卵管阻塞不孕症。

5. 中药灌肠法

组成：紫花地丁、蒲公英、野菊花、鱼腥草、鸭跖草、当归。

上药浓煎100ml，保留灌肠，每日1次，10天为1个疗程。

6. 针刺促排卵

关元、子宫、中极、三阴交、足三里、阴陵泉。

于月经周期第12天开始，针刺，隔日1次，连续3次，观察7～10天，若基础体温未上升，则可重复2～3个疗程。

【预防与调护】

1. 保持心情舒畅，家人予以关心、体贴与支持，创造一个良好的心态环境。
2. 进行性知识教育，实施计划生育，避免流产对机体的损害。
3. 注意经产卫生，预防和及早治疗生殖系统炎症。
4. 进行性生理知识教育，掌握细缊期“的候”，增加受孕机会。

表3-6　不孕症病机证治简表

辨证分型	主要症状	舌象	脉象	病因病机	治法	代表方药
肾气虚证	婚久不孕，月经不调，经量或多或少，色淡或黯淡或月经稀发或闭经；头晕耳鸣，腰膝酸软，精神疲倦	舌淡苔白	沉细	先天肾气不足，或后天损耗伤肾。肾气不足，精气精血亏损，则冲任虚衰，不能摄精成孕	补肾益精养血调经	归肾丸

续表

辨证分型	主要症状	舌象	脉象	病因病机	治法	代表方药
肾阳虚证	婚久不孕，月经错后，量少色淡，甚则闭经；面部黯斑，形寒肢冷，或尿频便溏	舌淡胖苔白滑	细缓	先天不足，或久病及肾，命门火衰。冲任失于温煦，宫寒不孕	温肾助阳养血温中	右归丸或温胞饮
肾阴虚证	婚久不孕，月经不调，量少色红无血块；咽干口燥，大便干结	舌红少苔	细数	肾阴不足，精血亏损，胞失滋养；或因阴虚内热，热伤冲任胞宫，亦不能摄精成孕	滋肾益精养血调冲	左归丸或养精种玉汤
肝郁证	婚久不孕，月经不调，量多少不定，或经行不畅，经前乳胀痛，胸胁不舒，或有乳溢，或烦躁易怒，少腹胀痛，精神抑郁	舌黯红苔薄白或舌边尖红，苔薄微黄	弦数	情志不畅，或求子心切，致肝气郁结。疏泄失常，气血不和，冲任不能相资，以致生殖功能失常	疏肝解郁养血调经	开郁种玉汤或定经汤
痰湿证	婚久不孕，形体肥胖，月经延后、稀发或稀少，甚则闭经；面色㿠白，胸闷纳减犯恶，喉中有痰，嗜睡乏力，白带增多	舌淡胖苔白腻	濡滑	素体肥胖，或热食膏粱厚味，或脾阳不振，脾失健运，或饮食不节。痰湿内生，痰湿滞于冲任，阻滞胞脉，阻塞胞宫，均可导致不孕	燥湿化痰理气调经	苍附导痰丸或启宫丸
血瘀证	不孕，月经后期，量少或多，色紫黯，有血块，经行不畅，或漏下不止，少腹疼痛拒按，经前腹痛明显	舌边有瘀点	弦涩	情志内伤，气滞血瘀；或经期产后过食生冷，涉水感寒，或不禁房事，感受邪气，邪与血结。瘀血阻滞冲任胞脉而不孕	活血化瘀调经通络	少腹逐瘀汤血府逐瘀汤膈下逐瘀汤
湿热证	继发不孕，月经失调，经期延长，淋漓不净，赤白带下，腰骶酸软，经行或劳累加重，或低热起伏	舌红苔白腻或黄腻	弦或数	经期产后，手术不慎，风寒湿热等邪入侵，郁而化热。湿热流注下焦，阻滞胞脉胞宫，不能摄精成孕	清热利湿活血调经	解毒活血汤

第四章 中医儿科疾病

绪　　论

一、中医儿科疾病的范围

中医儿科疾病的范围较为广泛，小儿时期是人生的基础阶段，全身各个脏器都处于不断的生长发育和变化之中，在生理和病理方面与成人有着很大的差异。小儿疾病的发生因其生理的特点而具有特殊性，易患外感疾病和肺、脾、肾三系疾病。小儿肺脏娇嫩，肌肤薄弱，易受外邪侵袭而发生外感疾病，尤其是外感时行疾病。小儿“脾常不足”，调护失当也容易引起脾胃病证。先天禀赋不足，肾精亏虚，脑髓失充，筋骨失养，则出现肾系病证。

本章主要介绍儿科病中的常见病、多发病，如感冒、咳嗽、哮喘、泄泻、呕吐、厌食、疳证、惊风、蛔虫病、蛲虫病、麻疹、水痘、痄腮、顿咳、遗尿、夜啼、紫癜等。

二、小儿的生理病理特点

从小儿出生到成年处于不断生长发育的过程中，小儿无论在形体、生理、病理等方面都与成人不同，有其自身的特点和规律，年龄越小表现越显著。因此，不能简单地把小儿看成是成人的缩影。历代医家有关小儿生理特点的论述很多，归纳起来对其生理特点主要认为是脏腑娇嫩，形气未充，生机蓬勃，发育迅速；病理特点主要是发病容易，传变迅速，脏气清灵，易趋康复。掌握这些特点对小儿的健康保育和疾病的诊治都具有指导意义。

（一）生理特点

小儿的生理特点主要有两个方面：

1. 脏腑娇嫩，形气未充

脏腑是指五脏六腑；娇是指娇气，不耐寒热；形是指形体结构；气是指生理功能活动。小儿时期各脏器尚处于嫩弱阶段，形态和功能均未臻完善和成熟。《小儿药证直诀》云：“五脏六腑，成而未全……全而未壮。”说明小儿时期的皮毛、肌肉、筋骨、脑髓、五脏、六腑、营卫、气血等物质基础虽已形成，但尚未充实和坚固。清代吴鞠通将这种生理现象归纳为“稚阳未充，稚阴未长”，奠定了“稚阴稚阳”学说。小儿脏腑娇嫩，在五脏六腑中以肺、脾、肾三脏最为突出。由于肺主一身之气，脾为后天之本，肾为先天之本，三脏之间在生理上相互联系，病理上相互影响。脾胃薄弱之体常肺气虚弱，脾肺气虚又常影响生长发育。

2. 生机蓬勃，发育迅速

生机指生命力、活力。生机蓬勃、发育迅速是小儿生理的另一特点。小儿处于生长发育旺盛时期，无论是形体结构、动作功能、智力发育，还是脏腑功能活动方面，都在迅速地、不断地向着成熟完善方面发展，年龄愈小，生长发育的速度也愈快。古人观察到小儿这种生长发育的动态变化，理论上用“纯阳”来概括，称小儿为纯阳之体。所谓“纯阳”，是指小儿在生长的过程中表现为生机旺盛，蓬勃发展，好比旭日之初升，草木之方萌，蒸蒸日上，欣欣向荣，并非说正常小儿是有阳无阴或阳亢阴亏之体。纯阳学说是以生机蓬勃、发育迅速的客观存在为基础，成为生理特点的理论依据之一。

总之，我国历代儿科医家通过长期的观察和临床实践，关于“稚阴稚阳”和“纯阳之体”的两个理论观点概括了小儿生理特点的两个方面。

（二）病理特点

由于小儿为“稚阴稚阳”之体，所以，在病理上常表现为发病容易，传变迅速，易虚易实，易寒易热。再由于小儿体禀纯阳，生机旺盛，在病理上又表现脏气清灵，易趋康复。

1. 发病容易，传变迅速

小儿时期脏腑娇嫩，对疾病的抵抗力较差，易受外邪侵袭，而且一旦感受外邪后，又传变迅速，变化莫测。小儿发病容易尤其表现在易患时行疾病和肺、脾、肾三系疾病多见。

肺为娇脏，难调而易伤。小儿“肺常不足”，卫外机能薄弱，且寒暖不能自调，因此易为六淫所伤。六淫外邪不论从口鼻吸入，或由皮毛侵袭，均可影响肺的功能，损及肺脏，故时行病麻疹、水痘、痄腮以及肺系病感冒、咳嗽、肺炎、哮喘等病占儿科疾病大多数。

脾胃为后天之本，主运化水谷和输布精微，为气血生化之源。小儿“脾常不足”，运化功能尚未健全，消化吸收能力较差，而且饮食不知自节，故常易为饮食所伤，出现积滞、呕吐、泄泻、疳积等。“脾常不足”是产生小儿消化道疾病的体质因素。

肾为先天之本，主藏精，主骨生髓。小儿生长发育、抗病能力及骨髓、脑髓、毛发、耳目、牙齿等发育都与肾有着密切的联系。解颅、五迟、五软、尿频、遗尿、脑发育不全等均为小儿时期肾虚的常见病症。

小儿患热性病较多，且易导致惊厥，即使感冒亦可因高热而出现神昏、谵语、惊厥、抽搐等症，此即所谓小儿“肝常有余”，易动肝风。

小儿由于脏腑柔弱，生理发育未成熟，机体功能活动不稳定，不仅发病容易，而且在疾病过程中变幻多端，“易虚易实，易寒易热”，邪正之间、寒热虚实之间易于消长转化。小儿患病邪气易实而正气易虚，实证往往可以迅速转化为虚证，热证容易转为阳虚衰脱的阴寒之证，或者出现寒热虚实并见、错综复杂的证候。如小儿感受外邪，开始表现感冒症状，如果体质较差，可转变为支气管炎，也可瞬即转为肺炎发热、咳嗽、气急、鼻扇等里热实证。若失治或误治，肺气郁闭壅滞，影响心血运行不畅，则很快出现面唇及肢端紫绀、四肢厥冷、大汗淋漓、脉微细数等心阳衰微之证候，病情由实转虚，由热转寒，由闭及脱，导致危重之证。

总之，小儿稚阴未长，稚阳未充，患病后难以协调机体之阴阳平衡，因而寒热虚实的变化远较成人迅速而复杂。这就要求儿科医师诊断正确，治疗及时，辨证清楚，用药审慎果敢。

2. 脏气清灵，易趋康复

小儿患病在病情发展、转归过程中虽有传变迅速、病情易转恶化的一面，但小儿为“纯阳之体”，生机蓬勃，活力充沛，脏气清灵，反应敏捷，且病因比较单纯，情志因素的干扰和影响相对较少，所以病情好转比成人快，容易恢复健康。即使出现危重证候，只要救治及时、正确，往往可以转危为安。正如张景岳在《景岳全书·小儿则》中所提出的“其脏气清灵，随拨随应，但能确得其本而撮取之，则一药可愈，非若男妇损伤积痼痴顽者之比”。

三、中医儿科疾病的发病学要点

儿科疾病的发病原因与成人基本相同，但由于生理、病理的特点，又具有儿科自身的特点。小儿病因中外感不外六淫及疫疠之邪，内伤多由乳食，亦有因先天禀赋不足，以及母体遗传、胎中受病、分娩不顺等因素所产生的特殊疾患。

（一）外感因素

外感因素包括风、寒、暑、湿、燥、火六淫和疫疠之气。风为百病之长，在小儿外感致病因素中尤为突出。小儿肺常不足，腠理不密，肌肤疏松，风邪易从口鼻、皮毛而入，引起伤风、感冒、咳嗽、哮喘、肺炎喘嗽等肺系疾病。风为阳邪，善行而数变，风邪外袭，发病多急，传变较快。如治疗不及时，易向内传，由表及里，且易化热化火，引动肝风。风邪致病常与寒、热、湿邪相合为患，引起风寒感冒、风热感冒、风湿痹证等病。小儿感受风邪还常与乳食相夹，表里同病。感冒时既有发热恶风、鼻塞流涕、喷嚏、咳嗽等肺经表证，又有恶心呕吐、腹胀腹泻之脾胃里证。

寒为阴邪，易伤阳气。如小儿形体受寒，饮食生冷，则寒邪犯肺，痰饮内停，最易发生冷哮。若寒邪直中脾胃，脾阳受损，则发生寒泻。若迁延不愈，可由脾及肾，伤及肾阳，出现精神淡漠、面色㿠白、小便清长、肢冷、脉沉细等症。寒性凝滞，寒凝则血涩，导致气血流行不畅，新生儿阳气未充，若受寒冷，则阳气不能温煦肌肤，可发生新生儿硬肿症。

暑为阳邪，其性炎热。小儿感受暑邪，可发生高热、昏迷、抽搐等暑风、暑痉的危重证候，表现热、痰、风、惊的病理变化，热盛生风，风盛动痰，痰盛生惊，互为因果，此为感受暑邪病变过程中的特点之一。暑为夏季之气，如小儿禀赋不足，体质虚弱，不能适应夏令酷热的气候，则易冒受暑气而发生暑热消渴症，又称夏季热，临床表现为长期发热、多饮、多尿、无汗。但一入秋季症状均自行消退，为小儿夏季特有的病证。暑多夹湿，困遏脾气，则发生疰夏。

湿性黏滞，易困脾土。小儿脾常不足，脾阳不振，运化失司，水湿不化，“湿胜则濡泻”，故小儿腹泻最为多见。湿邪致病缠绵难愈，病程较长，如常见的小儿湿疹。湿与热合，流注经络，可发生痿证。

燥性干涩，易伤肺胃阴津。如燥邪疫毒侵犯肺胃，循经上炎，毒聚咽喉，则发生白喉。

秋燥之气多从口鼻而入，肺为娇脏，感受燥邪易损伤肺津，肺失清肃则出现干咳少痰、口咽干燥、舌红苔黄之燥咳。

火为阳邪，轻者为温，重者为热，甚者为火。小儿除直接感受温热病邪外，其他如风、寒、暑、湿、燥等邪皆可化热化火。小儿患热病之后与成人不同，容易生风动火，出现昏迷、抽搐、发斑、出血等症。

疫疠之气又称戾气，即为非时之气，是一类有着强烈传染性的病邪，具有发病急骤、病情较重、症状相似、易于流行等特点。小儿形气未充，卫外力弱，易感受疫疠之气，发生麻疹、水痘、痄腮、小儿麻痹症等特有的疾病。

（二）食伤因素

小儿脾常不足，运化功能较弱，加之饮食不知自节，或家长喂养不当，易被饮食所伤，产生脾胃病证。

《幼科发挥》云："太饱伤胃，太饥伤脾。"如乳食过度，伤及脾胃，脾胃不能蒸腐运化水谷，可发生食积、呕吐、腹胀、腹痛、腹泻等。如喂养不当，特别是1岁以内婴儿，母乳不足，断乳太早，未按时添加辅食，营养不足，可发生疳证。

饮食不洁，损伤脾胃，可引起腹泻、呕吐、痢疾及肠道寄生虫病，严重者可致食物中毒，甚则危及生命。

某些小儿有挑食、偏食等不良习惯，食谱单一，营养不全，日久脾胃虚弱，气血生化乏源，出现食欲不振、形体消瘦、面色少华等气血不足、脾胃虚弱之症，常可影响小儿生长发育。

（三）禀赋因素

小儿成形有赖父精母血，若父母精血不足必将致小儿禀赋不足，体质虚弱而易患病。同时，儿在母腹之时孕母失于调护，感受邪毒等则易产生先天疾患，或受产伤可留下后遗症。禀赋因素还包括遗传因素，小儿癫痫、哮喘等病多与母体遗传有关。

四、中医儿科疾病的治疗学要点

儿科疾病治疗方法有内治法和外治法两大类。内治法是指药物内服治疗疾病的方法。外治法指除口服给药外的其他途径给药法。由于小儿生理和病理上的特点，外治法的应用相对较成人广泛得多。无论内治法还是外治法，都须在辨证论治原则下应用，方能达到治疗目的。

（一）常用内治法

1. 疏风解表法

疏风解表法适用于外邪侵袭肌表所致的表证，临床表现发热、恶风、汗出或无汗等症。外感风寒常用麻黄汤、桂枝汤、荆防败毒散、葱豉汤等方剂发散风寒；外感风热常用银翘散、桑菊饮等方剂疏散风热；外感暑邪常用新加香薷饮解暑透表。小儿感受风邪易夹痰、夹滞、夹惊，可加用化痰、消积、熄风镇惊之品。

2. 止咳平喘法

止咳平喘法适用于邪郁肺经、痰阻肺络所致的咳喘。寒痰内伏常用小青龙汤、射干麻黄汤等温肺化痰、止咳平喘；热痰内蕴常用麻杏石甘汤、定喘汤等清热化痰、止咳平喘；久咳虚喘、肺肾两虚者可加用参蛤散等补益肺肾、纳气定喘。

3. 清热解毒法

清热解毒法适用于邪热炽盛的里热证。根据邪热入气、入血、在脏、在腑的不同，分别选方。温热病气分实热证常用白虎汤清热泻火；热入营血常用清营汤、犀角地黄汤清营凉血；心火炽盛而心烦尿赤用导赤散清心导热；肺热咳痰黄稠用泻白散清肺化痰；肝热头痛目赤、口苦咽干用龙胆泻肝汤清肝泻火；胃热牙龈肿痛用玉女煎、泻黄散清胃降火；膀胱湿热之小便淋漓涩痛用八正散清利湿热；大肠湿热壅滞而腹痛泻痢用葛根黄芩黄连汤清肠利湿。

4. 消食导滞法

消食导滞法适用于乳食积滞之证，如婴儿泄泻、积滞、疳积等。常用方有保和丸、消乳丸、枳实导滞丸、枳术丸等。单味药山楂、鸡内金、神曲、麦芽、谷芽、莱菔子也常选用。山楂善消肉食油腻；鸡内金能消各种食积；神曲能化谷食积滞；麦芽善消乳积；谷芽能消米面薯芋积；莱菔子还能消痰积。

5. 利水消肿法

利水消肿法适用于水湿内停之水肿。阳水常用五苓散、五皮饮、越婢加术汤等利水渗湿消肿；阴水常用防己黄芪汤、真武汤、实脾饮等温阳利水消肿。白茅根、玉米须、石韦等单味药也有较好的利尿消肿作用。

6. 镇惊开窍法

镇惊开窍法适用于肝风内动证，如小儿惊风、抽搐、癫痫等。热极生风而项强抽搐常用羚角钩藤汤熄风止痉；热入营血而神昏、惊厥常用安宫牛黄丸、紫雪丹、至宝丹镇惊开窍、清热解毒；痰浊蒙蔽之惊风抽搐用苏合香丸、小儿回春丹等豁痰开窍；感受时邪秽浊之气而吐泻昏厥，用玉枢丹、行军散、红灵丹等辟秽开窍；热病伤阴而虚风内动之手足蠕动用大定风珠养阴熄风。

7. 凉血止血法

凉血止血法适用于鼻衄、齿衄、尿血、便血、紫癜等出血。血热出血可用犀角地黄汤、四生丸、十灰散、小蓟饮子、槐花散等凉血止血；气虚不摄之出血可用补中益气汤、归脾汤、黄土汤等补气摄血。单味药三七、白及、仙鹤草以及成药云南白药等均有较好的止血作用，也可选用。

8. 活血化瘀法

活血化瘀法适用于各种瘀血证，临床表现口唇青紫、肌肤瘀斑，腹痛如针刺，痛有定处，舌质暗有瘀点等症。常用方剂如桃红四物汤、血府逐瘀汤、少腹逐瘀汤、桃仁承气汤等。

9. 补益健脾法

补益健脾法适用于脾胃虚弱、气虚不足的病证，临床表现为面色萎黄、倦怠乏力、食少便溏等症。常用方剂如四君子汤、异功散、七味白术散、补中益气汤等。

10. 培元补肾法

培元补肾法适用于小儿胎禀不足、肾气虚弱及肾不纳气之证，如遗尿、哮喘、五迟、五软等。常用方剂如六味地黄丸、金匮肾气丸、五子衍宗丸、参蛤散等。

11. 养阴生津法

养阴生津法适用于津液不足、阴液耗损之证。小儿脏腑娇嫩，卫外力弱，易感麻疹、豆疹、痄腮等时行疾病，损伤津液，出现阴液亏虚之证。常用方剂如沙参麦冬汤、增液汤、大补阴丸等。

12. 回阳救逆法

回阳救逆法适用于小儿元阳虚脱之危重病证，临床出现面色㿠白、神疲肢冷、大汗淋漓、脉微欲绝等症。常用方剂如四逆汤、参附龙牡救逆汤等。

13. 收敛固涩法

收敛固涩法适用于各种滑脱证，如自汗、盗汗、遗尿、尿频、久泻、久痢、久咳、虚喘等。常用方剂如牡蛎散、桑螵蛸散、真人养脏汤、九仙散等。

（二）常用外治法

1. 熏洗法

熏洗法是利用中药的药液及蒸汽熏洗体表的一种治法。如麻疹可用生麻黄、浮萍、芫荽或西河柳煎汤熏洗，以助透疹。荨麻疹可用熏洗法以祛风止痒。

2. 涂敷法

涂敷法是将新鲜的中草药捣烂，或将药物研末后加入水或醋、酒、蜂蜜，调匀后涂敷体表的一种外治法。如用青黛粉醋调外敷腮部治疗痄腮肿痛。又如取活地龙数条捣烂，白糖调和，涂敷囟门，治疗高热惊风抽搐。

3. 热熨法

热熨法是将药物炒热后用布包裹摩熨肌表的一种外治法。如用食盐，或豆豉、生姜、葱白、食盐一起炒热后熨脐腹部治疗腹痛，用生葱、食盐炒热熨脐周围或少腹治疗癃闭。

4. 敷贴法

敷贴法是用药物制成软膏、药饼，或研末撒于普通药膏上，敷贴于局部的一种外治法。如用吴茱萸研粉撒于普通膏药上贴于脐部治疗腹泻。

5. 罨包法

罨包法是用药物研粉或调成药膏，置于局部肌肤上加以包扎的一种外治法。如用皮硝包扎于脐部，以消食积。用大蒜头适量，捣烂后包扎于脚底心和脐部，治疗慢性泄泻。再如炒白芥子研末与面粉等份，水调，纱布包裹，敷贴于背部第3、4胸椎处，皮肤发红则去药，用于肺炎喘嗽以助啰音吸收。

6. 擦拭法

擦拭法是用药液或药末擦拭局部的方法。如用淡盐水，或银花、甘草煎汤，或野菊花煎汤洗擦口腔，治疗鹅口疮或口疮。

7. 气雾法

气雾法是用气雾吸入器将药液形成气雾状由患儿口鼻吸入的外治法。可用于年龄较大的患儿，以治鼻、咽及肺部疾患。如将鱼腥草制成气雾吸入，治疗感冒、咳嗽。

8. 药袋法

药袋法是将药物研末装袋，给小儿佩挂或做成枕头、肚兜的外治法。用于佩挂常使用具有芳香辟秽、祛风燥湿功效的药物，如山柰、苍术、冰片、白芷、藁本、甘松等做成香囊，用于小儿反复呼吸道感染。药枕常使用具有宣肺通窍、疏风散寒、清热祛暑功效的药物，用于鼻渊、感冒、疰夏、暑疖、头痛等疾病。如干绿豆皮、干菊花制成的豆菊药枕治疗疰夏。肚兜常使用具有温脾散寒、理气止痛、消食除胀、止吐止泻功效的药物，用于腹痛、腹泻、腹胀、呕吐、厌食等疾病。如茴香、艾叶、甘松、山柰、肉桂、丁香等制成的暖脐肚兜治疗脾胃虚寒之呕吐腹泻。

（三）推拿疗法

小儿推拿亦称小儿按摩，是儿科常用治法之一。具有促进气血运行、通经活络、安定神志、调和脏腑的作用，适用于5岁以下小儿的某些疾病，如食积、厌食、疳证、泄泻、腹痛、哮喘、痹证、痿证、惊风等。小儿推拿手法与成人相似，但小儿形气未充，肌肤柔嫩，手法应以轻、快、柔、和为原则，且有儿科特定的穴位。常用的手法有按法、摩法、推法、拿法、柔法、擦法、捏法、陷法等。

捏脊是小儿推拿疗法中常用的一种方法，通过对督脉和膀胱经的捏拿，达到调整阴阳、通经活络、调和气血、恢复脏腑功能的目的。常用治疳证、泄泻、遗尿及脾胃虚弱的患儿。其操作方法是：患儿俯卧，医生两手半握拳，两食指抵于背脊之上，以两手拇指伸向食指前方，合力挟住背部两侧肌肉并提起，而后食指向前、拇指向后退，做翻卷动作，两手同时向前移动，自长强穴起，一直捏到大椎穴，如此反复5次，但捏第3次时每捏3把应把皮肤提起1次。每日1次，连续6天为1个疗程，休息1天再做第二疗程。也有连续提捏，每天1~2次，作为保健治疗者。但脊背皮肤感染及皮下出血的患儿禁用此法。

五、中医儿科疾病的用药要点

小儿由于生理与病理上的特点，其在治疗原则、药物选择、用量用法等方面都具有与成人不同的特点。

1. 治疗要及时、准确和谨慎

小儿体属稚阴稚阳，脏腑娇嫩，形气未充，发病时变化迅速，易虚易实，易寒易热，危重并发症较多，因此治疗必须及时果断，争分夺秒，用药应当准确、适宜，否则容易引起轻病变重，重病转危，甚至迅速导致死亡。而且小儿机体柔弱，用药稍有不当则极易损害脏腑功能，因此用药还须谨慎。

2. 治疗要中病即止

小儿如草木之方萌，对药物的反应较成人灵敏。临床应用大苦大寒之品应防削伐生发之气；使用大辛大热之品应防其损伤真阴；攻伐之剂用之不当则耗伤气血，故必须中病即止。

3. 掌握小儿用药剂量

小儿使用中药的剂量常随年龄大小、个体差异、病情轻重、医者经验而不同。益气健脾、补血养阴、消食和中等药的药性平和，用量可偏大；但辛热温阳、苦寒泻下、峻猛攻伐之剂应严格掌握剂量，如附子、乌头、细辛、麻黄、大黄、巴豆、芒硝等。为计算方便，可采用下列比例用药：新生儿为成人量的1/6，乳婴儿为成人量的1/3～1/2，幼儿及幼童为成人量的2/3或用成人量，学龄儿童用成人量。

4. 掌握小儿中药的煎服方法

煎煮小儿汤剂和成人基本相同，特殊药物需分别先煎、后下、包煎、冲服、烊化等。在煎煮前应将药物用适量清水浸泡半小时，煎药开始用旺火，煮沸后改用小火。煎出的药量应根据年龄大小来决定，婴儿60～100ml，幼儿及幼童150～200ml，学龄前儿童200～250ml。

小儿服中药首先应根据疾病的性质，确定服药的次数。新病、急病要分数次服，慢性病可以少几次。其次是掌握正确的喂药方法，小儿服汤药不能急于求成，尤其是乳婴儿，可以吃几口药喂少许甜食，慢慢再喂药。对拒服中药的小儿可固定头、手，用小匙将药液送到舌根部后倾倒药液，听到患儿咽下声再退出药匙。不可捏鼻强灌，以防呛入气管而造成危险。另外还可以在中药中加入适量调味品，如白糖、冰糖等。婴儿在服丸剂、片剂时，须研成细末调服。昏迷的患儿可用鼻饲法给药，鼻饲散剂须调得非常稀薄，用针筒抽取药液后徐徐注入，最后再注入少量温水，以免鼻饲管阻塞。

5. 运用儿科中药新剂型

煎剂能够针对不同个体辨证施治，灵活加减，在体内吸收快，治病疗效显著。但对于危急病症，煎剂缓不济急，加之小儿服药困难，故治疗时应注意运用新剂型。如颗粒剂、糖浆剂、浸膏剂、片剂、栓剂、口服液、注射液等应用方便，小儿易于接受。如感冒退热冲剂、清热解毒口服液治疗病毒性感冒，双黄连注射液治疗呼吸道感染和皮肤感染，复方柴胡注射液治疗感冒高热，茵栀黄注射液治疗新生儿黄疸，清开灵注射液治疗高热、惊厥等，均有肯定疗效。

各论

第一节 感 冒

感冒是感受外邪而引起的肺系疾病，临床以恶寒、发热、头痛、鼻塞流涕、咳嗽、喷嚏为特征，是小儿时期最为常见的外感病。感冒又称伤风，可分为两种，即普通感冒和时行感冒。前者病邪轻浅，不造成流行；后者为感受时邪病毒所致，病邪较重，具有流行特征。

本病发病率占儿科疾病首位，一年四季均可发病，气候骤变及冬春两季发病率较高。任何年龄均可发病，但以婴幼儿时期多见。一般预后良好，但年幼体弱的患儿容易反复发作，病情复杂，可出现夹痰、夹滞、夹惊的兼证，甚至引起心悸怔忡、浮肿少尿等症。

西医学的急性上呼吸道感染、流行性感冒可参考本病辨证施治。

【病因病机】

1. 病因

小儿感冒的病因有外因和内因之分。外因为感受六淫，以风邪为主，常兼杂寒、热、暑、湿、燥等邪，亦有感受时行疫毒所致。内因为脏腑娇嫩，卫外功能薄弱，外邪乘虚侵袭，发为感冒。

2. 病机

六淫外邪经口鼻或皮毛侵犯肺卫，卫阳被遏，肺失宣肃，出现恶寒发热、鼻塞流涕、喷嚏咳嗽等肺经证候。暑邪感冒由于暑多夹湿，内困脾胃，故见高热无汗、胸闷泛恶。时行感冒邪毒较重，侵袭肌表，兼犯经络，则见发热恶寒、头痛身痛，甚则化热入里而发生变证。

肺脏受邪，失于清肃，气机不利，津液凝聚为痰，阻于气道，出现咳嗽加剧，喉间痰声，此为感冒夹痰。肺脏受邪，累及脾胃，运化失司，乳食停积，留滞中焦，出现脘腹胀满、不思乳食，或伴呕吐、泄泻，此为感冒夹滞。小儿神气怯弱，感邪之后热扰神明，引动肝风，出现心神不宁，甚则一时性惊厥，此为感冒夹惊。

禀赋不足、卫外不固之小儿稍有不慎则易感外邪，反复感冒，时轻时重，此乃肺脾气虚，因虚受邪，虚多邪少，称为虚证感冒。

3. 病位

感冒的病变部位主要在肺，随病情变化，可累及肝、脾。肺主气，司呼吸，外合皮毛，开窍于鼻。外邪入侵，首犯肺卫，肺失宣发，卫阳被遏，发为感冒。疾病性质属于邪实。若体质娇弱，反复感邪，则为虚实夹杂。

【诊断要点】

1. 以发热恶寒、鼻塞流涕、喷嚏等症为主，多兼咳嗽，可伴呕吐、腹泻，或发生高热惊厥。

2. 四时均可发，多见于冬春季，常因气候骤变而发病。

【治疗原则】

感冒的治疗原则总为疏风解表。外感风寒者，治以辛温解表；外感风热者，治以辛凉解表；外感暑湿者，治以清暑解表；体虚感冒者，治以扶正解表。夹痰者，佐以宣肺化痰；夹滞者，佐以消食化积；夹惊者，佐以镇惊安神。

【辨证论治】

1. 风寒感冒

【症状】恶寒发热，无汗，头痛，鼻塞流涕，喷嚏，咳嗽，喉痒；舌偏淡，苔薄白，脉浮紧。

【治法】辛温解表。

【方药】荆防败毒散合葱豉汤。

加减：鼻塞者，加白芷、苍耳子祛风通窍；咳嗽甚者，加白前、紫菀宣肺止咳。

2. 风热感冒

【症状】发热重，恶风有汗，头痛鼻塞，喷嚏咳嗽，吐痰黄稠，咽红肿痛，口渴；舌质红，苔薄白或薄黄，脉浮数。

【治法】辛凉解表。

【方药】银翘散或桑菊饮。

加减：表热明显者，选用银翘散；咳嗽明显者，选用桑菊饮。咳嗽痰黄者，加黄芩、前胡清肺化痰；咽红肿痛者，加牛蒡子、山豆根清咽解毒；口渴咽干者，加天花粉生津止渴。时行感冒高热不退者，加大青叶、蒲公英、柴胡清热解毒。

常用中成药：小柴胡冲剂、清开灵冲剂。

3. 暑邪感冒

【症状】发热无汗，或身热不扬，身重困倦，胸闷泛恶，食欲不振，或有呕吐泄泻；舌质红，苔薄腻，脉数。

【治法】清暑解表。

【方药】新加香薷饮。

加减：暑湿偏盛，苔黄腻者，加藿香、佩兰解暑化湿；泛恶呕吐者，加白豆蔻、竹茹清胃止呕；热甚心烦者，加黄连、淡豆豉、栀子清心除烦。

4. 虚证感冒

（1）气虚感冒

【症状】感冒反复发作，发热不高，倦怠乏力，面色欠华，常自汗出，恶风怕冷，鼻塞流涕，咳嗽，纳食不香；舌质淡，苔薄白，脉细弱。

【治法】益气固表，调和营卫。

【方药】黄芪桂枝五物汤。

加减：咳嗽痰白者，加苏叶、前胡、陈皮、半夏宣肺化痰；虚汗多者，加生龙骨、糯稻根固表止汗；气虚明显者，加党参、茯苓健脾益气；食欲不振者，加焦山楂、谷芽、麦芽、陈皮运脾开胃。

常用中成药：玉屏风散（颗粒、口服液）。

（2）阴虚感冒

【症状】头痛身热，微恶风寒，形体消瘦，口渴咽干，手足心热，干咳少痰；舌红少津，苔少或花剥，脉细。

【治法】滋阴解表。

【方药】加减葳蕤汤。

加减：口渴咽干者，加天花粉、石斛生津止渴；干咳少痰者，加沙参、麦冬、百合、川贝母润肺止咳；潮热盗汗者，加地骨皮、五味子清热敛阴。

常用中成药：百合固金口服液。

5. 兼证

（1）夹痰

【症状】感冒兼见咳嗽较剧，咳声重浊，喉中痰鸣，苔滑腻，脉浮数而滑。

【治法】化痰止咳。

【方药】属寒痰者，佐用二陈汤燥湿化痰；属热痰者，佐用黛蛤散加黄芩、桑白皮、浙贝、瓜蒌清肺化痰。

（2）夹滞

【症状】感冒兼见脘腹胀满，不思饮食，呕吐酸腐，口气秽浊，大便酸臭，或腹痛泄泻，或大便秘结；舌苔厚腻，脉滑。

【治法】消食导滞。

【方药】佐用保和丸。

常用中成药：保和丸、午时茶。

（3）夹惊

【症状】感冒兼见惊惕啼叫，夜卧不安、磨牙，甚则惊厥；舌尖红，脉弦。

【治法】解热镇惊。

【方药】汤剂中可加用钩藤、僵蚕、蝉蜕平肝熄风，生龙骨、茯苓宁心安神。

常用中成药：小儿回春丹、小儿金丹片、琥珀抱龙丸。

【外治疗法】

香薷、柴胡、厚朴、扁豆、防风各30g，银花、连翘、豆豉、鸡苏散、石膏、板蓝根各50g。煎水3000ml，稍冷沐浴。每日1～2次。用于暑邪感冒。

【预防与调护】

保持病室空气流通及适当温度。多饮开水，给予易消化食物。高热患儿及时物理降温。做好口腔护理。

表 4-1　　感冒病机证治简表

辨证分型	主要症状	舌象	脉象	病因病机	治法	代表方药
风寒感冒	恶寒发热，无汗，头痛，鼻塞流涕，喷嚏，咳嗽	舌偏淡，苔薄白	浮紧	风寒外束，卫表不和	辛温解表	荆防败毒散合葱豉汤
风热感冒	发热重，恶风有汗，喷嚏咳嗽，咽红肿痛，口渴	舌质红，苔薄白或薄黄	浮数	风热外袭，肺卫不利	辛凉解表	银翘散或桑菊饮 小柴胡冲剂 清开灵冲剂
暑邪感冒	发热无汗，或身热不扬，身重困倦，胸闷泛恶，或有吐泻	舌质红，苔薄腻	数	暑邪夹湿，束表困脾	清暑解表	新加香薷饮
气虚感冒	感冒反复发作，倦怠乏力，面色欠华，常自汗出，恶风怕冷，鼻塞流涕	舌质淡，苔薄白	细弱	肺卫不固，外邪易侵	益气固表，调和营卫	黄芪桂枝五物汤 玉屏风散
阴虚感冒	头痛身热，微恶风寒，口渴咽干，手足心热，干咳少痰	舌红少津，苔少或花剥	细	肺阴不足，阴虚内热	滋阴解表	加减葳蕤汤 百合固金口服液
夹痰	兼见咳嗽较剧，咳声重浊，喉中痰鸣	苔滑腻	浮数而滑	痰浊壅阻，肺失宣降	化痰止咳	二陈汤或黛蛤散
夹滞	兼见脘腹胀满，不思饮食，呕吐酸腐，口气秽浊，大便酸臭	苔厚腻	滑	食滞中焦，升降失司	消食导滞	保和丸、午时茶
夹惊	兼见惊惕啼叫，夜卧不安、磨牙，甚则惊厥	舌尖红	弦	神气怯弱，心神失宁	解热镇惊	小儿回春丹、小儿金丹片、琥珀抱龙丸

第二节　咳　嗽

咳嗽是因感受外邪或脏腑功能失调，以致肺失清肃，上逆作咳，咯吐痰涎。是小儿时期常见多发的肺部疾病。任何季节均可发病，尤以冬春季节变换及气候骤变时多发。患病年龄以婴幼儿居多，年龄愈小，症状也愈重。一般预后良好，若治疗不当，调护失宜，则反复迁延，病情加重，可转为肺炎喘嗽。

西医学的气管炎、支气管炎可参考本病辨证施治。

【病因病机】

1. 病因

小儿咳嗽的致病原因分外因和内因。外因为感受外邪，肺失宣肃；内因是脏腑功能失调，累及于肺，或素体虚弱，肺脾受损。

2. 病机

（1）外邪袭肺：外感六淫，尤其以风邪为多，从口鼻或皮毛而入，侵犯肺卫，肺为邪袭，郁闭不宣，肃降不行，肺气上逆而成咳嗽。风为百病之长，寒、热、燥、暑、湿等邪多随风邪致病。

（2）他病及肺：小儿脾胃薄弱，易为乳食、生冷所伤，致脾失健运，水湿停滞，酿生痰浊，上阻肺道，肺失宣降，因而咳嗽。又如小儿肝气亢盛化火，木火上炎，或心经蕴热，化火伤津，炼液为痰，阻滞肺气，肺失清肃，亦致咳嗽。

（3）素体虚弱、肺脾受损：小儿禀赋不足，素体虚弱，若外感咳嗽迁延不愈，耗伤正气，可发展成为内伤咳嗽，出现肺阴耗伤或肺脾气虚之证。

3. 病位

咳嗽病位主要在肺，其次在脾。感受外邪，或脏腑功能失调，脾虚生痰，内伤及肺，均致肺之清肃失司而发为咳嗽。外感咳嗽性质属实，内伤咳嗽虚实夹杂，虚多实少。

【诊断要点】

1. 咳嗽为主要症状，多继发于感冒之后，常因气候变化而发生。
2. 好发于冬春季节。
3. 肺部听诊两肺呼吸音粗糙，或有少量散在的干、湿啰音。
4. X线摄片或透视检查示肺纹理增粗。

【治疗原则】

小儿咳嗽治疗以宣通肺气、化痰止咳为主，同时根据外感内伤以及寒热虚实的不同而区别治疗。外感咳嗽者当疏散外邪、宣肺止咳；夹有寒痰则配合温肺化痰；夹有热痰则清肺化痰。内伤咳嗽应辨明何脏累及所致，随证施治。

【辨证论治】

咳嗽临床上分为外感咳嗽和内伤咳嗽两类，外感咳嗽分风寒咳嗽、风热咳嗽两型，内伤咳嗽分痰热咳嗽、痰湿咳嗽、气虚咳嗽、阴虚咳嗽四型进行辨证治疗。

1. 外感咳嗽

（1）风寒咳嗽

【症状】咳嗽频作，咽痒声重，痰白清稀，鼻塞流涕，恶寒无汗，口不渴；舌苔薄白，脉浮紧。

【治法】疏风散寒，宣肺止咳。

【方药】金沸草散。

加减：风寒较重，兼有气喘者，加炙麻黄宣肺平喘；咳嗽痰多者，加杏仁、紫菀、陈皮化痰止咳；咽痒者，加桔梗、蝉蜕利咽止痒。

（2）风热咳嗽

【症状】咳嗽不爽，痰黄白或痰黄黏稠，不易咳出，口渴咽痛，鼻流浊涕，发热恶风，微汗出；舌微红，苔薄黄，脉浮数。

【治法】疏风清热，宣肺止咳。

【方药】桑菊饮。

加减：肺热甚者，加黄芩、鱼腥草清泄肺热；痰黄黏稠者，加浙贝母、瓜蒌涤痰止咳；咽红肿痛者，加牛蒡子、射干清热利咽；口渴明显者，加知母、天花粉清热生津。若风热兼暑而咳嗽胸闷、心烦尿赤、舌红、脉数者，加六一散、藿香、佩兰、竹叶疏风解暑；若风热夹湿而痰多、胸闷、苔腻、脉濡者，加薏苡仁、茯苓、半夏、陈皮健脾燥湿化痰。

常用中成药：小儿宣肺冲剂、三蛇胆陈皮末。

2. 内伤咳嗽

（1）痰热咳嗽

【症状】咳嗽痰多，色黄稠厚，咯吐不爽，面赤唇红，发热口渴，烦躁不宁，小便短赤，大便干燥；舌质红，苔黄腻，脉滑数。

【治法】清肺化痰止咳。

【方药】清宁散。

加减：痰多稠黏、咯吐不爽者，加竹沥、胆南星、天竺黄、海浮石清热化痰；咳甚痛引胸胁者，加郁金、川楝子、枳壳理气通络；大便秘结者，加瓜蒌仁润肠通便。

常用中成药：蛇胆川贝液、小儿清肺口服液。

（2）痰湿咳嗽

【症状】咳嗽声重浊，痰多色白，清稀易咯，胸闷纳呆，肢体困重；苔白腻，脉滑。

【治法】运脾燥湿，化痰止咳。

【方药】二陈汤。

加减：痰湿重者，加胆南星、苍术、厚朴增强燥湿化痰之力；咳嗽甚者，加杏仁、紫菀、款冬花化痰止咳；胸闷不适者，加苏梗、枳壳理气宽胸；食少纳呆者，加山楂、神曲、鸡内金消食开胃。

常用中成药：橘红痰咳液、半夏露。

（3）气虚咳嗽

【症状】咳声无力，痰少清稀，面色苍白，少气懒言，体虚多汗；舌质淡嫩，边有齿印，苔少，脉细。

【治法】健脾益气。

【方药】六君子汤。

加减：少气懒言，自汗畏寒者，加黄芪、桂枝益气补虚；咳嗽日久者，加乌梅、诃子、百部、川贝母敛肺止咳；纳呆者，加焦山楂、神曲和胃导滞。

（4）阴虚咳嗽

【症状】干咳无痰，或痰少而黏，不易咯出，喉痒声嘶，口渴喜饮，手足心热，寐时多梦；舌红少苔，脉细数。

【治法】滋阴润肺。

【方药】沙参麦冬汤。

加减：咳嗽痰黏者，加川贝母、炙枇杷叶、海浮石豁痰止咳；痰中带血者，加白茅根、藕节炭、蛤粉炒阿胶清肺止咳；阴虚发热者，加鳖甲、天冬、地骨皮、白薇养阴清热。

【外治疗法】

1. 白矾 50g，研细末，加入醋、面粉调匀后做成小饼，敷足心，24 小时换 1 次。用于痰湿咳嗽。

2. 丁香、肉桂各 3g，共为末，温水调敷肺俞穴，固定。每日换 1 次。用于气虚咳嗽。

【预防与调护】

注意保持室内空气流通，避免煤气、尘烟等刺激。饮食宜清淡，避免辛辣、油腻之品。

表 4－2　咳嗽病机证治简表

辨证分型	主要症状	舌象	脉象	病因病机	治法	代表方药
风寒咳嗽	咳嗽咽痒，痰白清稀，鼻塞流涕，恶寒无汗，口不渴	苔薄白	浮紧	风寒束肺，肺气失宣	疏风散寒，宣肺止咳	金沸草散
风热咳嗽	咳嗽不爽，痰黄白或痰黄黏稠，口渴咽痛，鼻流浊涕，发热恶风	舌微红，苔薄黄	浮数	风热犯肺，肺失清肃	疏风清热，宣肺止咳	桑菊饮 小儿宣肺冲剂 三蛇胆陈皮末
痰热咳嗽	咳嗽痰多，色黄稠厚，面赤唇红，发热口渴，烦躁不宁，小便短赤，大便干燥	舌质红，苔黄腻	滑数	痰热内蕴，肺失清肃	清肺化痰止咳	清宁散 蛇胆川贝液 小儿清肺口服液
痰湿咳嗽	咳嗽声重浊，痰多色白，清稀易咯，胸闷纳呆，肢体困重	苔白腻	滑	痰湿中阻，肺失宣降	运脾燥湿，化痰止咳	二陈汤
气虚咳嗽	咳声无力，痰少清稀，面色苍白，少气懒言，体虚多汗	舌淡嫩，边有齿印，苔少	细	肺气不足，余邪未解	健脾益气	六君子汤
阴虚咳嗽	干咳无痰，喉痒声嘶，口渴喜饮，手足心热，寐时多梦	舌红少苔	细数	正虚邪恋，肺阴受损	滋阴润肺	沙参麦冬汤

第三节　哮　　喘

哮喘是小儿时期常见的一种以发作性的哮鸣气促，呼气延长，不能平卧为特征的肺部疾患。哮指喉间哮鸣，喘指呼吸气促。哮必兼喘，故通称哮喘。历代医家根据本病发病的原因与症状的不同，又称为“呷嗽”、“哮嗽”、“食哮”、“水哮”、“齁喘”等。

本病四季均可发病，尤其好发于春秋两季，素有家族史或为过敏体质者，每遇气候骤变、寒温失常而发作。鱼腥发物、花粉、绒毛及特殊气味也可诱发。本病在小儿各个年龄阶段皆可发生，婴幼儿期及学龄前期最为多见。早期积极治疗，重视预防，年长后能够痊愈；发作频繁，长期不愈者，则可成为终身痼疾。

西医学的支气管哮喘可参考本病辨证施治。

【病因病机】

1. 病因

本病的发病因素较为复杂，既有内因，又有外因。内因为伏痰内蕴，与素体肺、脾、肾三脏功能失调有关；外因有感受外邪，饮食失调，接触异物、异气，以及情志劳倦等。本病发生均为外因诱发，触动伏痰，痰阻气道所致。

2. 病机

小儿时期肺、脾、肾三脏常虚，肺虚卫外不固，腠理不密，易为外邪所侵，邪气阻肺，失于输布，凝液为痰；脾虚运化失司，聚湿为痰，上贮于肺；肾气虚弱，不能蒸化水液，上泛为痰。肺、脾、肾三脏功能失常，水液代谢受阻，伏痰留饮内蓄；外邪乘虚而入，引动伏痰，痰阻气道，肺失宣肃，气逆痰动而为哮喘。

此外，劳倦过度或情绪激动导致痰气交结，壅阻肺气，也能引发哮喘。

3. 病位

哮喘病位主要在肺，与脾、肾关系密切。新病属实，久病必虚，或虚实夹杂。哮喘反复发作，肺气耗散，波及脾肾。肺虚及脾，脾虚不运，则湿滞生痰，痰浊阻肺，故反复不已。脾肺久虚，肾不纳气，故喘不足息。

【诊断要点】

1. 常突然发病，发作之前多有鼻痒、喷嚏、流涕、咳嗽等先兆症状。发作时喉间哮鸣，气急喘促，咯痰不爽，甚则不能平卧，烦躁不安。

2. 有诱发因素，如气候转变而感凉受热或接触某些过敏物质。

3. 可有婴儿时期湿疹病史，或有家族史、过敏史。

【治疗原则】

哮喘发作期以邪实为主，故以祛邪为先；缓解期以本虚为主，则以扶正为要。祛邪有散寒、清热、涤痰、降气之分；扶正有养肺、健脾、益肾之别。

【辨证论治】

本病临床上分发作期与缓解期进行治疗。发作期主要分寒证、热证、寒热夹杂证、虚实夹杂证；缓解期分肺气虚弱证、脾气虚弱证、肾气虚弱证进行辨证治疗。

1. 发作期

（1）寒证

【症状】咳喘气促，喉中哮鸣，咳痰色白多沫，形寒无汗，鼻流清涕，四肢不温，面色晦滞；舌淡，苔薄白或白腻，脉浮滑。

【治法】温肺散寒，化痰定喘。

【方药】小青龙汤合三子养亲汤。

加减：咳甚者，加紫菀、款冬花化痰止咳；喘哮明显者，加葶苈子、旋覆花泻肺平喘；咳吐泡沫甚多者，可兼服冷哮丸。

常用中成药：寒喘丸、小青龙汤冲剂、咳喘平、小儿治哮喘灵、止咳青果丸。

（2）热证

【症状】咳喘哮鸣，声高息涌，痰黄黏稠，胸膈满闷，身热面赤，渴喜冷饮，小便黄赤，大便干结；舌红，苔薄黄或黄腻，脉滑数。

【治法】清化痰热，定喘止咳。

【方药】麻杏石甘汤。

加减：痰多者，加瓜蒌、海浮石清肺化痰；哮甚者，加代赭石、白前降气定喘；呕逆者，加竹沥、半夏、竹茹降逆止呕；便秘者，加大黄、芒硝泻下通便。

常用中成药：小儿肺热咳喘冲剂、复方川贝精片、小儿止咳金丹、珠贝定喘丸、儿童清肺丸、保童化痰丸、小儿清肺口服液、贝羚散。

（3）寒热夹杂证

【症状】咳喘哮吼，畏寒发热，鼻塞流清涕，喷嚏，咯痰黏稠色黄，口渴引饮，大便干结；舌红，苔薄白，脉滑数。

【治法】解表清里，定喘止咳。

【方药】大青龙汤。

加减：咳痰黄稠者，加黄芩、桑白皮、地龙清热化痰；鼻塞流清涕者，加白芷、鹅不食草散寒通窍。

（4）虚实夹杂证

【症状】哮喘持续不已，病程较长，面色欠华，常伴发热，咳嗽，喉间有痰；舌淡，苔薄白，或舌红，苔少，脉细弱。

【治法】祛邪扶正，标本兼顾。

【方药】射干麻黄汤合都气丸。

加减：脾肺气虚者，加党参、黄芪补脾益肺；喘甚者，加旋覆花、代赭石降气平喘。

2. 缓解期

（1）肺气虚弱证

【症状】面色㿠白，气短懒言，倦怠乏力，容易出汗，易感外邪；苔薄白，脉细无力。

【治法】补养肺气，益卫固表。

【方药】玉屏风散。

加减：气虚甚者，加党参、茯苓补气健脾；汗出过多者，加五味子、牡蛎、麻黄根收敛止汗；咳嗽者，加百部、川贝母润肺止咳；肺阴虚者，加北沙参、麦冬、百合养阴润肺。

常用中成药：玉屏风口服液（颗粒）、小儿肺宝。

（2）脾气虚弱证

【症状】咳喘痰多，食少脘痞，面黄少华，大便不实，肌肉痿弱，倦怠乏力；舌淡，苔薄，脉缓无力。

【治法】健脾益气，化痰平喘。

【方药】六君子汤。

加减：大便溏薄者，加木香、砂仁、薏苡仁、山药健脾止泻；食欲不振者，加鸡内金、山楂、神曲消食和胃；脾阳不足而形寒肢冷者，加桂枝、干姜温中散寒。

常用中成药：香砂六君子丸、补中益气丸。

（3）肾气虚弱证

【症状】咳喘气促，动则喘甚，呼多吸少，形寒怯冷，下肢不温，脚软无力，遗尿或夜尿增多，面色苍白或青灰；舌淡，苔白，脉细无力。

【治法】补肾固本，纳气平喘。

【方药】肾气丸。

加减：痰涎泛壅者，加半夏、胆南星燥湿化痰；遗尿尿频者，加益智仁、菟丝子温肾缩尿；肺肾两虚者，加胡桃肉、五味子、紫河车粉、补骨脂温补肺肾；肾阴不足者宜滋阴补肾，方用六味地黄丸。

常用中成药：金匮肾气丸、五子衍宗丸、固肾定喘丸、固本咳喘片。

【外治疗法】

白芥子、延胡索各 21g，甘遂、细辛各 12g，共研细末，分成 3 份，每隔 10 天使用 1 份。用时取药末 1 份，加生姜汁调和如 1 分钱币大小，分别贴在肺俞、心俞、膈俞、膻中穴，贴 2 ~4 小时揭去。若贴后皮肤发红，局部出现小疱疹，可提前揭去。贴药时间为每年夏天的初伏、中伏和末伏，连用 3 年。

【预防与调护】

避免各种诱发因素，适当进行体育锻炼，增强体质，防止复发。注意气候变化，适时增减衣物，预防感冒。有外感及时治疗。发病季节避免过度活动和情绪激动。居室宜空气流通，阳光充足，温湿度适宜。饮食宜清淡而富有营养，忌食生冷油腻、甜咸腥膻等，以免诱发哮喘。

表 4-3 哮喘病机证治简表

辨证分型	主要症状	舌象	脉象	病因病机	治法	代表方药
寒证	咳喘气促，喉中哮鸣，咳痰色白多沫，鼻流清涕，四肢不温	苔薄白或白腻	浮滑	风邪外束，引动伏痰，痰气相搏	温肺散寒，化痰定喘	小青龙汤合三子养亲汤
热证	咳喘哮鸣，声高息涌，痰黄黏稠，身热面赤，渴喜冷饮，大便干结	苔薄黄或黄腻	滑数	痰热交阻，肺气壅盛，肃降失司	清化痰热，定喘止咳	麻杏石甘汤
寒热夹杂证	咳喘哮吼，畏寒发热，鼻塞流清涕，咯痰黏稠色黄，大便干结	舌红，苔薄白	滑数	表寒未清，内已化热	解表清里，定喘止咳	大青龙汤
虚实夹杂证	哮喘持续不已，病程较长，面色欠华，常伴发热，咳嗽，喉间有痰	舌淡，苔薄白，或舌红苔少	细弱	正虚邪恋，虚实夹杂	祛邪扶正，标本兼顾	射干麻黄汤合都气丸
肺气虚弱证	面色㿠白，气短懒言，倦怠乏力，容易出汗，易感外邪	苔薄白	细无力	哮喘日久，耗伤肺气	补肺固表	玉屏风散小儿肺宝
脾气虚弱证	咳喘痰多，食少脘痞，面黄少华，大便不实，肌肉痿弱，倦怠乏力	苔薄	缓无力	脾虚气弱，化源不足	健脾益气化痰平喘	六君子汤补中益气丸
肾气虚弱证	咳喘气促，动则喘甚，呼多吸少，形寒怯冷脚软无力，夜尿增多	苔白	细无力	肾气亏虚，肾不纳气	补肾固本纳气平喘	肾气丸

第四节 麻 疹

麻疹是由外感麻毒时邪引起的一种急性出疹性时行疾病。以发热、咳嗽、鼻塞流涕、眼泪汪汪、全身布发红疹及早期口腔两颊黏膜出现麻疹黏膜斑为特征。因其疹点如麻粒大，故名麻疹。是古代儿科四大要证之一，对儿童健康危害严重。

本病一年四季均可发生，但多发于冬、春两季，有很强的传染性，常可引起流行。好发于儿童，6个月以上、5岁以下的幼儿尤为多见。本病发病过程中若治疗调护适当，出疹顺利，大多预后良好；若调护失宜，邪毒较重，正不胜邪，可引起逆证、险证而危及生命。患病后一般可获终生免疫。

20世纪60年代以来，我国普遍使用麻疹减毒疫苗预防接种，其发病率显著下降，有效地控制了流行发生。近年来，临床上非典型麻疹病例增多，症状较轻，病程较短，麻疹逆证少见，发病有向较大年龄推移的现象，成人中未作过预防接种及未患过本病者的发病临床时有所见，值得引起注意。

西医学的麻疹可参考本病辨证施治。

【病因病机】

1. 病因

麻疹的发病原因主要是感受麻毒时邪。

2. 病机

麻毒时邪从口鼻侵入，侵犯肺脾。肺主皮毛，开窍于鼻，司呼吸。毒邪犯肺，肺失宣发，则先见发热、咳嗽、喷嚏、流涕、眼泪汪汪等肺卫表证，此为初热期（疹前期）。麻毒由表入里，蕴于脾胃，阳明气分热盛，故出现高热、神烦、口渴。脾主肌肉和四末，麻毒入于气分，正气与毒邪相争，驱邪外泄，麻毒由里达表，外发肌肤而出疹，此为见形期（出疹期）。疹透之后毒随疹泄，麻疹逐渐收没，热去津伤而见皮肤脱屑、舌红少津，进入收没期（疹子收没的疹回期）。这是麻疹顺证的病机演变规律。

麻疹以外透为顺，内传为逆。若正虚不能托邪外出，或因邪盛化火内陷，均可导致麻疹透发不顺，形成逆证、险证。如麻毒内陷，或复感外邪，邪郁于肺，肺气闭塞，气逆痰壅，则形成麻毒闭肺证。肺胃邪毒炽盛，化热化火，循经上攻咽喉而致邪毒攻喉证。麻毒不能外达，内陷厥阴，逆传心包，引动肝风，则可形成邪陷心肝证。少数患儿血分毒热炽盛，皮肤可现紫红色斑丘疹，融合成片；若正气不足，麻毒内陷，正不胜邪，心阳虚衰，可出现内闭外脱之险证。此外，麻毒移于大肠，可引起协热下利；毒结阳明，可出现口疮、牙疳；迫血妄行，可导致鼻衄、吐血、便血等。

3. 病位

麻疹病变部位主要在肺、脾。麻毒时邪侵袭于肺，郁阻于脾，正邪交争，毒透肌肤，疹布全身。麻疹经过疹前期、出疹期、疹回期，皮疹如期透发及收没，临床无并发症，是为顺证；若麻毒壅盛，或素体虚弱，正不胜邪，皮疹不能如期透发及收没，临床出现并发症，是为逆证。顺证多属实证、热证，逆证多为虚实夹杂证。

【诊断要点】

1. 在流行季节，有麻疹患者接触史。

2. 初起发热，咳嗽，流涕，两目畏光多泪，口腔两颊黏膜近臼齿处可见麻疹黏膜斑。发热3~4天后出疹，经3天左右全身皮疹出齐后发热渐退，疹子渐回。

3. 典型皮疹自颜面、耳后、发际及颈部开始，自上而下遍及全身，最后达手足心。皮疹为玫瑰色斑丘疹，可散在分布，或不同程度融合。疹退后有糠麸样脱屑和棕褐色色素沉着。

4. 血白细胞总数减少，中性粒细胞及淋巴细胞比例几乎相等。麻疹早期口腔黏膜或鼻咽拭子涂片找到多核巨细胞有助于诊断。

【治疗原则】

治疗麻疹素有“麻不厌透”、“麻喜清凉”之论。麻为阳毒，以透为顺，以清为要，因此清热透疹为其基本法则。一般初热期以宣透为主，见形期以清解为主，收没期以养阴为主，同时注意透发防耗伤津液，清解勿过于寒凉，养阴忌滋腻留邪。若是逆证，治法总为清热解毒。麻毒闭肺者，佐以宣肺化痰；热毒攻喉者，佐以利咽消肿；邪陷心肝者，佐以熄风开窍；出现心阳虚衰之险证时，当急予温阳扶正固脱。

【辨证论治】

麻疹辨证有顺证、逆证之分。顺证分初热期（疹前期）、见形期（出疹期）、收没期（疹回期）三型；逆证常分麻毒闭肺证、邪毒攻喉证、邪陷心肝证进行辨证治疗。

1. 顺证

（1）初热期（疹前期，从开始发热至出现皮疹3天左右）

【症状】发热，微恶风寒，鼻塞流涕，喷嚏，咳嗽，眼睑红赤，眼泪汪汪，倦怠思睡，胃纳不佳，小便短黄，或大便溏软。发热第2～3天，口腔两颊黏膜红赤，贴近臼齿处见微小灰白色麻疹黏膜斑，周围有红晕，由少渐多；舌苔薄白或微黄，脉浮数。

【治法】辛凉透表，清宣肺卫。

【方药】宣毒发表汤或银翘散。

加减：高热无汗者，加浮萍透疹散邪；咽喉肿痛者，加射干、山豆根清利咽喉；烦躁、尿黄赤短少者，加竹叶、木通清热利尿；壮热阴伤，无发汗之源者，加生地、玄参、石斛养阴透表；若体虚无力透疹外达者，加人参（或党参代）、黄芪、黄精等扶正透表。如气候寒冷或风寒外束，腠理闭塞，影响皮疹外透者，加麻黄、细辛辛温透表。

常用中成药：银翘解毒丸、小儿羚羊散、小儿紫草丸、小儿痧疹金丸。

（2）见形期（出疹期，皮疹从见点至透齐3天左右）

【症状】发热持续，起伏如潮，阵阵微汗，谓之“潮热”，每潮一次，疹随外出。疹点先见于耳后发际，继而头面、颈部、胸腹、四肢，最后手心、足底、鼻准部都见疹点即为出齐。疹点初起细小而稀少，渐次加密，疹色先红后暗红，稍觉凸起，触之碍手；伴口渴引饮，目赤眵多，咳嗽加剧，烦躁或嗜睡，小便黄赤；舌质红，苔黄，脉数。

【治法】清热解毒，佐以透发。

【方药】清解透表汤。

加减：若疹点红赤、紫暗、融合成片者，加丹皮、紫草清热凉血；壮热、面赤、烦躁者，加山栀、黄连、石膏清热泻火；口渴引饮者，加生地、玄参养阴生津；咳嗽甚者，加桔梗、桑白皮、杏仁清肺化痰；齿衄、鼻衄者，加藕节炭、白茅根凉血止血。

常用中成药：板蓝根冲剂。

（3）收没期（疹回期，从疹点透齐至收没3天左右）

【症状】疹点出齐，发热渐退，咳嗽渐减，声音稍哑，疹点依次渐回，皮肤呈糠麸状脱屑，并有色素沉着，胃纳增加，精神好转；舌质红少津，苔薄而干，脉细软或细数。

【治法】养阴益气，清解余邪。

【方药】沙参麦冬汤。

加减：低热不退者，加地骨皮、银柴胡清退虚热；咳嗽不止者，加川贝、百合、枇杷叶润肺止咳；疹子回收迟缓者，加赤芍、牡丹皮凉血活血；食欲未复者，加谷芽、麦芽养胃健脾；口渴引饮者，加石斛、生地黄生津止渴；大便干结者，加全瓜蒌、火麻仁润肠通便。

2. 逆证

麻疹的逆证在麻疹全过程中都可出现，最多见于出疹期。常见逆证有以下几种：

（1）麻毒闭肺证

【症状】高热烦躁，咳嗽气促，鼻翼扇动，喉间痰鸣，疹点紫暗或隐没，甚则面色青灰，口唇紫绀；舌质红，苔黄腻，脉数。

【治法】宣肺开闭，清热解毒。

【方药】麻杏石甘汤。

加减：肺热甚者，加黄芩、鱼腥草清泻肺热；痰多稠厚者，加浙贝母、竹沥、天竺黄清肺化痰；气促喘甚者，加葶苈子、桑白皮泻肺降气平喘；口唇紫绀者，加丹参、红花活血化瘀；大便干结，苔黄舌红起刺者，可加大黄、芒硝苦寒直降里热，泻火通腑，急下存阴。

常用中成药：五粒回春丹。

（2）邪毒攻喉证

【症状】身热不退，咽喉肿痛，声音嘶哑，咳声重浊，声如犬吠，喉间痰鸣，甚则呼吸困难，面唇紫绀，烦躁不安；舌质红，苔黄腻，脉滑数。

【治法】清热解毒，利咽消肿。

【方药】清咽下痰汤。

加减：大便干结者，可加大黄、玄明粉通腑泻火。病情加重，出现吸气困难、面色发绀等喉梗阻征象时，应采取综合措施，必要时行气管切开，以救危急。

常用中成药：六神丸、喉症丸、板蓝根冲剂。

（3）邪陷心肝证

【症状】高热不退，烦躁，谵语，皮肤疹点密集成片，色泽紫暗，甚则神昏、抽搐；舌质红绛起刺，苔黄糙，脉数。

【治法】平肝熄风，清营解毒。

【方药】羚角钩藤汤合牛黄清心丸。

加减：痰蒙清窍者，加石菖蒲、胆南星、鲜竹沥清热化痰开窍；皮疹紫暗密集成片者，加牡丹皮、紫草清热凉血、活血透疹。

常用中成药：紫雪丹、安宫牛黄丸、猴枣散、牛黄千金散。

【外治疗法】

1. 芫荽子（或新鲜茎叶）适量，加鲜葱、米酒同煎取汁，乘热置于罩内熏蒸，然后擦洗全身，再覆被取汗。用于麻疹透发不畅者。

2. 麻黄、芫荽、浮萍各15g，黄酒60ml，加水适量煮沸。让水蒸汽满布室内，再用热毛巾浸湿药液后敷头面、胸背。也可用西河柳30g、荆芥穗、樱桃叶各15g煎汤熏洗。均用于麻疹透发不畅者。

【预防与调护】

麻疹流行期间要避免去公共场所和流行区域，以减少感染机会。有麻疹接触史者可注射胎盘球蛋白、丙种球蛋白等，并隔离观察21天。麻疹患儿及时隔离至出疹后5天，并发肺炎者隔离时间延长至疹后10天。居室应空气流通，温度、湿度适宜，避免直接吹风受寒。饮食应清淡而营养丰富，易于消化，忌油腻辛辣之品，并注意补足水分。保持口腔、鼻孔、眼睛、皮肤的清洁卫生，每天按时清洗，防止破溃感染而发生并发症。

表4-4　麻疹病机证治简表

辨证分型	主要症状	舌象	脉象	病因病机	治法	代表方药
初热期（疹前期）	发热，微恶风寒，流涕喷嚏，咳嗽，眼睑红赤，眼泪汪汪，小便短黄，大便稀溏。发热第2～3天，口腔两颊黏膜近臼齿处见微小灰白色麻疹黏膜斑	苔薄白或微黄	浮数	麻毒犯肺，肺失清宣	辛凉透表，清宣肺卫	宣毒发表汤或银翘散小儿羚羊散、小儿紫草丸、小儿痧疹金丸
见形期（出疹期）	发热持续，起伏如潮，每潮一次，疹随外出。疹点先见于耳后发际，继而头面、颈部、胸腹、四肢，最后手心、足底、鼻准部都见疹点即为出齐。疹点初起细小而稀少，渐次加密，疹色先红后暗红，稍觉凸起，触之碍手。口渴引饮，目赤眵多，咳嗽加剧，烦躁或嗜睡，小便黄赤	舌红，苔黄	数	麻毒内传，肺胃热毒炽盛	清热解毒，佐以透发	清解透表汤板蓝根冲剂
收没期（疹回期）	发热渐退，咳嗽渐减，疹点依次渐回，皮肤呈糠麸状脱屑，并有色素沉着，胃纳增加，精神好转	舌红少津，苔薄而干	细软或细数	麻毒已透，热退阴伤，邪退正复	养阴益气，清解余邪	沙参麦冬汤
麻毒闭肺证	高热烦躁，咳嗽气促，鼻翼扇动，喉间痰鸣，疹点紫暗或隐没，甚则面色青灰，口唇紫绀	舌红，苔黄腻	数	邪毒内侵，郁闭于肺	宣肺开闭，清热解毒	麻杏石甘汤五粒回春丹
邪毒攻喉证	身热不退，咽喉肿痛，咳声重浊，声如犬吠，喉间痰鸣，甚则呼吸困难，面唇紫绀，烦躁不安	舌红，苔黄腻	滑数	热毒上攻，痰阻咽喉	清热解毒，利咽消肿	清咽下痰汤六神丸、喉症丸、板蓝根冲剂
邪陷心肝证	高热不退，烦躁，谵语，皮肤疹点密集成片，色泽紫暗，甚则神昏、抽搐	舌红绛起刺，苔黄糙	数	邪毒炽盛，内陷心肝	平肝熄风，清营解毒	羚角钩藤汤合牛黄清心丸

第五节　水　痘

水痘是由外感时行邪毒引起的急性发疹性传染病。临床以发热、皮肤分批出现丘疹、疱疹、结痂为特征。又可称为水疱、水花、水疮等。

本病一年四季均有发生，但多发于冬、春两季。儿童时期任何年龄均可发生，尤以1~6岁者多见。因其传染性很强，故易引起流行。水痘一般预后良好，愈后不留瘢痕。患病后可获终身免疫。

【病因病机】

1. 病因

本病之因为时行邪毒及风热温毒。

2. 病机

时行邪毒经口鼻而入，蕴郁于肺，肺失宣肃，故见发热、流涕、轻微咳嗽等肺卫症状。病邪深入，郁于肺脾，肺主皮毛，脾主肌肉，时邪与内湿相搏，外溢于肌表，则发为水痘。少数患儿因毒热炽盛，内犯气营，致痘点稠密、色红赤、紫暗等重症。病位在肺、脾，疾病性质多属实证。

【诊断要点】

1. 水痘接触史及流行季节。
2. 疾病初起有发热、流涕、咳嗽、不思饮食等症，发热大多不高。
3. 皮疹常在1~2日内出现，以躯干部位较多，四肢部位较少。
4. 皮疹出现后很快变成疱疹，大小不一，壁薄，内含透明液。
5. 皮疹分批出现，丘疹、疱疹、干痂往往同时存在。

【治疗原则】

治疗水痘以疏风清热、解毒利湿为总原则。因感受阳邪，不宜温燥。

【辨证论治】

水痘之病轻证多，重证少，变证更少。轻证以肺卫受邪为主，治以疏风清热解毒，佐以利湿；重证气营受累，治以清热凉营、解毒渗湿。

1. 风热轻证

【症状】发热轻微或无热，鼻塞流涕，偶有咳嗽，喷嚏；疹色红润，疱浆清亮，根盘红晕不明显，点粒稀疏，躯干为多；舌苔薄白，脉浮数。

【治法】疏风清热，利湿解毒。

【方药】大连翘汤。

加减：症见高热者，加银花、薄荷、葛根疏散退热；咳嗽痰多，加鱼腥草、浙贝清热化痰；乳蛾肿痛，加山豆根、射干清热利咽。

常用中成药：板蓝根冲剂、小儿清热灵。

2. 毒热重证

【症状】高热烦躁，口渴欲饮，纳呆食少；水痘分布稠密，根盘红晕显著，疹色鲜红或紫暗，疱浆混浊；或伴有牙龈肿痛，口舌生疮，便干溲黄；舌红苔黄糙，脉洪数。

【治法】清热凉营，解毒渗湿。

【方药】清胃解毒汤。

加减：疹色深红者，加紫草、栀子凉血透疹；唇燥口干者，加芦根、麦冬清热生津；疱疹作痒者，加蝉蜕、白鲜皮、地肤子祛风止痒；牙龈肿痛、口疮、便干者，加生石膏、大黄、芒硝泻热通腑。

常用中成药：牛黄解毒丸、牛黄镇惊丸、双黄连注射液、清开灵注射液、六神丸、紫金锭。

【其他疗法】

1. 青黛适量布包，扑撒疱疹局部，每日1~2次。用于水痘肤痒、疱疹破溃者，有助于结痂。

2. 黄连膏涂搽于疱疹局部，每日1~2次。用于疱疹成疮或干靥而痛者。

3. 银花、连翘、六一散、车前子各10g，紫花地丁15g，加水1000ml，煎煮后去药渣，将药液倒入盆中待凉。让患儿沐浴20~30分钟，每日1次，连续2~3次。用于水痘疱疹稠密、疱液清亮、肤痒不舒者。

【预防与调护】

流行期间，未患过水痘的小儿应少去公共场所，接触水痘患儿后应检疫21天，体弱及长期使用肾上腺皮质激素的易感儿可同时注射丙种球蛋白。水痘传染性很强，发现患儿应立即隔离，直到全部疱疹结痂，没有新皮疹出现。居室要通风，或进行紫外线消毒，被褥用品经常日光曝晒或煮沸。饮食宜清淡、易消化，忌油腻及辛辣之物。用绿豆煎汤代饮料，有良好的清热解毒作用。保持患儿皮肤清洁，避免搔抓，不宜洗澡，以防破损皮肤而继发感染。

表4-5　水痘病机证治简表

辨证分型	主要症状	舌象	脉象	病因病机	治法	代表方药
风热轻证	发热轻微或无热，鼻塞流涕，偶有咳嗽，喷嚏。疹色红润，疱浆清亮，根盘红晕不明显，点粒稀疏，躯干为多	苔薄白	浮数	时行邪毒伤于肺卫，透于肌表	疏风清热，利湿解毒	大连翘汤 板蓝根冲剂、小儿清热灵

续表

辨证分型	主要症状	舌象	脉象	病因病机	治法	代表方药
毒热重证	高热烦躁，口渴欲饮，水痘分布稠密，根盘红晕显著，疹色鲜红或紫暗，疱浆混浊，便干溲黄	舌红苔黄糙	洪数	热毒炽盛，燔灼气营	清热凉营，解毒渗湿	清胃解毒汤、牛黄解毒丸、牛黄镇惊丸、双黄连注射液、清开灵注射液、六神丸、紫金锭。

第六节　痄　　腮

痄腮是因感受风温邪毒，壅阻少阳经脉引起的时行疾病，临床以发热、耳下腮部漫肿疼痛为特征。本病一年四季都有发生，冬春易于流行。学龄儿童发病率较高，85% 发生在 15 岁以下的儿童。一般预后良好。年长儿童可并发睾丸肿痛等症。病情严重者可见昏迷、痉厥等变证。本病患病后可获终身免疫。

西医学的流行性腮腺炎可参考本病辨证论治。

【病因病机】

1. 病因

痄腮的病因主要是感受风温时毒之邪。邪自口鼻而入，壅阻少阳经脉，郁而不散，结于腮部。

2. 病机

风温邪毒经口鼻而入，循经袭于少阳。足少阳之脉起于目外眦，上行至头角，下耳后绕耳而行，邪入少阳，经脉壅滞，气血运行受阻，凝聚耳下，结于腮颊，故耳下腮部漫肿而痛。少阳与厥阴互为表里，病则相互传变。足厥阴之脉循少腹络阴器，若受邪较重，较大儿童可并发少腹痛、睾丸肿痛。若温毒炽盛，引动肝风，扰乱神明，则可出现高热、昏迷、痉厥等变证。本病的病位在少阳，发生变证与心、肝有关，疾病性质属实证。

【诊断要点】

1. 痄腮接触史及流行季节。

2. 腮肿特点是以耳垂为中心，向周围蔓延，边界不清楚，表面不红，有弹力感及触痛。腮腺管口红肿。通常先发于一侧，继发于另一侧。

3. 前驱期及腮肿期可伴有全身症状。

4. 实验室检查：①血清和尿淀粉酶增高；②血清中测定抗体阳性。

【治疗原则】

治疗痄腮重在清热解毒，佐以消肿散结。痄腮轻证多属表热证，治疗以疏风清热为主；重证多属里热证，治疗以清热解毒为主；变证毒陷心肝者，治宜清热解毒、熄风镇痉；毒窜睾腹者，应清肝泻火、活血止痛。局部还可配合外治法。

【辨证论治】

痄腮发病有常证与变证的不同，常证主要分温毒初起、热毒蕴结证；变证分毒陷心肝证、毒窜睾腹证进行辨证治疗。

1. 常证

（1）温毒初起

【症状】发热不高，微恶风寒，一侧或双侧耳下腮部漫肿疼痛，边缘不清，咀嚼不便，或有咽红口渴；舌质红，舌苔薄白或薄黄，脉浮数。

【治法】疏风清热，解毒消肿。

【方药】银翘散。

加减：咽喉疼痛者，加板蓝根、射干、山豆根解毒利咽；腮肿疼痛者，加夏枯草、龙胆草清肝泻火、散结消肿。

常用中成药：板蓝根冲剂、六神丸、甘露消毒丹。

（2）热毒蕴结证

【症状】壮热头痛，口渴引饮，食欲不振，或伴呕吐，腮部漫肿、胀痛，坚硬拒按，咀嚼困难，咽红肿痛，大便干结，小便短赤；舌红苔黄，脉象滑数。

【治法】清热解毒，软坚散结。

【方药】普济消毒饮。

加减：腮部漫肿、硬结不散者，加夏枯草、海藻、昆布软坚散结；热毒壅盛，大便干结者，加大黄、芒硝泻下通便；呕吐者，加芦根、竹茹清胃止呕。

2. 变证

（1）毒陷心肝证

【症状】腮部肿胀，高热不退，头痛项强，甚则嗜睡、神昏、抽搐，唇红；舌绛，苔黄糙，脉洪数。

【治法】清热解毒，熄风开窍。

【方药】黄连解毒汤合羚角钩藤汤。

加减：嗜睡神昏者，加郁金、石菖蒲清心开窍；头痛项强者，加葛根、蔓荆子解肌退热；喉间痰鸣者，加竹沥、白僵蚕、地龙化痰熄风。

常用中成药：安宫牛黄丸、紫雪丹、至宝丹、清开灵注射液。

（2）毒窜睾腹证

【症状】腮部肿胀，发热，男性睾丸肿胀疼痛，女性少腹疼痛，或有脘腹硬痛，呕吐，小便短涩；舌红，苔黄，脉弦数。

【治法】清泻肝胆，活血止痛。

【方药】龙胆泻肝汤。

加减：睾丸胀痛者，加川楝子、延胡索、桃仁疏肝行气、活血止痛；少腹疼痛者，加红藤、败酱草、蒲公英清热解毒、活血止痛。

【外治疗法】

1. 青黛散，以醋调敷腮部，每日3～4次。
2. 如意金黄散，以茶水或醋调敷腮部。
3. 鲜蒲公英、鲜马齿苋、鲜芙蓉叶，任选一种，捣烂外敷患处。
4. 活蚯蚓数条，洗净，加白糖适量，取浸出液涂搽局部，每日数次，连用2～3天。
5. 仙人掌除针剖开，以切片或捣泥外敷患处，每日1次。
6. 鲜败酱草30g煎汤服，另用50g煎汤熏洗患部，亦适用于并发睾丸炎者。

【预防与调护】

有接触史的易感儿可用板蓝根15～30g煎服，或服用板蓝根冲剂，连服3～5天。发热期间应卧床休息，多喝开水，直至体温正常，腮部肿胀消退。饮食以清淡的流质或半流质为主，禁食肥甘油腻，避免酸辣等刺激性食物。经常用含漱液或温盐开水漱口，保持口腔清洁。邪毒内陷，出现诸变证时应随时注意患儿脉搏、呼吸、面色等情况，发现痉厥、抽搐时，参照急惊风处理。

表4－6 痄腮病机证治简表

辨证分型	主要症状	舌象	脉象	病因病机	治法	代表方药
温毒初起	发热不高，微恶风寒，一侧或双侧耳下腮部漫肿疼痛，边缘不清，咀嚼不便，或有咽红口渴	苔薄白或薄黄	浮数	温毒在表，邪犯少阳，经脉受阻	疏风清热，解毒消肿	银翘散 板蓝根冲剂、六神丸、甘露消毒丹
热毒蕴结证	壮热头痛，口渴引饮，腮部漫肿、胀痛，坚硬拒按，咀嚼困难，咽红肿痛，便干尿赤	舌红苔黄	滑数	温毒入里，热毒蕴结，气血郁滞	清热解毒，软坚散结	普济消毒饮
毒陷心肝证	腮部肿胀，高热不退，头痛项强，甚则嗜睡、神昏、抽搐，唇红	舌绛，苔黄糙	洪数	邪毒内陷，热扰心肝，热盛生风	清热解毒，熄风开窍	黄连解毒汤合羚角钩藤汤 安宫牛黄丸、紫雪丹、至宝丹、清开灵注射液

续表

辨证分型	主要症状	舌象	脉象	病因病机	治法	代表方药
毒窜睾腹证	腮部肿胀，发热，男性睾丸肿胀疼痛，女性少腹疼痛，或有脘腹硬痛，呕吐，小便短涩	舌红，苔黄	弦数	邪毒不清，内窜厥阴，蕴结不散	清泻肝胆，活血止痛	龙胆泻肝汤

第七节　顿　咳

顿咳是时行疫疠之气引起的小儿呼吸道传染病。临床以阵发性痉挛性咳嗽，咳后有特殊的吸气时鸡鸣样回声，最后倾吐痰涎而止为特征。本病一年四季均可发生，但以冬春季节为多。一般呈散发性。以5岁以下儿童最多见，年龄愈小则病情愈重。本病病程较长，可持续2~3个月以上。病后可获得持久的免疫力，很少有第二次发病者。近年来，由于计划免疫保健工作的加强，该病的发病率已大为降低。

西医学的百日咳可参考本病辨证施治。

【病因病机】

1. 病因

本病的病因是外感时行疫疠之气，侵袭肺系，夹痰交结气道，以致肺失清肃。

2. 病机

小儿肺脏娇弱，易感时行外邪。本病初起首见肺卫表证，与感冒咳嗽相似，继则疫邪化火，痰火胶结，阻塞肺之气道，肺失肃降，气逆上冲则咳嗽更甚，以致痉咳阵作，待痰涎吐出，气道稍得通畅，咳嗽暂时缓解。痉咳发作时因气机不畅，除肺气受损外，常常影响他脏，犯胃则胃失和降而见呕吐乳食；犯肝则肝气横逆而见两胁作痛；气逆伤及血络，可见衄血、咯血、目睛出血。肺与大肠相表里，又为水之上源，肺气宣降失司，大肠、膀胱随之失约，故痉咳时二便失禁。若痰热壅盛，闭阻于肺，可并发咳喘气促之肺炎喘嗽；若痰热蒙蔽清窍，引动肝风，则可致昏迷、抽搐之变证。

3. 病位

本病病位以肺为主，初犯肺卫，疾病性质属邪实；继则影响肝、胃、大肠、膀胱，甚则内陷心肝。疾病性质多属正虚邪实，虚实夹杂；病至恢复期可见肺脾气虚，多属虚证。

【诊断要点】

1. 患儿病前1~2周有百日咳病接触史。
2. 有痉咳期的典型症状，阵发性痉咳伴有回声，舌下系带溃疡，目睑浮肿。
3. 发病1周后血白细胞总数及淋巴细胞比例显著增高。

【治疗原则】

本病病机主要为痰火交阻，肺气上逆，故治疗重在化痰降逆、泻肺清火。初咳期以宣肺化痰、疏风清热为主；痉咳期着重泻肺涤痰降逆，同时根据所犯脏腑不同，分别予以降胃、平肝、泻火、凉血、利尿。恢复期宜健脾益肺，养阴润肺为主。变证者，痰热闭肺宜清热解毒、宣肺化痰；内陷心肝则宜清心开窍、平肝熄风。

【辨证论治】

本病发病过程分为初咳期、痉咳期、恢复期，临床应注意辨寒热、虚实、常证与变证，分别进行治疗。

1. 初咳期

（1）风寒郁肺证

【症状】恶寒发热，或寒热不显，鼻塞，喷嚏，流涕，咳嗽阵作，日渐增剧，痰稀色白，量不多；舌苔薄白，脉浮，指纹淡滞。

【治法】疏风散寒，宣肺化痰。

【方药】杏苏散。

加减：风寒较重者，加荆芥、防风、麻黄解表散寒；鼻塞流清涕者，加苍耳子、辛夷宣通鼻窍；咳嗽重者，加百部、紫菀、款冬花化痰止咳；痰多色白者，加半夏、胆星、枳壳燥湿化痰、理气止咳。

常用中成药：鹭鸶咯丸。

（2）风热郁肺证

【症状】发热咳嗽，咳声亢扬，逐渐加重，痰稠不易咯出，咽红；舌苔薄黄，脉浮略数；指纹浮紫。

【治法】疏风清热，宣肺化痰。

【方药】桑菊饮。

加减：风热较重者，加金银花、牛蒡子、鱼腥草、百部疏泄风热；痰黄稠者，加黛蛤散、葶苈子、黄芩、车前子清肺化痰，也可用麻杏石甘汤。

常用中成药：桑菊颗粒。

2. 痉咳期

【症状】以阵发性痉挛性咳嗽为主要症状，咳嗽连续不已，痰稠难出，日轻夜重，咳后伴有深吸气样鸡鸣声，吐出痰涎及食物后痉咳得以暂时缓解；涕泪俱作，面赤唇红，目睛出血，或齿鼻衄血，或痰中带血，口渴尿黄，舌下系带红肿溃疡；舌质红，苔黄腻，脉滑数，指纹紫滞。

【治法】清热泻肺，涤痰降逆。

【方药】桑白皮汤合葶苈大枣泻肺汤。

加减：痰多黏稠者，加竹沥、胆南星清热豁痰；痉咳频作者，加僵蚕、地龙、蜈蚣解痉镇咳；咳逆呕吐较剧者，加代赭石、旋覆花、枇杷叶镇逆降气；鼻衄、痰中带血者，加生地黄、牡丹皮、白茅根凉血止血；目睛出血者，加龙胆草、夏枯草清泄肝火；胁痛者，加柴胡、郁金、白芍疏肝止痛；阴津耗损者，加南沙参、北沙参、麦冬、知母养阴润肺。

本证若痰热较重，体弱的婴幼儿可发生变证，兼见发热，咳喘，痰鸣鼻扇，憋气窒息，面唇青紫等痰热闭肺证，治宜清肺化痰、降逆平喘。方用麻杏石甘汤加葶苈子、桑白皮、鱼腥草、黄芩、浙贝母、苏子、白前。口唇紫绀明显者，加赤芍、牡丹皮、丹参活血化瘀；大便秘结，腹满烦闷者，加大黄、枳实泻下通腑；若进而出现面色苍白或青灰，喘促汗出，脉象微细疾数，为心阳虚衰之象，急以参附龙牡救逆汤回阳救逆。

若突发神昏抽搐，牙关紧闭，喉中痰鸣，或高热烦躁，谵语，口吐涎沫，目睛窜视等邪陷心肝证，治宜清心开窍、凉肝熄风。方用安宫牛黄丸、紫雪丹、羚角钩藤汤。

常用中成药：蛇胆川贝液。

3. 恢复期

（1）肺阴不足证

【症状】痉咳缓解，仍有干咳，无痰或痰少而稠，咳声嘶哑，口干咽燥，低热颧红，手足心热，夜寐盗汗；舌质红，苔薄净或光剥，脉细数无力；指纹细紫。

【治法】养阴润肺，生津止咳。

【方药】沙参麦冬汤。

加减：干咳少痰者，加百合、百部、生地润肺止咳；声音嘶哑者，加玄参、桔梗、木蝴蝶、胖大海清咽开音；大便干结者，加火麻仁、全瓜蒌润燥通便；潮热盗汗者，加白薇、地骨皮、浮小麦、糯稻根退热除蒸敛汗；精神不振者，加太子参、生黄芪益气养阴。

常用中成药：百合固金口服液。

（2）肺脾气虚证

【症状】咳声无力，少痰或痰液清稀，面色无华，形体消瘦，神疲乏力，食少纳呆，大便溏薄，自汗或盗汗；舌质淡，苔薄白，脉细弱；指纹淡红。

【治法】益气健脾，润肺化痰。

【方药】人参五味子汤。

加减：精神不振者，加黄芪、百合补气养阴；咳嗽痰多者，加川贝母、百部、款冬花、紫菀润肺化痰止咳；不思饮食者，加砂仁、神曲、鸡内金消食开胃；大便溏薄者，加山药、葛根、乌梅健脾止泻；自汗者，加黄芪、浮小麦、牡蛎益气敛汗。

【外治疗法】

1. 麻黄2g研末，面粉、甜酒各10g，调和成饼状，贴于背部肺俞穴，1日敷贴2次。适用于初咳期风寒证、痉咳期痰浊证。

2. 大蒜适量，剥去蒜皮，捣烂备用。先洗净双脚，在脚底抹上油脂或凡士林，将蒜泥敷双脚底涌泉穴，每晚睡前敷，晨起除去，连敷3～5日。若脚底敷药处起水泡即停止，起水泡者疗效好。

【预防与调护】

患儿居室应空气新鲜、流通，阳光充足，避免接触刺激性异味、辛辣、煎炸、油烟、尘埃等诱发痉咳。要注意患儿睡眠充足，心情愉快，防止精神刺激、情绪波动。饮食宜清淡、易消化且富有营养，忌食生冷、辛辣、鱼腥、肥甘之品。痉咳时轻拍背部，防止痰涎吸入而引起窒息。

表 4－7 顿咳病机证治简表

辨证分型	主要症状	舌象	脉象	病因病机	治法	代表方药
初咳期风寒郁肺证	恶寒发热或寒热不显，鼻塞，喷嚏，流涕，咳嗽阵作，日渐增剧，痰稀色白，量不多	苔薄白	脉浮，指纹淡滞	风寒犯肺，肺失宣肃，引动伏痰	疏风散寒，宣肺化痰	杏苏散
初咳期风热郁肺证	发热咳嗽，咳声亢扬，逐渐加重，痰稠不易咯出，咽红	苔薄黄	脉浮略数，指纹浮紫	风热犯肺，肺失宣肃，引动伏痰	疏风清热，宣肺化痰	桑菊饮
痉咳期	阵发性痉挛性咳嗽，痰稠难出，日轻夜重，咳后伴有深吸气样鸡鸣声，涕泪俱作，面赤唇红，目睛出血，或齿鼻衄血，或痰中带血，舌下系带红肿溃疡	舌质红，苔黄腻	脉滑数，指纹紫滞	邪郁化火，阻塞肺气，痰气交阻，气火上逆	清热泻肺，涤痰降逆	桑白皮汤合葶苈大枣泻肺汤
恢复期肺阴不足证	干咳无痰，或痰少而稠，咳声嘶哑，口干咽燥，低热颧红，手足心热，夜寐盗汗	舌质红，苔薄净或光剥	脉细数无力，指纹细紫	火热灼肺，肺阴耗伤	养阴润肺，生津止咳	沙参麦冬汤
恢复期肺脾气虚证	咳声无力，少痰或痰液清稀，面色无华，神疲乏力，食少纳呆，大便溏薄，自汗或盗汗	舌质淡，苔薄白	脉细弱，指纹淡红	痉咳日久，肺脾气虚	益气健脾，润肺化痰	人参五味子汤

第八节 泄 泻

小儿泄泻是指以小儿大便次数增多，粪质稀薄或如水样为临床特点的病症。是小儿最常见的疾病之一，各年龄组均可发病，但年龄越小发病率越高，尤以 2 岁以下的婴幼儿更为多见。夏秋之际为发病高峰。发生于深秋初冬之时的时疫性腹泻称为“秋季腹泻”。治疗及时绝大多数患儿可获痊愈；如果失治误治，调护失宜，则可转成变证或发生危象，亦可迁延不愈，转化成为疳证，影响小儿健康和生长发育。

【病因病机】

1. 病因

（1）感受外邪：小儿泄泻与气候变化关系十分密切，外感六淫邪气皆可致病。

（2）内伤乳食：喂养不当、乳食不节或不洁等皆可引起腹泻。

（3）脏腑虚损：脾胃虚弱、肾阳虚损皆可引起腹泻。

2. 病机

泄泻的病机主要是脾运化功能失常，水谷不化精微，反生湿滞，清浊不分，并走于大肠所致。小儿脏腑娇嫩，易为外邪所侵，冬春季节腹受风寒，客于肠胃；夏秋季节，暑湿入侵，内应脾胃，皆使脾失健运而泄泻。夏季暑邪当令，其伤人最速，耗气伤津，故每致热迫大肠，骤成暴泻。小儿脾常不足，运化功能尚未完善，加之调护失宜，喂养失当，饮食失洁，或过食生冷瓜果，或不消化食物，损伤脾胃则致泻。小儿先天禀赋不足或久病迁延不愈，导致脾胃虚弱，或损伤脾肾阳气，水谷不化，洞泄不禁。总之，泄泻发病与脾失健运、湿浊内阻密切相关。无论暑热或风寒皆夹湿；乳食停积酿生湿浊；脾胃虚弱湿自内生。而脾性喜燥而恶湿，湿困脾土，运化失司，清阳不升，下陷作泻。

3. 病位

小儿泄泻病位在脾胃和大肠，一般来说，实证泄泻病多在腑，虚证泄泻病多在脏。由于小儿具有“稚阴稚阳”的生理特点和“易虚易实，易寒易热”的病理特点，且泄泻既耗阴液又伤阳气，故病情较重，常可发生“伤阴”、“伤阳”的变证。其中暴泻者常易伤阴，久泻者常易伤阳，病情严重者亦可同时阴阳两伤。

久泻不止，脾土受伤，肝木无制，脾虚肝旺则导致慢惊风。如泄泻迁延不愈，脾气虚弱不复，气血生化乏源，影响生长发育，则引起疳证。

【诊断要点】

1. 大便次数增多，每日3~5次或多达10次以上，色淡黄或黄绿，如蛋花汤样，或色褐而臭，可有少量黏液或泡沫，或伴有恶心、呕吐、腹痛、发热、口渴等症。

2. 有乳食不节、饮食不洁或感受时邪的病史。

3. 重症泄泻及呕吐较严重者可见小便短少，体温升高，烦渴神萎，皮肤干瘪，囟门凹陷，目眶下陷，啼哭无泪，口唇樱红，呼吸深长及腹部胀满等症。

4. 大便镜检可有脂肪球或少量红细胞、白细胞。

5. 大便病原体检查可有致病性大肠杆菌生长，或分离出轮状病毒等病原体。

【治疗原则】

治疗泄泻以运脾化湿为基本法则。实证以祛邪为主，风胜者兼以解表；寒胜者兼以温中；热胜者兼以清热；湿胜者兼以渗利；食积者兼以消导。虚证以扶正为主，脾虚者健脾化湿；阳虚者温补脾肾；久泻者兼以固涩。重症患儿气液耗伤或阴竭阳脱，应予益气生津，挽阴救阳。

【辨证论治】

本病治疗分常证与变证两类。常证主要分伤食泻、风寒泻、湿热泻、脾虚泻、脾肾阳虚泻五型；变证主要分阴液将竭证、阳气将脱证进行辨证治疗。

1. 常证

（1）伤食泻

【症状】脘腹胀痛，痛则欲便，便后痛减，大便稀烂，夹有乳片或食物残渣，气味酸臭，不思乳食，嗳气酸馊，夜卧不宁；舌苔厚腻，脉象滑数。

【治法】消食化积，升清止泻。

【方药】保和丸。

加减：呕吐较甚者，加藿香、生姜、砂仁温中止呕；腹胀甚者，加木香、枳壳、厚朴理气消胀；脾胃虚弱者，加白术、谷芽、麦芽健脾消食。

常用中成药：枳实导滞丸、胃肠安丸、保和丸。

（2）风寒泻

【症状】腹痛肠鸣，泻下清稀，泻下物中多泡沫，臭气不甚；或伴鼻流清涕，或恶风寒；舌淡苔白，脉象浮紧。

【治法】疏风散寒，温中止泻。

【方药】藿香正气散。

加减：鼻流清涕者，加白芷、辛夷散寒通窍；腹痛较剧者，加木香、乌药行气止痛；小便短少者，加车前子、泽泻渗湿止泻。

常用中成药：藿香正气散（水、胶囊）。

（3）湿热泻

【症状】暴注下迫，大便稀薄，或如水样，色黄恶臭，或夹黏液，纳食减少，时有腹痛，肢体倦怠，口渴，发热或不发热，肛门灼热，小便短黄；舌红苔黄，脉象滑数。

【治法】清热解毒，利湿止泻。

【方药】葛根芩连汤。

加减：暑湿所伤者，加藿香、香薷、青蒿解暑化湿；小便黄赤者，加六一散清利湿热；高热烦渴者，加生石膏、芦根清热生津。

常用中成药：香连丸。

（4）脾虚泻

【症状】大便稀溏，食后作泻，色淡少臭，面色萎黄，肌肉消瘦，神情倦怠；舌淡苔薄，脉象缓滑。

【治法】健脾益气，升提止泻。

【方药】参苓白术散。

加减：腹胀苔腻者，加苍术、厚朴、砂仁化湿除胀；少气懒言、久泻不止者，加黄芪、升麻、葛根升阳止泻；口苦苔黄，或便夹粘冻，湿热未清者，加黄连、马齿苋清泄胃肠湿热。

常用中成药：小儿香橘丸、泻痢固肠丸、参苓白术丸、补中益气丸（口服液）、理中丸。

（5）脾肾阳虚泻

【症状】久泻不止，食入即泻，粪质清稀，完谷不化，伴面色㿠白，形寒肢冷，精神萎靡，睡时露睛；舌淡苔白，脉沉细。

【治法】补脾温肾，固涩止泻。

【方药】附子理中汤合四神丸。

加减：久泻不止者，加益智仁、诃子、芡实涩肠止泻；脱肛者，加黄芪、升麻升阳举陷。

常用中成药：肉蔻四神丸、附子理中丸、四神丸。

2. 变证

（1）阴液将竭证

【症状】泻下无度，质稀如水，小便短少，皮肤干燥，囟眶凹陷，啼哭无泪，精神萎靡或烦躁不安，口渴引饮，唇红齿干；舌绛无津，脉细或芤。

【治法】酸甘敛阴。

【方药】人参乌梅汤。

加减：气阴两虚者，加黄芪、五味子补气养阴；久泻不止者，加山楂炭、赤石脂、禹余粮固涩止泻。

常用中成药：参麦注射液。

（2）阳气将脱证

【症状】暴泻不止，便稀如水，次频量多，精神萎靡，表情淡漠，面色苍白或青灰，神疲气弱，四肢厥冷，冷汗自出；舌淡苔白，脉沉微。

【治法】温阳救逆。

【方药】参附龙牡救逆汤。

加减：脾肾阳虚而泄泻不止者，加补骨脂、菟丝子、肉豆蔻、炮姜温肾补脾、助阳止泻。

常用中成药：参附注射液。

【外治疗法】

1. 丁香 2g，吴茱萸 30g，胡椒 30 粒，研为细末。每次 1.5g，醋调成糊状，敷贴脐部，每日 1 次。用于风寒及脾虚泄。

2. 鬼针草 30g，加水适量煮沸后倒入盆内，浸泡两足，每晚 1 次，连用 3 天。用于湿热泻轻证。

3. 艾绒 30g，肉桂、小茴香各 5g，公丁香、桂丁香、广木香各 3g，草果、炒苍术各 6g，炒白术 15g。共研粗末，纳入肚兜口袋内，围于脐部。用于脾虚及脾肾阳虚泄泻。

【预防与调护】

注意饮食卫生，保持食物清洁，食具常消毒，饭前便后要洗手。忌食油腻、生冷及不易消化的食物。吐泻严重及伤食泄泻患儿可暂时禁食6~8小时。保持臀部皮肤清洁干燥，勤换尿布。大便以后宜用温水清洗臀部，防止发生红臀。

表4-8　　泄泻病机证治简表

辨证分型	主要症状	舌象	脉象	病因病机	治法	代表方药
伤食泻	脘腹胀痛，大便稀烂，夹有乳片或食物残渣，气味酸臭，不思乳食，嗳气酸馊	苔厚腻	滑数	乳食不节，损伤脾胃	消食化积 升清止泻	保和丸 枳实导滞丸 胃肠安丸
风寒泻	腹痛肠鸣，泻下清稀，泻下物中多泡沫，臭气不甚，鼻流清涕，或恶风寒	舌淡苔白	浮紧	寒邪客于肠胃，寒凝气滞，运化失职	疏风散寒 温中止泻	藿香正气散
湿热泻	暴注下迫，大便稀薄，或如水样，色黄恶臭，或夹黏液，口渴，发热或不发热，肛门灼热，小便短黄	舌红苔黄	滑数	湿热蕴结脾胃，下注肠道，传化失司	清热解毒，利湿止泻	葛根芩连汤
脾虚泻	大便稀溏，食后作泻，色淡少臭，面色萎黄，肌肉消瘦，神情倦怠	舌淡苔薄	缓滑	脾胃虚弱，清阳不升	健脾益气 升提止泻	参苓白术散 小儿香橘丸 泻痢固肠丸 参苓白术丸 补中益气丸 理中丸
脾肾阳虚泻	久泻不止，食入即泻，粪质清稀，完谷不化，面色㿠白，形寒肢冷，精神萎靡，睡时露睛	舌淡苔白	沉细	脾肾阳虚，命门火衰，不能温煦脾土	补脾温肾，固涩止泻	附子理中汤合四神丸 肉蔻四神丸
阴液将竭证	泻下无度，质稀如水，小便短少，皮肤干燥，囟眶凹陷，啼哭无泪，精神萎靡，口渴引饮	舌绛无津	细或芤	泻下无度，阴津受劫	酸甘敛阴	人参乌梅汤 参麦注射液
阳气将脱证	暴泻不止，便稀如水，次频量多，精神萎靡，面色苍白或青灰，神疲气弱，四肢厥冷，冷汗自出	舌淡苔白	沉微	暴泻或久泻不止，耗伤津液，阴损及阳，气随液脱	温阳救逆	参附龙牡救逆汤

第九节　呕　　吐

呕吐是小儿常见的一种证候，可出现于很多疾病之中，以乳食由胃中经口而出为其主症。古人谓有声有物谓之呕，有物无声谓之吐，有声无物谓之哕，或称干呕。但临床上呕与吐常同时发生，很难截然分开，故一般并称为呕吐。小儿哺乳后乳汁自口角溢出者，称为“溢乳”，不属病态。本病的发病无年龄和季节的限制，以婴幼儿在夏季易于发生。如果及时治疗，一般预后良好。

西医学的急性胃炎、幽门痉挛、胆囊炎、胰腺炎、肝炎、颅脑疾患、尿毒症、胆道蛔虫症、急性阑尾炎、肠梗阻等病，当表现以呕吐为主症时，均可参考本病辨证治疗。

【病因病机】

1. 病因

（1）乳食积滞：哺乳不当，乳食过多，或恣食生冷肥厚，积滞于胃。

（2）胃中积热：乳母喜嗜辛辣香燥之品，乳汁蕴热，儿饮其乳，热积于胃；或小儿过食辛热厚味之物，热积胃中，或感受暑湿、湿热之邪，蕴伏肠胃，均可致胃中积热。

（3）脾胃虚寒：乳母素喜生冷寒凉之食，乳汁寒薄，乳儿受凉；或小儿过食生冷瓜果，寒凉伤胃；或禀赋不足，脾胃素虚，复感寒邪；也可因病中过服苦寒攻伐之剂，导致中阳不振。

（4）肝气犯胃：小儿因环境不适，所欲不遂，遭受打骂而情志不畅，肝气不舒，横逆犯胃。

（5）跌仆惊恐：小儿神怯胆弱，骤见异物，或突受惊恐，惊则气乱，恐则气下，致气机逆乱，肝胆不宁，横犯脾胃。

2. 病机

呕吐的病机为胃失和降，气逆于上。胃主受纳、腐熟水谷，胃气以降为顺，若乳食、热邪积滞于胃；或肝气不舒，惊恐气乱，横逆犯胃；或脾胃虚寒，升降失司，均可导致胃气上逆而为呕吐。病变部位主要在胃，与脾、肝关系密切。

【诊断要点】

1. 乳食痰涎等从胃中上涌，经口而出。
2. 有胃脘胀闷，嗳腐酸臭，恶心纳呆。
3. 有乳食不节、饮食不洁、感受外邪、情志不畅等病史。

【治疗原则】

呕吐总属胃失和降、胃气上逆所致，故和胃降逆止呕为其常用方法，并根据不同病因，分别结合导滞、清热、温中、疏肝、镇惊等法，以标本兼治。

【辨证论治】

呕吐病因不一，临床表现各有特点，须辨清虚实、寒热、食滞、肝郁、惊恐的不同，分别施治。

1. 伤食呕吐

【症状】呕吐酸臭乳块或不消化食物，纳呆口臭，脘腹胀满，矢气恶臭，或泻下酸臭；舌苔厚腻，脉滑有力。

【治法】消食导滞，和胃降逆。

【方药】保和丸。

加减：呕吐较频者，加竹茹、生姜降逆止呕；大便秘结者，加大黄、枳实通下导滞。

常用中成药：保和丸、小儿化食丸。

2. 胃热呕吐

【症状】食入即吐，呕吐酸臭，身热烦躁，唇干面赤，渴喜冷饮，大便秘结或臭秽，小便短黄；舌红苔黄，脉滑数。

【治法】清热和胃，降逆止呕。

【方药】黄连温胆汤。

加减：兼有食滞者，加山楂、麦芽、神曲消积导滞；口渴者，加天花粉、芦根、石斛清热生津止渴；呕甚者，加代赭石、旋覆花降气止呕。

常用中成药：左金丸。

3. 胃寒呕吐

【症状】食久方吐，或朝食暮吐，吐物多为清稀痰涎，或不消化残余乳食，无酸腐气味，面色苍白，四肢欠温，腹痛绵绵，大便溏薄，小便清长；舌质淡，苔薄白，脉沉细。

【治法】温中散寒，降逆止呕。

【方药】丁萸理中汤。

加减：虚寒偏甚，畏寒肢冷，腹痛喜按者，加附子、肉桂温阳散寒。

常用中成药：香砂养胃丸。

4. 肝气犯胃呕吐

【症状】呕吐酸水，或嗳气频频，胸胁胀痛，精神郁闷，易怒多啼；舌质红，苔薄腻，脉弦。

【治法】疏肝理气，和胃降逆。

【方药】解肝煎。

加减：烦躁口苦，舌红苔黄者，加左金丸清泻肝火、降逆止呕。

常用中成药：疏肝和胃丸。

5. 惊恐呕吐

【症状】跌仆惊恐之后呕吐清涎，面色清白，心神不宁，睡卧不安，惊惕哭闹；舌质淡，苔薄白，脉弦细。

【治法】镇惊安神，和胃止呕。

【方药】定吐丸。

加减：头晕目眩者，加钩藤、天麻、菊花平肝熄风；惊惕不安者，加磁石、琥珀重镇安神。

【外治疗法】

1. 吴茱萸30g，生姜、葱各少许，共捣如饼，蒸熟贴脐，日1次。用于寒性呕吐。
2. 鲜地龙数条，捣烂敷双足心，用布包扎。用于热性呕吐。

【预防与调护】

合理喂养，饮食宜定时定量；食物宜新鲜、清洁，不要过食辛辣、厚腻、煎炸食品。哺乳不宜过急，哺乳后应抱正身体，轻拍背部，使吸入的空气排出。呕吐较轻者可进少量易消化的流质或半流质食物；呕吐较重者应暂禁食，先用生姜水或米汤内服，必要时静脉补液。呕吐时宜令患儿侧卧，防止吐物呛入气管。服用中药时宜少量多次频服，以防再吐。

表4－9　呕吐病机证治简表

辨证分型	主要症状	舌象	脉象	病因病机	治法	代表方药
伤食呕吐	呕吐酸臭乳块或不消化食物，纳呆口臭，脘腹胀满，矢气恶臭，或泻下酸臭	苔厚腻	滑有力	食滞中脘，胃失和降	消食导滞，和胃降逆	保和丸 小儿化食丸
胃热呕吐	食入即吐，呕吐酸臭，身热烦躁，唇干面赤，渴喜冷饮，大便秘结或臭秽，小便短黄	舌红苔黄	滑数	热结胃中，化火上冲	清热和胃，降逆止呕	黄连温胆汤
胃寒呕吐	食久方吐，或朝食暮吐，吐物多为清稀痰涎，或不消化残余乳食，面色苍白，四肢欠温，腹痛绵绵，大便溏薄	舌质淡，苔薄白	沉细	寒邪伤胃，和降失司	温中散寒，降逆止呕	丁萸理中汤
肝气犯胃呕吐	呕吐酸水，或嗳气频频，胸胁胀痛，精神郁闷，易怒多啼	舌质红，苔薄腻	弦	肝气郁结，横逆犯胃，气逆于上	疏肝理气，和胃降逆	解肝煎 疏肝和胃丸
惊恐呕吐	跌仆惊恐之后呕吐清涎，面色清白，心神不宁，睡卧不安，惊惕哭闹	舌质淡，苔薄白	弦细	卒受惊恐，气机逆乱，胃气上逆	镇惊安神，和胃止呕	定吐丸

第十节 厌　　食

厌食是指小儿较长时期见食不贪，食欲不振，甚则拒食的一种常见病症。其特征是对所有食物均不感兴趣，甚至厌恶。本病以1～6岁儿童为多见，城市儿童发病率较高，发病无明显季节性，但夏季暑湿当令可使症状加重。患儿除食欲不振外，一般精神状态均较正常，预后良好。但病程长者也可出现面色少华、形体消瘦等症状，气血化生不足，正气虚弱，容易罹患他病，甚则转化成疳证而影响生长发育。

本病不包括外感或某些慢性疾病而出现的食欲不振者。西医学的神经性厌食可参考本病辨证施治。

【病因病机】

1. 病因

（1）喂养不当：家长缺乏育婴保健知识，乳儿期添加辅食不及时，断乳后不能适应普通饮食；或进食无定时定量，过食生冷、甘甜之物，贪吃零食及偏食，或片面强调给以高营养的滋补食物，超过了脾胃正常的运化能力，损伤脾胃之气。

（2）病后失调：小儿多病久病，罹患泄泻、咳喘、黄疸等病，伤及脾气，耗损胃阴，失于调养。

（3）先天不足：禀赋不足，五脏皆虚，脾胃尤显薄弱，出生之后即食欲欠振，不思乳食。

2. 病机

小儿厌食病位在脾胃。脾主运化，输布营养精微；胃主受纳，熟腐水谷。脾为阴土，喜燥而恶湿，得阳则运；胃为阳土，喜润而恶燥，以阴为用。脾胃调和方能知饥纳食，食而能化。小儿时期“脾常不足”，食欲不能自调，食物不知饥饱。如饮食喂养不当，或先天脾胃虚弱，或病后失于调理，损伤脾胃，尤其温热病后津液耗伤，脾胃气阴俱虚，受纳运化失常，可导致食欲不振，纳食不香，甚至拒食。

【诊断要点】

1. 长期食欲不振而无其他疾病者。
2. 面色少华，形体偏瘦，但精神尚好，活动如常。
3. 有喂养不当史。

【治疗原则】

本病病机主要为脾胃不和、受纳运化失健。因此治疗“以和为贵，以运为健”，运脾开胃为其基本原则。根据不同证型，分别治以运脾和胃、养胃益阴、健脾益气等法。

【辨证论治】

本病临床上分脾运失健证、胃阴不足证、脾胃气虚证进行辨证治疗。

1. 脾运失健证

【症状】厌恶进食，食不知味，精神尚可，大便偏干，强迫进食则脘腹饱满；舌苔白或薄腻，脉尚有力。

【治法】运脾和胃。

【方药】不换金正气散合曲麦枳术丸。

加减：舌苔厚腻，湿重者，加砂仁、白豆蔻化湿醒脾；饮食积滞者，加山楂、鸡内金、莱菔子消食化积。

常用中成药：曲麦枳术丸、香砂枳术丸、启脾散、小儿消积丸、小儿化食丸、越鞠保和丸、加味保和丸、大山楂丸。

2. 胃阴不足证

【症状】食少，口干多饮，甚则每食必饮，皮肤干燥，缺乏润泽，大便多干结，形体偏瘦；舌质红，苔净或花剥，脉细。

【治法】养胃益阴。

【方药】养胃增液汤。

加减：脾气不足者，加太子参、山药补气养阴；大便干结者，加火麻仁、郁李仁润肠通便。

常用中成药：健儿散、健儿消食口服液。

3. 脾胃气虚证

【症状】面色萎黄，精神稍差，厌食、拒食，稍进饮食则大便稀溏，或夹有不消化残渣，易于出汗；舌质淡，苔薄白，脉细无力。

【治法】健脾益气。

【方药】参苓白术散。

加减：大便稀溏者，加干姜、五味子温中健脾止泻；夹有不消化残渣者，加山楂、神曲消积化滞；汗多易感者，加黄芪、防风益卫固表。

常用中成药：参苓白术丸、小儿健脾丸、香砂六君丸、香砂养胃丸。

【外治疗法】

1. 炒神曲、炒麦芽、焦山楂各10g，炒莱菔子6g，炒鸡内金5g，共研末，加淀粉1～3g，用开水调成糊状，临睡前敷患儿脐上，绷带固定，次晨取下，每日1次，5次为1个疗程，不愈者隔1周再进行第二个疗程。适用于厌食症。

2. 中药香袋佩带疗法。将藿香、苍术、砂仁、冰片、茯苓、薄荷、陈皮等量共研细末，装入布袋，白天佩带在胸前，夜里放在枕边。10天换药1次。

【预防与调护】

提倡母乳喂养，及时添加辅食。纠正不良饮食习惯，定时进食，不偏食、挑食，饭前不吃零食和糖果。饮食宜新鲜清淡可口，品种多样，营养丰富，少进肥甘厚味、生冷干硬等不易消化食物。

表4-10　厌食病机证治简表

辨证分型	主要症状	舌象	脉象	病因病机	治法	代表方药
脾运失健证	厌恶进食，食不知味，精神尚可，大便偏干，强迫进食则脘腹饱满	舌苔白或薄腻	脉尚有力	脾胃不和，胃失和降，脾失健运	运脾和胃	不换金正气散合曲麦枳术丸
胃阴不足证	口干多饮食少，皮肤干燥，缺乏润泽，大便多干结，形体偏瘦	舌质红，苔净或花剥	细	胃阴不足，受纳失司	养胃益阴	养胃增液汤健儿散、健儿消食口服液
脾胃气虚证	面色萎黄，精神稍差，厌食、拒食，稍进饮食则大便稀溏，或夹有不消化残渣，易于出汗	苔薄白	细无力	脾胃气虚，运化无力	健脾益气	参苓白术散（丸）小儿健脾丸、香砂六君丸、香砂养胃丸

第十一节　疳　　证

疳证是由于喂养不当，或因多种疾病损伤脾胃，气液耗伤，导致全身虚弱羸瘦、面黄发枯的一种小儿慢性病症。疳的含义有两种，一为“疳者甘也”，是指小儿恣食肥甘厚腻，损伤脾胃，形成疳证；另一为“疳者干也”，是指形体消瘦，肌肤干瘪，气血津液不足的临床证候。前者言其病因，后者述其病机和症状。疳证发病不受季节、地域的限制，各年龄段均可发病，但以1~5岁儿童尤为多见。本病起病缓慢，病势缠绵，病程久者病情亦逐渐加重，不仅影响小儿生长发育，而且容易引发其他疾病，因此古代医家将其列为儿科“痧、痘、惊、疳”四大要证之一。近年来发病率有所下降，重症明显减少，轻症仍为临床所常见。

疳证又称“疳积”，说明疳与积的关系非常密切。若伤于乳食，经久不愈，病情发展，可变成积；积久不消，迁延失治，损伤脾胃，耗损气津，可转化为疳。所以古代医家提出“积为疳之母，无积不成疳”以及“疳之为病，皆虚使然”。积为实，疳为虚。疳证不治，又可累及他脏，除脾胃病外，其他脏腑也受影响。

由于疳证的证候繁多，病机复杂，因此古代儿科医家对其分类、命名也各不相同，有以五脏命名：肝疳、心疳、脾疳、肺疳、肾疳；有以病因命名：热疳、冷疳、哺乳疳、食疳、蛔疳；有以病位命名：内疳、外疳、口疳、鼻疳、脑疳、脊疳；有以病情命名：疳气、疳虚、疳极、干疳；有以主症命名：疳泻、疳痢、疳肿胀、疳渴、疳嗽等。目前临床多结合疳证的病程和证候特点，将其分为疳气、疳积、干疳。

西医学的小儿营养不良及多种维生素缺乏症可参考本病辨证施治。

【病因病机】

1. 病因

（1）喂养不当：如母乳不足，断奶太早，辅食缺乏，喂养食品单调，或多吃香甜零食，影响正常进餐，或养成挑食、偏食、超食、进食不定时等不良习惯，日久损伤脾胃。

（2）饮食不节：嗜食肥甘厚味、生冷瓜果、营养滋补食品，壅滞中州，脾气不运。

（3）病后失调：大病、久病或久吐、久泻、久痢等损伤脾胃，或病时用药不当，过用苦寒峻猛攻下之品，损伤脾胃。

（4）先天禀赋不足：脾肾素亏，形体瘦小，有五迟五软等不足之证。

2. 病机

病机主要为脾胃受损，受纳运化功能失调，生化乏源，气血虚衰，津液亏耗，脏腑、肌肉、筋骨、皮毛失于濡养，影响生长发育，形成疳证。疳证的演变是一个由浅入深、由轻至重、由脾胃而至其他脏腑的过程，其过程主要有三个阶段：

（1）脾胃不和：由于饮食喂养不当，或饮食自倍损脾伤胃，脾失健运，胃失和降，纳食不香，食而不化，以致机体失养而成疳证。此时为疳证的初期，病情尚属轻浅，正虚未著，运化失健，或夹食滞湿浊等实邪。

（2）脾虚夹积：脾胃不和，失于调治，积滞内停，壅塞气机，阻滞经络，见肚腹膨胀，或虫瘕聚散，或胁下癥块。积滞久蕴易于化热，土虚木亢，又常见肝脾不和、虚火内扰之象。此时为本虚标实，为疳证的中期阶段。

（3）气血两虚：疳证迁延日久，脾胃日趋衰败，气血津液化生无源，气血两亏，津液消亡，因而出现一派虚象，也可因阴竭阳脱而卒然虚脱。

3. 病位

疳证病位主要在脾胃。若病程长久，由脾虚发展至全身，诸脏失养皆虚，则可产生多种兼证。脾病及肝，肝开窍于目，肝血不足，目失所养，可见夜盲目翳，谓之“眼疳”，也称“肝疳”；脾病及心，舌为心之苗，心阴不足，心火上炎，可见口舌生疮，谓之“舌疳”，也称“心疳”；脾病及肺，肺阴不足，可见咳嗽潮热，谓之“肺疳”；脾病及肾，肾主骨，肾精不足，骨失所养，可见骨骼畸形，出现鸡胸、龟背、肋缘外翻、脊柱畸形等，谓之“骨疳”，也称“肾疳”；脾病日久，气不化水，水湿溢于肌肤，可见浮肿，谓之“疳肿胀”；若脾之统摄失职，血溢脉外，可见皮肤紫斑及各种出血，甚则阴竭阳脱而卒然暴脱。

【诊断要点】

1. 饮食异常，大便干稀不调，或肚腹膨胀等明显脾胃功能失调证候。

2. 形体消瘦，体重低于正常值的15%～40%，面色不华，毛发稀疏枯黄。严重者形体干枯羸瘦。

3. 兼有精神不振，或好发脾气，烦躁易怒，或喜揉眉擦眼，或吮指磨牙等症。

4. 有喂养不当或病后失调及长期消瘦病史。

5. 因蛔虫引起者谓之“蛔疳”，大便镜检可查见蛔虫卵。

6. 贫血者血红蛋白及红细胞数都减少。

7. 出现肢体浮肿属于营养性水肿者，血清总蛋白量大多在45g/L以下，血清白蛋白大多在20g/L以下。

【治疗原则】

疳证病变脏腑重在脾胃，治疗总以顾护脾胃为本，以助受纳运化。根据病情的虚实，灵活地采用先攻后补，或先补后攻，或攻补兼施，或寓消于补，或寓补于消。

【辨证论治】

疳证病情复杂，常证有疳气、疳积、干疳之分，兼证有眼疳、口疳、疳肿胀之别，治疗疳气以和为主，疳积以消为主，干疳以补为主，出现兼证则随证治疗。

1. 常证

(1) 疳气

【症状】形体略见消瘦，面色少华，毛发稀疏，食欲不振或能食善饥，精神欠佳，好发脾气，大便或溏或秘；舌淡苔腻，脉细。

【治法】和脾健运。

【方药】资生健脾丸。

加减：腹胀嗳气，舌苔厚腻者，去党参、山药、白术，加苍术、厚朴、枳实、鸡内金化湿运脾；大便溏薄者，加炮姜温脾止泻；若大便干结者，加决明子、白芍润肠通便。

常用中成药：小儿化食丸、小儿健脾丸、健儿消食口服液。

(2) 疳积

【症状】形体明显消瘦，肚腹膨胀，甚则青筋暴露，面色萎黄，毛发稀疏结穗，精神不振或烦躁，或见揉眉挖鼻、吮指磨牙，食欲减退或多食多便，大便下虫，或嗜食异物；舌淡，苔薄腻，脉濡细无力。

【治法】消积理脾。

【方药】肥儿丸。

加减：腹膨气胀者，加大腹皮、枳壳、厚朴理气除胀；胁下痞块者，加丹参、郁金、赤芍活血化瘀；肌肤枯燥者，加石斛、沙参、麦冬、生地养阴润燥；烦躁性急、动作异常者，加钩藤、牡蛎、石决明清泄肝热。

常用中成药：肥儿丸、木香槟榔丸。

(3) 干疳

【症状】极度消瘦，面呈老人貌，皮肤干瘪起皱，大肉消脱，皮包骨头，精神萎靡，目无光彩，啼哭无力少泪，毛发干枯，腹凹如舟，杳不思食，大便溏稀，时有低热，口唇干燥；舌红嫩，苔少，脉沉细。

【治法】补益气血。

【方药】八珍汤。

加减：胃阴不足，舌绛干苔少者，加乌梅、西洋参、石斛养阴益胃；阴虚内热者，加女贞子、墨旱莲、天冬、生地养阴清热；脾肾阳虚者，去白芍，加附子、干姜、益智仁温肾补脾；若手足逆冷，面色苍白，汗出黏冷，脉微欲绝者，系气阳欲脱，应急用参附汤加龙骨、牡蛎、山茱萸益气回阳、固脱救逆。

常用中成药：八珍颗粒、六味地黄丸。

2. 兼证

（1）眼疳

【症状】夜盲目翳，眼角干涩，畏光羞明；黑睛混浊；舌红苔白，脉弦细。

【治法】养肝明目。

【方药】石斛夜光丸或羊肝丸。

肝火偏旺者用石斛夜光丸滋阴平肝明目，阴血亏虚者用羊肝丸养肝明目。

亦可用鸡肝一具（或猪肝30g）、苍术9g，煮熟，吃肝喝汤，连服1～2周。

（2）口疳

【症状】口舌生疮，口腔糜烂，秽臭难闻，面赤唇红，五心烦热，惊悸不安；舌红，苔薄黄，脉细数。

【治法】清心泻火。

【方药】泻心导赤散。

加减：尿短赤者，加淡竹叶、滑石清心利尿；烦热惊悸者，加栀子、知母泻火除烦；口渴多饮者，加天花粉、玉竹、石斛益胃生津。

（3）疳肿胀

【症状】足踝浮肿，甚则颜面四肢浮肿，面色无华，四肢欠温，小便短少，大便溏薄；舌淡胖，苔白滑，脉沉迟。

【治法】温阳利水。

【方药】实脾饮。

加减：水肿明显者，加猪苓、泽泻、薏苡仁、桂枝利水消肿，或选用真武汤合五皮饮。

【外用疗法】

1. 焦山楂、炒神曲、炒麦芽、炒鸡内金、炒莱菔子、生栀子研末，加水调成膏状敷脐。每日一换，5日为1个疗程。

2. 杏仁、桃仁、栀子、皮硝、白胡椒、葱白捣烂，加鸡蛋清、白酒调匀，外敷神阙、命门二穴，24小时取下。

3. 无花果叶3～5片，鲜、干均可，加水500ml，煎成200ml，倾入盆内，先熏两脚，待温时洗两脚心，熏洗15分钟即可。用于疳病并发泄泻。

4. 苦参、茯苓、苍术、桑白皮、白矾各15g，葱白少许。上药锉细，取30g加沸水2000ml，调至适宜温度，给患儿洗浴，每日1次。用于本病各型。

【预防与调护】

合理喂养，提倡母乳喂养，授乳定时定量，随着年龄的增长逐渐添加各种辅食，掌握先稀后干、先素后荤、先少后多的原则。改变不合理饮食习惯，不偏食挑食，不吃或少吃零食，避免饮食单调、营养不良。经常带小儿到屋外呼吸新鲜空气，多晒太阳，以增强体质。积极治疗各种急、慢性疾病，特别是久吐、久泻、久痢、久患虫证等，防止日久转化为疳证。

表4－11　疳证病机证治简表

辨证分型	主要症状	舌象	脉象	病因病机	治法	代表方药
疳气	形体略见消瘦，面色少华，毛发稀疏，食欲不振或能食善饥，精神欠佳，好发脾气，大便或溏或秘	苔腻	脉细	饮食不节，脾胃失健	和脾健运	资生健脾丸 小儿化食丸 小儿健脾丸 健儿消食口服液
疳积	形体明显消瘦，肚腹膨胀，甚则青筋暴露，面色萎黄，毛发稀疏结穗，精神不振或烦躁，或见揉眉挖鼻、吮指磨牙，大便下虫，或嗜食异物	苔薄腻	濡细无力	积滞内停，阻滞肠胃，日久气虚	消积理脾	肥儿丸 木香槟榔丸
干疳	极度消瘦，面呈老人貌，皮肤干瘪起皱，大肉消脱，精神萎靡，目无光彩，啼哭无力少泪，毛发干枯，腹凹如舟，杳不思食，大便溏稀，时有低热，口唇干燥	舌红嫩苔少	沉细	津液干涸，气液耗伤	补益气血	八珍汤 八珍颗粒 六味地黄丸
眼疳	夜盲目翳，眼角干涩，畏光羞明，黑睛混浊	舌红苔白	弦细	脾病及肝，肝阴不足，不能养目	养肝明目	石斛夜光丸或羊肝丸
口疳	口舌生疮，口腔糜烂，秽臭难闻，面赤唇红，五心烦热，惊悸不安	舌红，苔薄黄	细数	脾病及心，心阴不足，心火上炎	清心泻火	泻心导赤散
疳肿胀	足踝浮肿，甚则颜面四肢浮肿，四肢欠温，小便短少，大便溏薄	舌淡胖，苔白滑	沉迟	疳证日久，脾虚不能运化水湿	温阳利水	实脾饮

第十二节　惊　　风

惊风是小儿时期常见的一种急重病症，临床以抽搐、昏迷为主要特征，又称“惊厥”，俗名“抽风”。一年四季皆可发生，1~5岁的婴幼儿多见，年龄越小发病率越高。由于其病情往往比较凶险，变化迅速，威胁小儿生命，故有“小儿之病，最重惟惊”之说，并列为古代儿科四大要证之一。古代医家将惊风概括为四证八候，四证指惊、风、痰、热，八候指搐、搦、颤、掣、反、引、窜、视。现在一般分为急惊风和慢惊风两类。凡起病急暴，属阳属实者，统称急惊风；凡病势缓慢，属阴属虚者，统称慢惊风。

惊风常由多种疾病引起，所涉及的范围较为广泛，一般来说，急惊风多包括西医学的高热惊厥、急性中毒性脑病、各种颅内感染等引起的抽风等。慢惊风多包括西医学的代谢疾病与水、电解质紊乱，颅脑发育不全与损伤，出血，缺氧，以及各种脑炎、脑膜炎、中毒性脑病恢复期出现的惊厥等。

急惊风

【病因病机】

1. 病因

（1）感受外邪：外感六淫，化热化火，皆能致惊。

（2）饮食内伤：饮食不节，或误食污染有毒之食物，湿热疫毒蕴结胃肠。

（3）暴受惊恐：小儿神气怯弱，不耐意外刺激，若目触异物，耳闻巨声，或不慎跌仆，暴受惊恐，气机逆乱。

2. 病机

急惊风的病机为热、痰、惊、风的相互影响，互为因果。外感时邪疫疠之气，尤以风邪、暑邪、湿热疫疠之气为多。冬春之交寒暖不调，气候骤变，小儿肌肤薄弱，腠理不密，极易感受风邪，邪袭肌表或从口鼻而入，郁而化热，热极生风；夏秋之季暑气旺盛，小儿元气薄弱，真阴不足，易受暑邪。暑为阳邪，化火最速，传变急骤，易陷厥阴，引动肝风；暑多夹湿，湿蕴热蒸，化为痰浊，内陷心包，蒙蔽清窍，痰动则风生；如感受疫疠之气则起病急骤，传变迅速，化热化火，逆传心包，火极动风。

饮食不节，或误食污染有毒之物，湿热疫毒下趋大肠，内陷心肝，可致高热昏厥、抽风不止、呕吐腹痛、痢下秽臭。

小儿神气怯弱，元气未充，暴受惊恐，惊则气乱，恐则气下，轻者神明受扰，惊惕不安；重者气机逆乱，痰涎上壅，蒙蔽心窍，引动肝风。

3. 病位

本病病变部位主要在心、肝两经。外感风邪、暑邪、湿热疫疠之气，化热化火，火盛生痰，蒙蔽清窍，引动肝风。疾病性质属于邪实。

【诊断要点】

1. 本病以3岁以下婴幼儿为多见，5岁以上者则逐渐减少。

2. 突然发病，出现高热、神昏、惊厥、喉间痰鸣，两眼上翻、凝视或斜视，可持续几秒至数分钟。严重者可反复发作，甚至呈持续状态而危及生命。

3. 有接触时行疫疠邪气或饮食不洁的病史。

4. 中枢神经系统感染的患儿脑脊液检查有异常改变，神经系统检查出现病理性反射。

5. 细菌感染性疾病血常规检查白细胞总数及中性粒细胞比例常增高。

6. 必要时可作大便常规及大便细菌培养、血培养、摄胸片、脑脊液等有关检查。

【治疗原则】

急惊风临床特征为热、痰、惊、风，故清热、豁痰、镇惊、熄风为其四大基本方法，临床应结合具体病情，痰盛者急先豁痰，热盛者予以清热，风盛者速以祛风镇惊。

【辨证论治】

本病临床上分风热惊风、暑热惊风、疫毒惊风、痰食惊风、惊恐惊风五型进行辨证治疗。

1. 风热惊风

【症状】多见于冬春季节，发热头痛，咳嗽流涕，咽红，烦躁不宁，神昏惊厥；舌红苔薄黄，脉浮数。

【治法】疏风清热，熄风止痉。

【方药】银翘散。

加减：喉间痰鸣者，加天竺黄、瓜蒌皮清化痰热；手足抽搐者，加钩藤、僵蚕、石决明平肝熄风；高热、便秘、乳蛾红肿者，加大黄通腑泻热。

常用中成药：小儿回春丹、紫雪丹、小儿牛黄散、定搐化风丸、小儿清解颗粒。

2. 暑热惊风

【症状】多见于盛夏炎热季节，起病急骤，壮热多汗，头痛项强，恶心呕吐，烦躁神昏，四肢抽搐，惊厥不已；舌苔黄糙，脉象洪数。

【治法】祛暑清热，开窍镇惊。

【方药】清瘟败毒饮。

加减：抽搐不已者，加羚羊角、钩藤、地龙清热熄风镇惊；表邪未解者，可用新加香薷饮解肌透表。

常用中成药：至宝丹、小儿太极丸、小儿至宝丸、小儿珠黄散。

3. 疫毒惊风

（1）气营两燔证

【症状】起病急骤，高热，烦躁，口渴，抽搐，昏迷；舌质红绛，苔黄糙，脉数有力。

【治法】清热解毒，凉血熄风。

【方药】白虎汤合紫雪丹。

加减：呕吐频者，加玉枢丹辟秽止吐；大便秘结者，加生大黄、芒硝清下腑结；喉间痰鸣，痰热壅盛者，加胆南星、郁金、石菖蒲豁痰开窍。

常用中成药：安宫牛黄丸、牛黄抱龙丸、牛黄镇惊丸、清开灵注射液、醒脑静注射液。

（2）湿热疫毒证

【症状】起病急骤，高热，烦躁，口渴，抽搐，昏迷，呕吐，腹痛，大便腥臭，或夹脓血；舌质红，苔黄腻，脉滑数。

【治法】清化湿热，解毒熄风。

【方药】黄连解毒汤。

加减：舌苔厚腻，大便不爽者，加生大黄、厚朴清肠导滞、泻热化湿；抽搐频繁者，加钩藤、全蝎、僵蚕镇惊熄风；呕吐者，加玉枢丹辟秽解毒；利下脓血者，可用白头翁汤清肠治痢。

常用中成药：八宝玉枢丹。

4. 痰食惊风

【症状】纳呆，腹痛，呕吐，便秘，继而发热神呆，迅即出现神昏惊厥，喉间痰鸣，腹部胀满，呼吸急促；舌苔厚腻，或黄或白，脉滑数。

【治法】消食导滞，涤痰镇惊。

【方药】玉枢丹合保和丸。

加减：呕吐痰涎者，加青礞石、竹沥涤痰导滞；腹部胀满，腑气不通者，加大黄、槟榔攻下荡积。

常用中成药：小儿百寿丹、儿童七珍丸、小儿牛黄散、牛黄镇惊丸。

5. 惊恐惊风

【症状】面色时青时赤，时发惊惕，甚则痉厥，偶有发热，大便色青；舌苔无异常变化，脉象多见数乱。

【治法】镇惊安神。

【方药】琥珀抱龙丸。

加减：抽搐频作者，加全蝎、蜈蚣熄风止痉；睡眠不安者，加酸枣仁、夜交藤养心安神；气虚血少者，加黄芪、当归补气养血。腹痛便青者，加木香、白芍、炙甘草疏肝理气止痛。

表4-12-1　急惊风病机证治简表

辨证分型	主要症状	舌象	脉象	病因病机	治法	代表方药
风热惊风	发热头痛，咳嗽流涕，咽红，烦躁不宁，神昏惊厥	舌红苔薄黄	浮数	外感风邪，郁而化热，热极生风	疏风清热熄风止痉	银翘散 小儿回春丹、紫雪丹、小儿牛黄散、定搐化风丸、小儿清解颗粒
暑热惊风	起病急骤，壮热多汗，头痛项强，恶心呕吐，烦躁神昏，四肢抽搐，惊厥不已	苔黄糙	洪数	外感暑邪，化火最速，引动肝风	祛暑清热，开窍镇惊	清瘟败毒饮 至宝丹、小儿太极丸、小儿至宝丸、小儿珠黄散
疫毒惊风气营两燔证	起病急骤，高热，烦躁，口渴，抽搐，昏迷	舌红绛，苔黄糙	数有力	感受疫疠之气，化热化火，逆传心包，火极动风	清热解毒，凉血熄风	白虎汤合紫雪丹 安宫牛黄丸、牛黄抱龙丸、牛黄镇惊丸、清开灵注射液、醒脑静注射液
疫毒惊风湿热疫毒证	起病急骤，高热，烦躁，口渴，抽搐，昏迷，呕吐，腹痛，大便腥臭，或夹脓血	舌质红，苔黄腻	滑数	湿热疫毒蕴结胃肠，下趋大肠，内陷心肝	清化湿热，解毒熄风	黄连解毒汤 八宝玉枢丹
痰食惊风	纳呆，腹痛，呕吐，便秘，继而发热神呆，迅即出现神昏惊厥，喉间痰鸣，腹部胀满，呼吸急促	苔厚腻，或黄或白	滑数	乳食郁结，脾失健运，痰热上壅，引动肝风	消食导滞，涤痰镇痉	玉枢丹合保和丸 小儿百寿丹、儿童七珍丸、小儿牛黄散、牛黄镇惊丸
惊恐惊风	面色时青时赤，时发惊惕，甚则痉厥，大便色青	无异常	数乱	暴受惊恐，气机逆乱，痰蒙心窍，引动肝风	镇惊安神	琥珀抱龙丸

慢惊风

【病因病机】

1. 病因

（1）脾胃虚弱：由于暴吐暴泻，久吐久泻，或误汗误下，导致脾胃虚弱。

（2）脾肾阳虚：禀赋不足，脾肾素亏，长期腹泻，阳气外泄，脾阳受损，伤及肾阳而致脾肾阳虚。

（3）肝肾阴亏：急惊风或温热病后迁延未愈，耗伤阴津，肾阴亏损，不能滋养肝木，肝血不足，筋脉失养。

2. 病机

慢惊风多系脾胃受损，脾虚肝旺化风；或脾肾阳虚，虚极生风；或肝肾阴虚，水不涵木，阴虚风动。病变部位在肝、脾、肾三脏，以虚为主。

【诊断要点】

1. 有久吐、久泻、急惊风迁延未愈、佝偻病等病史。

2. 起病缓慢，病程较长。症见面色苍白，嗜睡无神，抽搐无力，时作时止，或两手颤动，筋惕肉瞤，脉细无力。

3. 根据临床表现，结合血液生化、脑电图、脑脊液、头颅 Cr 等检查，明确原发疾病。

【治疗原则】

慢惊风的治疗重在补虚治本。以健脾平肝、温补脾肾、育阴潜阳、柔肝熄风为主，结合活血通络、化痰行瘀之法。

【辨证论治】

慢惊风一般属于虚证，既有虚寒、虚热之分，亦有虚中夹实之别，更有病位在脾、肝、肾的不同，应区别施治。

1. 脾虚肝亢证

【症状】形神疲惫，面色萎黄，嗜睡露睛，大便稀溏，色带青绿，时有肠鸣，四肢不温，时或抽搐；舌淡苔白，脉细。

【治法】温运脾阳，扶土抑木。

【方药】缓肝理脾汤。

加减：阳虚寒盛者，去桂枝，加附子、肉桂温补脾肾；腹泻不已者，加诃子、肉豆蔻、乌梅炭敛肠止泻；方颅发稀，夜寐哭闹不安者，加生牡蛎、生龙骨平肝潜阳。

2. 脾肾阳虚证

【症状】面色苍白或灰滞，精神萎弱，沉睡昏迷，口鼻气冷，额汗涔涔，四肢厥冷，手足蠕蠕震颤，大便澄澈清冷；舌质淡，苔薄白，脉沉。

【治法】温补脾肾，回阳救逆。

【方药】固真汤合逐寒荡惊汤。

加减：抽搐频频加生龙骨、生牡蛎、钩藤平肝熄风、潜阳固脱；阳气回复后改用理中地黄汤或可保立苏汤，以阳中求阴，使阴阳维系、阳生阴长而搐定。

常用中成药：慢惊丸。

3. 阴虚风动证

【症状】虚烦疲惫，面色潮红，低热消瘦，手足心热，震颤瘛疭，肢体拘挛或强直，大便干结；舌光无苔，质绛少津，脉细数。

【治法】育阴潜阳，滋水涵木。

【方药】大定风珠。

加减：阴虚潮热加青蒿、地骨皮、银柴胡以清虚热；搐搦不止者，吞服止痉散熄风止痉；强直瘫痪者，加全蝎、蕲蛇、乌梢蛇、地龙、白僵蚕搜风剔邪，但风药多燥，不宜久服。

常用中成药：大补阴丸。

【外治疗法】

1. 党参、黄芪、白术、甘草、白芍、陈皮、半夏、天麻、川乌、全蝎、天南星、丁香各6g，朱砂1g，生姜3g，红枣5枚。炒热，熨脐部，每日1次。用于土虚木亢证。

2. 全蝎5个，蜈蚣1条，僵蚕5条，蝉蜕7个。研为细末，敷脐，每日1次。用于慢惊风强直性瘫痪者。

【预防与调护】

高热患儿应及时降温，防止抽搐。暑温、疫毒痢的患儿应积极治疗原发疾病，防止惊厥反复发生。抽搐发作时切勿强制按压，防止扭伤、骨折等意外事故。患儿应侧卧，防止呕吐物吸入。将纱布包裹压舌板放在上、下牙齿之间，防止咬伤舌体。随时吸出咽喉分泌物及痰涎，保持呼吸道通畅，防止窒息。密切观察患儿的体温、呼吸、脉搏、血压及面色变化，防止病情恶化。昏迷患儿要经常改变体位，每天用酒精擦受压部位，必要时可用冲气垫褥，避免发生褥疮。抽搐停止后应保持室内安静，使患儿能得到充足休息，切忌喧闹。抽搐时要禁食，抽止后以流质素食为主，病情好转后应给予营养丰富易消化的食物。慢惊风患儿要加强体育锻炼，增强体质，减少发作。

表4-12-2　**慢惊风病机证治简表**

辨证分型	主要症状	舌象	脉象	病因病机	治法	代表方药
脾虚肝亢证	形神疲惫，面色萎黄，嗜睡露睛，大便稀溏，色带青绿，四肢不温，时或抽搐	舌淡苔白	细	土虚木贼，肝亢风动	温运脾阳，扶土抑木	缓肝理脾汤

续表

辨证分型	主要症状	舌象	脉象	病因病机	治法	代表方药
脾肾阳虚证	面色苍白或灰滞，精神萎弱，沉睡昏迷，口鼻气冷，额汗涔涔，四肢厥冷，手足蠕蠕震颤，大便澄澈清冷	舌淡，苔薄白	沉	脾肾阳虚，阴寒内盛，不能温煦筋脉	温补脾肾，回阳救逆	固真汤合逐寒荡惊汤慢惊丸
阴虚风动证	虚烦疲惫，面色潮红，低热消瘦，手足心热，震颤瘛疭，肢体拘挛或强直，大便干结	舌光无苔，质绛少津	细数	肝肾阴虚，筋脉失于濡养	育阴潜阳，滋水涵木	大定风珠

第十三节　遗　尿

遗尿又称遗溺、尿床，是指3岁以上的小儿不能自主控制排尿，经常睡中小便自遗，醒后方觉的一种病症。轻者数日一次，重者可一夜数次。一般年龄超过3岁，特别是5岁以上的儿童，熟睡时经常遗尿者，方称遗尿症。婴幼儿时期由于脏腑娇嫩，形气未充，智力未全，排尿的自控能力较差，或学龄期儿童因白天游戏玩耍过度，夜晚熟睡不醒，偶然发生遗尿者，均不属病态。

本病发病率男孩高于女孩，部分有明显的家族史。病程较长，或反复发作，重症病例白天睡眠时也会发生遗尿，严重者可产生自卑感，影响身心健康和生长发育。

西医学通过X线诊断发现某些顽固性遗尿的患儿与隐性脊柱裂有关，这类患儿治疗困难。

【病因病机】

1. 病因

(1) 禀赋不足：素体虚弱，肾气不足，下元虚寒。

(2) 病后失调：大病久病之后失于调养，肺脾气虚。

(3) 疾病影响：或疾病影响，或饮食失调，湿热蕴于肝经。

2. 病机

小便的排泄由膀胱气化功能所司约，而膀胱气化功能的正常发挥又赖于肾阳的温养气化功能来调节，还与肺、脾等脏有关，故肾气不足、肺脾气虚、肝经湿热均可导致膀胱失约，引起遗尿。

小儿肾气不足，下元虚寒，不能温养膀胱，膀胱气化功能失调，闭藏失职，不能制约尿液而为遗尿。久病之后失于调养，脾肺气虚。脾气虚弱，运化失职，不能转输精微，制水于下；肺气虚弱，治节不行，通调水道失职，三焦气化失司，则膀胱失约、津液不藏而成遗尿。疾病影响或因饮食失调，以致湿热内蕴，郁于肝经，肝失疏泄，影响三焦水道的正常通利，湿热迫注膀胱而致遗尿。

此外，素有痰浊内蕴，困蒙心神，可使小儿夜间困寐不醒而遗尿。亦有小儿自幼缺少教育，没有养成夜间主动起床排尿的习惯，任其自遗，久而久之，形成习惯性遗尿。或因蛲虫感染刺激尿道，引起小便自遗。

3. 病位

本病病位主要在膀胱、肾、肺、脾，肾气不足，肺脾气虚，导致膀胱失约，疾病性质多属虚证；也与肝脏有关，肝经湿热下注膀胱而致遗尿，疾病性质多属实证。

【诊断要点】

1. 发病年龄在3周岁以上。
2. 睡眠较深，不易唤醒，每夜或隔几天发生尿床，甚则每夜遗尿数次。
3. 尿常规及尿培养无异常发现。
4. 部分患儿X线检查可发现有隐性脊柱裂，或作泌尿道造影可见畸形。

【治疗原则】

本病虚证以温肾固涩、健脾补肺为主；实证以泻肝清热利湿为主。

【辨证论治】

本病辨证重在辨所在脏腑，辨虚实寒热，虚寒者多为肾虚不固，气虚不摄，膀胱虚冷；实热者多为肝经湿热，应区别治之。

1. 肾气不固证

【症状】睡中经常遗尿，甚者一夜数次，醒后方觉，小便清长，神疲乏力，面白肢冷，腰腿酸软，智力较差；舌质淡，苔薄白，脉沉细无力。

【治法】温补肾阳，固涩小便。

【方药】菟丝子散。

加减：神疲乏力，纳差便溏者，加党参、白术、茯苓、山楂益气健脾、和中助运；智力较差者，加人参、菖蒲、远志补心气、开心窍。

常用中成药：五子衍宗丸、桑螵蛸散、混元丹、龟龄集、金锁固精丸、缩泉丸、夜尿宁。

2. 脾肺气虚证

【症状】睡中遗尿，少气懒言，神倦乏力，面色少华，常自汗出，食欲不振，大便溏薄；舌淡，苔薄，脉细缓。

【治法】培元益气，固涩小便。

【方药】补中益气汤合缩泉丸。

加减：兼有痰湿内蕴，呼之不醒者，加胆南星、半夏、石菖蒲、远志化痰开窍醒神；大便溏薄者，加炮姜温脾止泻；常自汗出者，加煅牡蛎、五味子潜阳敛阴止汗。

常用中成药：补中益气丸、缩泉丸、补气升提片。

3. 肝经湿热证

【症状】睡中遗尿，尿频量少，尿味臊臭，性情急躁易怒，或夜间梦语磨牙，面赤唇红而干；舌红，苔黄或黄腻，脉弦数。

【治法】泻肝清热利湿。

【方药】龙胆泻肝汤。

加减：夜寐不宁加黄连、竹叶、连翘清心除烦；尿味臊臭重，舌苔黄腻，加黄柏、滑石清利湿热；困睡不醒者，加郁金、菖蒲、远志清心开窍醒神。若久病不愈，身体消瘦，舌红苔少，脉细数，虽有湿热内蕴，但已耗伤肾阴者，可用知柏地黄丸滋肾阴、清虚火。

常用中成药：龙胆泻肝丸、知柏地黄丸。

【外治疗法】

1. 五倍子、何首乌各3g，研末。用醋调敷于脐部，外用油纸、纱布覆盖，胶布固定。每晚1次，连用3～5次。用于遗尿虚证。

2. 连须葱白3根，生硫黄末3g。先将葱白捣烂，入硫黄末捣匀为膏，睡前置药膏于脐部，外用油纸、纱布覆盖，胶布固定。每晚1次，晨起除去，7天为1个疗程。用于遗尿虚证。

【预防与调护】

自幼儿开始培养按时和睡前排尿的良好习惯。加强锻炼，增强体质。白天不宜过度游玩，以免疲劳贪睡。每日晚饭后注意控制饮水量。根据遗尿时间，提前唤醒排尿，逐渐养成自行排尿时间。对于遗尿患儿要耐心教育引导，鼓励患儿消除怕羞和紧张情绪，建立起战胜疾病的信心。

表4－13　遗尿病机证治简表

辨证分型	主要症状	舌象	脉象	病因病机	治法	代表方药
肾气不固证	睡中经常遗尿，甚者一夜数次，小便清长，神疲乏力，面白肢冷，腰腿酸软，智力较差	舌质淡，苔薄白	沉细无力	肾气虚弱，膀胱虚冷，失于制约	温补肾阳，固涩小便	菟丝子散五子衍宗丸、桑螵蛸散、混元丹、龟龄集、金锁固精丸、缩泉丸、夜尿宁
脾肺气虚证	睡中遗尿，少气懒言，神倦乏力，面色少华，常自汗出，食欲不振，大便溏薄	舌淡，苔薄	细缓	脾肺气虚，不能制下，膀胱失约	培元益气，固涩小便	补中益气汤合缩泉丸补气升提片
肝经湿热证	睡中遗尿，尿频量少，尿味臊臭，性情急躁易怒，或夜间梦语磨牙，面赤，唇红而干	苔黄或黄腻	弦数	肝经湿热蕴伏下焦，迫注膀胱	泻肝清热利湿	龙胆泻肝汤知柏地黄丸

第十四节　夜　啼

夜啼是指婴儿入夜啼哭不安，或每夜定时啼哭，甚则通宵达旦啼哭而白天如常的一种病症。多见于新生儿及6个月以内的小婴儿。一般预后良好，随着年龄的增长及通过合理的调治可以痊愈。若因发热、吐泻、口疮等疾病引起者，不属本病；因伤乳、饥饿、尿布潮湿、衣带过紧、过冷过热等不适引起者，不属病态。

【病因病机】

1. 病因

（1）脾寒：孕母素体虚寒，或贪凉饮冷，致胎儿禀赋不足，脾寒内生；或因护理不当，沐寐受凉，腹部中寒；或用冷乳哺食，中阳不振。

（2）心热：孕母性情急躁，或平素恣食香燥炙烤之物，或过服温热药物，火伏热郁，移于胎儿。婴儿出生后又吮母乳，蕴热心经。或因重衣厚被，室内闷热，小儿受热，内蕴心经。

（3）惊恐：小儿神气怯弱，智慧未充，突见异物或闻异声而致惊恐。

2. 病机

（1）脾寒脏冷：五脏属阴，脾为至阴，喜温而恶寒，寒邪内侵，凝滞气机。夜间属阴，故入夜腹中作痛而啼。

（2）心经积热：小儿受热，内蕴心经，心火上炎，积热上扰，心神不安则入夜烦躁啼哭。

（3）暴受惊骇：小儿素体亏虚，神志怯弱，易受惊恐，惊则伤神，恐则伤志，致使心神不宁，神志不安，寐中惊惕而啼。

总之，寒、热、惊为本病之主要病因病机。病位主要在心、脾，疾病性质以实证为主。

【诊断要点】

1. 入夜定时（多在子时左右）啼哭不止，轻重表现不一，但白天安静。
2. 多无发热、呕吐、泄泻、口疮、疖肿、外伤等表现。

【治疗原则】

夜啼是因寒、因热、因惊所致，故温脾、清心、镇惊为其主要治法。

【辨证论治】

本病辨证重在辨别轻重缓急、寒热虚实。由寒引起者哭声微弱，面白肢冷，尿清便溏；由热引起者哭声响亮，面赤身热，尿赤便秘；由惊引起者哭声尖锐，面色青灰，表情惊恐。应分别进行不同的治疗。

1. 脾脏虚寒证

【症状】哭声低弱，面色青白，蜷曲而卧，腹喜温按，四肢欠温，吮乳无力，胃纳欠佳，大便溏薄，小便色清，唇舌淡红；舌苔薄白，指纹淡红。

【治法】温脾散寒。

【方药】乌药散合匀气散。

加减：大便稀薄者，加党参、白术、茯苓、山药健脾益气；时有惊惕者，加蝉蜕、钩藤熄风镇惊；若脾胃虚寒，面色苍白，四肢不温，哭声微弱者，可用附子理中汤温中健脾。

常用中成药：附子理中丸。

2. 心经积热证

【症状】哭声响亮，见灯尤甚，面赤唇红，烦躁不安，身暖多汗，大便秘结，小便短赤；舌尖红，苔薄黄，指纹红紫。

【治法】清心导热。

【方药】导赤散。

加减：心火炽盛者，加栀子、连翘泻火除烦；大便秘结者，加决明子泻下通便；乳食不化，腹胀便臭者，加麦芽、莱菔子、山楂消食导滞。

常用中成药：小儿七星茶、健儿乐。

3. 暴受惊恐证

【症状】睡中时作惊惕，或突然啼哭，哭声尖锐，似见异物状，神情不安，紧偎母怀，面色青灰；舌苔正常，指纹青紫，脉来急数。

【治法】定惊安神。

【方药】远志丸去朱砂。

加减：心神不宁，睡中惊惕者，加琥珀、钩藤、蝉蜕、菊花镇惊熄风。

常用中成药：琥珀抱龙丸、琥珀镇惊丸。

【外治疗法】

将艾叶、干姜粉炒热，用纱布包裹，熨小腹部，从上至下反复多次。或用丁香、肉桂、吴茱萸等量研细末，置于普通膏药上贴于脐部。用于脾脏虚寒证。

【预防与调护】

培养良好的生活习惯，睡眠规律，不通宵开灯。保持住室安静，调节室温，勿过高过低。密切观察婴儿精神，排除器质性病变。脾寒者注意保暖，心热者慎勿过暖，惊恐者保持室内安静。孕妇及乳母少吃寒凉及辛辣热性食物，勿受惊吓。

表 4－14 夜啼病机证治简表

辨证分型	主要症状	舌象	脉象	病因病机	治法	代表方药
脾脏虚寒证	哭声低弱，面色青白，腹喜温按，四肢欠温，吮乳无力，大便溏薄，小便色清，唇舌淡红	苔薄白	指纹淡红	脾寒脏冷，气机不利	温脾散寒	乌药散合匀气散 附子理中丸
心经积热证	哭声响亮，见灯尤甚，面赤唇红，烦躁不安，大便秘结，小便短赤	舌尖红，苔薄黄	指纹红紫	心经积热，烦躁不宁	清心导热	导赤散 小儿七星茶 健儿乐
暴受惊恐证	睡中时作惊惕，或突然啼哭，哭声尖锐，似见异物状，神情不安，紧偎母怀，面色青灰	苔正常	指纹青紫，脉来急数	暴受惊骇，神志怯弱	定惊安神	远志丸去朱砂 琥珀抱龙丸 琥珀镇惊丸

第十五节 紫 癜

紫癜亦称紫斑，临床特征以血液流溢于皮肤、黏膜之下，出现瘀点、瘀斑，压之不退色为主，同时伴有鼻衄、齿衄，甚则呕血、便血、尿血，是小儿常见的一种出血性疾病。一年四季均可发生，以学龄前期儿童多见。患病后积极治疗可控制症状或痊愈。若病情严重或反复发作，迁延不愈，引起颅脑出血，则将危及生命，预后较差。

中医古籍中所记载的“肌衄”、“葡萄疫”、“斑毒”等与本病有相似之处。属血证范畴，

西医学的过敏性紫癜和血小板减少性紫癜可参考本病辨证施治。

【病因病机】

1. 病因

（1）感受外邪：外感风热燥火疫毒之气，郁于肌肤，酿成热毒，损伤血络，迫血妄行。

（2）脏腑虚损：先天不足，后天失调或疾病影响，致心脾两虚，心气虚则血失所主，脾气虚则血失统摄，血溢脉外。素体阴虚，或久病伤阴，阴血亏虚，内生虚火，虚火灼伤血络则血溢肌肤。

2. 病机

紫癜的病机主要是血络受损，血液不循常道，溢于脉外，留于肌肤所致。“血动之由，惟火惟气”，火盛者，多因热毒内扰营血，灼伤血络，迫血妄行；气伤者，多为脏腑气血虚损，气不摄血，或阴虚火旺，血渗于络外。外感时邪、疫毒，毒从火化，迫血外溢肌肤，是为实证；脾肾素虚，气血不足，血不归经，则为虚证。两证在发病过程中又常相互转化，由

实转虚或虚实夹杂。初起火盛气逆，迫血妄行，若迁延不愈，反复出血，阴血耗损，虚火内生或血失气伤，气虚不能摄血，则转为虚证。虚证复感外邪，又可引起血热妄行之实象，出现虚实错杂证。紫癜出血为离经之血，常致瘀血内阻，又可引起出血。此外，病情严重，出血量多，可致气虚血脱之危证。

3. 病位

紫癜的病位主要在脾、肾，与心、肝关系密切。脾统血，主肌肉，若脾气虚弱，统摄无权，气不摄血则血液不循常道而溢于脉外，留于肌肤。肾藏精，主骨生髓，肾气不足，精血亏虚，阴虚火旺，血随火动，渗于脉外。心主血，肝藏血，心、肝功能受损，血不归经而外溢，重则吐衄便血。

【诊断要点】

1. 皮肤黏膜出现瘀点、瘀斑，可伴有鼻衄、齿衄、尿血、便血等。

2. 血小板减少性紫癜多为散在性针尖样大小的瘀点，以四肢及头面部多见，一般不高出皮面，严重者可并发颅内出血。血小板计数明显减少，出血时间延长，血块收缩不良，束臂试验阳性。

3. 过敏性紫癜发病前有上呼吸道感染或服食某些药物、食物等诱因的病史。紫癜多见于下肢及臀部，以近关节伸面为多。对称分布，多高出皮肤，大小不一，呈荨麻疹样反应。可伴有关节肿痛、腹痛、便血、尿血等。血小板计数、出血时间、凝血时间、血块收缩时间均正常。

【治疗原则】

紫癜属出血证，以皮肤、黏膜等处出血为主要症状，治疗原则以止血为主，临床应根据不同的出血原因、证候分别治之。血热炽盛者宜清热凉血；气虚不摄者宜补气摄血；阴虚火旺者宜滋阴降火；瘀血阻滞者宜化瘀止血。若见虚脱危证者，则应回阳固脱救逆为主。

【辨证论治】

1. 风热伤络证

【症状】起病较急，紫癜以下肢及臀部多见，常呈对称性分布，颜色鲜红，瘀点或瘀斑，形态不一，时有瘙痒；可伴寒热、咽红、腹痛、关节肿痛、便血、尿血等；舌质红，苔薄黄，脉浮数。

【治法】疏风清热，凉血止血。

【方药】连翘败毒散。

加减：寒热、咽红者，加黄芩、牛蒡子清热利咽；皮肤瘙痒者，加蝉蜕、僵蚕、地肤子祛风止痒；尿血者，加白茅根、大小蓟清热利尿；便血者，加地榆、槐花炭凉血止血；腹痛者，加甘草、芍药缓急止痛；关节肿痛加秦艽、薏苡仁祛风除痹止痛。

2. 血热妄行证

【症状】起病急骤，皮肤出现瘀点或瘀斑，量多成片，颜色鲜红或深紫，伴有鼻衄、齿衄、呕血、便血、尿血，同时并见壮热心烦，咽干口渴，尿赤便秘；舌质红绛，舌苔黄燥，脉弦数或滑数。

【治法】清热解毒，凉血止血。

【方药】犀角地黄汤。

加减：热毒炽盛者，选加生石膏、知母、栀子、黄连、黄芩、银花、连翘清热泻火解毒；齿衄、鼻衄者，加侧柏叶、茜草、藕节凉血止血；尿血者，加小蓟、白茅根凉血利尿；便血者，加地榆、槐花炭、仙鹤草凉血泻火；皮肤瘀斑密布，出血严重者，加紫草、云南白药凉血散瘀止血。若出血过多，突然出现面色苍白，四肢厥冷，声息微弱，汗出脉微者，此为气阳欲脱，急用独参汤或参附汤回阳益气固脱；若气阴两衰，汗多口渴，神疲乏力，脉虚弱者，则用生脉散敛汗生津、益气复脉。

常用中成药：十灰丸、荷叶丸。

3. 气不摄血证

【症状】发病缓慢，迁延不愈，反复紫癜，鼻衄，齿衄，其色淡紫，面色萎黄，倦怠乏力，头晕心悸，食欲不振，大便色黑或便血；舌质淡，苔薄少，脉细无力。

【治法】益气摄血，健脾养心。

【方药】归脾汤。

加减：反复紫癜出血者，加三七、蒲黄炭、仙鹤草、阿胶补血和血、化瘀止血；大便色黑或便血者，加炮姜、艾叶炭温经止血。若脾肾阳虚，面色苍白，精神萎弱，神疲倦怠，畏寒肢冷，腰膝酸软者，加补骨脂、菟丝子、鹿角胶、淡苁蓉、巴戟天温养脾肾、补益精血。

常用中成药：归脾丸、补中益气丸（液）、贞芪扶正冲剂、宁血糖浆。

4. 虚火灼络证

【症状】病程较长，紫癜时发时止，时轻时重，下肢尤甚，鼻衄齿衄，低热盗汗，手足心热，心烦少寐，头晕耳鸣，咽燥口干；舌红少津，脉细数。

【治法】滋阴降火，凉血止血。

【方药】加减复脉汤合茜根散。

加减：骨蒸潮热者，加鳖甲、龟板、地骨皮除蒸退热；盗汗明显者，加山茱萸、白芍、五味子敛阴止汗；咽燥口干者，加石斛、麦冬、玉竹养阴生津；鼻衄、齿衄者，加牡丹皮、地骨皮、白茅根凉血止血。

常用中成药：知柏地黄丸、乌鸡白凤丸。

5. 瘀血留络证

【症状】紫癜色紫晦暗，有瘀块，并有血肿，或有关节肿痛，腰痛，腹痛，痛有定处，齿龈及眼周紫黑；舌质紫黯，或有瘀点、瘀斑，舌苔薄，脉细涩。

【治法】活血止血，祛瘀生新。

【方药】血府逐瘀汤。

加减：瘀血阻滞严重者，酌加三七、丹参、郁金、五灵脂化瘀止血；关节肿痛者，加鸡血藤、秦艽、桑寄生祛风通络止痛；腹痛者，加延胡索、川楝子、红藤活血行气止痛。

常用中成药：三七胶囊、血府逐瘀口服液。

【预防与调护】

急性期或出血量多时，患儿应卧床休息，限制活动，避免外伤。饮食宜清淡，富于营养，易于消化，多吃新鲜蔬菜和水果，忌硬食、辛辣刺激食物。密切观察紫癜及出血等情况，测量血压，出血严重者应及时进行抢救。

表4－15　紫癜病机证治简表

辨证分型	主要症状	舌象	脉象	病因病机	治法	代表方药
风热伤络证	起病较急，紫癜以下肢及臀部多见，对称分布，颜色鲜红，瘀点或瘀斑，时有瘙痒，可伴寒热、咽红、腹痛、关节肿痛、便血、尿血等	舌质红，苔薄黄	浮数	外感风热疫毒，郁于肌肤，损伤血络	疏风清热，凉血止血	连翘败毒散
血热妄行证	起病急骤，皮肤出现瘀点或瘀斑，量多成片，颜色鲜红或深紫，伴有鼻衄、齿衄、呕血、便血、尿血，并见壮热心烦、咽干口渴、尿赤便秘	舌质红绛，舌苔黄燥	弦数或滑数	热毒壅盛，迫血妄行	清热解毒，凉血止血	犀角地黄汤
气不摄血证	发病缓慢，迁延不愈，反复紫癜，鼻衄，齿衄，其色淡紫，面色萎黄，倦怠乏力，头晕心悸，大便色黑或便血	舌质淡，苔薄少	细无力	久病不愈，气不摄血，血溢脉外	益气摄血，健脾养心	归脾汤
虚火灼络证	紫癜时发时止，时轻时重，下肢尤甚，鼻衄齿衄，低热盗汗，手足心热，心烦少寐，头晕耳鸣，咽燥口干	舌红少津	细数	阴虚火旺，灼伤血络	滋阴降火，凉血止血	加减复脉汤合茜根散
瘀血留络证	紫癜色紫晦暗，有瘀块，并有血肿，或有关节肿痛，腰痛，腹痛，痛有定处，齿龈及眼周紫黑	舌质紫黯，或有瘀点、瘀斑，舌苔薄	细涩	瘀血内阻，血不归经	活血止血，祛瘀生新	血府逐瘀汤

第十六节　蛔虫病、蛲虫病

一、蛔虫病

蛔虫病是蛔虫寄生于人体肠道内引起的疾病。是儿童时期最多见的肠道寄生虫病。临床以食欲不振，面色萎黄，脐周腹痛，时作时止，便蛔吐蛔，或粪便镜检有蛔虫卵为主要特征。本病发病无明显季节性，男女老幼均可感染，但以儿童发病率高，且多见于农村。

蛔虫病一般预后良好，但病情严重者不仅影响小儿的生长发育，甚至引起严重并发症而危及生命。中医古代文献对蛔虫病有详细的记载，积累了防治本病的丰富经验。

【病因病机】

1. 病因

主要是吞食具有感染性的蛔虫卵，蛔虫卵由口进入胃肠，很快发育成幼虫，经过肝、心、肺、咽的移行，返回肠道，发育为成虫，寄生于肠道内而发病。

2. 病机

蛔虫寄生于肠内，影响脾胃功能，升降失司，气机阻滞，故见腹部疼痛、恶心呕吐、食欲不振、大便失调。内蕴湿热，扰乱心神，则见烦躁易惊、夜寐不安。湿热熏蒸于上，则见磨牙、流涎、鼻痒、虫斑。耗伤气血，劫夺精微，脏腑失养，则面黄肌瘦，精神疲乏，甚至骨瘦如柴，头大颈细，肚大青筋，发为蛔疳。若蛔虫窜入胆道，气滞不通，肝胆疏泄不畅，出现上腹部绞痛，肢冷汗出，呕吐蛔虫，发为蛔厥。钻入阑门，气滞血瘀，化腐成脓，可见右下腹疼痛拒按，发为肠痈。若虫体过多，壅积肠中，或虫体聚结成团，阻塞肠道，梗阻不通，可出现剧烈腹痛，恶心呕吐，大便秘结，发为虫瘕。

【诊断要点】

1. 有吐虫排虫史。

2. 脐周腹痛，时作时止，腹部按之有条索状物或团块，压痛固定，嗜食异物，面有虫斑，形体消瘦。

3. 粪便检查可见到蛔虫卵。外周血嗜酸性粒细胞比例增高。

【治疗原则】

本病治疗以驱蛔、安蛔、调理脾胃为主要原则。根据患儿体质强弱，病情轻重缓急的不同，配合其他治法。

【辨证论治】

蛔虫病临床上分蛔虫证、蛔厥证、虫瘕证进行辨证治疗。

1. 蛔虫证

【症状】脐周腹痛，时作时止，按之无明显压痛而有条索感，胃脘嘈杂，恶心流涎，嗜食异物，夜寐不安，磨牙易惊，甚则形体消瘦，面色萎黄，肚大青筋，大便不调，或便下蛔虫；舌质淡，舌苔薄腻或花剥，脉弦。

【治法】驱蛔杀虫，调理脾胃。

【方药】使君子散。

加减：腹部胀满，大便秘结者，加大黄、芒硝泻下通便，驱虫外出；若病程较久，体质较差，脾虚胃热者，可用肥儿丸清热杀虫、消积健脾。

常用中成药：肥儿丸、化虫丸、烂积丸。

2. 蛔厥证

【症状】具有蛔虫证的一般症状，突然右上腹部阵发性剧烈绞痛，弯腰曲背，辗转反侧，汗出淋漓，恶心呕吐或吐出蛔虫，疼痛有时可缓解和反复发作；初起多为寒厥，面青肢冷，1～2天后则发热面赤；苔黄，脉数。

【治法】安蛔定痛。

【方药】乌梅丸。

加减：若唇红舌红，偏于热者，重用黄连、黄柏；面色苍白，形寒肢冷，偏于寒者，重用干姜、桂枝；疼痛剧烈者，加大黄、芒硝、枳壳、木香通腑排虫；畏寒发热，出现黄疸者，去附子、干姜、桂枝温燥之品，加茵陈、郁金、黄芩清热利湿退黄；疼痛缓解后再予驱虫治疗。

3. 虫瘕证

【症状】有蛔虫病史，突然腹痛加剧，呈阵发性；伴频繁呕吐，可吐出蛔虫，腹胀，便秘，腹部可按及大小不等、部位不定的条索状或团状包块，多无明显压痛，苔黄腻，脉滑数。

【治法】行气通腑，驱蛔散结。

【方药】驱蛔承气汤。

若蛔团不散发展为完全性肠梗阻时，应手术治疗。

【外治疗法】

驱蛔散：韭菜蔸、葱蔸各10个，鲜苦楝根皮125g，艾叶、川椒各10g，橘叶30g，莪术6g，芒硝5g，药酒子1粒。将艾叶、药酒子、川椒、莪术、芒硝研成细末，再将鲜韭菜蔸、葱蔸、橘叶、苦楝根皮切碎，两组药混合加酒炒热，敷于痛处，外用纱布固定。药温保持在37℃以上，可在其上加一热水袋保温。每日1剂，严重者用2剂。用于蛔虫病腹痛。

【预防与调护】

培养儿童良好的卫生习惯，食前便后洗手，常剪指甲，不吮吸手指，不饮生水，不吃未洗净的瓜果。服药治疗的患儿多食富含纤维素的食物，以尽快排出虫体。

腹痛剧烈时要密切观察有无并发症的发生。

表4－16－1　　蛔虫病病机证治简表

辨证分型	主要症状	舌象	脉象	病因病机	治法	代表方药
蛔虫证	脐周腹痛，按之有条索感，胃脘嘈杂，嗜食异物，夜寐不安，磨牙易惊，形体消瘦，肚大青筋，或便下蛔虫	苔薄腻或花剥	弦	蛔虫寄居肠内，扰乱气机，损伤脾胃	驱蛔杀虫，调理脾胃	使君子散肥儿丸、化虫丸、烂积丸
蛔厥证	突然右上腹部阵发性剧烈绞痛，汗出淋漓，恶心呕吐或吐出蛔虫。	苔黄	数	蛔虫盘结肠中，逆窜钻胆，胆气不行	安蛔定痛	乌梅丸
虫瘕证	有蛔虫病史，突然腹痛加剧，呈阵发性。伴频繁呕吐，可吐出蛔虫，腹胀，便秘，腹部可按及大小不等、部位不定的条索状或团状包块	苔黄腻	滑数	蛔虫聚集肠间，扭结成团，气滞不通	行气通腑，驱蛔散结	驱蛔承气汤

二、蛲虫病

蛲虫病是蛲虫寄生于肠道内引起的幼儿常见寄生虫病。蛲虫体小色白，形细小如线头，故又称“线虫”。肛门周围及会阴部瘙痒，睡眠不安，大便排出蛲虫为其主要临床特征。本病常在托幼机构反复感染，相互传播。

【病因病机】

1. 病因

主要是吞入带有感染性的蛲虫卵所致。蛲虫生活史简单，成熟的雌虫夜间爬至肛门周围产卵，刺激肛门及会阴部出现瘙痒。虫卵接触空气6小时后即发育成具有感染性的虫卵。小儿在搔抓肛门周围时手指及指甲内沾染虫卵，用手摄取食物或吮指时虫卵进入体内。虫卵体轻，亦可附着于衣裤、玩具、尘埃等直接或间接进入口内，在肠内约经2～4周发育为成虫。

2. 病机

蛲虫寄生于肠内，雌虫夜间爬至肛门周围产卵，刺激皮肤产生奇痒，故患儿睡眠不安；蛲虫侵入尿道，则见尿频、尿急；侵入阴道，可见阴痒。蛲虫寄生肠内，扰乱气机，气机不畅则腹部疼痛；胃气上逆则恶心呕吐；脾失健运可见食少便溏，面黄肌瘦。

【诊断要点】

1. 肛门周围及会阴部瘙痒，夜间尤甚。
2. 夜间肛门周围及会阴部皮肤找到蛲虫，粪便中见蛲虫，或实验室检查找到蛲虫卵。

【治疗原则】

驱虫止痒。常内治与外治法结合，且以直肠给药最有效。

【辨证论治】

本病应辨别病情轻重以及有无异位损害。若伴有尿频、尿急、遗尿或阴痒等症，应考虑为蛲虫引起异位损害的尿道炎、遗尿症、阴道炎等病。

【症状】肛门周围及会阴部瘙痒，睡眠不宁，烦躁不安，或肛周皮肤搔伤破溃、糜烂，或食欲不振，恶心呕吐，腹痛，或尿频、尿急、遗尿、阴痒。日久面色萎黄，形体消瘦。

【治法】杀虫止痒，内外兼治。

【方药】内服驱虫粉，外用蛲虫软膏或百部煎剂。

常用中成药：化重丸、追虫丸。

【外治疗法】

1. 槟榔60g，浓煎后灌肠，连用3日。

2. 大蒜30g，捣碎，冷开水浸24小时，过滤取汁，每晚睡前用10～15ml保留灌肠。7日为1个疗程。

【预防与调护】

注意个人卫生，食前便后洗手，勤剪指甲，勤换衣裤，纠正吮手的不良习惯。每日清晨、睡前用温水清洗肛门周围及会阴部皮肤，睡觉时戴手套，防止用手搔抓肛门。换下的衣裤煮沸灭卵，被褥、玩具曝晒消毒，减少污染机会。

蛲虫生存期仅20～30天，如避免重复感染，不进行其他治疗亦可自愈。

表4－16－2　蛲虫病病机证治简表

辨证分型	主要症状	舌象	脉象	病因病机	治法	代表方药
蛲虫病	肛门周围及会阴部瘙痒，睡眠不宁，食欲不振，恶心呕吐，腹痛，或尿频、尿急、遗尿、阴痒	无异常	无异常	雌虫在肛门周围及会阴部产卵，刺激皮肤产生奇痒	杀虫止痒，内外兼治	驱虫粉、蛲虫软膏或百部煎剂 化重丸、追虫丸

第五章
中医五官科疾病

绪　　论

本部分是中医五官科内容，涵盖中医眼科及中医耳鼻咽喉科常见、多发疾病十余种，分别为沙眼、天行赤眼、流泪症、绿风内障、青风内障、圆翳内障、近视、乳蛾、鼻渊、脓耳、梅核气。

为了便于全面掌握五官科的发病和诊治，下面分为中医眼科、中医耳鼻咽喉科发病学和治疗学要点进行论述。

第一节　中医眼科疾病的发病学和治疗学要点

一、中医眼科疾病的发病学要点

（一）病因

中医学的病因学说建立在临床实践的基础之上，既重视机体的内在因素——正气，也不忽视外来的致病条件——邪气。《素问·刺法论》说："正气存内，邪不可干。"《素问·评热病论》又说："邪之所凑，其气必虚。"一般来说，疾病的发生和转化是正气与邪气之间斗争过程的反映。正气盛者，机体抵抗力强，病邪就难以侵入；反之，如正气虚弱，抵抗力差，病邪便会乘虚而入。眼病的发生发展过程也不例外，其致病因素比较复杂，除了因眼与外界直接接触，可由各种外来因素致病外，同样也可因机体的内在因素影响而发病。故临证时要细致分析。

1. 六淫之邪与疠气

（1）六淫之邪：指风、寒、暑、湿、燥、火等六种反常气候，是眼病的常见原因之一。临床上常以所致眼病证候的特点来区分其病变的性质。

"风"属阳邪，常为外眼疾病的先导。每先侵袭皮毛，或逗留于肌肉腠理。如眼睑红肿、流泪或作痒等属之。

"寒"属阴邪，若侵入人体，留滞经络筋肉，易伤阳气而使血脉拘挛，气血凝滞。眼睑紫暗硬胀、紧涩不舒等属之。

"暑"属阳邪，多发于夏季。如目赤、视昏等属之。且常与全身感暑证候互见。

"湿"属阴邪，其性重浊而黏腻，阳气易受其困阻而拖延病程。如眼睑皮肤糜烂、胶黏结痂、湿痒并作等属之。

"燥"属阳邪，如眼睑皮肤红赤干燥和眼睛干涩、眼眵干结等属之。

"火"属阳邪，其性上炎，易伤心肺。如红肿焮热、白睛红赤、壅痛拒按等属之。

眼科中六淫致病多属两邪互见，单纯一邪者较少。风为百病之长，善行而数变，常与火邪相合而为害，故因风火而致眼病者居多。此外，风邪亦有挟湿、挟痰、挟寒、挟燥等，临证时须详为辨别。

（2）疠气：指来势急骤，能引起广泛流行的传染性致病因素，其外显证候与风火所致的眼病基本相同。

2. 精神因素

指喜、怒、忧、思、悲、恐、惊七种情绪过度的变化。忧郁、忿怒、悲哀均可伤害内脏的正常功能而诱发眼病。如大怒则气上，气上则能诱发肝气上逆的各种眼病；忧虑过度则可引起肝脾气郁的视力下降之症。

3. 饮食、劳倦

（1）饮食不节：过嗜辛热煎炸等食物，以致脾胃蕴积热毒，上攻于目。或过嗜烟酒、生冷滞腻，以致痰湿内蕴，气血不调，结聚为患，阻塞经络。又或营养失调，或饮食偏嗜，可使脾胃受损，则脾虚肝旺，运化失职，脾阳不升，肝热上攻，酿成目疾。

（2）过度疲劳：如使用目力不当，每易耗伤气血而引起虚证眼病。

4. 外伤

指眼部由于意外而引起的创伤。原因颇多，如煤屑、砂土、小虫、金属碎屑等异物飞扑入目；或跌仆、钝器、锐器、爆破、电击等对眼部的袭击；或焰火、化学药物的熏灼损害，短波光线的照射刺激等属之。

5. 先天因素及衰老

指先天禀赋不足而与生俱来的先天性眼病，以及因身体衰老、肝肾精血虚衰而发生的老年性眼病。

6. 其他疾病

指由于某脏腑经络失调，以致互相影响而发生眼病。如钩端螺旋体引起的虹膜睫状体炎，糖尿病引起的白内障等属之。

（二）病机

对于人体的生理与病理，中医学是从整体观念出发来论述的。不论脏腑、经络或气血等，都必须密切互相协调，才能进行正常的生理活动。当脏腑经络失调，发生偏盛或偏衰时，均可引起各种全身性或眼、耳、鼻、咽喉等局部性的病变。兹将与脏腑的盛衰有关而导致各种眼病的病机简述如下：

1. 肝和胆

肝藏血而主风，性喜条达而主疏泄。由于"目为肝窍"，"黑睛属肝"，因此，肝阴不足，肝气郁结，肝风、肝火或肝阳上亢等肝经病变可引起眼部尤其是黑睛方面的疾病，在眼科疾病中占多数。临床常见的如情志忧郁，肝失疏泄，不能条达，于是肝气郁结、气血阻滞而患目疾；或暴怒伤肝，化火上炎，甚至热极生风，风火升扰而引起各种眼病；也有因肝火炽盛，伤及营血，或热迫血络，以致血热妄行而产生“暴盲”等实证、热证眼病。反之，如肝阴不足，营血亏损，津液耗伤而不能上荣于目，则可产生眼目昏花、夜盲等视力缓降的虚证眼病。

肝与胆部位相连，经脉互相络属，肝胆互为表里，在生理上肝的余气聚于胆，胆的精汁涵养瞳神，如《审视瑶函》说：“神膏者，目内包涵之膏液……此膏由胆中渗润精汁升发于上，积而成者，方能涵养瞳神，此膏一衰，则瞳神有损。”这说明眼的“神膏”与胆有密切关系。因此，在临床上两经的辨证是不能截然分开的；在药物的运用上，肝经的药物同样也具有对胆经的作用。

2. 心和小肠

心主血，目得血而能视，由于两眦属心，故在临床上失血过多或心神过耗以致心阴亏损、虚火上炎者，每见两眦淡红、血络隐现、微痒不痛或视力缓降等虚证眼病。也有由于恣嗜厚味炙煿之品，以致三焦蕴热，心经火盛，且心和小肠相表里，心经实火可下移于小肠，因此每多出现两眦肿痛、口舌生疮、小便短赤等症。此外，心火过盛可影响及肝，形成心肝之火上炎而患眼病。

3. 肺和大肠

肺主气，具有宣发和肃降的功能。因“白睛属肺”，“肺主皮毛”，若肺气不宣，肃降失常，则易影响白睛而发病。如肺经感受外邪，临床上往往会出现暴风客热等实热证。也有因燥热亢盛灼伤肺阴，导致虚火上炎而出现白睛涩痛的虚热证；又因肺与大肠互为表里，故肺经有火而引起的眼病每可同时出现大肠实热的便秘或泻下等症。

4. 脾和胃

脾为后天之本，又为生湿、生痰之源。脾主运化，胃主受纳，脾胃互为表里。眼睑属脾胃两经，如过食辛辣厚味等物，以致湿热痰浊蕴积脾胃，气血凝滞，经络困阻，则每能引起热证实证的眼病，如麦粒肿、霰粒肿等。若脾虚气弱，运化失职，脏腑精气不能上输，导致气血不调，脉络失和，又可产生眼睑弛缓等虚证。

5. 肾和膀胱

肾为藏精之所，主要功能是藏五脏六腑之精气，在眼的生理、病理中占有相当重要的地位。因为瞳神在脏属肾，眼之所以能明视万物，虽与五脏有关，但主要来源于肾的精气上承，如果肾的精气不足或亏损，则易导致视力的衰退或下降等病变。临床常见肾阴亏虚、精血耗损的患者发生阴虚阳亢的瞳神疾病；又如元阳不足、命门火衰的人可以引起视力缓降的内眼病。肾和膀胱互为表里，膀胱的功能是贮藏和排泄水液，这与肾的功能有着密切的联系，故当肾气虚弱时，除眼部所见的病变以外，往往伴有夜间尿多或小便不禁等全身症状。此外，由于“肝肾同源”的关系，也常牵及肝经而发生肝肾同病的眼疾。

二、中医眼科疾病的治疗学要点

根据中医学关于眼与脏腑关系的论述，对眼病的治疗既要重视内治，也应注意外治。

（一）内治法

1. 疏风清热法

因风热引起的外障眼病最为多见，故本法较常用。患眼红肿焮痛、羞明流泪，或兼恶风、发热、头痛、脉浮数等全身证候者属之。治疗上给予疏风则表证可解，清热则热证可除。

2. 泻火解毒法

由于邪毒外侵，日久失治或治疗不当，以致热毒内攻化火，或素有脾胃积热，或肝胆火炽等上攻于目而出现的热证实证眼病，均宜用本法治疗。如因邪毒外侵，出现眼睑肿硬、头痛、目赤疼痛、羞明流泪、口干、舌苔黄、脉数等，当泻火解毒为主，兼以疏风。如属脾胃积热而兼见烦躁不宁、大便秘结者，则为阳明腑实，当用泻热攻里之法，使热邪下行。若因肝胆火炽，症见目生翳膜，抱轮红赤，瞳神缩小或干缺，眼球胀痛，视力下降，或兼头额偏痛，口苦咽干，烦躁易怒，舌尖边红，脉弦数者，则宜泻肝清火解毒。

泻火与解毒两者相辅相成，可根据火毒的轻重，结合脏腑辨证，分别选用泻心或泻肺等法。至于肝火的治疗，又可分为泻肝、清肝等。在论治时必须灵活掌握。凡属虚火者禁用本法。

3. 补益肝肾法

虚证眼病多属肝肾不足。如外障的星点云翳隐伏不显，白睛赤脉稀疏而色淡，冷泪常流；或内障的目无光彩，视物昏花，眼前蝇飞蚊舞，夜盲，青盲等，均宜运用本法。但肝肾不足亦有阴亏及阳虚之不同，治疗上有滋养肝肾和温补肾阳之别。

若视物昏花，兼见腰膝酸软，五心烦热，口苦咽干，多梦遗泄，小便黄短，舌质红，脉细数等，为肝肾阴虚，虚火上炎，治宜滋阴降火；若证见头痛眼胀，头晕目眩，眉棱骨痛，舌质红、苔黄，脉弦细数等，为阴虚阳亢，肝阳上越，当育阴潜阳；若证见目光暗淡，头目昏沉，神疲乏力，腰背酸痛，肢冷怕凉，夜间多尿，大便溏泄，舌质淡，脉沉细等，乃命门火衰，宜温补肾阳；若肝肾阴阳俱虚者，则应阴阳两补。凡外邪实热者忌用本法。

4. 益气养血法

眼病属气血俱虚者多外观如常而只有视物昏蒙或其他视觉上的变化，或仅有轻微沙涩不舒、白睛微赤等症，须用本法治疗。因气血关系密切，故益气、养血二者常同用，但必须根据其各有所偏而运用时有所侧重。如兼神疲、纳呆、眼睑垂闭、开合乏力者是偏于气虚，当以益气为主；由于脾为后天之本，气血之海，后天的宗气来源于脾，故临床治疗上健脾与益气两者不能截然分开；若由于失血或病后体弱出现血虚证候者，当以养血为主。若气血俱虚者，则当益气养血并用。

5. 行气活血法

气滞血瘀所致的眼病多用本法。血瘀所致眼病多见眼睑肿硬紫赤，白睛赤脉满布，或眼内出血日久，并见舌有瘀点者，治以活血为主；若眼睛干燥隐痛，或视物昏蒙，胸闷不舒，多为气滞，治宜行气为主；若气血瘀滞并重，则两法并施。凡气血虚者慎用本法。

6. 凉血止血法

火性上炎，易犯清窍。因火热之邪上犯而致的眼底出血或结膜下出血者常用本法。一般火邪有虚实之分，如眼内出血，兼唇红颧赤，口苦咽干，眩晕耳鸣，五心烦热，舌绛、脉弦或细数者，为阴虚火旺，宜凉血止血、滋阴降火；若兼口苦而渴，舌红而干，苔黄燥，尿赤便秘，脉数实或洪大者，为火热炽盛，大肠热结，则当凉血止血、通腑泻热。由于心主血，肝藏血而开窍于目，故清心、泻心、清肝、泻肝、平肝之药亦有凉血止血的作用，临证时可灵活选用。凡脾虚气弱、中焦虚寒者当慎用。

7. 疏肝理气法

肝气通于目，性喜条达而主疏泄。由于郁怒伤肝，疏泄失职，使肝郁气滞而致目疾者亦为常见。举凡目痛视昏，萤星满目，眼睛涩胀而痛，兼见情志郁闷、胸胁胀痛、头晕目眩、口苦咽干、脉弦等症者，均可应用本法。若肝郁气滞而有热者，可酌加清热凉血之品。

8. 祛湿利水法

湿为阴邪，其性重浊而黏腻，易于滞留脏腑经络而致眼病。若眼睑红赤糜烂、湿痒交作者，为湿热上攻，宜清热除湿；如视物发昏，眼前黑影飘浮，眼睑肿核，兼见舌苔白腻、脉缓者，为痰湿阻滞，宜化痰除湿；若眼睑虚浮肿胀，开睑乏力，食欲欠佳，舌苔腻，脉濡弱等，为脾虚气弱，痰湿困阻中焦，当健脾渗湿；若视物昏蒙或视瞻异色，兼见头目昏沉、身重倦怠、舌淡苔滑、脉沉缓者，为中焦虚寒，湿邪困滞，浊气上泛清窍，治宜温经化湿或通阳利水。凡阴虚血少、津液亏损者慎用。

9. 退翳明目法

星点云翳是风热所致的外障眼病的常见证候。病初起风热正盛，虽出现星点云翳，仍当以疏风清热为主，略加退翳药；若风热稍减，则应以退翳为主，略加疏风清热药；后期风热已消、遗留翳膜者，则须在退翳明目基础上酌加益气扶脾或滋养肝肾药物，以巩固疗效和进一步提高视力。因翳发于黑睛，黑睛属肝，故清肝、平肝及疏肝药物均为退翳的常用药。但必须注意，切忌单用或过用清热药，以免损伤元气，影响翳膜的吸收。若久翳属于气虚者，则宜用益气退翳之法。

（二）外治法

外治法在眼科中应用甚广，现将几种常用外治法简述如下：

1. 点药法

多用以消肿、退红及除翳。分为点眼药粉、滴眼药水和涂眼药膏三种。

（1）点眼药粉：药物应按处方要求制成干燥而极细腻的粉末，其细腻程度以试放舌上毫无渣滓为准。常用以退翳明目。

（2）滴眼药水：将一种或数种药物煎成一定浓度的液体，并须将药液静置沉淀过滤，以药液澄清、无杂质、酸碱度适中为准。适用于红肿热痛、眵泪均多的外障眼病。

（3）涂眼药膏：将已配备好的各种眼药膏根据病情需要分别选用，适应证同滴眼药水。

2. 熏洗法

将药物或内服药渣煎成稀液，利用其蒸腾热气上熏或洗涤患眼外部。本法适用于眼睑红肿、羞明涩痛、眵泪均多的外障眼病。

3. 敷法

有冷敷、热敷和药物敷等几种方法。

（1）冷敷：指用冰块、新汲井水或冷药液等外敷眼部。可使局部产生凉快感，有清热止痛之效。适用于眼睑外伤早期的皮下积瘀等。

（2）热敷：指用热水袋或将毛巾或纱布置于开水或煮沸药液内经绞干后外敷眼部。具有流通气血、散瘀、消肿、止痛之功。适用于眼睑、白睛及黑睛等的炎症，以及外伤24小时后的眼睑瘀肿、结膜下出血等。

（3）药物敷：指用新鲜草药如野菊花、蒲公英、犁头草、生地黄、芙蓉叶、羊蹄草等1~2味洗净捣烂外敷患眼皮肤表面。有清热解毒、消肿退红、止痒定痛的作用。适用于眼睑、两眦和白睛的炎症。

此外，针灸、按摩、推拿、手术等方法在眼病的治疗上也广为应用。

第二节 中医耳鼻咽喉科疾病的发病学和治疗学要点

一、中医耳鼻咽喉科疾病的发病学要点

耳鼻咽喉疾病的发生，外多因六淫邪毒侵袭，内则因脏腑功能失调，二者之间是相互联系的。脏腑功能失调则身体易受邪毒的侵袭而得病；而邪毒的侵袭又可引起脏腑功能的失调。其中脏腑功能失调是主要的，如《内经》所说的“正气存内，邪不可干”、“邪之所凑，其气必虚”都是这个意思。现将其主要病因病机分述如下：

1. 邪毒侵袭

邪毒包括四时不正之气及温热疫疠等，或从皮毛，或从口鼻而入，侵犯人体，邪正相搏而产生耳鼻咽喉疾病。

若风热侵袭鼻窍，首先传于肺，肺受邪毒，肺气不宣，鼻窍不利，则出现鼻塞、流涕、喷嚏、鼻黏膜红肿，并有发热、头痛、咳嗽等风热表证。

肺主皮毛，故风寒侵袭皮毛易传于肺，肺气失调，鼻窍不通，则出现鼻塞、流清涕、鼻黏膜肿胀淡红，并有恶寒、发热、无汗等风寒表证。

若邪毒侵袭咽喉，入于肺胃，肺胃失调则火热熏蒸咽喉。因肺主表，故初起多表现为恶寒、发热、头身痛、咳嗽、咽干、咽喉红肿疼痛、声音嘶哑、脉浮数等风热表证。

耳与鼻咽喉相通，故邪毒侵袭鼻或咽喉也常波及耳窍，以致邪毒壅阻耳部经络，出现耳内疼痛、阻塞感等症。

2. 火热上蒸

外邪传里化热或引动脏腑内热，循经上蒸其窍则发生耳鼻咽喉多种疾病。

肺上通于喉，开窍于鼻，故肺火上蒸则鼻及咽喉常受损害。热蒸肌膜，煎炼津液，则出现鼻咽干燥、灼痛、黏膜红肿、舌苔黄、脉数。

咽为胃之系，唇为脾之外窍，脾窍系舌本，若过食膏粱炙煿则脾胃热盛，上蒸咽喉，可出现咽干、唇燥、口渴引饮、黏膜糜烂、红肿疼痛，甚则溃腐成脓、口臭、便结、舌苔黄、脉数有力之症。

肝胆主升发，性喜条达，易郁而化火。肝胆互为表里，胆经循于耳窍，致耳内胀闷疼痛、口苦、咽干。如兼湿热困结，蒸腐肌膜，化生脓汁，则耳内流脓，稠黄量多。火热内盛，气血瘀滞，侵蚀骨膜，可致耳根肿痛，甚则热毒侵入脑中，出现危重病证。

此外，舌为心之苗，故心经火热熏蒸口舌也可出现口舌生疮、糜烂疼痛。

3. 气血痰浊瘀阻

气血痰浊瘀阻常是脏腑功能失调的病理变化所形成，而气血痰浊瘀阻的形成又进一步影响脏腑经络的正常功能。

肝主疏泄，肝气宜舒畅条达，若因情志所伤，则肝气郁结，化热化火，火炼津液，化成痰浊。或肝气横逆，犯及脾胃，或饮食不节，脾胃受伤，运化失健，清阳不升，浊阴不降，痰浊内生，阻滞脉络，以致气血流通不畅。气滞血瘀、痰浊凝聚均可引起耳鼻咽喉疾病。阻于鼻窍则鼻甲肿胀而硬实，凹凸不平，鼻塞不通；阻于咽喉则咽喉不利，胀紧不适，如物梗阻，或致声哑；阻于耳窍则头晕目眩泛恶。耳鼻咽喉部肿瘤的形成也常常与气血痰浊瘀阻有关。

4. 脏腑虚损

素体虚弱，正气不足，或因久病，邪毒留滞，或因劳伤过度，以致脏腑虚损，功能失调，也是耳鼻咽喉疾病常见的病因病机之一。其中以肺、脾、肾之虚损为多见。

肺主气，若肺气虚损则鼻窍失于濡养，出现黏膜淡红，清涕常流，头痛绵绵，或见咽喉不适，气短懒言，语声低微，咳嗽痰稀。

脾为后天之本，主化生水谷之气，脾气散精，上归于肺。若脾虚则水湿不化，精微不能输布，肺气无以充养，除见以上肺气虚之症状外，兼有倦怠乏力、纳呆、腹胀、舌淡苔白、脉虚弱。

若阴虚肺燥，津液不足，鼻及咽喉失于滋养，则见黏膜干燥、咽痒、异物感、声嘶、舌质红、苔薄、脉细数。

肾主藏精，若肾阴不足，不能制火，虚火上炎，耳鼻咽喉受其害，可有鼻干、咽痛、微红微肿、失音、耳鸣耳聋、夜热盗汗、心烦失眠、腰腿酸软、舌质红、苔少、脉细数等见症。

若肾阳不足，不能温化水液，寒水上泛，蒙蔽清窍，则见眩晕耳鸣、手足不温。肾不纳气，气不归元，耗散于上，则喷嚏频频，并见腰酸背冷、舌淡苔白、脉沉细而弱。

耳鼻咽喉疾病除上述主要病因病机外，尚有外伤及先天异常等原因，此处不作详述。

二、中医耳鼻咽喉科疾病的治疗学要点

耳鼻咽喉疾病的辨证同其他临床各科一样，通过望、闻、问、切四诊，根据全身和耳鼻咽喉局部的证候，结合各种检查，进行综合分析，分辨其寒、热、虚、实、表、里、阴、阳，属何脏何腑病变及何邪侵犯，以此作为依据而施治。

（一）鼻部疾病的辨证概要

1. 辨鼻塞

鼻塞是鼻病最常见的症状。鼻黏膜肿胀、分泌物多、鼻部异物、鼻息肉、肿物等堵塞，均可影响通气，出现鼻塞症状。临床常根据鼻塞之新久及兼症进行辨证。

（1）鼻塞初起，鼻黏膜红肿，流涕，并见寒热头痛，为外感邪毒侵袭鼻窍。

（2）鼻塞已久，日轻夜重，黏膜肿胀而色淡，多为肺气虚寒、寒邪凝聚。

（3）鼻塞日久，持续不减，鼻甲肿大暗红，凹凸不平如桑椹样，多为气滞血瘀。

（4）鼻塞而痒，呈阵发性发作，喷嚏频频，涕清如水，黏膜淡白或呈紫灰色，为肺虚津泛，或肾阳不足，固摄失职。

（5）鼻塞而涕多稠黄，鼻黏膜及鼻甲红肿较甚，口苦咽干，舌苔腻，脉弦滑，为肝胆湿热上蒸。

（6）鼻有堵塞感，鼻甲细小，鼻腔宽大，黏膜干燥附有痂皮，多为肺阴虚损、邪伤肌膜所致。

（7）鼻塞逐渐加重，可能为息肉或肿物堵塞鼻腔所致。

2. 辨鼻涕

鼻涕为鼻腔或鼻窦黏膜炎症的分泌物。

（1）鼻涕多而清稀，初起多为风寒邪毒侵袭，久病多为肺气虚寒。

（2）涕多而稠黄，新病者乃为胆脾二经湿热上蒸，久病者为正不胜邪，邪毒滞留。

（3）鼻涕黏稠胶结成块，带有臭味，为肺燥阴虚，虚火煎炼津液而致。

（4）若儿童单侧鼻腔较长时间流脓臭鼻涕，带有血丝，应检查有无鼻腔异物。

3. 辨鼻衄

（1）血色鲜红而量多，多为实热证，因肺胃热盛或肝阳亢盛，灼伤血脉，故见黏膜出血。

（2）血色淡红，量不多而时出时止，多为虚火上炎所致。

（3）血多难止，须注意是否为鼻腔肿物（尤其是血管瘤）。

4. 辨嗅觉异常

嗅觉异常多与鼻塞同时存在。

（1）鼻病初起不闻香臭，鼻黏膜红肿，涕多，属风热之邪壅塞鼻窍。

（2）若鼻黏膜淡白肿胀，多为肺虚或脾虚之证。

（3）不闻香臭而鼻腔内有臭味，黏膜萎缩，多为肺阴虚、邪伤肌膜之证。

（4）持续鼻塞，不闻香臭，为鼻腔内有肿物。

一般来说，新病多为实证，久病多为虚证。

5. 辨头痛

多种鼻病均可出现头痛症状。

（1）头痛鼻塞流涕而有寒热，为外感邪毒。

（2）头重痛如裹，肢体倦重，鼻涕多而稠黄，为湿热壅滞，蒙蔽清窍。

（3）鼻病已久，头痛绵绵，过劳则甚，多为气虚。

（4）头痛而晕，心跳失眠，多为血虚。

鼻腔内有肿物，鼻中隔偏曲，鼻腔内受压迫，亦可引起头痛。

（二）咽喉疾病的辨证概要

1. 辨红肿疼痛

（1）咽喉肿胀，色鲜红，疼痛较甚，多为肺胃火热上蒸咽喉。

（2）若三五天不减，咽喉局部红肿高突，疼痛剧烈，吞咽困难，多为病情发展，且有化脓趋势。

（3）咽喉漫肿，色淡红，多为痰湿凝聚。

（4）若只微红微肿疼痛，夜间加甚，多为肺肾阴虚，虚火上炎。

2. 辨腐烂

（1）咽喉口腔腐烂，发病快而溃腐，周围红肿者，多为实证。

（2）溃腐日久，或反复发作，周围淡红或苍白者，多属虚证。

（3）实证腐烂，分散浅表者，为肺胃之热尚轻；成片或凹陷者，为火毒壅盛，蒸灼肌膜而致；虚证腐烂，分散浅表者，为虚火上炎；成片或凹陷者，多为气血不足，肾阴亏损，邪毒内陷。

（4）溃腐而上覆白膜，松厚而容易拭去者为轻；坚韧不易剥离，强行剥去则见出血者，或剥去不久复又生者，多属重证。

3. 辨脓

（1）咽喉局部红肿高突，有波动感，压之柔软凹陷者，多已成脓；压之坚硬不软者，多尚无脓。

（2）脓液稠黄者，多属实证；脓液清稀或污秽者，多为身体虚弱，正不胜邪。

（3）体质壮实者脓液容易排出，且溃口愈合也快；体质虚弱者脓液较难清除，溃口愈合也慢。

4. 辨声音异常

（1）新病者声音嘶哑，或言语不清，口如含物，咽喉红肿疼痛，多为邪毒侵袭，火热上蒸咽喉之实证。

（2）嘶哑渐发，时日已久，咽干不饮，多为内伤肺肾，阴精亏损，津液不能上承之虚证。

（3）若语声低微，身体倦怠，多属肺脾气虚。

（4）重证喉痹，或声门肿瘤，则可致完全失音。

（5）语言难出，呼吸气粗，喉鸣如锯，为痰涎阻塞气道之危重证候。

5. 辨气味

（1）口有臭气、新病者多为胃腑实热上蒸的实证。

（2）虚证者少有臭气；若有臭气，多为久病肺肾亏耗，邪毒腐蚀肌膜，或见肿瘤溃烂的重证。

6. 辨梗阻

（1）吞咽不利，咽喉红肿疼痛，多为肺胃火热熏蒸所致。

（2）咽内异物感，时时咳咯，干燥微痛，咽后壁淋巴滤泡增生，多属肺肾阴虚、虚火上炎之证。

（3）如自觉咽喉有物梗阻不适而饮食吞咽自如，多为肝气郁结、痰气交阻之重证。

（4）若梗阻日重，饮食难下，或见食后呕吐，当注意有无食道肿瘤的存在。

（三）耳部疾病的辨证概要

1. 辨耳痛

（1）耳部疼痛，牵引耳廓时疼痛更甚，多为湿热邪毒搏结耳窍，常见于耳道疖肿疼痛。

（2）耳内疼痛阻塞感，鼓膜不甚红，多为风热之邪尚在浅表。

（3）耳内疼痛加剧，甚如刺痛、跳痛，多为肝胆湿热壅盛，正在酿脓。

（4）耳内流脓，耳痛未减，伴有剧烈头痛，高热寒战，呕吐项强，神昏谵语，则为热毒内攻、邪入心包之危重证候。

（5）若觉耳内胀闷堵塞，隐隐作痛，多为肝肾虚、邪毒滞留耳窍所致。

2. 辨耳脓

（1）患病新起，耳脓稠黄，多属肝胆湿热上蒸耳窍。

（2）患病日久，脓液清稀，多为脾虚有湿。

（3）久病而脓液中有豆腐渣样物，带有异常臭味，或耳道有肉芽形成者，常为湿热内蒸，邪毒留滞，气血凝聚，病情多较严重，常见于化脓性中耳炎合并胆脂瘤，属正虚邪实之重证。

3. 辨耳鸣耳聋

耳鸣是指病人自觉耳内有声响，甚则影响听力。耳聋是指不同程度的听力下降，轻微者称重听，较重者称耳聋。耳鸣耳聋往往同时存在。

（1）耳鸣暴发而声音大，耳内有堵塞感，听力下降，属实证，多为肝胆之火上逆，扰于清窍所致。

（2）耳鸣渐发而声细，听力逐渐下降者，属虚证，多为肝肾阴虚，虚火上炎，或气血亏耗，耳失濡养。

（3）耳鸣呈高音调者，多属虚证；耳鸣呈低音调者，多属实证。

（4）自幼耳无所闻，多属先天异常，听神经发育不良。

（5）年老听觉不灵而鼓膜正常，多为肝肾两亏，气血不足，不能上荣所致。

（四）治疗方法

耳鼻咽喉疾病的治疗是根据局部与全身症状，综合分析，辨明其脏腑经络、寒热虚实的属性，审因论治，多采用内治、外治等多种方法，相互配合。兹将常用的方法介绍如下：

1. 内治法

（1）疏风解表：邪毒侵袭耳鼻咽喉，初起邪在肌表，宜用本法，以祛邪外出。外邪有风热、风寒之不同，在治疗上有辛凉、辛温之分。风热之邪侵袭，在鼻则鼻塞，鼻黏膜肿胀，涕稠黄；在咽喉则咽喉红肿疼痛，吞咽困难；在耳则耳内胀痛，鼓膜稍充血。全身症状表现为风热表证，宜辛凉解表，常用疏风清热汤或银翘散之类。若为风寒之邪侵袭，在鼻则鼻塞，鼻黏膜淡红，流清涕；在咽则咽部淡红不肿，梗噎不利感。全身症状表现为风寒表证，治宜辛温解表，方药如六味汤或荆防败毒散之类。

（2）清热解毒：邪毒壅盛或脏腑内热上蒸而致的耳鼻咽喉诸病，宜用寒凉药物以清其热毒。临床上根据不同脏腑及邪热轻重的不同，选用不同方药。

如火热甚盛，发病迅速，患部红肿剧痛，在耳则见流黄稠脓；在鼻则见流黄稠涕。全身伴有高热，脉洪数，舌质红，苔黄，宜清热泻火，如龙胆泻肝汤、黄连解毒汤。若热毒上蒸，灼伤血肉，成疮成痈者，宜清热解毒消肿，如五味消毒饮。若高热不退、烦躁、舌绛而干，或热炽鼻衄等，属热在营血，宜清热凉血，如清瘟败毒散、犀角地黄汤等。

本法常和其他法配合使用，如病初起有表证者，与疏风解表法合用，里热炽盛则与利膈通便法合用。

（3）利膈通便：用于胃肠实热，邪热内炽，见高热不退、便秘腹胀、舌苔黄燥、脉数等实证，可用泻下药物如大黄、芒硝，以通便泻热。尚有表证者，与解表法同用，如清咽利膈汤、凉膈散。如胃腑积热，大便秘结，用大承气汤。

（4）利水渗湿：脾失运化，湿浊停滞，必致局部肿胀，脓涕增多，用甘淡渗湿的药物以分利湿邪，根据病证的寒、热、虚、实，采用不同配伍。如脾经湿热，上蒸鼻窍，症见鼻塞、涕多稠浊；上熏于口腔则黏膜溃烂疼痛；上壅耳窍则脓多稠黄。全身表现为脾经湿热之证，宜清脾泄湿，如四苓散、黄芩滑石汤。如为脾虚湿滞，鼻涕、耳脓清稀，日久不止，全身表现为脾虚之证，宜健脾渗湿，如参苓白术散。如为心脾经热上蒸口舌，黏膜溃烂或糜烂、疼痛、口渴、小便黄赤，宜清热利湿，引热下行，如导赤散。

（5）芳香通窍：耳鼻均为清窍，邪毒壅阻、清窍不利而见鼻塞，嗅觉下降，或耳内阻塞感，耳鸣耳聋，可在方药中配入芳香轻清药物，以辛散邪毒、宣通清窍。如通鼻窍用苍耳子、辛夷花、藿香、佩兰、薄荷等；通耳窍用菖蒲、柴胡、香附、路路通等。

（6）利咽化痰：用于邪热凝结咽喉，煎炼津液，痰涎壅盛所致咽喉不利等症。常用射干、牛蒡子、瓜蒌、贝母、竹茹、前胡、北杏仁等清热化痰药物，以清利咽喉，按病情可配合行气、化湿等法。

（7）行气散结：用于肝失条达，气机不畅，气血瘀滞，痰凝结聚所致的耳鼻咽喉诸证。根据病情变化，有偏用化痰、行气、活血、散结等不同。若咽部感觉异常，梗噎不利，有如梅核阻于咽喉，宜疏肝解郁、行气化痰，如四七汤；若结聚成块的肿瘤，宜疏肝解郁、活血散结，如丹栀逍遥散，必要时可配合祛瘀攻坚药；若气血阻滞而致鼻甲肿大，宜配合活血祛瘀的药物，如川芎、赤芍、桃仁、红花、泽兰等。

（8）托里排脓：因身体虚弱，正不胜邪，耳鼻咽喉等处流脓，日久不愈，常用解毒排脓和补养气血药物组成方剂进行治疗，以扶助正气、托毒外出，如托里消毒散加减。

（9）滋养阴液：用于阴液不足所致的耳鼻咽喉诸证。阴虚肺燥者，见鼻咽干燥、黏膜萎缩、咽喉干痛、痰黏、时常咳咯、舌质红苔少、脉虚数等，宜养阴清肺，如清燥救肺汤、百合固金汤、甘露饮等加减。若肝肾阴虚、虚火上炎而见咽喉干燥、疼痛、耳鸣耳聋、失眠心烦、潮热盗汗、舌质红苔少、脉细而数等，宜滋补肝肾，如六味地黄丸加减。

（10）温补元气：常用于肾阳亏损或肺气虚寒之耳鼻咽喉诸证。肾阳虚，肾不纳气，寒水上泛而见鼻黏膜淡白、喷嚏频频、头晕目眩、精神萎靡、腰膝酸软、四肢不温、舌质淡、苔白、脉沉细弱，宜温补肾阳，如附桂八味丸等；若肺气虚寒、寒邪凝滞而致鼻塞、流涕清稀、黏膜肿胀淡红或苍白，宜温补肺气，如温肺止流丹。

2. 外治法

（1）滴药法：将药物制成水剂或油剂，滴入鼻内或耳内。

①滴鼻：先擤去鼻涕，头稍后仰，将药液滴入鼻腔。有疏风祛邪、芳香通窍作用的如滴鼻灵；有扶正祛邪、滋润肌膜作用的如苁蓉滴鼻液、蜂蜜滴鼻液等。

②滴耳：先用3%双氧水清洁外耳道，除去脓液，抹干净后将药液滴入。有清热解毒、收敛祛湿作用的如黄连滴耳液。

（2）吹药法：将药物研成极细粉末，吹布患处黏膜上，以达到治疗目的。

①吹鼻：清洁鼻腔后将药粉吹入。有疏风清热通窍作用的如冰连散；有祛风散寒通窍作用的如碧云散。

②吹咽喉：有清热解毒、消肿止痛、祛腐生肌等作用，如冰硼散、珠黄散。

③吹耳：清洁耳道后将药粉吹入。注意不宜吹入过多，以免堵塞耳道，妨碍引流。有清热解毒、收敛祛湿作用，如烂耳散。

（3）敷药法：用棉签蘸药散少许，敷于鼻息肉根部，可使息肉缩小，或息肉摘除后再敷药于该处，以减少复发机会，如明矾散、硇砂散。

鼻疖、耳疖、乳突及颈部红肿处可用清热解毒消肿的药膏涂敷，如紫金锭、金黄散。

（4）含服法：将药物含于口内，使药物有效成分溶化，浸润于咽喉患处。如含服铁笛丸、润喉丸、诃子、西藏青果等，有清咽润喉、解毒止痛作用。

（5）漱口法：用药液漱涤口腔，有清洁患部及清热解毒作用，如漱口方，多用于急性咽喉疾病。

（6）蒸气吸入法：煎煮药物时用口鼻吸取药物蒸气，以达到祛邪利咽喉的作用。但注意不要灼伤。多用于风寒咽痛，或虚性、慢性咽喉疾病。

此外，尚有针灸推拿、手术等方法的施用。

各　论

第一节　沙　　眼

沙眼是由沙眼衣原体所引起的一种慢性传染性角膜、结膜炎，患眼表现为胞睑内侧颗粒累累，色红而坚，状若花椒。中医称为“椒疮”。

“椒疮”之名首见于《证治准绳·杂病·七窍门》，《审视瑶函》《外台秘要》《秘传眼科龙木论》等书籍有相关描述。本病发生与环境卫生、个人卫生、生活条件等有关。具有传染性，多双眼发病，病程较长，可迁延数年。

【病因病机】

1. 病因

外因为风热毒邪，内因为脾胃积热。

2. 病机

外感风热毒邪，内有脾胃积热，内外邪毒上壅胞睑，脉络阻滞，气血失和，与邪毒瘀积而致。

3. 病位与病性

病位主要在脾胃，外感引发者居多。一般属实证。

【诊断要点】

1. 上睑内侧红赤，脉络模糊，有细小颗粒，色红而坚，或夹有色黄而软的粟粒状颗粒。
2. 黑睛上方赤膜下垂，赤脉末端生星点翳膜。
3. 睑内侧可见瘢痕。

【治疗原则】

内外兼治。轻症可以局部点药为主，重症则宜配合内治，必要时还须辅以手术。如有并发症和后遗症，当对症治疗。

【辨证论治】

1. 风热客睑证

【症状】眼部微痒不适，干涩有眵，胞睑内面脉络模糊，眦部红赤，可见少量颗粒，色红而坚，状如花椒，或有赤脉下垂；舌尖红，苔薄黄，脉浮数。

【治法】疏风清热。

【方药】银翘散。

加减：红肿疼痛较甚，方中加生地、赤芍、当归以清热凉血退赤。

常用中成药：银翘解毒丸。

2. 热毒壅盛证

【症状】眼部灼热痒痛，羞明流泪，沙涩难睁，眼眵较多，眼睑内脉络模糊，红赤明显，颗粒丛生，可见粟样颗粒，赤脉下垂；舌红，苔黄，脉数。

【治法】清热解毒，除风散邪。

【方药】除风清脾饮。

加减：大便不干燥者，去方中元明粉；睑内红赤、颗粒丛生较甚者，可加银花、大青叶、赤芍、丹皮以加强清热解毒退赤之功；痒甚者，可加菊花、地肤子、白鲜皮等以散邪止痒。

3. 血热瘀滞证

【症状】眼内刺痛灼热，沙涩羞明，流泪眵多，胞睑厚硬，重坠难开，并见睑内红赤，颗粒累累成片或有白色条纹，赤膜下垂或血翳包睛，视物不清；舌质暗红，苔黄，脉数。

【治法】清热凉血，活血化瘀。

【方药】归芍红花散。

加减：胞睑厚硬，红赤颗粒累累成片者，加生地、丹皮、桃仁等以助凉血化瘀退赤。眵泪多、沙涩羞明者，加银花、桑叶、菊花等以清热解毒。赤膜下垂，黑睛生星翳者，加石决明、密蒙花、谷精草等以增强清热明目退翳之功。

【外治法】

1. 滴眼药水。熊胆眼药水、利福平眼药水、磺胺类的眼药水均可。
2. 涂眼药膏。睡前涂0.5%金霉素眼膏或四环素、磺胺类眼药膏等。
3. 颗粒累累者，可用海螵蛸棒磨擦法。
4. 若粟状颗粒多者，可行滤泡压榨术。

【预防与调护】

本病是一种常见的慢性传染性眼病，其毒邪常附着在患眼的分泌物及泪液中，经手、毛巾、水源等传给他人或健眼，应加强其防治。提倡一人一巾，水源充足的地方提倡流水洗脸。患者的洗脸用具要与健康人分开使用，尤其是服务行业的洗脸用具，必须严格消毒后使用，以免引起交叉感染。重症沙眼患者不宜去游泳场馆游泳。饮食宜清淡，忌辛辣刺激，戒除烟酒嗜好。

表5-1　沙眼病机证治简表

辨证分型	主要症状	舌象	脉象	病因病机	治法	代表方药
风热客睑证	眼部微痒不适，干涩有眵，胞睑内面脉络模糊、眦部红赤，可见少量颗粒，色红而坚	舌尖红，苔薄黄	脉浮数	风热上攻胞睑，脉络阻滞，气血失和，瘀积而发	疏风清热	银翘散
热毒壅盛证	眼部灼热痒痛，羞明流泪，眼眵较多，眼睑内脉络模糊，红赤明显，颗粒丛生	舌红，苔黄	脉数	外感风热毒邪，上壅胞睑，脉络阻滞，气血失和，与邪毒瘀积而致	清热解毒，除风散邪	除风清脾饮

续表

辨证分型	主要症状	舌象	脉象	病因病机	治法	代表方药
血热瘀滞证	眼内刺痛灼热，沙涩羞明，流泪眵多，胞睑厚硬，重坠难开，并见睑内红赤，颗粒累累或有白色条纹，赤膜下垂或血翳包睛，视物不清	舌质暗红，苔黄	脉数	外感风热毒邪，内有脾胃积热，内外邪毒上壅胞睑，脉络阻滞，气血失和，与邪毒瘀积而致	清热凉血，活血化瘀	归芍红花散

第二节　天行赤眼

天行赤眼指外感疫疠之气，白睛暴发红赤、点片溢血，常常累及双眼，迅速传染，引起广泛流行的眼病。又名天行赤目、天行赤热、天行气运等。

本病名见于《银海精微·卷之上》，强调其传染性时称："天行赤眼者…… 一人害眼传于一家，不论大小皆传一遍。"本病多发于夏秋季，传染性极强，潜伏期短，常于 24 小时内双眼同时或先后发病，起病急剧，症状重，常常暴发流行，但预后良好。

西医学的流行性出血性结膜炎可参考本病论治。

【病因病机】

1. 病因

《银海精微·卷之上》称："天行赤眼者，谓天地流行毒气，能传染于人"，疫疠之气为其外因。或伴有肺胃积热。

2. 病机

猝感疫疠之气，疫热伤络，或肺胃积热，肺金凌木，侵犯肝经，上攻于目而发病。

3. 病位与病性

病位主要在肺胃，外感引发者居多。一般属实证。

【诊断要点】

1. 白睛红赤，有时见白睛溢血呈点片状，耳前或颌下可扪及肿核。
2. 处于流行季节，或有接触史，起病急，多双眼同时或先后发病。

【治疗原则】

内外兼治。感受疫疠之邪者宜疏解，热毒炽盛者宜清解。轻症可以局部点药为主，重症则宜配合内治，同时还可以辅以针灸。

【辨证论治】

1. 初感疠气证

【症状】眼部磣涩灼热，羞明流泪，眼眵稀薄，胞睑微红，白睛红赤，点片状溢血；伴有发热头痛，鼻塞，流清涕，耳前颌下可扪及肿核；舌质红，苔薄黄，脉浮数。

【治法】疏风清热。

【方药】驱风散热饮子。

加减：去方中之羌活、当归尾、川芎，加金银花、黄芩、蒲公英、大青叶等以增强清热解毒之力；无便秘者，去方中大黄；若白睛红赤甚，溢血广泛者，加牡丹皮、紫草以清热、凉血、退赤。

常用中成药：银翘解毒丸。

2. 热毒炽盛证

【症状】患眼灼热疼痛，热泪如汤，胞睑红肿，白睛红赤壅肿，弥漫溢血，黑睛星翳；口渴心烦，便秘溲赤；舌红，苔黄，脉数。

【治法】泻火解毒。

【方药】普济消毒饮。

加减：白睛溢血广泛者，酌加紫草、牡丹皮、赤芍、生地以凉血止血；黑睛生星翳者，加石决明、木贼、蝉蜕以散邪退翳；便秘溲赤明显者，加木通、生大黄以利水渗湿、清热通腑。

常用中成药：龙胆泻肝丸。

【外治】

1. 滴眼药水：鱼腥草眼药水，或者选抗病毒眼药水，配合抗生素眼药水滴眼。
2. 洗眼法：药选大青叶 20g、金银花 15g、蒲公英 30g、菊花 15g 等煎汤熏洗患眼。

【预防与调护】

注意个人卫生，不用脏手、脏毛巾揉擦眼部。对急性期的病人，其手帕、毛巾、脸盆及其他生活用品应注意消毒，防止传染。如一眼患病，另一眼更需保护，以防患眼分泌物及眼药水流入健眼。

表 5－2　　天行赤眼病机证治简表

辨证分型	主要症状	舌象	脉象	病因病机	治法	代表方药
初感疠气证	眼部砂涩灼热，羞明流泪，眼眵稀薄，胞睑微红，白睛红赤，点片状溢血；伴发热，鼻塞，流清涕	舌质红，苔薄黄	脉浮数	猝感疫疠之气，疫热伤络，上攻于目而发病	疏风清热	驱风散热饮子
热毒炽盛证	患眼灼热疼痛，热泪如汤，胞睑红肿，白睛红赤、弥漫溢血，黑睛星翳；口渴心烦，便秘溲赤	舌红，苔黄	脉数	猝感疫疠之气，疫热伤络，或肺胃积热，肺金凌木，侵犯肝经，上攻于目而发病	泻火解毒	普济消毒饮

第三节　流 泪 症

流泪症是指泪液不循常道而溢出睑弦的眼病。

流泪症病名繁多，有针对流泪病因命名的，如迎风流泪；有根据流泪冷热不同而分别命名为冷泪、热泪者；亦有根据流泪的程度不同而命名的，如目泪不止。而热泪临床中多为某些外障眼病的一个症状，不属本节讨论范围，见于其他外障眼病中。本节仅讨论流冷泪及所流之泪无明显冷热感的流泪症。本病多见于冬季和春季，可单眼或双眼患病，常见于病后体弱的妇女、老年人。

西医学的泪溢可参考本病论治。

【病因病机】

1. 病因

本病在《诸病源候论·目病诸候》中称："若脏气不足，则不能收制其液，故目自然泪出。"在《银海精微·迎风洒泪症》中称："肝虚风动则泪流，故迎风泪出"。

2. 病机

肝血不足，泪窍不密，风邪外袭而致泪出；气血不足，或肝肾两虚，不能约束其液而流泪。

3. 病位与病性

病位主要在肝肾，或者诸脏虚损，阴血及气血不足均可导致本病。

【诊断要点】

1. 流泪。
2. 冲洗泪道时泪道通畅，或通而不畅，或不通，但均无黏液从泪窍溢出。

【治疗原则】

泪道通畅或通而不畅者，可用药物配合针灸等治疗；泪道不通者可行手术治疗。

【辨证论治】

1. 肝血不足证

【症状】眼部红赤肿痛，流泪，迎风更甚，或者隐涩不适；兼有头晕目眩，面色少华；舌淡，苔薄，脉细。

【治法】补养肝血，祛风散邪。

【方药】止泪补肝散。

加减：流泪迎风更甚者，加白薇、菊花、石榴皮等以祛风止泪。

2. 气血不足证

【症状】时时泪下，泪液清冷稀薄，不耐久视；面色无华，神疲乏力，心悸健忘；舌淡，苔薄，脉细弱。

【治法】益气养血，收摄止泪。

【方药】八珍汤。

加减：迎风泪多者，加防风、白芷、菊花以祛风止泪；遇寒泪多、畏寒肢冷者，加细辛、桂枝、巴戟天以温阳散寒摄泪。

3. 肝肾两虚证

【症状】眼泪常流，拭之又生，或泪液清冷稀薄；兼有头昏耳鸣，腰膝酸软；舌红或淡红，苔薄，脉细弱。

【治法】补益肝肾，固摄止泪。

【方药】左归饮。

加减：流泪较甚者，加五味子、防风以收敛、祛风止泪；泪液清冷者，加巴戟天、肉苁蓉、桑螵蛸，以加强温补肾阳之力而助固摄止泪。

常用中成药：杞菊地黄丸。

【外治】

可用含硫酸锌眼药水点眼。

【预防与调护】

户外工作可以戴防护眼镜，减少风沙对泪道的刺激。增强体质，也可作睛明穴按摩，有助于改善流泪症状。

表 5-3　流泪症病机证治简表

辨证分型	主要症状	舌象	脉象	病因病机	治法	代表方药
肝血不足证	眼部红赤肿痛，流泪，迎风更甚，或者隐涩不适；伴头晕目眩，面色少华	舌淡，苔薄	脉细	肝血不足，泪窍不密，风邪外袭而致泪出	补养肝血，祛风散邪	止泪补肝散
气血不足证	时时泪下，泪液清冷稀薄，不耐久视；面色无华，神疲乏力，心悸健忘	舌淡，苔薄	脉细弱	气血不足，不能约束其液而流泪	益气养血，收摄止泪	八珍汤
肝肾两虚证	眼泪常流，拭之又生，或泪液清冷稀薄；伴头昏耳鸣，腰膝酸软	舌红或淡红，苔薄	脉细弱	肝肾两虚，不能约束其液而流泪	补益肝肾，固摄止泪	左归饮

第四节　绿风内障

绿风内障是以头眼胀痛，眼珠变硬，瞳神散大，瞳色淡绿，视力锐减为主要临床表现的眼病。又名绿风、绿盲、绿水灌珠等。

《秘传眼科龙木论》等书籍对本病有所论述。绿风内障是常见的致盲眼病之一，可两眼先后或两眼同时发病，多见于老年人，以女性患者为多，约为男性患者的2倍。

西医学的急性闭角型青光眼可参考本病论治。

【病因病机】

1. 病因

《外台秘要·眼疾品类不同候》称"内肝管缺，眼孔不通"则发本病，而《证治准绳·杂病·七窍门》称"痰湿所致，火郁、忧思、忿怒之过"引起。

2. 病机

邪热犯内，肝胆火热亢盛，热极生风，风火上攻头目，目中玄府闭塞，神水排出受阻，积于眼内所致；或者情志过激，气郁生火，气火上逆，壅塞目中玄府，神水排出不畅，蓄积于目中而发病；或脾湿生痰，痰郁化热，痰火郁结，上攻于目，阻塞玄府，神水滞留目内遂致本病。

3. 病位与病性

病位主要在肝、胆、脾，外邪和内伤均可导致本病发生。多属实证。

【诊断要点】

1. 眼胀痛，目珠胀硬，眼压升高明显。
2. 视力下降。
3. 抱轮红赤或白睛混赤肿胀。
4. 黑睛雾状水肿，前房极浅。
5. 瞳神中等度散大，展缩不灵。

【治疗原则】

该病发病急，对视力危害极大，甚至可致失明，应以挽救视力为先，临证时多宜中西医结合治疗。

【辨证论治】

1. 风火攻目证

【症状】患者头痛如劈，目珠胀硬，视力锐减，眼压升高，胞睑红肿，白睛混赤肿胀，黑睛雾状水肿，前房极浅，黄仁晦暗，瞳神中等度散大，展缩不灵，房角有粘连；伴有恶心、呕吐等全身症状；舌红，苔黄，脉弦数。

【治法】清热泻火，平肝熄风。

【方药】绿风羚羊饮。

加减：头痛甚者，加川芎、菊花、石膏以清散热邪；恶心、呕吐者，加代赭石、竹茹以清热降逆止呕；目珠胀硬，神水积滞者，加猪苓、通草、泽泻以利水泻热。

2. 气火上逆证

【症状】患者头眼剧烈胀痛，视力骤降，眼压升高，白睛混赤，黑睛雾状混浊，前房极浅，黄仁晦暗，纹理模糊，瞳神中等度散大，展缩不灵，房角有粘连；伴有胸闷嗳气，恶心呕吐，口苦；舌红，苔黄，脉弦数。

【治法】清热疏肝解郁。

【方药】丹栀逍遥散。

加减：恶心、呕吐者，加左金丸以清肝泻火、降逆和胃止呕；胸闷胁肋胀痛者，加郁金、香附以疏肝行气止痛；目珠胀硬，黑睛雾状混浊者，加猪苓、通草、泽泻以利水泻热。

3. 痰火郁结证

【症状】患者头眼胀痛，视力锐减，眼压升高，抱轮红赤或白睛混赤，黑睛雾状混浊，前房较浅，瞳神稍有散大，展缩不灵，房角有粘连；动辄眩晕，呕吐痰涎；舌红，苔黄，脉弦滑。

【治法】降火逐痰。

【方药】将军定痛丸。

加减：动辄眩晕、呕吐甚者，加天竺黄、竹茹等以清火化痰止呕；黑睛雾状混浊，眼压升高甚者，加猪苓、云苓、通草、泽泻以利水泻热。

【外治】

可用毛果芸香碱眼药水、噻吗心安眼药水降低眼压。

【预防与调护】

患者应预防情志过激及情志抑郁，心胸开阔，减少诱发因素。术后坚持复查治疗，服用中药保护视力。

表 5－4　　绿风内障病机证治简表

辨证分型	主要症状	舌象	脉象	病因病机	治法	代表方药
风火攻目证	头痛，目胀，视力低，眼压高，胞睑红肿，白睛肿胀，黑睛水肿，前房极浅，黄仁晦暗，瞳神中等度散大，展缩不灵，房角有粘连；伴恶心、呕吐	舌红，苔黄	脉弦数	邪热犯内，肝胆火热亢盛，热极生风，风火上攻头目，目中玄府闭塞，神水排出受阻，积于眼内而发	清热泻火，平肝熄风	绿风羚羊饮

续表

辨证分型	主要症状	舌象	脉象	病因病机	治法	代表方药
气火上逆证	头眼胀痛，视力低，眼压高，白睛混赤，黑睛混浊，前房极浅，黄仁晦暗，纹理模糊，瞳神中等度散大，展缩不灵，房角有粘连；伴胸闷嗳气，恶心、呕吐，口苦	舌红，苔黄	脉弦数	情志过激，气郁生火，气火上逆，壅塞目中玄府，神水排出不畅，蓄积于目中而发病	清热疏肝解郁	丹栀逍遥散
痰火郁结证	头眼胀痛，视力低，眼压高，抱轮红赤或白睛混赤，黑睛混浊，前房较浅，瞳神稍有散大，展缩不灵，房角有粘连；动辄眩晕，呕吐	舌红，苔黄	脉弦滑	脾湿生痰，痰郁化热，痰火郁结，上攻于目，阻塞玄府，神水滞留目内而致病	降火逐痰	将军定痛丸

第五节　青风内障

青风内障指眼无明显不适，或时有轻度眼胀及视物昏朦，视野渐窄，终致失明的内障眼病。又名青风、青风障症等。

《太平圣惠方》《证治准绳》等书籍对本病有详细阐述。本病初起时病情轻，病势缓，视力下降不明显，极易被患者忽略，当发展至行走碰物撞人，视野缩窄，已损害目系，邪坚病固，治疗就极为困难。一般多为双眼受累，亦可双眼同时或先后发病。

西医学的原发性开角型青光眼可参考本病论治。

【病因病机】

1. 病因

《秘传眼科龙木论·青风内障》认为本病多虚，书中称“因五脏虚劳所作”。而《审视瑶函·内障》则认为虚、实皆有，称“阴虚血少之人，及竭劳心思，忧郁忿恚，用意太过者，每有此患。然无头风痰气火攻者，则无此患”。

2. 病机

先天禀赋不足，命门火衰，不能温运脾阳，水谷不化精微，生湿生痰，痰湿流窜目中脉络，阻滞目中玄府，玄府受损，神水运行不畅而滞留于目。抑或久病肝肾亏虚，目窍失养，神水滞涩；或肝郁气滞，气郁化火，致血、痰、湿郁，诸郁犯目，致目中脉络不利，玄府郁闭，神水瘀滞。二者均可导致本病发生。

3. 病位与病性

病位在肝肾，虚实均可致病。因虚者居多，后期往往虚实兼有。

【诊断要点】

1. 视野缺损。
2. 眼压升高，或眼压在正常范围。
3. 视盘特有的形态改变。
4. 尽量作特殊检查以协助诊断。

【治疗原则】

本病开始时症状较轻，病势缓，极易被忽视。在防治过程中应加强各项检查，随访追踪，尽早确诊，以便进行中西医结合治疗。

【辨证论治】

1. 痰湿泛目证

【症状】患者早期偶有视物不清，或瞳神稍大，眼底视盘杯盘比增大，或两眼视盘杯盘比差值大于0.2；严重时视盘苍白，可见视野缺损，甚或呈管状，眼压偏高；可伴头昏眩晕，呕恶；舌淡，苔白腻，脉滑。

【治法】温阳化痰，利水渗湿。

【方药】温胆汤合五苓散。

加减：痰湿上泛，头眼胀痛者，加川芎、车前草、通草以利水渗湿。

常用中成药：五苓散。

2. 痰湿血郁证

【症状】患者时有视物不清，目珠微胀，轻度抱轮红赤，或瞳神稍大，眼底视盘杯盘比大于0.6，或两眼视盘杯盘比差值大于0.2；可见视野缺损，眼压偏高；或兼情志不舒，心烦口苦；舌红，苔黄，脉弦细。

【治法】疏肝解郁。

【方药】舒肝解郁益阴汤。

加减：可于原方中加香附行气以助解气郁，加川芎活血祛瘀以理血郁，加半夏、竹茹利水渗湿以治痰郁。若头眼时有胀痛，视力渐降，加丹皮、菊花以清肝明目止痛。

常用中成药：逍遥丸

3. 肝肾亏虚证

【症状】患病日久，视物不清，瞳神稍大，视野缺损或呈管状，视盘苍白；或伴头晕失眠，精神倦怠，腰膝酸软；或面白肢冷，精神倦怠；舌淡，苔白，脉细沉。

【治法】滋补肝肾。

【方药】加减驻景丸。

加减：视力日减，视野渐窄者，加党参、白芍、川芎、当归等以益气养血；见面白肢冷，精神倦怠，偏肾阳虚者，可用肾气丸加减。

【预防与调护】

应该积极寻求控制病变发展的治疗方案，不能轻易放弃治疗，否则会造成失明。注意休息，不宜长时间熬夜。

表 5－5 青风内障病机证治简表

辨证分型	主要症状	舌象	脉象	病因病机	治法	代表方药
痰湿泛目证	视物不清，瞳神稍大，眼底视盘杯盘比增大；严重时视盘苍白，视野缺损；甚或呈管状，眼压高；伴眩晕，呕恶	舌淡，苔白腻	脉滑	先天禀赋不足，命门火衰，不能温运脾阳，水谷不化精微，生湿生痰，痰湿流窜目中脉络，阻滞目中玄府，玄府受损，神水运行不畅而滞留于目	温阳化痰，利水渗湿	温胆汤合五苓散
痰湿血郁证	视物不清，目珠微胀，轻度抱轮红赤，或瞳神稍大，眼底视盘杯盘比增大；可见视野缺损，眼压高；伴情志不舒，心烦口苦	舌红，苔黄，	脉象弦细	肝郁气滞，气郁化火，致血、痰、湿郁，诸郁犯目，致目中脉络不利，玄府郁闭，神水瘀滞	疏肝解郁	舒肝解郁益阴汤
肝肾亏虚证	视物不清，瞳神稍大，视野缺损或呈管状，视盘苍白；伴头晕失眠，精神倦怠，腰膝酸软，或面白肢冷，精神倦怠	舌淡，苔白	脉细沉	肝肾亏虚，目窍失养，神水滞涩	滋补肝肾	加减驻景丸

第六节 圆翳内障

圆翳内障指随年龄增长而晶珠逐渐混浊，视力缓慢下降，终致失明的眼病。

本病最早记载见于《外台秘要·出眼疾候》，书中描述了本病的发生和漫长的发展过程及后果。《证治准绳》等书也有阐述。古人还根据晶珠混浊的部位、形态、程度及颜色等不同，分别命名为浮翳、沉翳、冰翳、横翳、散翳、枣花翳、偃月翳、白翳黄心、黑水凝翳等。此外，婴幼儿若出现晶珠混浊，称为胎患内障；外伤致晶珠混浊，称惊振内障；还有因其他眼病引起晶珠混浊者，如金内障、金花内障等。本节所述的圆翳内障多见于 50 岁以上的老年人，随年龄增长患病率增高且晶珠混浊加重。可一眼或两眼先后或同时发病，病程一般较长。

西医学的老年性白内障可参考本病论治。

【病因病机】

1. 病因

古代医籍中认为本病的发生与肝风上冲、肝气冲上、肝肾俱虚等因素有关。

2. 病机

素有肝热，上扰晶珠而致其逐渐混浊；或者年老体弱，肝肾不足，精血亏损，不能滋养晶珠而致其混浊；或年老脾虚气弱，运化失健，精微输布乏力，不能濡养晶珠而致其混浊；或水湿内生，上泛晶珠而致其混浊。

3. 病位与病性

病位主要在肝。虚实均可致病，虚证居多。

【诊断要点】

患者晶珠不同部位、不同形态及不同程度的混浊。

【治疗原则】

初患圆翳内障之时可用药物治疗，一般能够控制或减缓晶珠混浊的发展。晶珠混浊程度较甚或完全混浊者应行手术治疗。

【辨证论治】

1. 肝热上扰证

【症状】患者视物不清，视力缓降，晶珠混浊，或者伴有眵泪，目涩胀；时常有头昏痛，口苦咽干，便结；舌红，苔薄黄，脉弦或弦数。

【治法】清热平肝，明目退障。

【方药】石决明散。

加减：邪热为患，口苦便结者，去方中性味辛温的羌活；肝热不甚，无口苦便结者，去方中栀子、大黄；肝热夹风而头昏痛者，酌加黄芩、桑叶、菊花、蔓荆子、钩藤、刺蒺藜以助清热平肝、明目退障；若口苦咽干甚者，加生地、玄参以清热生津。

2. 肝肾不足证

【症状】患者视物昏花，视力缓降，晶珠混浊；或伴头昏耳鸣，少寐健忘，腰酸腿软，口干；舌红，苔少，脉细。或见耳鸣耳聋，潮热盗汗，虚烦不寐，口咽干痛，小便黄少，大便秘；舌红少津，苔薄黄，脉细弦数。或烦热口臭，大便不爽；舌红，苔黄腻。

【治法】补益肝肾，清热明目。

【方药】杞菊地黄丸。

加减：用于肝血不滋、阴精不荣于上而少寐口干者，宜加女贞子、旱莲草；阴亏虚火上炎，潮热虚烦，口咽干燥者，可用知柏地黄丸加地骨皮；烦热口臭，舌红苔黄腻者，系阴虚夹湿热，可选用甘露饮加减。

常用中成药：杞菊地黄丸、明目地黄丸、石斛夜光丸。

3. 脾气虚弱证

【症状】患者视物模糊，视力缓降，晶珠混浊，或见晶珠混浊，视近尚明而视远模糊等；常伴有面色萎黄，少气懒言，肢体倦怠；舌淡，苔白，脉缓弱。

【治法】益气健脾，利水渗湿。

【方药】四君子汤。

加减：大便稀溏者，加薏苡仁、扁豆、车前子以利水渗湿；纳差食少者，加山药、神曲、鸡内金、苡仁等以补脾和胃渗湿。

【外治】

可选用白内停、法可林、卡他林、卡林—U等中的一种滴眼。

【预防与调护】

应该积极治疗，以控制或减缓晶珠混浊的发展。伴有糖尿病、高血压等全身疾病者，应积极治疗全身病，对控制或减缓晶珠混浊有一定帮助，同时也有利于以后手术治疗。注意饮食调养，慎用辛燥煎炸食品。若为阴亏精血虚少者，可采用沙参、黄精、熟地等食疗。

表5-6　圆翳内障病机证治简表

辨证分型	主要症状	舌象	脉象	病因病机	治法	代表方药
肝热上扰证	视物不清，视力缓降，晶珠混浊，伴有眵泪，目涩胀；时常有头昏痛，口苦咽干，便结	舌红，苔薄黄	脉弦或弦数	素有肝热，上扰晶珠而逐渐混浊	清热平肝，明目退障	石决明散
肝肾不足证	视物昏花，视力缓降，晶珠混浊；头昏耳鸣，少寐健忘，腰酸腿软，口干；或耳鸣耳聋，盗汗，不寐，咽干，小便黄，大便秘；或烦热口臭，大便不爽	舌红，苔少；或舌红少津，苔薄黄；或舌红，苔黄腻	脉细，或脉细弦数	年老体弱，肝肾不足，精血亏损，不能滋养晶珠而混浊	补益肝肾，清热明目	杞菊地黄丸
脾气虚弱证	视物模糊，视力缓降，晶珠混浊，或见晶珠混浊，视近尚明而视远模糊等；常伴有面色萎黄，少气懒言，肢体倦怠	舌淡，苔白	脉缓弱	年老脾虚气弱，运化失健，精微输布乏力，不能濡养晶珠而混浊；或水湿内生，上泛晶珠而混浊	益气健脾，利水渗湿	四君子汤

第七节　近　视

近视是眼在调节松弛状态下，平行光线经眼的屈光系统的折射后焦点落在视网膜之前的病症。古代医籍对本病早有认识，称为目不能远视，又名能近怯远症，至《目经大成》始称近视。

【病因病机】

1. 病因

《诸病源候论·目病诸候》称："劳伤肝腑，肝气不足，兼受风邪，使精华之气衰弱，故不能远视"。《审视瑶函·内障》称："肝经不足肾经病，光华咫尺视模糊"及"阳不足，病于少火者也"。

2. 病机

患者过用目力，久视伤血，血伤气损，以致目中神光不能发越于远处；或者肝肾两虚，禀赋不足，神光衰弱，光华不能远及而仅能视近。

3. 病位与病性

病位主要在肝肾。往往因虚致病。

【诊断要点】

1. 患者远视力减退，近视力正常。
2. 验光检查为近视。

【治疗原则】

尽力最大限度地恢复患者的视力。

【辨证论治】

1. 气血不足证

【症状】患者视近清楚，视远模糊，眼底处或可见视网膜呈豹纹状改变；或者兼见面色萎黄，体疲乏力；舌质淡，苔薄白，脉细弱。

【治法】补血益气。

【方药】当归补血汤。

加减：眼胀涩者，加白芍、木瓜以养血活络。

2. 肝肾两虚证

【症状】患者能近怯远，可有眼前黑花飘动，眼底处可见玻璃体液化混浊，视网膜呈豹纹状改变；或有头晕耳鸣，腰膝酸软，寐差多梦；舌质淡，脉细弱或弦细。

【治法】滋补肝肾。

【方药】驻景丸。

加减：若眼底视网膜呈豹纹状改变，可选加太子参、麦冬、五味子以助益气。

【外治】

可选用0.25%托品酰胺眼药水点眼，每晚临睡前点眼1次。

【预防与调护】

养成良好的用眼习惯，阅读和书写时保持端正的姿势，眼与书本应保持30cm左右的距离，不在走路、乘车或卧床情况下看书。学习和工作环境照明要适度，照明应无眩光或闪烁，黑板无反光，不在阳光照射或暗光下阅读或写字。患病后应查明原因，积极治疗，对验光确诊的近视应配戴合适的眼镜以保持良好的视力及正常调节与集合。加强体育锻炼，注意营养，增强体质。

表5-7　　近视病机证治简表

辨证分型	主要症状	舌象	脉象	病因病机	治法	代表方药
气血不足证	视远模糊，眼底处或可见视网膜呈豹纹状改变；兼见面色萎黄，体疲乏力	舌质淡，苔薄白	脉细弱	过用目力，久视伤血，血伤气损，以致目中神光不能发越于远处	补血益气	当归补血汤
肝肾两虚证	眼前黑花飘动，眼底处可见玻璃体液化混浊，视网膜呈豹纹状改变；头晕耳鸣，腰膝酸软，寐差多梦	舌质淡	脉细弱或弦细	肝肾两虚，禀赋不足，神光衰弱，光华不能远及而仅能视近	滋补肝肾	驻景丸

第八节　乳　蛾

乳蛾是指以咽痛或异物感，喉核红肿，表面或有黄白色脓点为主要特征的咽部疾病。

历代医著有关乳蛾的名目繁多。本病为临床常见病和多发病之一，以儿童及青年患者为多见。急性发病者多为实热证，好发于春、秋两季，有传染性，偶可流行暴发。病程迁延、反复发作者多为虚证或虚实夹杂证。

西医学的扁桃体炎可参考本病论治。

【病因病机】

1. 病因

若起病急骤者，多为风热之邪乘虚外袭，火热邪毒搏结喉核而致。若病久体弱，脏腑失调，邪毒久滞喉核，易致病程迁延，反复发作。

2. 病机

（1）风热外袭，肺经有热

风热邪毒从口鼻入侵肺系，咽喉首当其冲；或风热外袭，肺气不宣，肺经风热循经上犯，结聚于咽喉，气血不畅，与邪毒互结喉核，发为乳蛾。

（2）邪热传里，肺胃热盛

外邪壅盛，乘势传里，肺胃受之，肺胃热盛，火热上蒸，灼腐喉核而为病；或多食炙煿，过饮热酒，脾胃蕴热，热毒上攻，蒸灼喉核而为病。

（3）肺肾阴虚，虚火上炎

邪毒滞留，灼伤阴津，或温热病后肺肾亏损，津液不足，不能上输滋养咽喉；阴虚内热，虚火上炎，与余邪互结喉核而为病。

（4）脾胃虚弱，喉核失养

素体脾胃虚弱，不能运化水谷精微，气血生化不足，喉核失养；或脾不化湿，湿浊内生，结聚于喉核而为病。

（5）痰瘀互结，凝聚喉核

余邪滞留，日久不去，气机阻滞，痰浊内生，气滞血瘀，痰瘀互结喉核，脉络闭阻而为病。

3. 病位与病性

病位主要在肺脏，也可因为脾、胃、肾功能失常而发病。虚实均有，后期往往迁延难愈。

【诊断要点】

1. 病史

常常有受凉、疲劳、外感病史或咽痛反复发作病史。

2. 临床症状

急性发作者咽痛剧烈，吞咽困难，痛连耳窍；常常伴有畏寒、高热、头痛、纳差、乏力、周身不适等；儿童可有高热、抽搐、呕吐、昏睡等症状。迁延日久者咽干痒不适，梗噎不利，或咽痛、发热反复发作。

3. 检查

起病急骤者喉核红肿，连及舌腭弓、咽腭弓，喉核上可有黄白色脓点，重症患者喉核表面腐脓成片，但不超出喉核范围，且易拭去，颌下有臖核。若迁延日久，常可见喉关暗红，喉核肥大或干瘪，表面凹凸不平，色暗红，并有白星点，挤压喉核有白色腐物自喉核隐窝口溢出。

【治疗原则】

急性发病者多为实证、热证，辨证多为风热外袭、肺经有热，或邪热传里、肺胃热盛。若病程迁延或反复发作，多为虚证或虚实夹杂证，辨证多属肺肾阴虚、虚火上炎，或脾胃虚弱、喉核失养，或痰瘀互结、凝聚喉核。

【辨证论治】

1. 风热外袭证

【症状】病初起之时咽喉干燥灼热，疼痛逐渐加剧，吞咽时更重；伴头痛，发热，微恶风，咳嗽；舌质红，苔薄黄，脉浮数。检查可见喉核红肿，连及周围咽部，喉核表面有少量黄白色腐物。

【治法】疏风清热，利咽消肿。

【方药】疏风清热汤。

2. 肺胃热盛证

【症状】咽部疼痛剧烈，疼痛连及耳根，吞咽困难，痰涎较多；伴有高热，口渴引饮，咳嗽痰黄稠，口臭，腹胀，便秘溲黄；舌质红，苔黄厚，脉洪大而数。检查可见喉核红肿，有黄白色脓点，甚者喉核表面腐脓成片，并有咽峡红肿，颌下有臖核。

【治法】泻热解毒，利咽消肿。

【方药】清咽利膈汤。

加减：咳嗽痰黄稠，颌下有臖核者，加射干、瓜蒌、贝母以清化热痰而散结；持续高热者，加石膏、天竺黄以清热泻火、除痰利咽；喉核腐脓成片者，加马勃、蒲公英等以祛腐解毒；肿痛甚者，含服六神丸以清热解毒、消肿止痛。

3. 肺肾阴虚证

【症状】咽部干焮，微痒微痛，梗噎不利，午后加重；伴有午后颧红，手足心热，失眠多梦，或干咳痰少而黏，耳鸣眼花，腰膝酸软，大便干，舌质干红少苔，脉细数。检查可见喉核肥大或干瘪，表面不平，色潮红，或有细白星点，喉核被挤压时有黄白色腐物自隐窝口内溢出。

【治法】滋养肺肾，清利咽喉。

【方药】百合固金汤。

加减：偏于肺阴虚者，宜用养阴清肺汤加减；偏于肾阴虚者宜用六味地黄汤加玄参、桔梗之类。

4. 脾胃虚弱证

【症状】咽干痒不适，异物梗阻感，咳嗽痰白，胸脘痞闷，易恶心呕吐，口淡不渴，大便不实，舌质淡，苔白腻，脉缓弱。检查可见喉核淡红或淡暗，肥大，溢脓白黏。

【治法】健脾和胃，祛湿利咽。

【方药】六君子汤。

加减：湿邪重者加厚朴、枳壳宣畅气机、祛湿利咽；喉核肿大不消者，加浙贝、生牡蛎。

5. 痰瘀互结证

【症状】咽干涩不利，或刺痛胀痛，痰黏难咯，迁延不愈；全身症状不明显；舌质暗，有瘀点，苔白腻，脉细涩。检查见喉关暗红，喉核肥大质韧，表面凹凸不平。

【治法】活血化瘀，祛痰利咽。

【方药】会厌逐瘀汤合二陈汤。

加减：喉核暗红，质硬不消者，加昆布、莪术；复感热邪，溢脓黄稠，加黄芩、蒲公英、车前子等。

【外治法】

1. 含漱　可用金银花、甘草、桔梗适量，或荆芥、菊花适量煎水含漱，每日数次。

2. 吹药　选用清热解毒、利咽消肿的中药粉剂吹入患处，每日数次。

3. 含服 可选用清热解毒利咽中药含片或丸剂含服。

4. 雾化吸入 可用清热解毒利咽的中草药煎水雾化吸入，每日1~2次。

5. 烙法 喉核肥大反复发作者可选用烙治法。必要时行手术摘除。

6. 啄治法 可用三棱针或扁桃体手术弯刀在扁桃体上做雀啄样动作，每侧4~5下，伴少量出血，以吐2~3口血为度。2~3日1次，5次为1个疗程，一般不超过3个疗程。

【预防与调护】

重视体育锻炼，增强抗病能力，可以预防或减少乳蛾发作；饮食有节，少食辛辣炙煿，以免脾胃蕴热；按时作息，不妄劳作，以免虚火内生；乳蛾急发者应彻底治愈，以免迁延日久，缠绵难愈；注意口腔卫生，及时治疗邻近组织疾病。

表5-8　乳蛾病机证治简表

辨证分型	主要症状	舌象	脉象	病因病机	治法	代表方药
风热外袭证	病初起之时咽喉干燥灼热，疼痛逐渐加剧，吞咽时更重。伴有头痛，发热，微恶风，咳嗽。	舌质红，苔薄黄	脉浮数	风热从口鼻入侵，或风热外袭，肺气不宣，肺经风热循经上犯，结聚于咽喉，气血不畅，与邪毒互结喉核而发	疏风清热，利咽消肿	疏风清热汤
肺胃热盛证	咽部疼痛剧烈，疼痛连及耳根，吞咽困难，痰涎较多。伴高热，口渴引饮，咳嗽痰黄稠，口臭，腹胀，便秘溲黄	舌质红，苔黄厚，	脉洪大而数	外邪壅盛，乘势传里，肺胃受之，肺胃热盛，火热上蒸，灼腐喉核而为病。或多食炙煿，过饮热酒，脾胃蕴热，热毒上攻，蒸灼喉核而发	泻热解毒，利咽消肿	清咽利膈汤
肺肾阴虚证	咽部干焮，微痒微痛，梗噎不利，午后加重。伴有午后颧红，手足心热，失眠多梦，或干咳痰少而黏，耳鸣眼花，腰膝酸软，大便干	舌质干红少苔	脉细数	邪毒滞留，灼伤阴津；或温热病后肺肾亏损，津液不足，不能上输滋养咽喉，阴虚内热，虚火上炎，与余邪互结喉核而为病	滋养肺肾，清利咽喉	百合固金汤
脾胃虚弱证	咽干痒不适，异物梗阻感，咳嗽痰白，胸脘痞闷，易恶心呕吐，口淡不渴，大便不实	舌质淡，苔白腻	脉缓弱	素体脾胃虚弱，不能运化水谷精微，气血生化不足，喉核失养；或脾不化湿，湿浊内生，结聚于喉核而为病	健脾和胃，祛湿利咽	六君子汤
痰瘀互结证	咽干涩不利，或刺痛胀痛，痰黏难咯，迁延不愈。全身症状不明显	舌质暗，有瘀点，苔白腻	脉细涩	余邪滞留，日久不去，气机阻滞，痰浊内生，气滞血瘀，痰瘀互结喉核，脉络闭阻而为病	活血化瘀，祛痰利咽	会厌逐瘀汤合二陈汤

第九节 鼻 渊

鼻渊是以鼻流浊涕、量多不止为主要特征的鼻病。常常伴有头痛、鼻塞、嗅觉减退等症状，为鼻科常见病、多发病之一。本病有虚证与实证之分，实证起病急，病程短；虚证病程长，缠绵难愈。

鼻渊之病名最早见于《内经》。后世医家对本病的论述也较多，并根据《内经》对其病机、病位、症状特点的论述，又有"脑漏"、"脑渗"、"脑崩"、"脑泻"等病名。

西医学的鼻窦炎症性疾病可参考本病论治。

【病因病机】

1. 病因

实证多因外邪侵袭，引起肺、脾胃、胆之病变而发病；虚证则多因肺脾气虚，邪气久羁，滞留鼻窍，以致病情缠绵难愈。

2. 病机

（1）肺经风热

患者起居不慎，冷暖失调；或过度疲劳，风热袭表伤肺；或风寒外袭，郁而化热，内犯于肺，肺失宣降，邪热循经上壅鼻窍而为病。

（2）胆腑郁热

患者往往情志不遂，恚怒失节，胆失疏泄，气郁化火，胆火循经上犯，移热于脑，伤及鼻窍；或邪热犯胆，胆热上蒸鼻窍而为病。

（3）脾胃湿热

患者饮食失节，过食肥甘煎炒、醇酒厚味，湿热内生，郁困脾胃，运化失常，湿热邪毒循经熏蒸鼻窍而发为本病。

（4）肺气虚寒

患者久病体弱，或病后失养，致肺脏虚损，肺卫不固，易为邪犯，正虚托邪无力，邪滞鼻窍而为病。

（5）脾气虚弱

患者久病失养，或疲劳思虑过度，损及脾胃，致脾胃虚弱，运化失健，气血精微生化不足，鼻窍失养，加之脾虚不能升清降浊，湿浊内生，困聚鼻窍而为病。

3. 病位与病性

病位主要在肺，脾胃、胆功能异常也可致病。虚实均有，往往病情缠绵难愈。

【诊断要点】

1. 病史

往往有伤风鼻塞病史。

2. 临床症状

本病以脓涕量多为主要症状，常常同时伴有鼻塞及嗅觉减退，症状可局限于一侧，也可双侧同时发生，部分病人可伴有明显的头痛，头痛的部位常局限于前额、鼻根部或颌面部、头顶部等，并且有一定的规律性。

3. 检查

鼻黏膜充血肿胀，尤以中鼻甲及中鼻道为甚，或呈淡红色，中鼻甲肥大或呈息肉样变，中鼻道、嗅沟、下鼻道或后鼻孔可见脓涕。前额部、颌面部或鼻根部可有红肿及压痛。鼻窦X线或CT检查常显示窦腔模糊、密度增高及浑浊，可见液平面。上颌窦穿刺冲洗可了解窦内有无脓液及其性质、量、气味等情况，注意此项检查必须在病人无发热、全身症状基本消失的情况下施行。

【治疗原则】

本病病情复杂，证型多样，应分型论治。总以宣肺通窍为治则。

【辨证论治】

1. 肺经风热证

【症状】患者鼻塞，鼻涕量多而白黏或黄稠，嗅觉减退，头痛；可兼有发热恶风，汗出，或咳嗽，痰多；舌质红，舌苔薄白，脉浮数。检查可见鼻黏膜充血肿胀，尤以中鼻甲为甚，中鼻道或嗅沟可见黏性或脓性分泌物，头额、眉棱骨或颌面部叩痛或压痛。

【治法】疏风清热，宣肺通窍。

【方药】银翘散。

加减：鼻涕量多者，加蒲公英、鱼腥草、瓜蒌等；鼻塞甚者，加苍耳子、辛夷等；鼻涕带血者，加白茅根、仙鹤草、茜草等；头痛者，加柴胡、藁本、菊花等。

2. 胆腑郁热证

【症状】患者鼻涕浓浊，量多，色黄或黄绿，或有腥臭味，鼻塞，嗅觉减退，头痛剧烈；可伴有烦躁易怒、口苦、咽干、耳鸣耳聋、寐少梦多、小便黄赤等；舌质红，舌苔黄或腻，脉弦数。检查见鼻黏膜充血肿胀，中鼻道、嗅沟或鼻底可见有黏性或脓性分泌物潴留，头额、眉棱骨或颌面部可有叩痛或压痛。

【治法】清泻胆热，利湿通窍。

【方药】龙胆泻肝汤。

加减：鼻塞甚者，加苍耳子、辛夷、薄荷等；头痛甚者，加菊花、蔓荆子。

常用中成药：龙胆泻肝丸。

3. 脾胃湿热证

【症状】患者鼻塞重而持续，鼻涕黄浊而量多，嗅觉减退，头昏闷；常常伴有头重胀，倦怠乏力，胸脘痞闷，纳呆食少，小便黄赤；舌质红，苔黄腻，脉滑数。检查见鼻黏膜红肿，尤以肿胀更甚，中鼻道、嗅沟或鼻底见有黏性或脓性分泌物，颌面、额头或眉棱骨压痛。

【治法】清热利湿，化浊通窍。

【方药】甘露消毒丹。

加减：鼻塞甚者，加苍耳子、辛夷等；头痛者，加白芷、川芎、菊花等；鼻涕带血者，加仙鹤草、白茅根、鱼腥草、蒲公英等。

4. 肺气虚寒证

【症状】患者鼻塞或重或轻，鼻涕黏白，稍遇风冷则鼻塞加重，鼻涕增多，喷嚏时作，嗅觉减退；伴有头昏，头胀，气短乏力，语声低微，面色苍白，自汗畏风寒，咳嗽痰多；舌质淡，苔薄白，脉缓弱。检查见鼻黏膜淡红、肿胀，中鼻甲肥大或息肉样变，中鼻道可见有黏性分泌物。

【治法】温补肺脏，散寒通窍。

【方药】温肺止流丹。

加减：加辛夷花、苍耳子、白芷以芳香通窍；头额冷痛，加羌活、白芷、川芎等；畏寒肢冷、遇寒加重者，加防风、桂枝等；鼻涕多者，加半夏、陈皮、薏苡仁等；喷嚏、流清涕者，加黄芪、白术、防风等。

5. 脾气虚弱证

【症状】患者鼻涕白黏或黄稠，量多，嗅觉减退，鼻塞较重；伴有食少纳呆，腹胀便溏，脘腹胀满，肢困乏力，面色萎黄，头昏重，或头闷胀；舌淡胖，苔薄白，脉细弱。检查见鼻黏膜淡红，中鼻甲肥大或息肉样变，中鼻道、嗅沟或鼻底见有黏性或脓性分泌物潴留。

【治法】健脾利湿，益气通窍。

【方药】参苓白术散。

加减：鼻涕浓稠量多者，加陈皮、半夏、枳壳、瓜蒌等；鼻塞甚者，加苍耳子、辛夷花；涕中带血者，加白茅根、仙鹤草等。

【外治法】

1. 滴鼻法

可选用芳香通窍的中药滴鼻剂滴鼻，以疏通鼻窍，利于引流。

2. 熏鼻法

可选用芳香通窍、行气活血的药物，如苍耳子散、川芎茶调散等，放砂锅中，加水2000ml，煎至1000ml，倒入合适的容器中，先令患者用鼻吸入热气，从口中吐出，反复多次，待药液温度降至不烫手时，用纱布浸药液热敷印堂、阳白等穴位。每日早晚各1次，7日为1个疗程。

【预防与调护】

及时彻底治疗伤风鼻塞及邻近器官的疾病（如牙病）；注意保持鼻腔通畅，以利鼻窦内分泌物排出；注意正确的擤鼻方法，以免邪毒窜入耳窍致病；禁食辛辣刺激性食物，戒除烟酒；锻炼身体，增强体质，提高机体抵抗力。

表 5-9　　鼻渊病机证治简表

辨证分型	主要症状	舌象	脉象	病因病机	治法	代表方药
肺经风热证	鼻塞，鼻涕量多而白黏或黄稠，嗅觉减退，头痛	舌质红，苔薄白	脉浮数	起居不慎，冷暖失调，或过度疲劳，风热袭表伤肺，或风寒外袭，郁而化热，内犯于肺，肺失宣降，邪热循经上壅鼻窍而为病	疏风清热，宣肺通窍	银翘散
胆腑郁热证	鼻涕浓浊，量多，色黄或黄绿，或有腥臭味，鼻塞，嗅觉减退，头痛剧烈	舌质红，苔黄或腻	脉弦数	患者往往情志不遂，恚怒失节，胆失疏泄，气郁化火，胆火循经上犯，移热于脑，伤及鼻窍；或邪热犯胆，胆热上蒸鼻窍而为病	清泻胆热，利湿通窍	龙胆泻肝汤
脾胃湿热证	鼻塞重而持续，鼻涕黄浊而量多，嗅觉减退，头昏闷；伴头重胀，倦怠乏力，胸脘痞闷，纳呆食少，小便黄赤	舌质红，苔黄腻	脉滑数	患者饮食失节，过食肥甘煎炒、醇酒厚味，湿热内生，郁困脾胃，运化失常，湿热邪毒循经熏蒸鼻窍而发	清热利湿，化浊通窍	甘露消毒丹
肺气虚寒证	鼻塞，鼻涕黏白，稍遇风冷则鼻塞加重，鼻涕增多，喷嚏时作，嗅觉减退；伴头昏头胀，气短乏力，语声低微，面色苍白，自汗畏风寒，咳嗽痰多	舌质淡，苔薄白	脉缓弱	久病体弱，或病后失养，致肺脏虚损，肺卫不固，易为邪犯，正虚托邪无力，邪滞鼻窍而为病	温补肺脏，散寒通窍	温肺止流丹
脾气虚弱证	鼻涕白黏或黄稠，量多，嗅觉减退，鼻塞较重，伴有食少纳呆，腹胀便溏，脘腹胀满，肢困乏力，面色萎黄，头昏重，或头闷胀	舌淡胖，苔薄白	脉细弱	患者久病失养，或疲劳思虑过度，损及脾胃，致脾胃虚弱，运化失健，气血精微生化不足，鼻窍失养，加之脾虚不能升清降浊，湿浊内生，困聚鼻窍而为病	健脾利湿，益气通窍	参苓白术散

第十节　脓　　耳

脓耳指以鼓膜穿孔、耳内流脓、听力下降为主要特征的耳病。本病是耳科常见病、多发病之一，可发生于任何季节，以夏季发病率较高。

脓耳之病名首见于《仁斋直指方·卷之二十一》。古代医家对脓耳的论述较多，有耳疳、耳底子、耳湿等名称，还有按脓色不同而命名的，其含义不尽相同，但共同的特征是耳内流脓。

西医学的急、慢性化脓性中耳炎及乳突炎可参考本病论治。

【病因病机】

1. 病因

外因多为风热湿邪侵袭，内因多属肝、胆、脾、肾脏腑功能失调。

2. 病机

（1）风热外侵

风热外袭或风寒化热循经上犯，风热邪毒结聚耳窍而为病。

（2）肝胆火盛

风热湿邪侵袭传里，引动肝胆之火，或肝胆素有内热，循经上蒸，热邪搏结于耳窍，火热炽盛，蚀腐鼓膜，化腐成脓。

（3）脾虚湿困

患者素体脾气虚弱，健运失职，湿浊内生，加之正不胜邪，邪毒滞留，与湿浊困聚耳窍，以致脓耳缠绵难愈。

（4）肾元亏损

先天禀赋不足，或后天肾精亏耗，以致肾元虚损，耳窍失养，邪毒乘虚侵袭或滞留，使脓耳迁延难愈，肾虚耳部骨质失养，不堪邪毒腐蚀，久之骨腐脓浊而臭，甚至邪毒内陷，导致脓耳变证。

3. 病位与病性

主要在肝、胆，脾、肾等脏腑功能失调也可导致本病。虚实兼有而以实证为主。

【诊断要点】

1. 病史

初发者大多有外感病史，或有鼓膜外伤史，病久者有耳内反复流脓史。

2. 临床症状

急性发病者以耳痛逐渐加重、听力下降、耳内流脓为主要症状；往往伴有发热、恶风寒、头痛等症状；小儿急性发作者症状较重，可见高热，并伴有呕吐、泄泻或惊厥。鼓膜穿孔流脓后全身症状逐渐缓解。病久者主要表现为耳内反复流脓或持续流脓、听力下降。

3. 检查

（1）鼓膜检查：发病之初可见鼓膜充血；鼓膜穿孔前局部可见小黄亮点；鼓膜穿孔后则有脓液溢出；病程迁延日久者常见鼓膜紧张部或松弛部大小不等的穿孔。

（2）乳突部触诊：有轻度触压痛。

（3）听力检查：以传导性聋为主，亦可见混合性聋。

（4）血常规检查：早期鼓膜穿孔前白细胞总数明显偏高；鼓膜穿孔后或慢性者血象正常。

【治疗原则】

一般来说，初期多为实证、热证；流脓日久者多属虚证或虚中夹实。按其脓色，黄脓多为湿热，红脓多为肝胆火盛，白脓多为脾虚，流脓臭秽黑腐者多为肾虚。临证治疗时在辨证用药的基础上，应注意排脓法的运用。

【辨证论治】

1. 风热外侵证

【症状】发病急，耳痛呈进行性加重，听力下降，或有耳内流脓、耳鸣；可伴有周身不适，发热，恶风寒或鼻塞流涕，舌质偏红，苔薄白或薄黄，脉弦数。检查可见鼓膜红赤或饱满，正常标志消失，或见鼓膜小穿孔及搏动性溢脓，听力检查呈传导性聋。

【治法】疏风清热，解毒消肿。

【方药】蔓荆子散。

加减：病初起风热偏盛者，去生地、麦冬，加柴胡、薄荷；鼓膜红赤肿胀、耳痛较甚者，为火热壅盛，配合五味消毒饮，以加强清热解毒、消肿止痛之力。

2. 肝胆火盛证

【症状】耳痛剧烈，痛引腮脑，耳鸣耳聋，脓液多而黄稠或带红色；往往伴有发热，口苦咽干，小便黄赤，大便干结；舌质红，苔黄，脉弦数有力。小儿症状较成人为重，可有高热、烦躁不安、惊厥等症。检查可见患耳鼓膜红赤饱满，或鼓膜紧张部穿孔，耳道有黄稠或带红色脓液，量较多，听力检查为传导性聋。

【治法】清肝泻火，解毒排脓。

【方药】龙胆泻肝汤。

加减：火热炽盛，流脓不畅者，重在清热解毒、消肿排脓，选用仙方活命饮加减；小儿脓耳，热毒内陷，高热烦躁者，在以上方剂中加钩藤、蝉衣等。

常用中成药：龙胆泻肝丸。

3. 脾虚湿困证

【症状】患耳流脓缠绵日久，脓液清稀，量多，无臭味，多呈间歇性发作，听力下降或伴有耳鸣；可伴有头晕、头重或周身乏力，面色少华，纳差，大便溏薄；舌质淡，苔白腻，脉缓弱。检查可见鼓膜浑浊或增厚，有白斑，多有中央性大穿孔，通过穿孔部可窥及鼓室，或可见肉芽、息肉，听力检查多呈传导性聋。

【治法】健脾渗湿，补托排脓。

【方药】托里消毒散。

加减：周身倦怠乏力、头晕而沉重者，为清阳之气不得上达清窍，选用补中益气汤加减。脓液清稀量多、纳差、便溏者，为脾虚失于健运，选用参苓白术散加减；脓液多者，加车前子、地肤子、生苡仁等渗利水湿之品；脓稠黄白相兼，鼓膜红肿，加野菊花、蒲公英、鱼腥草等清热解毒排脓之品。

4. 肾元亏损证

【症状】患耳流脓不畅，量不多，耳脓秽浊或呈豆腐渣样，有恶臭，日久不愈，反复发作，听力明显减退；可伴有头晕，神疲，腰膝酸软；舌淡红，苔薄白或少苔，脉细弱。检查可见鼓膜边缘部或松弛部穿孔，有灰白色或豆腐渣样脓，听力检查呈传导性聋或混合性聋，颞骨 CT 或 X 线乳突摄片多示骨质破坏或有胆脂瘤阴影。

【治法】补肾培元，祛腐化湿。

【方药】肾阴虚者用知柏地黄丸；肾阳虚者用肾气丸。

加减：肾阴虚者常配伍祛湿化浊之品，如鱼腥草、金银花、木通、夏枯草、桔梗等。湿热久困，腐蚀骨质，脓液秽浊，有臭味者，宜配合活血祛腐之法，可在前方基础上选用桃仁、红花、乳香、没药、泽兰、穿山甲、皂角刺、马勃、鱼腥草、板蓝根、金银花等。

【外治法】

选用双氧水清洁外耳道，促使引流通畅，有助于局部药物的使用和吸收。也可用负压吸引的方法清除脓液。另外，可选用具有清热解毒、消肿止痛作用的药液滴耳，以及吹耳、涂敷、等方法也可以参考应用。

【预防与调护】

增强体质、积极防治上呼吸道疾病是预防本病的关键，尤其是小儿患麻疹、疫喉痧等传染病后抵抗力下降，更容易罹患本病，应尽早诊治；要注意擤鼻涕方法，防止擤鼻用力过度，使邪毒窜入耳窍诱发脓耳；婴幼儿哺乳时要注意保持正确体位，防止哺乳姿势和方法不当使乳汁误入咽鼓管诱发脓耳；戒除不良挖耳习惯，防止刺伤鼓膜导致脓耳；防止污水进入耳道；保持脓液的引流通畅，注意滴耳药、吹耳药的合理使用；密切观察病情变化，尤其是小儿和老人，若见剧烈的耳痛、头痛、发热和神志异常，提示有变证的可能，要及时处理；注意饮食，少食引发邪毒的食物。

表 5－10　　脓耳病机证治简表

辨证分型	主要症状	舌象	脉象	病因病机	治法	代表方药
风热外侵证	耳痛，听力下降；周身不适，发热，恶风寒或鼻塞流涕	舌质偏红，苔薄白或薄黄	脉弦数	风热外袭或风寒化热循经上犯，风热邪毒结聚耳窍而为病	疏风清热，解毒消肿	蔓荆子散
肝胆火盛证	耳痛，脓液多而黄稠或带红色；伴发热，口苦咽干，小便黄赤，大便干结	舌质红，苔黄	脉弦数有力	风热湿邪侵袭传里，引动肝胆之火，或肝胆素有内热，循经上蒸，热邪搏结于耳窍，火热炽盛，蚀腐鼓膜，化腐成脓	清肝泻火，解毒排脓	龙胆泻肝汤

续表

辨证分型	主要症状	舌象	脉象	病因病机	治法	代表方药
脾虚湿困证	流脓缠绵日久，脓液清稀，量多，无臭味，多呈间歇性发作，听力下降	舌质淡，苔白腻	脉缓弱	素体脾气虚弱，健运失职，湿浊内生，加之正不胜邪，邪毒滞留，与湿浊困聚耳窍，以致脓耳缠绵难愈	健脾渗湿，补托排脓	托里消毒散
肾元亏损证	流脓不畅，量不多，耳脓秽浊或呈豆腐渣样，有恶臭，日久不愈，反复发作，听力明显减退	舌淡红，苔薄白或少苔	脉细弱	先天禀赋不足，或后天肾精亏耗，以致肾元虚损，耳窍失养，邪毒乘虚侵袭或滞留，使脓耳迁延难愈，肾虚耳部骨质失养，不堪邪毒腐蚀，久之骨腐脓浊而臭，甚至邪毒内陷，导致脓耳变证	补肾培元，祛腐化湿	肾阴虚用知柏地黄丸，肾阳虚用肾气丸

第十一节　梅核气

梅核气是以咽部有异物感如梅核梗阻，咯之不出，咽之不下为主要特征的疾病。《金匮要略》最早描述了“妇人咽中如有炙脔”的症状。《赤水玄珠》等书籍也有阐述。本病多发于中年女性，尽管并不影响呼吸、吞咽等正常生理功能，但由于咽喉的异物感，常令患者忧心忡忡，精神负担过重，甚至有严重的恐癌心理，以致影响正常的工作和生活。

西医学的咽部神经官能症或癔球症可参考本病论治。

【病因病机】

1. 病因

本病往往与七情郁结、气机不利有关。

2. 病机

平素情志抑郁，肝失条达，肝气郁结，气机阻滞，肝气上逆，阻结于咽喉而为病。抑或思虑伤脾，或肝郁日久，横逆犯脾，以致脾失健运，聚湿生痰，痰气互结于咽喉而为病。

3. 病位与病性

主要在肝脾，往往痰气互结于咽喉而为病。

【诊断要点】

1. 临床症状

咽部异物阻塞感，或如梅核，或如炙脔，或如贴棉絮，或如虫扰，或如丝如发，或如痰阻，咯之不出，咽之不下，不痛不痒，不碍饮食及呼吸。多于情志不舒、心情郁闷时症状加重。

2. 检查

咽喉各部所见正常，纤维喉镜及食道钡餐或食道镜检查亦无异常发现。

【治疗原则】

病程短者以肝郁气滞为主；病久或反复发作则肝脾不和，痰气互结，甚至痰瘀互结。在辨证用药的基础上，还应注意对患者精神上的安慰和耐心解释。

【辨证论治】

1. 肝郁气滞证

【症状】患者咽喉异物感，或如梅核，或如肿物，吞之不下，吐之不出，但不碍饮食；常伴见抑郁多疑，胸胁脘腹胀满，心烦易怒，善太息；舌淡，苔薄白，脉弦。

【治法】疏肝理气，散结解郁。

【方药】逍遥散。

加减：可选加香附、苏梗、绿萼梅以助理气利咽；烦躁易怒、头痛不适、口干者，加丹皮、栀子；失眠者，加合欢花、酸枣仁、五味子、夜交藤；情志抑郁明显者，配合越鞠丸加减。

常用中成药：逍遥丸。

2. 痰气互结证

【症状】患者咽喉异物感，自觉喉间多痰，咳吐不爽，时轻时重；或见咳嗽痰白，肢倦纳呆，脘腹胀满，嗳气；舌淡，苔白腻，脉弦滑。

【治法】行气导滞，散结除痰。

【方药】半夏厚朴汤。

加减：精神症状明显，多疑多虑者，加炙甘草、大枣、浮小麦；胸闷痰多者，加瓜蒌仁、薤白；纳呆、苔白腻者，加砂仁、陈皮；兼脾虚者，可合四君子汤加减。

痰气互结日久，致使气机不畅，气滞则血瘀，咽喉脉络受阻，亦可见异物堵塞感，持续难消，治宜祛痰、活血、理气，可用桃红四物汤合二陈汤。若见病久乏力、面色不华、舌质淡者，可加黄芪、鸡血藤；胸胁不舒者，加柴胡、苏梗、枳壳；痰湿盛者，加半夏、瓜蒌。

亦可用合欢花、厚朴花、白菊花、佛手花、绿萼梅等量拌匀，每次6g，开水浸泡代茶饮。

【外治法】

冰硼散少许吹布于咽部，每日2～3次。

【预防与调护】

保持乐观开朗、心胸宽广的性格，戒除烟酒，禁食肥甘厚味之品。

表 5－11　梅核气病机证治简表

辨证分型	主要症状	舌象	脉象	病因病机	治法	代表方药
肝郁气滞证	咽喉异物感，或如梅核，吞之不下，吐之不出，不碍饮食。伴抑郁多疑，胸胁脘腹胀满，心烦易怒，善太息	舌淡，苔薄白	脉弦	平素情志抑郁，肝失条达，肝气郁结，气机阻滞，肝气上逆，阻结于咽喉而为病	疏肝理气，散结解郁	逍遥散
痰气互结证	咽喉异物感，自觉喉间多痰，咳吐不爽，时轻时重，或见咳嗽痰白，肢倦纳呆，脘腹胀满，嗳气	舌淡，苔白腻	脉弦滑	思虑伤脾，或肝郁日久，横逆犯脾，以致脾失健运，聚湿生痰，痰气互结于咽喉而为病	行气导滞，散结除痰	半夏厚朴汤

方剂索引

一　画

一贯煎(《柳州医话》)：沙参、麦冬、当归、生地黄、枸杞子、川楝子

二　画

二仙汤（经验方)：仙茅、淫羊藿、当归、巴戟天、知母、黄柏
二陈汤(《太平惠民和剂局方》)：半夏、橘红、白茯苓、甘草
二阴煎(《景岳全书》)：生地黄、麦冬、枣仁、生甘草、玄参、茯苓、黄连、木通、灯心、竹叶
十全大补汤(《医学发明》)：党参、白术、茯苓、炙甘草、当归、川芎、熟地黄、白芍、黄芪、肉桂
丁萸理中汤(《医宗金鉴》)：丁香、吴茱萸、党参、白术、茯苓、甘草
七味都气丸(《医宗己任编》)：地黄、山茱萸、山药、茯苓、丹皮、泽泻、五味子
人参养荣汤(《太平惠民和剂局方》)：人参、白术、茯苓、甘草、当归、白芍、熟地、黄芪、五味子、肉桂、远志、陈皮、生姜、大枣
人参养营汤(《太平惠民和剂局方》)：人参、甘草、当归、白芍、熟地黄、肉桂、大枣、黄芪、白术、茯苓、五味子、橘皮、生姜
人参五味子汤(《幼幼集成》)：人参、茯苓、白术、麦冬、五味子、甘草、红枣、生姜
人参乌梅汤(《温病条辨》)：人参、乌梅、木瓜、山药、莲子、炙甘草
八正散(《太平惠民和剂局方》)：木通、车前子、萹蓄、瞿麦、滑石、甘草梢、大黄、山栀、灯心草
八珍汤(《正体类要》)：人参、白术、茯苓、甘草、熟地黄、当归、川芎、白芍

三　画

三子养亲汤(《韩氏医通》)：白芥子、苏子、莱菔子
三拗汤(《太平惠民和剂局方》)：麻黄、杏仁、甘草
下乳涌泉散(《清太医院配方》)：生地、当归、白芍、川芎、柴胡、青皮、天花粉、漏芦、通草、桔梗、白芷、穿山甲、王不留行、甘草
土茯苓合剂（经验方)：土茯苓、银花、连翘、生甘草
大分清饮(《类证治裁》)：茯苓、猪苓、泽泻、木通、山栀、车前子、枳实
大连翘汤(《医宗金鉴》)：连翘、当归、赤芍、防风、木通、滑石、牛蒡子、蝉蜕、瞿麦、

石膏、荆芥、甘草、柴胡、黄芩、栀子、车前子、灯心

大补元煎(《景岳全书》)：熟地、山茱萸、炒山药、枸杞子、人参、当归、杜仲、炙甘草

大青龙汤(《伤寒论》)：麻黄、桂枝、甘草、杏仁、石膏、生姜、大枣

大定风珠(《温病条辨》)：白芍、阿胶、地黄、麻仁、龟板、鳖甲、牡蛎、麦冬、五味子、炙甘草、鸡子黄

大秦艽汤(《素问病机气宜保命集》)：秦艽、当归、甘草、羌活、防风、白芷、熟地黄、茯苓、石膏、川芎、白芍、独活、黄芩、生地黄、白术、细辛

大黄牡丹皮汤(《金匮要略》)：大黄、芒硝、丹皮、桃仁、瓜蒌仁

川芎茶调散(《太平惠民和剂局方》)：川芎、荆芥、薄荷、羌活、细辛、白芷、防风、甘草

小青龙汤(《伤寒论》)：麻黄、芍药、细辛、干姜、甘草、桂枝、半夏、五味子

小金散（经验方）：马钱子（制）、地龙、全蝎、制附子、姜半夏、五灵脂、制没药、制乳香

小蓟饮子(《济生方》)：生地黄、小蓟、滑石、通草、炒蒲黄、淡竹叶、藕节、当归、山栀、甘草

四　画

天王补心丹(《摄生秘剖》)：生地黄、人参、丹参、元参、白茯苓、五味子、远志、桔梗、当归身、麦门冬、柏子仁、酸枣仁

天麻钩藤饮(《杂病证治新义》)：天麻、钩藤、石决明、牛膝、桑寄生、杜仲、山栀、黄芩、益母草、茯神、夜交藤

不换金正气散(《太平惠民和剂局方》)：苍术、厚朴、陈皮、甘草、藿香、半夏

无比山药丸(《太平惠民和剂局方》)：山药、肉苁蓉、熟地黄、山茱萸、茯神、菟丝子、五味子、赤石脂、巴戟天、泽泻、杜仲、牛膝

开郁散(《洞天奥旨》)：柴胡、当归、白芍、白术、茯苓、香附、郁金、天葵草、全蝎、白芥子、炙甘草

开郁种玉汤(《傅青主女科》)：当归、白芍、白术、茯苓、花粉、丹皮、香附

五磨饮子(《医方集解》)：乌药、沉香、槟榔、枳实、木香

五味消毒饮(《医宗金鉴》)：金银花、野菊花、蒲公英、紫地丁、紫背天葵

五皮饮(《中藏经》)：桑白皮、陈皮、生姜皮、大腹皮、茯苓皮

五神汤(《外科真诠》)：茯苓、金银花、牛膝、车前子、紫花地丁

五苓散(《伤寒论》)：桂枝、白术、茯苓、猪苓、泽泻

止泪补肝散(《银海精微》)：蒺藜、当归、熟地黄、白芍、川芎、木贼、防风、夏枯草

止带方(《世补斋不谢方》)：茯苓、猪苓、车前子、泽泻、茵陈、赤芍、丹皮、黄柏、栀子、牛膝

止痛如神汤(《医宗金鉴》)：秦艽、桃仁、皂角子、苍术、防风、黄柏、当归尾、泽泻、槟榔、熟大黄

止嗽散(《医学心悟》)：桔梗、荆芥、紫菀、百部、白前、陈皮、甘草

五　画

四妙丸(《成方便读》)：苍术、黄柏、牛膝、苡仁
四妙汤(《外科说约》)：生黄芪、当归、金银花、生甘草
四妙散(《成方便读》)：苍术、黄柏、苡仁、牛膝
四君子汤(《太平惠民和剂局方》)：人参、白术、茯苓、炙甘草
四物汤(《太平惠民和剂局方》)：地黄、当归、川芎、桃仁、红花
四物消风饮(《医宗金鉴》)：生地黄、当归、荆芥、防风、赤芍、川芎、白鲜皮、蝉蜕、薄荷、独活、柴胡、红枣
四神丸(《证治准绳》)：补骨脂、肉豆蔻、吴茱萸、五味子、生姜、大枣
生化汤(《傅青主女科》)：当归、川芎、桃仁、炮姜、甘草
生铁落饮(《医学心悟》)：天冬、麦冬、贝母、胆星、橘红、远志、石菖蒲、连翘、茯苓、茯神、玄参、钩藤、丹参、辰砂、生铁落
生脉散(《备急千金要方》)：人参、麦冬、五味子
失笑散(《太平惠民和剂局方》)：五灵脂、蒲黄
代抵当汤(《证治准绳》)：大黄、归尾、生地、炮山甲、芒硝、桃仁、肉桂
白头翁汤(《伤寒论》)：白头翁、秦皮、黄连、黄柏
白虎汤(《伤寒论》)：石膏、知母、甘草、粳米
白虎加人参汤(《伤寒论》)：人参、石膏、知母、粳米、甘草
半夏白术天麻汤(《医学心悟》)：半夏、白术、茯苓、天麻、陈皮、生姜、甘草、大枣
半夏厚朴汤(《金匮要略》)：半夏、厚朴、茯苓、生姜、苏叶
半硫丸(《太平惠民和剂局方》)：半夏、硫黄
归脾汤(《济生方》)：党参、白术、茯神、黄芪、当归、远志、酸枣仁、龙眼肉、木香、甘草、生姜、大枣
归肾丸(《景岳全书》)：熟地、山药、山茱萸、茯苓、当归、枸杞子、杜仲、菟丝子
归地滋血汤加味(《中医妇科治疗学》)：人参、黄芪、白术、桑寄生、当归、熟地、香附、鹿角霜、杞子、山茱萸
归芍红花散(《审视瑶函》)：当归、大黄、栀子仁、黄芩、红花、赤芍、甘草、白芷、防风、生地黄、连翘
瓜蒌牛蒡汤(《医宗金鉴》)：瓜蒌、牛蒡子、天花粉、黄芩、陈皮、生栀子、皂角刺、金银花、青皮、柴胡、甘草、连翘
瓜蒌薤白白酒汤(《金匮要略》)：瓜蒌、薤白、白酒
加味圣愈汤(《医宗金鉴》)：人参、黄芪、当归、川芎、熟地、白芍、杜仲、续断、砂仁
加减驻景丸(《银海精微》)：楮实子、菟丝子、枸杞子、车前子、五味子、当归、熟地黄、川椒
加减复脉汤(《温病条辨》)：麦冬、白芍、阿胶、地黄、火麻仁、炙甘草
加减葳蕤汤(《重订通俗伤寒论》)：葳蕤、葱白、桔梗、白薇、淡豆豉、薄荷、炙甘草、大枣
圣愈汤(《兰室秘藏》)：党参、黄芪、川芎、当归、熟地、元胡、香附

六 画

百合固金汤(《医方集解》)：生地黄、熟地黄、麦冬、百合、贝母、当归、白芍、甘草、玄参、桔梗

地黄饮子(《宣明论方》)：熟地黄、巴戟天、山茱萸、肉苁蓉（酒浸，焙）、肉桂、炮附子、茯苓、远志、菖蒲、麦冬、五味子、石斛、薄荷、生姜、大枣

芎归二陈汤(《丹溪心法》)：陈皮、半夏、茯苓、甘草、生姜、川芎、当归

芎芷石膏汤(《医宗金鉴》)：川芎、白芷、菊花、生石膏、羌活、藁本

芍药汤(《素问病机气宜保命集》)：黄芩、芍药、甘草、黄连、大黄、槟榔、当归、木香、肉桂

芍药甘草汤(《伤寒论》)：白芍药、炙甘草

托里消毒散(《外科正宗》)：黄芪、皂角刺、金银花、甘草、桔梗、白芷、川芎、当归、白芍、白术、茯苓、人参

至宝丹(《太平惠民和剂局方》)：朱砂、麝香、安息香、金银箔、犀角、牛黄、琥珀、雄黄、玳瑁、龙脑

羊肝丸(《肘后备急方》)：黄连、羊肝

交泰丸(《韩氏医通》)：川黄连、肉桂

安宫牛黄丸(《温病条辨》)：牛黄、郁金、犀角、黄连、朱砂、冰片、珍珠、山栀、雄黄、黄芩、麝香、金箔衣

安神定志丸(《医学心悟》)：茯苓、茯神、远志、人参、石菖蒲

当归六黄汤(《兰室秘藏》)：当归、生地黄、熟地黄、黄连、黄芩、黄柏、黄芪

当归四逆汤(《伤寒论》)：当归、桂枝、芍药、细辛、甘草、通草、大枣

当归芍药散(《金匮要略》)：当归、白芍、川芎、茯苓、白术、泽泻

当归补血汤(《审视瑶函》)：生地黄、熟地黄、当归身、川芎、牛膝、防风、炙甘草、白术、天门冬、白芍

曲麦枳术丸(《奇效良方》)：神曲、麦芽、枳实、白术

竹叶石膏汤(《伤寒论》)：竹叶、石膏、半夏、麦门冬、人参、甘草、粳米

朱砂安神丸(《兰室秘藏》)：黄连、朱砂、生地、当归身、甘草

血府逐瘀汤(《医林改错》)：桃仁、红花、当归、生地黄、川芎、赤芍、牛膝、桔梗、柴胡、枳壳、甘草

会厌逐瘀汤(《医林改错》)：桃仁、红花、甘草、桔梗、生地、当归、玄参、柴胡、枳壳、赤芍

导赤散(《医宗金鉴》)：生地、竹叶、木通、甘草梢

防风通圣散(《宣明论方》)：防风、荆芥、连翘、麻黄、薄荷、川芎、当归、白芍（炒）、白术、山栀、大黄（酒蒸）、芒硝、石膏、黄芩、桔梗、甘草、滑石

妇炎散(《中医临床诊治》)：大黄、姜黄、败酱草、丹参、赤芍、乳香、延胡索、羌活、独活、千年健、透骨草

七 画

寿胎丸(《医学衷中参西录》)：菟丝子、桑寄生、续断、阿胶

苏叶黄连汤(《温热经纬》)：黄连、苏叶

苍附导痰丸(《叶天士女科》)：茯苓、制半夏、陈皮、甘草、苍术、香附、南星、枳壳、生姜、神曲

苍莎导痰丸(《万氏妇科》)：茯苓、半夏、陈皮、艾叶、苍术、香附、天南星、枳壳、生姜、神曲

杏苏散(《温病条辨》)：苏叶、杏仁、半夏、茯苓、橘皮、前胡、桔梗、枳壳、甘草、生姜、大枣

杞菊地黄丸(《医级》)：枸杞子、菊花、熟地黄、山萸肉、山药、泽泻、茯苓、丹皮

更衣丸(《先醒斋医学广笔记》)：芦荟、朱砂

连理汤(《张氏医通》)：人参、白术、干姜、甘草、黄连、茯苓

连翘败毒散(《医方集解》)：连翘、银花、薄荷、荆芥、防风、柴胡、前胡、川芎、枳壳、桔梗、茯苓、生姜、羌活、独活

沉香散(《金匮翼》)：沉香、石韦、滑石、当归、橘皮、白芍、冬葵子、甘草、王不留行

完带汤(《傅青主女科》)：山药、白术、苍术、人参、甘草、陈皮、柴胡、黑荆芥、白芍、车前子

沙参麦冬汤(《温病条辨》)：沙参、麦门冬、玉竹、天花粉、生扁豆、桑叶、甘草

辛夷清肺饮(《外科正宗》)：辛夷、黄芩、山栀、麦冬、百合、石膏、知母 甘草、枇杷叶、升麻

补中益气汤(《脾胃论》)：黄芪、人参、白术、炙甘草、升麻、柴胡、当归、陈皮、生姜、大枣

补阳还五汤(《医林改错》)：当归尾、川芎、黄芪、桃仁、地龙、赤芍、红花

补肺汤(《永类钤方》)：人参、黄芪、熟地、五味子、紫菀、桑白皮

补肾固经汤（经验方）：熟地、淮山药、山茱萸、龟甲胶、炙鳖甲、女贞子、旱莲草、炒黄柏、炒川断、阿胶珠

良附丸(《良方集腋》)：高良姜、香附

启宫丸（经验方）：制半夏、陈皮、茯苓、苍术、香附、神曲、川芎

远志丸(《济生方》)：远志、朱砂、石菖蒲、茯神、龙齿、人参、茯苓

两地汤(《傅青主女科》)：生地、地骨皮、玄参、白芍、麦冬、阿胶

肠宁汤(《傅青主女科》)：当归、熟地、阿胶、人参、山药、续断、肉桂、甘草、麦冬

驱风散热饮子(《审视瑶函》)：连翘、牛蒡子、羌活、苏薄荷、大黄、赤芍药、防风、当归尾、甘草、山栀仁、川芎

驱蛔承气汤(《急腹症方药新解》)：大黄、芒硝、枳实、厚朴、槟榔、使君子、苦楝皮

附子理中汤(《太平惠民和剂局方》)：炮附子、人参、白术、炮姜、炙甘草

八 画

九 画

茜根散(《证治准绳》)：茜草根、地榆、生地黄、当归、栀子、黄芩、黄连、犀角

牵正散(《杨氏家藏方》)：白附子、僵蚕、全蝎

胃苓汤(《丹溪心法》)：苍术、厚朴、陈皮、甘草、生姜、大枣、桂枝、白术、泽泻、茯苓、猪苓

星蒌承气汤(《临床中医内科学》)：胆南星、全瓜蒌、生大黄、芒硝

济川煎(《景岳全书》)：当归、牛膝、肉苁蓉、泽泻、升麻、枳壳

济生肾气丸(《济生方》)：地黄、山药、山茱萸、丹皮、茯苓、泽泻、炮附子、桂枝、牛膝、车前子

养心汤(《证治准绳》)：黄芪、茯苓、茯神、当归、川芎、炙甘草、半夏曲、柏子仁、远志、五味子、人参、肉桂、酸枣仁

养胃增液汤（经验方)：石斛、乌梅、沙参、玉竹、白芍、甘草

养精种玉汤(《傅青主女科》)：熟地、当归、白芍、山茱萸，加女贞子、旱莲草

举元煎（《景岳全书》)：人参、黄芪、升麻、白术、甘草

宣毒发表汤(《痘疹仁端录》)：升麻、葛根、枳壳、防风、荆芥、薄荷、木通、连翘、牛蒡子、竹叶、前胡、桔梗、杏仁、甘草

神效瓜蒌散(《寿世保元》)：瓜蒌、酒洗当归、甘草、乳香、没药

香贝养荣汤(《医宗金鉴》)：白术（土炒)、人参、茯苓、陈皮、熟地黄、川芎、当归、贝母（去心)、香附（酒炒)、白芍药（酒炒)、桔梗、甘草、生姜、大枣

香连丸(《仁斋直指方》)：黄连、木香

香砂六君子汤(《时方歌括》)：木香、砂仁、陈皮、半夏、党参、白术、茯苓、甘草

前列腺汤（经验方)：丹参、泽兰、赤芍、桃仁、红花、乳香、没药、王不留行、青皮、川楝子、小茴香、白芷、败酱草、蒲公英

将军定痛丸(《审视瑶函》)：黄芩、白僵蚕、陈皮、天麻、桔梗、青礞石、白芷、薄荷、大黄、半夏

顺气导痰汤（经验方)：半夏、陈皮、茯苓、甘草、生姜、胆星、枳实、木香、香附

保产无忧散(《傅青主女科》)当归、川芎、白芍、黄芪、厚朴、羌活、菟丝子、贝母、枳壳、荆芥、艾叶、生姜、甘草

保和丸(《丹溪心法》)：神曲、山楂、茯苓、半夏、陈皮、连翘、莱菔子

保阴煎(《景岳全书》)：熟地、生地、白芍、黄芩、黄柏、川断、山药、甘草

盆腔炎Ⅱ号方（《中医临床妇科学》)：丹参、赤芍、白芍、桃仁、败酱草、苡仁、三棱、莪术、炮山甲、皂角刺、陈皮、山楂、元胡、枳实、桔梗

胎元饮(《景岳全书》)：人参、当归、杜仲、白术、白芍、熟地、陈皮、甘草

除风清脾饮(《审视瑶函》)：广陈皮、连翘、防风、知母、元明粉、黄芩、玄参、黄连、荆芥穗、大黄、桔梗、生地

除湿胃苓汤(《医宗金鉴》)：苍术、厚朴、陈皮、猪苓、泽泻、赤茯苓、白术、滑石、防风、山栀子、木通、肉桂、甘草、灯心

十 画

逐瘀止血汤(《傅青主女科》)：大黄、生地、当归尾、赤芍、丹皮、枳壳、龟板、桃仁
逐瘀止崩汤(《傅青主女科》)：生地、大黄、赤芍、丹皮、归尾、枳壳、桃仁、龟甲
调肝汤(《傅青主女科》)：当归、白芍、山萸肉、山药、川断、巴戟天
通乳丹(《傅青主女科》)：人参、黄芪、当归、麦冬、通草、桔梗、猪蹄
通窍活血汤(《医林改错》)：麝香、桃仁、红花、川芎、赤芍、生姜、葱白、大枣、黄酒
桑白皮汤(《景岳全书》)：桑白皮、黄芩、浙贝母、苏子、杏仁、半夏、黄连、山栀
桑杏汤(《温病条辨》)：桑叶、杏仁、南沙参、象贝母、山栀子、豆豉、梨皮
桑菊饮(《温病条辨》)：桑叶、菊花、薄荷、连翘、杏仁、桔梗、芦根、甘草

十一画

理中丸(《伤寒论》)：人参、白术、干姜、炙甘草
黄芩清肺饮(《证治准绳》)：黄芩、栀子
黄芪汤(《金匮翼》)：黄芪、陈皮、火麻仁、白蜜
黄芪建中汤(《金匮要略》)：黄芪、白芍、桂枝、炙甘草、生姜、大枣、饴糖
黄芪桂枝五物汤(《金匮要略》)：黄芪、桂枝、白芍、生姜、大枣
黄连解毒汤(《外台秘要》)：黄连、黄芩、黄柏、栀子
黄连温胆汤(《六因条辨》)：半夏、陈皮、竹茹、枳实、茯苓、炙甘草、大枣、黄连
黄连阿胶汤(《伤寒论》)：黄连、阿胶、黄芩、鸡子黄、白芍
萆薢渗湿汤(《疡科心得集》)：萆薢、苡仁、黄柏、赤茯苓、丹皮、泽泻、滑石、通草
萆薢化毒汤(《疡科心得集》)：萆薢、归尾、丹皮、牛膝、防己、木瓜、薏苡仁、秦艽
菟丝子散(《医宗必读》)：菟丝子、肉苁蓉、附子、五味子、牡蛎、鸡内金
控涎丹(《三因极一病证方论》)：甘遂、大戟、白芥子
银翘散(《温病条辨》)：连翘、金银花、苦桔梗、薄荷、竹叶、生甘草、荆芥穗、淡豆豉、牛蒡子
银翘红酱解毒汤(《中医妇科临床手册》)：金银花、连翘、大血藤、败酱草、丹皮、山栀、赤芍、桃仁、苡仁、延胡索、川楝子
绿风羚羊饮(《医宗金鉴》)：防风、茯苓、知母、黄芩、细辛、桔梗、羚羊角、车前子、大黄、黑参
清宁散(《幼幼集成》)：桑白皮、葶苈子、茯苓、车前子、甘草、生姜、大枣
清肝止淋汤(《傅青主女科》)：白芍、生地、当归、阿胶、丹皮、黄柏、牛膝、香附、红枣、小黑豆
清金化痰汤(《统旨方》)：桑白皮、黄芩、山栀子、贝母、瓜蒌仁、桔梗、橘红、茯苓、知母、甘草
清经散(《傅青主女科》)：丹皮、地骨皮、白芍、熟地、青蒿、黄柏、茯苓
清胃解毒汤(《痘疹传心录》)：当归、黄连、生地黄、天花粉、连翘、升麻、牡丹皮、赤芍
清骨散(《证治准绳》)：银柴胡、鳖甲、炙甘草、秦艽、青蒿、地骨皮、胡黄连、知母
清咽下痰汤 (经验方)：玄参、射干、甘草、桔梗、牛蒡子、贝母、瓜蒌、荆芥、马兜铃

十二画

痛泻要方(《景岳全书》)：白术、白芍、防风、陈皮
温经汤(《妇人大全良方》)：人参、当归、川芎、白芍、肉桂、莪术、丹皮、甘草、牛膝
温胆汤(《备急千金要方》)：半夏、橘皮、枳实、竹茹、茯苓、生姜、甘草
温胞饮(《傅青主女科》)：肉桂、附子、巴戟天、补骨脂、菟丝子、杜仲、人参、山药、白术、芡实
温肺止流丹(《疡医大全》)：人参、荆芥、细辛、诃子、甘草、桔梗、鱼脑骨
滋血汤(《证治准绳》)：人参、山药、黄芪、茯苓、川芎、白芍、熟地、当归
程氏萆薢分清饮(《医学心悟》)：萆薢、车前子、茯苓、莲子心、菖蒲、黄柏、丹参、白术
舒肝解郁益阴汤(《中医眼科临床实践》)：当归、白芍、白术、丹参、赤芍、银柴胡、生地黄、山药、熟地黄、茯苓、枸杞、焦曲、磁石、升麻、五味子、生栀子、甘草
犀角散(《备急千金要方》)：犀角（用水牛角代)、黄连、升麻、山栀、茵陈
犀角地黄汤(《备急千金要方》)：犀牛角、生地黄、牡丹皮、芍药
疏风清热汤(《中医喉科学讲义》)：荆芥、防风、牛蒡子、甘草、金银花、连翘、桑白皮、赤芍、桔梗、黄芩、天花粉、玄参、浙贝母
疏凿饮子(《世医得效方》)：商陆、泽泻、赤小豆、椒目、木通、茯苓皮、大腹皮、槟榔、生姜、羌活、秦艽
普济消毒饮(《东垣试效方》)：黄连、黄芩、甘草、玄参、柴胡、桔梗、连翘、板蓝根、马勃、牛蒡子、僵蚕、升麻、人参、陈皮、薄荷
缓肝理脾汤(《医宗金鉴》)：党参、茯苓、桂枝、白术、白芍、陈皮、山药、扁豆、炙甘草、煨姜、大枣

十三画

新加香薷饮(《温病条辨》)：香薷、鲜扁豆花、厚朴、金银花、连翘
解语丹(《医学心悟》)：白附子、石菖蒲、远志、天麻、全蝎、羌活、南星、木香、甘草
解毒活血汤(《医林改错》)：柴胡、枳壳、赤芍、当归、生地、红花、桃仁、葛根、连翘、甘草
解肝煎(《景岳全书》)：紫苏叶、白芍、陈皮、半夏、厚朴、茯苓、砂仁、生姜

十四画

蔓荆子散(《东垣十书》)：蔓荆子、生地黄、赤芍、甘菊、桑白皮、木通、麦冬、升麻、前胡、炙甘草、赤茯苓
膏淋汤(《医学衷中参西录》)：山药、芡实、龙骨、牡蛎、生地黄、党参、白芍
酸枣仁汤(《金匮要略》)：酸枣仁、知母、川芎、茯苓、甘草
缩泉丸(《妇人大全良方》)：益智仁、山药、乌药
膈下逐瘀汤(《医林改错》)：五灵脂、当归、川芎、桃仁、丹皮、赤芍、乌药、延胡索、香附、红花、枳壳、甘草

十五画

增液汤(《温病条辨》)：玄参、麦冬、生地
增液承气汤(《温病条辨》)：大黄、芒硝、玄参、麦冬、生地黄
镇肝熄风汤(《医学衷中参西录》)：怀牛膝、龙骨、生白芍、天冬、麦芽、代赭石、牡蛎、玄参、川楝子、茵陈、甘草、龟板

十六画及以上

薏苡附子败酱汤(《金匮要略》)：制附子、苡仁、败酱草
橘皮竹茹汤(《济生方》)：橘皮、茯苓、竹茹、半夏、麦冬、枇杷叶、生姜、人参、甘草
黛蛤散（经验方)：青黛、海蛤壳
礞石滚痰丸(《养生主论》)：青礞石、沉香、大黄、黄芩、朴硝
藿香正气散(《太平惠民和剂局方》)：藿香、紫苏、白芷、桔梗、白术、厚朴、半夏曲、大腹皮、茯苓、橘皮、甘草、大枣
癫狂梦醒汤(《医林改错》)：桃仁、柴胡、香附、木通、赤芍药、半夏、大腹皮、青皮、陈皮、桑白皮、苏子、甘草